2011年度国家出版基金资助项目

中华医学统计百科全书

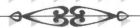

徐天和／总主编

多元统计分册

柳 青／主 编

中国统计出版社
China Statistics Press

图书在版编目(CIP)数据

中华医学统计百科全书. 多元统计分册 / 柳青主编.
-- 北京：中国统计出版社，2013.6
ISBN 978－7－5037－6836－1

Ⅰ. ①中… Ⅱ. ①柳… Ⅲ. ①医学统计－中国－百科
全书②医学统计－多元分析 Ⅳ. ①R195.1－61

中国版本图书馆 CIP 数据核字(2013)第 126889 号

多元统计分册

作　　者/柳　青
责任编辑/梁　超
装帧设计/杨　超　李雪燕
出版发行/中国统计出版社
通信地址/北京市西城区月坛南街 57 号　邮政编码/100826
办公地址/北京市丰台区西三环南路甲 6 号　邮政编码/100073
网　　　址/http://csp.stats.gov.cn
电　　话/邮购(010)63376907　书店(010)68783172
印　　刷/河北天普润印刷厂
经　　销/新华书店
开　　本/787×1092mm　1/16
字　　数/620 千字
印　　张/30
版　　别/2013 年 6 月第 1 版
版　　次/2013 年 6 月第 1 次印刷
定　　价/68.00 元

序　言

国家统计局局长　马建堂

　　随着时代前进和科学技术的进步,我国的统计科学和医学统计工作的发展进入了一个崭新的阶段。统计科学既是认识社会现象与自然现象数量特征的手段,又是获取信息和进行科学研究的重要工具,历来为人们所重视。自20世纪20年代起,统计学理论与方法日益广泛地被应用于医学领域。近些年来,随着基因组学、蛋白质组学、药物开发、公共卫生、计算机和信息等学科的迅猛发展,统计学与医学学科的交叉融合不断深入,统计科学在医学领域中的应用与发展提高到了一个新水平。

　　医学统计是统计科学的重要分支,也是国民经济和社会发展统计的重要组成部分,它关系到人民健康水平的提高和国家的长足发展。医学是强国健民学科,医学研究的对象是人及人群的健康,具有复杂性、特殊性及变异性等特点,这无疑需要全面系统的统计分析方法的支持与帮助。随着统计科学的迅猛发展,一些新的统计方法如遗传统计、多水平模型、结构方程模型、健康量表等不断涌现。一方面这些新的统计方法和理论亟需在医学科学领域内推广应用,为医学发展提供支持和帮助,另一方面,医学科研工作者为了科学研究工作的需要也迫切要求了解和掌握一些最新的、全面系统的统计方法和理论。因此,对当代医学科学研究中的统计分析方法进行全面系统的研究与介绍,是十分重要的一件事情,《中华医学统计百科全书》正是在这样的背景下编纂而成的,它满足了当前医学科学发展的需要,不失为一部好的大型医学统计参考书。

　　《中华医学统计百科全书》自2009年1月开始编写,由国内外著名医学院校的统计学教授和专家担任主编和编委,可谓编写力量强大,在编写过程中,他们本着精益求精的精神,精雕细琢,采百家之所长,融国内外华人统计学专家之所成。历时三年,终成其册。本套书内容浩繁,共八个分册,包含描述性统计分册、单变量推断统计分册、多元统计分册、非参数统计分册、管理与健康统计分册、医学研究与临床统计设计分册、健康测量分册和遗传统计分册。各分册在内容上相互衔接并互为补充，贯穿"从简单到复杂"，"从一般、传统到先进、前沿"的循序渐进的编纂思路，一改目前医学统计著述中普遍存在的方法之间或评价指标之间缺乏相互联系、过于分散和单一的状况，使医学统计理论与方法更加具备了系统性、完整性与时代前沿性。本套书结构严谨，层次分明，科学性强，既突破了传统的辞典式编撰方法，又吸取了辞典的某些特点，在实用性、知识性、可读性、可查性等方面均具独到之处。

《中华医学统计百科全书》适应了我国医学科学研究发展对统计分析方法的需要，本书的出版，势必会大大促进我国现代医学的发展。本书既是我国医学统计工作者、医疗卫生统计信息工作者、高等医学院校师生以及广大医务工作者必备的大型医学统计参考工具书，也适合于医学各不同层次和不同专业的读者阅读。我相信本书的出版，不仅对于促进我国医学统计发展，促进我国与国际生物医学统计间的交流，繁荣社会主义先进文化具有重要意义，而且该书也必定会成为广大医学科学研究工作者的良师益友，故欣然为之作序。

编者的话

　　近年来，医学统计科学发展迅速，如遗传统计、多水平模型、结构方程模型、健康量表等新的统计理论与方法不断涌现，并被应用到医学科研实践中。这些新的统计理论与方法在医学科学研究中的不断拓展应用，要求广大的医学科技工作者在工作中必须学习和掌握这些新知识。所以，怎样使这些新的统计理论与方法易于被广大的医学科技工作者接受和使用，以提高医疗卫生工作质量，成为统计学专家的首要解决的任务。为此，组织编纂一部适合于广大医学科技工作者学习和使用的工具书，成为当前形势之必需。《中华医学统计百科全书》（下文简称"全书"）正是基于这样的背景而孕育产生的。

　　编纂"全书"的想法一经提出，就得到了国内高等医学院校和科研院所的统计学专家们的赞同。专家们云集一堂，进行商讨，达成共识——要集全国高等医学院校和科研院所的统计学专家之力，编纂出一部内容全面、概念精确、表述完整、接近世界医学统计学先进水平、编辑形式简洁的大型医学统计学工具书。2008 年，"全书"开始酝酿筹备，几经讨论，搭成框架条目，确定编写格式，并开始全面着手编写，终于于 2011 年初编纂出初稿。值得欣喜的是，在中国统计出版社的大力支持下，"全书"项目先后成功申报了国家出版基金（项目编号 $2011C_2-003$）和全国统计科学研究（计划）课题（立项编号 2011LY080），皆荣获批准。有了国家出版基金和全国统计科学研究（计划）课题的支持，"全书"的编纂工作如虎添翼，更上台阶。

　　通过国内外数十所大学、医学院校与医学科研院所近百位统计学专家教授的共同努力，"全书"终于能够付梓成册，得以与广大读者见面，编者倍感欣慰。"全书"既全面介绍了医学统计学的基本理论、基本知识与方法，又介绍了大量新的统计理论与方法，对生物医学统计的传统方法及最新进展进行了全面梳理，同时还改变了目前医学统计著述中普遍存在的统计方法或指标之间缺乏相互联系，过于分散与单一的现象。这就形成了"全书"的特点：全面、系统、实用、前沿。

　　"全书"共 8 个分册：描述性统计分册、单变量推断统计分册、多元统计分册、非参数统计分册、管理与健康统计分册、医学研究与临床统计设计分册、健康测量分册、遗传统计分册，均由著名高校医学统计学教授担纲主编，同时聘请国内外知名医学统计教授担任顾问。可谓举全国名校之力,集百家精英之长。在编写过程中,专家们严谨认真,精益求精,在注重科学性、知识性、先进性、可读性的前提下,紧紧把握医学科学研究与医疗卫生工作的特殊性和复杂性,精心研究论证各种统计理论与方法在医学领域的适用性与应用条件。为了便于读者学习和理解应用,书中不仅有理论分析,还提供了实例运用,并把计算机软件程序应用于其中,对统计方法或体系的科学性与可行性进行检验,使统计理论与医学实际得到紧密结合。在每一分册的内容安排上,遵循从简单到复杂、从一般到先进、从传统到前沿的原则,使各分册在内容上既相互衔接补充,融为一体,又能各自独立成册。为方便读者查阅,书中各条目层次分明,结构严谨,醒目易读,是广大医学科学工作者学习和使用、必备案头的大型医学统计工具用书。

"全书"在编写过程中,引用了相关专著及教材的部分资料,在此对引用资料的原作者表示衷心感谢!引用资料中多数已在书中注出,也有部分没有一一注出,对于没有注出的部分,在此敬请原作者给予谅解!中国统计出版社教材编辑部和滨州医学院的领导及同仁们为"全书"的编辑和出版付出了大量心血,在此致以诚挚感谢!

由于编者水平有限,书中难免会存在错误和不足之处,恳请广大读者提出宝贵意见。

最后,感谢您学习和使用"全书",希望它能使您开卷有益。

总主编　徐天和

前　言

　　随着计算机技术的飞速发展和广泛普及,多元统计方法在医学领域的应用日益广泛。医学研究的对象主要是人,而人的心理、生理和疾病状态是最复杂的自然现象,它与人的内在因素和外部自然环境、社会环境存在密切的联系。因此在医学研究中,不可能只考虑单一因素与单一结果的关系,往往需要研究多个因素与某一结果,甚至多个因素与多种结果的关系。单变量统计方法无法解决多元分析的问题。近年来,在计算机和统计软件的支持下,许多多元统计方法已经成为医学研究资料分析中常规的统计方法。

　　多元统计分析方法涉及较为复杂的数学理论,计算繁琐。许多多元统计方法无法手工计算完成,必须由计算机和统计软件协助计算。在写作上也没必要将每一步计算步骤表述出来。作为一本百科全书,我们希望尽量将多元统计方法的原理和计算过程介绍清楚,让读者可以根据介绍的计算过程和公式,将计算机程序编制出来。但是,我们认为对于一般的医学工作者,重要的不在于理解多元统计方法的数学原理,也不需要掌握具体的计算步骤,最重要的是了解多元统计方法的分析目的、基本思想、分析逻辑、应用条件和结果解释。所以这部分读者可以忽略有关章节中数学理论和具体计算公式介绍,着重阅读各种方法的应用条件、基本分析思想,实例的具体应用和结果解释。

　　近年来,多元统计分析方法发展非常快,新的多元统计方法不断涌现,特别是在纵向研究资料分析方法、量表统计分析方法、多水平分析方法等方面发展较快。一些经典的多元统计方法在向多样化,个性化发展,一些多元统计方法随着应用的转变也增加了新的内容。我们尽量将这些新的发展纳入书中,但由于能力和水平所限,该书不可避免地存在错误和不足,尚望广大读者不吝赐教,多提宝贵意见。

柳　青

2012 年 11 月

目 录

多元分布概论

生物医学数据中常常包含了每个实验对象的多方面特征,对这些多维数据进行建模和分析,多元分布起了非常关键的作用。多元分布可以通过转换、投影、条件化、极值和截尾等导出各种统计量的分布,以用于统计推断。除此之外,多元分布遍及整个统计学和应用概率论,它们的性质对于理解这些学科和相关领域是非常关键的。关于多元分布的研究最早源于 19 世纪早期对于多元正态分布的研究。

1 随机向量的多元分布函数

假设考虑某地中学生的生长发育情况,由三个指标组成,$X=(X_1,X_2,X_3)'$,其中 X_1 表示身高,X_2 表示体重,X_3 表示胸围。这三个指标之间都是相关的,这三个变量的联合分布称为多元分布。X 称为随机向量,是由随机变量 X_1,X_2,X_3 组成的向量。

随机向量 $X=(X_1,X_2,\cdots,X_n)'$ 的多元分布函数 $F(x_1,x_2,\cdots,x_n)$,即为随机变量 $X_1,X_2,\cdots,X_n$ 的联合分布函数:

$$F(x_1,x_2,\cdots,x_n)=P(X_1<x_1,X_2<x_2,\cdots,X_n<x_n)$$

2 分布的类型

对于多元分布的研究主要针对离散型和连续型两种类型。类似于一元分布,离散型多元分布是指像心率、手术人数等多个离散型变量的联合分布,而连续型多元分布主要指像身高、体重、胸围等多个连续型变量的联合分布。

2.1 离散型多元分布

离散型随机向量 $X=(X_1,X_2,\cdots,X_n)'$ 的分布函数为 $F(x_1,x_2,\cdots,x_n)$,其概率函数 $p(x_1,x_2,\cdots,x_n)$:

$$p(x_1,x_2,\cdots,x_n)=P\{X_1=x_1,X_2=x_2,\cdots,X_n=x_n\}$$

很多离散型分布都有其多元时的扩展,比如多元二项分布,多元负二项分布,多元 Poisson 分布等。除此之外,还有多项分布,多元超几何分布等。

2.2 连续型多元分布

连续型随机向量 $X=(X_1,X_2,\cdots,X_n)'$ 的分布函数 $F(x_1,x_2,\cdots,x_n)$,其概率密度函数 $f(x_1,x_2,\cdots,x_n)$:

$$f(x_1, x_2, \cdots, x_n) = \frac{\partial^n}{\partial x_1 \cdots \partial x_n} F(x_1, x_2, \cdots, x_n)$$

连续型分布中除了多元正态分布外,还有多元 Gamma 分布,多元 χ^2 分布,多元指数分布,多元 t 分布,多元 Weibull 分布等。

由多元分布通过转换,复合等导出的统计量,如维希特分布,赫特林 T^2 分布和维尔克斯分布等是在多元分析中常用的统计量。

参考文献

[1] Jensen, DR. Multivariate Distributions, Overview. Encyclopedia of Biostatistics. John Wiley & Sons, 2005: 3780−3793.

[2] 张尧庭. 多元统计分析引论. 北京: 科学出版社, 1982: 362−402.

(孙红卫 祁爱琴)

多变量及其概率分布

1 联合分布函数

如果 $X_1, X_2, \cdots, X_n$ 是随机变量,则其联合分布函数(joint distribution)是

$$F(x_1, x_2, \cdots, x_n) = P(X_1 < x_1, X_2 < x_2, \cdots, X_n < x_n)$$

2 二元分布函数

对于两个随机变量 X 和 Y,其联合分布函数为

$$F(x, y) = P(X < x, Y < y)$$

联合分布函数的性质:

1) $0 \leqslant F(x, y) \leqslant 1$,且

对任意固定的 y, $F(-\infty, y) = \lim_{x \to -\infty} F(x, y) = 0$,

对任意固定的 x, $F(x, -\infty) = \lim_{y \to -\infty} F(x, y) = 0$,

$F(-\infty, -\infty) = 0$, $F(+\infty, +\infty) = 1$;

2) $F(x, y)$ 关于 x 和 y 均为单调非减函数,即

对任意固定的 y,当 $x_2 > x_1$, $F(x_2, y) \geqslant F(x_1, y)$,

对任意固定的 x,当 $y_2 > y_1$, $F(x, y_2) \geqslant F(x, y_1)$;

3) $F(x,y)$关于 x 和 y 均为左连续,即 $F(x,y)=F(x-0,y),F(x,y)=F(x,y-0)$;

4)对任意四个实数 $x_1\leqslant x_2,y_1\leqslant y_2$,有

$$P\{x_1<x\leqslant x_2,y_1<y\leqslant y_2\}=F(x_2,y_2)-F(x_2,y_1)-F(x_1,y_2)+F(x_1,y_1)$$

3 边际分布

如果 $F(x,y)$ 是 X 和 Y 的联合分布函数,则 X 与 Y 的边际分布(marginal distribution)是

$$F_X(x)=\lim_{y\to+\infty}F(x,y)=F(x,+\infty)$$

$$F_Y(y)=\lim_{x\to+\infty}F(x,y)=F(+\infty,y)$$

4 离散型二元分布

对于离散型随机变量 (X,Y),

1)联合分布列: $P(X=x,Y=y)=p(x,y)$

2)概率: $P(x_1\leqslant X\leqslant x_2,y_1\leqslant Y\leqslant y_2)=\sum_{x_1\leqslant x\leqslant x_2}\sum_{y_1\leqslant y\leqslant y_2}p(x,y)$

3)边际分布列: $P(X=x)=\sum_y p(x,y),p(Y=y)=\sum_x p(x,y)$

5 连续型二元分布

对于连续型随机变量 (X,Y),

1)联合密度函数:一个正的实值函数 $f(x,y)$,满足

$$F(x,y)=\int_{-\infty}^x\int_{-\infty}^y f(u,v)dudv\quad\forall x,y\in R$$

2)概率: $P(x_1\leqslant X\leqslant x_2,y_1\leqslant Y\leqslant y_2)=\int_{x_1}^{x_2}\int_{y_1}^{y_2}f(x,y)dxdy$

3)边际密度函数: $f_X(x)=\int_{-\infty}^{+\infty}f(x,y)dy,f_Y(y)=\int_{-\infty}^{+\infty}f(x,y)dx$

6 两个随机变量的函数的期望

如果 $g(x,y)$ 是一个实值函数,当随机变量 (X,Y) 为离散型时,其联合概率函数为 $p(x,y)$,当随机变量 (X,Y) 为连续型时,其密度函数为 $f(x,y)$,

$$E[g(X,Y)]=\begin{cases}\sum_x\sum_y g(x,y)p(x,y) & \text{离散型时}\\\int_{-\infty}^{+\infty}\int_{-\infty}^{+\infty}g(x,y)f(x,y)dxdy & \text{连续型时}\end{cases}$$

7 多元时的扩展

对于随机变量 $X_1,X_2,\cdots,X_n,j=1,2,\cdots,n$

1)边际分布：$F_{X_j}(x_j)=F_{X_1,X_2,\cdots,X_n}(\infty,\cdots,\infty,x_j,\infty,\cdots,\infty)$

2)边际概率或密度

$$p_{X_j}(x_j)=\sum_{x_1}\cdots\sum_{x_{j-1}}\sum_{x_{j+1}}\cdots\sum_{x_n}p_{X_1,X_2,\cdots,X_n}(x_1,x_2,\cdots,x_n)\qquad 离散型时$$

$$f_{X_j}(x_j)=\int_{-\infty}^{+\infty}\cdots\int_{-\infty}^{+\infty}f_{X_1,X_2,\cdots,X_n}(x_1,x_2,\cdots,x_n)dx_1\cdots dx_{j-1}dx_{j+1}\cdots dx_n\qquad 连续型时$$

3)n个变量的函数的期望

$E[g(X_1,X_2,\cdots,X_n)]$

$$=\begin{cases}\sum_{x_1}\cdots\sum_{x_n}g(x_1,x_2,\cdots,x_n)p_{X_1,X_2,\cdots,X_n}(x_1,x_2,\cdots,x_n)&离散型时\\\int_{-\infty}^{+\infty}\cdots\int_{-\infty}^{+\infty}g(x_1,x_2,\cdots,x_n)f_{X_1,X_2,\cdots,X_n}(x_1,x_2,\cdots,x_n)dx_1\cdots dx_n&连续型时\end{cases}$$

8 独立性

如果随机变量 $X_1,X_2,\cdots,X_n$ 互相独立,则对于所有的 $x_1,x_2,\cdots,x_n$,

1)$F_{X_1,X_2,\cdots,X_n}(x_1,x_2,\cdots,x_n)=F_{X_1}(x_1)F_{X_2}(x_2)\cdots F_{X_n}(x_n)$

2)$f_{X_1,X_2,\cdots,X_n}(x_1,x_2,\cdots,x_n)=f_{X_1}(x_1)f_{X_2}(x_2)\cdots f_{X_n}(x_n)$

3)$E(X_1X_2\cdots X_n)=E(X_1)E(X_2)\cdots E(X_n)$

4)对实值函数 $g_1,g_2,\cdots,g_n,g_1(X_1),g_2(X_2),\cdots,g_n(X_n)$ 是独立的。

9 平均向量和协方差阵

设随机向量 $X=(X_1,X_2,\cdots,X_n)',Y=(Y_1,Y_2,\cdots,Y_m)',p(x_1,x_2,\cdots,x_n)$ 是 X 的联合概率函数(离散型时),$f(x_1,x_2,\cdots,x_m)$ 是 X 的联合密度函数(连续型时)。 $p(x_1,x_2,\cdots,x_n,y_1,y_2,\cdots,y_m)$ 是 $(X',Y')'$ 的联合概率函数(离散型时),$f(x_1,x_2,\cdots,x_n,y_1,y_2,\cdots,y_m)$ 是 $(X',Y')'$ 的联合密度函数(连续型时)。

9.1 平均向量

X 的平均向量为 $EX=(EX_1,EX_2,\cdots,EX_n)'$,其中

$$EX_i=\begin{cases}\sum_{x_1}\cdots\sum_{x_n}x_ip(x_1,x_2,\cdots,x_n)&离散型时\\\int_{-\infty}^{+\infty}\cdots\int_{-\infty}^{+\infty}x_if(x_1,x_2,\cdots,x_n)dx_1\cdots dx_n&连续型时\end{cases}$$

9.2 协方差阵

向量 X 的协方差阵为

$$V(X)=E[(X-E(X))(X-E(X))']$$
$$=\begin{bmatrix}V(X_1)&Cov(X_1,X_2)&\cdots&Cov(X_1,X_n)\\Cov(X_2,X_1)&V(X_2)&\cdots&Cov(X_2,X_n)\\\vdots&\vdots&&\vdots\\Cov(X_n,X_1)&Cov(X_n,X_2)&\cdots&V(X_n)\end{bmatrix}$$

其中,$V(X_i)$是 X_i 的方差$(i=1,\cdots,n)$,$Cov(X_i,X_j)$是 X_i 和 X_j 间的协方差$(i,j=1,\cdots,n,i\neq j)$,由下式给出

$$Cov(X_i,X_j)=\begin{cases} \sum_{x_1}\cdots\sum_{x_n}(x_i-EX_i)(x_j-EX_j)p(x_1,x_2,\cdots,x_n) & \text{离散型时} \\[2mm] \int_{-\infty}^{+\infty}\cdots\int_{-\infty}^{+\infty}(x_i-EX_i)(x_j-EX_j)f(x_1,x_2,\cdots,x_n)dx_1\cdots dx_n & \text{连续型时} \end{cases}$$

9.3　两个向量之间的协方差矩阵

向量 X 和 Y 的协方差矩阵为

$$Cov(X,Y)=E\left[(X-E(X))(Y-E(Y))'\right]$$
$$=\begin{bmatrix} Cov(X_1,Y_1) & \cdots & Cov(X_1,Y_m) \\ \vdots & & \vdots \\ Cov(X_n,Y_1) & \cdots & Cov(X_n,Y_m) \end{bmatrix}_{n\times m}$$

其中,

$$Cov(X_i,Y_j)=\begin{cases} \sum_{x_1}\cdots\sum_{x_n}(x_i-EX_i)(y_j-EY_j)p(x_1,x_2,\cdots,x_n,y_1,y_2,\cdots,y_m) & \text{离散型时} \\[2mm] \int_{-\infty}^{+\infty}\cdots\int_{-\infty}^{+\infty}(x_i-EX_i)(y_j-EY_j)f(x_1,x_2,\cdots,x_n,y_1,y_2,\cdots,y_m)dx_1\cdots dx_ndy_1\cdots dy_m & \\[2mm] \qquad i=1,\cdots,n;j=1,\cdots,m & \text{连续型时} \end{cases}$$

9.4　两个向量之间的相关矩阵

向量 X 和 Y 的相关矩阵为 $R=(r_{ij})$, $i=1,\cdots,n,j=1,\cdots,m$,其中

$$r_{ij}=Cov(X_i,Y_j)/\sqrt{V(X_i)V(Y_j)}$$

为 X_i 和 X_j 间的相关系数。

参考文献

[1]　张尧庭.多元统计分析引论.北京:科学出版社,1982:362—402.

[2]　茆诗松.统计手册.北京:科学出版社,2003:523—538.

（孙红卫　孙玉文）

多元正态分布

多元正态分布(multivariate normal distribution)是一元正态分布在多元情形下的直接推广,它在多元统计分析中占有重要的地位,多元统计分析中的许多重要分布、理论和

方法都是直接或者间接建立在多元正态分布基础之上的。多元正态分布具有良好的性质,很多多元随机向量都服从或近似服从多元正态分布,而同样重要的是由它才导出了更有实用价值的 Wishart 分布及其导出分布。

下面是多元正态分布的定义、性质、特征等。

1　多元正态分布的定义

服从标准正态分布 $N(0,1)$ 的 n 个独立随机变量 $X_1,\cdots,X_n$ 的 p 个线性函数 $Y_1,\cdots,Y_p$ 构成的向量

$$Y=\begin{pmatrix}Y_1\\\vdots\\Y_p\end{pmatrix}=A_{p\times n}\begin{pmatrix}X_1\\\vdots\\X_n\end{pmatrix}+\mu_p \tag{1}$$

称为 p 维正态随机向量,其中 $A_{p\times n}$ 是 p 行 n 列的数量矩阵。Y 的分布称为 p 元正态分布,记为 $Y\sim N_p(\mu_p,\Sigma)$,其中 $\Sigma=AA'$。若 rank(A)=p(自然 $p\leqslant n$),则 Σ^{-1} 存在,此时 Y 的分布是一个非退化的 p 元正态分布;若 rank(A)<p,则 Σ^{-1} 不存在,此时 Y 的分布称为退化的 p 元正态分布。

其中若 μ_p 为 p 维 0 向量,且 A 为正交矩阵,则显然有 $p=n,\Sigma=AA'=I_p$。由定义知 $Y\sim N_p(0,I_p)$,此时 Y 服从 p 维多元标准正态分布。

2　多元正态随机向量的密度函数

定理 1　若 $Y\sim N_p(\mu,\Sigma)$,且 $|\Sigma|\neq 0$,即 Y 服从非退化的 p 元正态分布,则 Y 的密度函数存在,且它的密度函数为

$$f(y)=\frac{1}{(\sqrt{2\pi})^p|\Sigma|^{\frac{1}{2}}}\exp\left\{-\frac{1}{2}(y-\mu)'\Sigma^{-1}(y-\mu)\right\} \tag{2}$$

其中 $|\Sigma|$ 是 p 阶方阵 Σ 的行列式,Σ^{-1} 是 Σ 的逆矩阵。

例 1　写出二元正态分布的密度函数。

解:设 Y 为服从二元正态分布的随机向量,并记

$$\mu=\begin{pmatrix}\mu_1\\\mu_2\end{pmatrix},\quad \Sigma=\begin{pmatrix}\Sigma_{11}&\Sigma_{12}\\\Sigma_{21}&\Sigma_{22}\end{pmatrix}=\begin{pmatrix}\sigma_1^2&\sigma_1\sigma_2\rho\\\sigma_2\sigma_1\rho&\sigma_2^2\end{pmatrix}$$

因为 $|\Sigma|=\sigma_1^2\sigma_2^2(1-\rho^2)$,如果 $|\rho|<1$,则 $|\Sigma|>0$,于是有

$$\Sigma^{-1}=\frac{1}{|\Sigma|}\begin{pmatrix}\sigma_2^2&-\sigma_1\sigma_2\rho\\-\sigma_1\sigma_2\rho&\sigma_1^2\end{pmatrix}$$

将 $|\Sigma|$ 和 Σ^{-1} 代入(2),整理得 Y 的分布密度函数为

$$f(y_1,y_2)=\frac{1}{2\pi\sigma_1\sigma_2\sqrt{1-\rho^2}}\exp\left\{-\frac{1}{2(1-\rho^2)}\left[\left(\frac{y_1-\mu_1}{\sigma_1}\right)^2\right.\right.$$

$$-2\rho\left(\frac{y_1-\mu_1}{\sigma_1}\right)\left(\frac{y_2-\mu_2}{\sigma_2}\right)+\left(\frac{y_2-\mu_2}{\sigma_2}\right)^2\Big]\Big\} \tag{3}$$

由(3)可明显看出,当 $f(y_1,y_2)=C$ 且 C 变化时,可得到一族椭圆。

3 多元正态分布的性质

3.1 正态随机向量的线性函数仍是正态的

若 $Y\sim N_p(\mu,\textstyle\sum)$,则

$$Z=B_{l\times p}Y+d\sim N_l(B\mu+d,B\textstyle\sum B') \tag{4}$$

事实上,因为 $Z=BY+d=B(AX+\mu)+d=BAX+B\mu+d$,由正态分布定义知: $Z\sim N_l(B\mu+d,(BA)(BA)')$,又因为 $(BA)(BA)'=BAA'B'=B\textstyle\sum B'$,故 $Z\sim N_l(B\mu+d,B\textstyle\sum B')$

3.2 正态分布随机向量分量的联合边际分布仍服从正态分布

设 $Y\sim N_p(\mu,AA')$,记

$$Y=\begin{bmatrix}Y^{(1)}\\Y^{(2)}\end{bmatrix}_{p-r}^{r},\quad \mu=\begin{bmatrix}\mu^{(1)}\\\mu^{(2)}\end{bmatrix}_{p-r}^{r},\quad AA'=\begin{bmatrix}\sum_{11}&\sum_{12}\\\sum_{21}&\sum_{22}\end{bmatrix}_{p-r}^{r}$$

则 $Y^{(1)}\sim N_r(\mu^{(1)},\sum_{11}),Y^{(2)}\sim N_{p-r}(\mu^{(2)},\sum_{22})$

证:只证 $Y^{(2)}\sim N_{p-r}(\mu^{(2)},\sum_{22})$。

取 $B=(0_{(p-r)\times r}\quad I_{p-r}),d=0_{(p-r)\times 1}$,令 $Z=BY+d$ 则有

$$Z=(0\quad I_{p-r})\begin{bmatrix}Y^{(1)}\\Y^{(2)}\end{bmatrix}+0_{(p-r)\times 1}=Y^{(2)}$$

式中 I_{p-r} 是 $p-r$ 阶单位矩阵,于是 $Z=Y^{(2)}$ 服从均值向量为

$$B\mu+d=(0\quad I_{p-r})\begin{bmatrix}\mu^{(1)}\\\mu^{(2)}\end{bmatrix}_{p-r}^{r}=\mu^{(2)}$$

协方差矩阵为

$$BAA'B'=(0\quad I_{p-r})\begin{bmatrix}\sum_{11}&\sum_{12}\\\sum_{21}&\sum_{22}\end{bmatrix}\begin{pmatrix}0\\I_{p-r}\end{pmatrix}=\sum_{22}$$

的多元正态分布。同样,取 $B=(I_r\quad 0),d_{r\times 1}=0$,能推出 $Y^{(1)}\sim N(\mu^{(1)},\sum_{11})$。

于是,多元正态分布随机向量的联合边际分布仍服从正态分布,任何一个分量的边际分布仍服从正态分布。

4 多元正态分布的均值向量和协方差矩阵

定理 2 设 $Y\sim N(\mu,\textstyle\sum)$,则 $E(Y)=\mu,V(Y)=\textstyle\sum$。

证:由正态分布定义知 $Y=AX+\mu$,又因为 X 的均值向量 $E(X)=0$,由均值向量的性质有 $(E(Y)=E(AX+\mu)=AE(X)+\mu=\mu$。

又因为 $V(X)=I_n$,其中 I_n 是 n 阶单位阵,再由协方差性质有

$$V(Y) = E[(AX + \mu - E(AX + \mu))(AX + \mu - E(AX + \mu))']$$
$$= E[(AX - E(AX))(AX - E(AX))']$$
$$= V(AX) = AV(X)A' = AA' = \sum$$

5 多元正态分布的条件分布

定理 3 假定 $Y \sim N(\mu, \sum)$，$\sum > 0$（正定阵），取

$$Y = \begin{bmatrix} Y^{(1)} \\ Y^{(2)} \end{bmatrix} {}^p_q, \quad \mu = \begin{bmatrix} \mu^{(1)} \\ \mu^{(2)} \end{bmatrix} {}^p_q, \quad \sum = \begin{bmatrix} \sum_{11} & \sum_{12} \\ \sum_{21} & \sum_{22} \end{bmatrix} {}^p_q$$

给定 $Y^{(2)} = y^{(2)}$ 时，$Y^{(1)}$ 的条件随机向量服从均值向量和协方差矩阵分别为

$$E(Y^{(1)} \mid y^{(2)}) = \mu^{(1)} + \sum\nolimits_{12} \sum\nolimits_{22}^{-1} (y^{(2)} - \mu^{(2)}) \tag{5}$$

$$V(Y^{(1)} \mid y^{(2)}) = \sum\nolimits_{11 \cdot 2} = \sum\nolimits_{11} - \sum\nolimits_{12} \sum\nolimits_{22}^{-1} \sum\nolimits_{21} \tag{6}$$

的正态分布。称 $\sum_{12} \sum_{22}^{-1}$ 为 $Y^{(1)}$ 关于 $Y^{(2)}$ 的回归系数阵，记为 $\beta_{1 \cdot 2}$，其元素记为 $\beta_{ij \cdot p+1, \cdots, p+q}$，这里的 $i = 1, 2, \cdots, p, j = p+1, \cdots, p+q$。$\sum_{11 \cdot 2}$ 称为条件协方差阵，其元素用 $\sigma_{ij \cdot p+1, \cdots, p+q}$ 表示。Y_i 和 $Y_j (i, j = 1, 2, \cdots, p)$ 在 Y_{p+1}，$\cdots$，Y_{p+q} 已知条件下的偏相关系数为

$$r_{ij \cdot p+1, \cdots, p+q} = \frac{\sigma_{ij \cdot p+1, \cdots, p+q}}{\sqrt{\sigma_{ii \cdot p+1, \cdots, p+q} \sigma_{ij \cdot p+1, \cdots, p+q}}} \qquad i, j = 1, 2, \cdots, p$$

例 2 求二维正态分布随机向量在 $Y_2 = y_2$ 已知的条件下 Y_1 对 Y_2 的回归系数，条件均值，条件方差及条件密度函数 $f(y_1 \mid y_2)$。

解：因二维正态分布中 $\mu^{(1)} = \mu_1, \mu^{(2)} = \mu_2, \sum_{11} = \sigma_{11} = \sigma_1^2, \sum_{12} = \sigma_1 \sigma_2 \rho, \sum_{22} = \sigma_{22} = \sigma_2^2$，则回归系数 $\beta_{12} \overset{\triangle}{=} \beta_{1 \cdot 2} = \sum_{12} \sum_{22}^{-1} = \rho \sigma_1 / \sigma_2$。由（5）得条件均值为

$$E(Y_1 \mid y_2) = \mu_1 + \rho \sigma_1 \sigma_2 \frac{1}{\sigma_2^2} (y_2 - \mu_2) \tag{7}$$

由（6）式得条件方差的

$$V(Y_1 \mid y_2) = \sigma_1^2 (1 - \rho^2) \tag{8}$$

由定理 3 知在 $Y_2 = y_2$ 的条件下，Y_1 服从正态分布。再根据（3），（7），（8）得条件密度函数为

$$f(y_1 \mid y_2) = \frac{1}{\sqrt{2\pi} \mid \sigma_1^2 (1 - \rho^2) \mid^{\frac{1}{2}}} \exp \left\{ -\frac{1}{2} (y_1 - \mu_1 - \frac{\rho \sigma_1 \sigma_2}{\sigma_2^2} (y_2 - \mu_2))' \right.$$

$$\left. \times \frac{1}{\sigma_1^2 (1 - \rho^2)} (y_1 - \mu_1 - \frac{\rho \sigma_1 \sigma_2}{\sigma_2^2} (y_2 - \mu_2)) \right\}$$

$$= \frac{1}{\sqrt{2\pi (1 - \rho^2)} \sigma_1} \exp \left\{ -\frac{1}{2(1 - \rho^2)} \left(\frac{y_1 - \mu_1}{\sigma_1} - \rho \frac{y_2 - \mu_2}{\sigma_2} \right)^2 \right\}$$

很明显,对给定的 y_2, $f(y_1 \mid y_2)$ 是一维正态分布的密度函数。

6　多元正态分布的判别

判别准则 1　设 Y 是 p 维随机向量,a 是任一 p 维常数向量,则 Y 服从多元正态分布的充要条件是它的任一线性函数 $a'Y$ 都服从一维正态分布。

判别准则 2　设 Y_1 和 Y_2 是两个相互独立的 p 维随机向量,如果 $Y=Y_1+Y_2$ 服从 p 维正态分布,则 Y_1 和 Y_2 都服从正态分布。

判别准则 3　$X_1,\cdots,X_n$ 为相互独立随机变量,$a=(a_1,\cdots,a_n)'$,$b=(b_1,\cdots,b_n)'$ 为常数向量,若 $\sum_{i=1}^{n}a_iX_i$ 和 $\sum_{i=1}^{n}b_iX_i$ 独立且 $a_ib_i\neq 0$, $i=1,\cdots,n$,则 $X_i(i=1,\cdots,n)$ 一定服从正态分布。

判别准则 4　设 $Y_1,\cdots,Y_n$ 是 n 个相互独立的 m 维随机向量,$Z_1=\sum_{i=1}^{n}a_iY_i$,$Z_2=\sum_{i=1}^{n}b_iY_i$,$a_i,b_i(i=1,\cdots,n)$ 是 2 组常数,且 Z_1 与 Z_2 独立,当 $a_ib_i\neq 0$ 时,则 Y_i 服从 p 维正态分布。

判别准则 5　设 m 维随机向量 Y 可表示为 $Y=A_1X_1+\mu_1$ 及 $Y=A_2X_2+\mu_2$,其中 X_1 和 X_2 的各分量是非退化的随机变量即非常数,而 A_1 和 A_2 的秩满足 $\mathrm{rank}(A_1)=\mathrm{rank}(A_2)=n$,且 A_1 的所有列均不是 A_2 的某一列的倍数,则 Y 服从 m 维正态分布。

7　多元正态随机向量的独立性

判别准则 1　设 $X\sim N_m(0,I_m)$,$Y=A_{p\times m}X+\mu_{p\times 1}$,$Z=B_{q\times m}X+\tau_{q\times 1}$,$AA'>0$,$BB'>0$,则 Y 与 Z 相互独立的充要条件是 $AB'=O_{p\times q}$。

判别准则 2　设 $Y\sim N_m(\mu,\Sigma)$,$Z=B_{p\times m}Y+d_{p\times 1}$,$W=C_{q\times m}Y+e_{q\times 1}$,则 Z 与 W 独立的充要条件是 $B\Sigma C'=O_{p\times q}$。

判别准则 3　设 $Y\sim N_p(\mu,\Sigma)$,Y, μ, Σ 的分割为

$$Y=\begin{bmatrix}Y^{(1)}\\\vdots\\Y^{(k)}\end{bmatrix},\mu=\begin{bmatrix}\mu^{(1)}\\\vdots\\\mu^{(k)}\end{bmatrix},\Sigma=\begin{bmatrix}\Sigma_{11}&\cdots&\Sigma_{1k}\\\vdots&&\vdots\\\Sigma_{k1}&\cdots&\Sigma_{kk}\end{bmatrix}$$

则 $Y^{(1)},\cdots,Y^{(k)}$ 相互独立的充要条件是 $\Sigma_{ij}=0$, $i,j=1,\cdots,k,i\neq j$。

判别准则 4　如果 $Y\sim N_p(\mu,\Sigma)$,其中

$$Y=\begin{bmatrix}Y^{(1)}\\Y^{(2)}\end{bmatrix},\mu=\begin{bmatrix}\mu^{(1)}\\\mu^{(2)}\end{bmatrix},\Sigma=\begin{bmatrix}\Sigma_{11}&\Sigma_{12}\\\Sigma_{21}&\Sigma_{22}\end{bmatrix}>0$$

则 $Y^{(1)}-\Sigma_{12}\Sigma_{22}^{-1}Y^{(2)}$ 与 $Y^{(2)}$ 独立,$Y^{(2)}-\Sigma_{21}\Sigma_{11}^{-1}Y^{(1)}$ 与 $Y^{(1)}$ 独立。即 $Y^{(1)}$ 中扣除与 $Y^{(2)}$ 线性相关部分后的向量与 $Y^{(2)}$ 独立;$Y^{(2)}$ 中扣除与 $Y^{(1)}$ 线性相关部分后的向量与 $Y^{(1)}$ 独立。

判别准则 5　若 $Y_1,\cdots,Y_n$ 是相互独立且服从同一正态分布 $N_m(\mu,\Sigma)$ 的 n 个 m 维向量,$a_1,\cdots,a_n;b_1,\cdots,b_n$ 是 2 组常数,令 $Z_1=\sum_{i=1}^{n}a_iY_i$,$Z_2=\sum_{i=1}^{n}b_iY_i$,且 $\sum_{i=1}^{n}a_ib_i=0$,则

Z_1,Z_2 独立。

参考文献

[1] Cramer, H. Random Variables and probability Distribution Cambridge, Tracts in Mathematics and Math. Phy, 36 Cambridge University Press. 1937.

[2] 张尧庭. 多元统计分析引论. 北京:科学出版社,1982:65−72.

[3] 袁志发,宋世德. 多元统计分析. 北京:科学出版社,2009.

（张中文　孙玉文）

多元正态分布参数的最大似然估计

通过样本估计总体的参数叫做参数估计。参数估计问题一般有两个问题需要解决，一是建立估计方法，二是对估计的优劣评价。参数估计的一般方法有最大似然法，矩法和最小二乘法。多元正态分布有两组参数，分别为均值向量和协方差矩阵。下面通过最大似然法对多元正态分布的参数进行估计。

设从总体 $Y \sim N_p(\mu, \Sigma)$ 中随机抽取容量为 n 的多元简单随机样本 $Y_{(1)}, \cdots, Y_{(n)}$，即 $Y_{(1)}, \cdots, Y_{(n)}$ 独立同分布于 $N(\mu, \Sigma)$。令

$$Y = \begin{pmatrix} Y'_{(1)} \\ \vdots \\ Y'_{(n)} \end{pmatrix} = \begin{pmatrix} Y_{11} & \cdots & Y_{1p} \\ \vdots & & \vdots \\ Y_{n1} & \cdots & Y_{np} \end{pmatrix}$$

并称之为样本矩阵。在理论上观察矩阵 Y 为随机矩阵，第 j 行 $Y'_{(j)}$ 为第 j 个样本的 p 维行向量。当测定后为一数据阵时，Y_{ij} 换为 y_{ij}。样本观察数据矩阵包含了样本对于总体的所有信息，而统计分析就是要从中科学地提取出这些信息。

1　样本的数字特征

样本均值向量 $\bar{Y}$ 是表示样本中心位置的，对于取自总体 $Y \sim N_p(\mu, \Sigma)$ 的样本 $Y_{(1)}, \cdots, Y_{(n)}$ 其定义为 $\bar{Y} = \dfrac{1}{n} \sum\limits_{i=1}^{n} Y_{(i)}$。

样本离差阵 S, A 亦称为样本信息阵，因为它反映了样本中各指标及指标间的变异及相关信息。令

$$S = S_{p \times p} = \sum_{i=1}^{n} (Y_{(i)} - \overline{Y})(Y_{(i)} - \overline{Y})'$$

$$A = \sum_{i=1}^{n} (Y_{(i)} - \mu)(Y_{(i)} - \mu)'$$

则显然有 $A = S + n(\overline{Y} - \mu)(\overline{Y} - \mu)'$。

定理 1(抽样分布定理) 若 $Y \sim N_p(\mu, \Sigma)$，$Y_{(1)}, \cdots, Y_{(n)}$ 是来自 Y 的一个样本，则

$$\overline{Y} \sim N_p\left(\mu, \frac{1}{n}\Sigma\right)$$

2 多元正态分布参数的最大似然估计

2.1 样本 $Y_{(1)}, \cdots, Y_{(n)}$ 的联合概率密度函数

若 $Y \sim N_p(\mu, \Sigma)$，且 $n > p$，$|\Sigma| > 0$（即 Σ 正定），则取自 Y 的一个随机样本 $Y_{(1)}, \cdots,$ $Y_{(n)}$ 的联合概率密度函数为

$$L(\mu, \Sigma) = \prod_{i=1}^{n} \frac{1}{(2\pi)^{\frac{p}{2}} |\Sigma|^{\frac{1}{2}}} \exp\left\{-\frac{1}{2}(y_{(i)} - \mu)' \Sigma^{-1}(y_{(i)} - \mu)\right\}$$

$$= \frac{1}{(2\pi)^{\frac{np}{2}} |\Sigma|^{\frac{n}{2}}} \exp\left\{-\frac{1}{2}\sum_{i=1}^{n}(y_{(i)} - \mu)' \Sigma^{-1}(y_{(i)} - \mu)\right\}$$

2.2 μ 和 Σ 的最大似然估计

最大似然估计是通过似然函数来求得的，似然函数通常是 $Y_{(1)}, \cdots, Y_{(n)}$ 的联合概率密度函数。但密度函数是将 μ 和 Σ 视为固定值的 $y_{(1)}, \cdots, y_{(n)}$ 的函数，而似然函数 $L(\mu, \Sigma)$ 把 $y_{(1)}, \cdots, y_{(n)}$ 看作是固定的值，而将 μ 和 Σ 视为变量。若由随机样本构造出的统计向量 $\overline{\mu}$ 和统计矩阵 $\hat{\Sigma}$ 满足

$$L(\hat{\mu}, \hat{\Sigma}) = \max_{\mu, \Sigma} L(\mu, \Sigma)$$

则称 $\hat{\mu}$ 和 $\hat{\Sigma}$ 为总体均值向量和协方差矩阵的最大似然估计向量和最大似然估计协方差矩阵，简称为最大似然估计。"最大似然"的意思就是估计值 $\overline{\mu}$ 和 $\hat{\Sigma}$"最像"是真值 μ 和 Σ。

定理 2 若 $Y \sim N_p(\mu, \Sigma)$，$Y_{(1)}, \cdots, Y_{(n)}$ 是来自 Y 的一个随机样本，如果 $n > p$，则多元正态分布的最大似然估计为

$$\overline{\mu} = \overline{Y}, \quad \hat{\Sigma} = \begin{cases} \dfrac{1}{n}A & \text{当 } \mu \text{ 已知} \\[2mm] \dfrac{1}{n}S & \text{当 } \mu \text{ 未知} \end{cases}$$

其中，$\overline{Y} = \dfrac{1}{n}\sum_{i=1}^{n}Y_{(i)}$，$S = S_{p \times p} = \sum_{i=1}^{n}(Y_{(i)} - \overline{Y})(Y_{(i)} - \overline{Y})'$，$A = \sum_{i=1}^{n}(Y_{(i)} - \mu)(Y_{(i)} - \mu)'$。

2.3 相关系数的最大似然估计

定理 3 如果 $\theta \rightarrow f(\theta)$ 是一对一的，则 $f(\theta)$ 的最大似然估计就是 $f(\hat{\theta})$。其中 θ 是概

率分布中的未知参数，$\hat{\theta}$ 是 θ 的最大似然估计。

这就是最大似然估计的不变性定理，据此有下列推论：

推论 1 在定理 2 成立条件下，相关系数 r_{ij} 的最大似然估计是

$$\hat{r}_{ij} = \frac{S_{ij}}{\sqrt{S_{ii}S_{jj}}} \quad i,j=1,\cdots,p$$

这是因为

$$\hat{r}_{ij} = \frac{\hat{\sigma}_{ij}}{\sqrt{\hat{\sigma}_{ii}\hat{\sigma}_{jj}}} = \frac{\frac{1}{n}S_{ij}}{\sqrt{\frac{1}{n}S_{ii}\frac{1}{n}S_{jj}}} = \frac{S_{ij}}{\sqrt{S_{ii}S_{jj}}} \quad i,j=1,\cdots,p$$

推论 2 在定理 2 成立条件下，回归系数阵 $\beta_{1\cdot2}$ 的最大似然估计是

$$\hat{\beta}_{1\cdot2} = S_{12}S_{22}^{-1}$$

条件协方差阵 $\Sigma_{11\cdot2}$ 的最大似然估计是

$$\hat{\Sigma}_{11\cdot2} = \frac{1}{n}(S_{11} - S_{12}S_{22}^{-1}S_{21})$$

其中 S_{11}，S_{12}，S_{21}，S_{22} 为 S 阵的相应分割的子块。

推论 3 如果 $Y \sim N_p(\mu, \Sigma)$，$Y = (Y^{(1)\prime}, Y^{(2)\prime})^\prime$，其中 $Y^{(2)} = Y_p$，则称

$$R = \left(\frac{\Sigma_{21}\Sigma_{11}^{-1}\Sigma_{12}}{\Sigma_{22}}\right)^{\frac{1}{2}}$$

为 Y_p 和 $(Y_1, \cdots, Y_{p-1})^\prime$ 间的全相关系数，显然，全相关系数的最大似然估计为

$$\hat{R} = \left(\frac{S_{21}S_{11}^{-1}S_{12}}{S_{22}}\right)^{\frac{1}{2}}$$

3 最大似然估计的性质

参数估计的好坏有许多标准，如无偏性、有效性、一致性和充分性，μ 和 Σ 的最大似然估计是否具有这些好的性质？

3.1 无偏性

如果随机向量 $Y \sim f(y; \theta)$，$\hat{\theta}$ 是来自 Y 的一个统计向量，且满足 $E(\hat{\theta}) = \theta$，则称 $\hat{\theta}$ 是 θ 的一个无偏估计向量，简称无偏估计量。无偏估计量的一个观测向量称为无偏估计值向量，简称无偏估计值。

多维正态分布参数的最大似然估计 $\hat{\mu}$ 和 $\hat{\Sigma}$ 的无偏性如下：$\overline{Y}$ 是 μ 的无偏估计量；μ 已知条件下 $\hat{\Sigma} = \frac{1}{n}A$ 是 Σ 的无偏估计量；μ 未知条件下，$\hat{\Sigma} = \frac{1}{n-1}S$ 是 Σ 的无偏估计量。

3.2　有效性

如果 $\hat{\theta}_1$ 和 $\hat{\theta}_2$ 都是 θ 的无偏估计，$\hat{\theta}_1$ 和 $\hat{\theta}_2$ 的方差分别为 $V(\hat{\theta}_1)=E(\hat{\theta}_1-\theta)^2$ 和 $V(\hat{\theta}_2)=E(\hat{\theta}_2-\theta)^2$。若 $V(\hat{\theta}_1)<V(\hat{\theta}_2)$，则称 $\hat{\theta}_1$ 比 $\hat{\theta}_2$ 有效。在 θ 的所有无偏估计中，如果存在一个估计 $\hat{\theta}_0$，对任一无偏估计 $\hat{\theta}$ 都有 $V(\hat{\theta}_0)<V(\hat{\theta})$，即 $V(\hat{\theta}_0)$ 是所有无偏估计量方差的下界，则称 $\hat{\theta}_0$ 是 θ 的最小方差无偏估计或有效估计。有效估计准则等价于方差越小越好的准则。

3.3　一致性（相合性）

如果未知参数 θ 的估计量 $\hat{\theta}_n$ 随着样本容量 n 的不断增大，而无限的逼近于真值 θ，则称 $\hat{\theta}_n$ 为 θ 的一致估计，或称为相合估计。这是一个好的估计量应该具有的性质。估计量的一致性是在大样本情形下提出的一种要求，而对于小样本，它不能作为评价估计量好坏的准则。可以证明多元正态分布样本均值向量 μ 和协方差矩阵 Σ 的最大似然估计 $\hat{\mu}$ 和 $\hat{\Sigma}$ 均为一致估计。

3.4　充分性

若一个多维随机向量 Y 的抽样分布密度函数可分解为

$$\prod_{\alpha=1}^{n} f(y_{(\alpha)},\theta)=g(t,\theta)h(y_{(1)},\cdots,y_{(n)})$$

其中 $h(y_{(1)},\cdots,y_{(n)})$ 与 θ 无关，$g(t,\theta)$ 中的 t 可能是 θ 的函数，则 t 是 θ 的充分估计量。

多元正态总体参数的最大似然估计量 $\hat{\mu}$ 和 $\hat{\Sigma}$ 的充分性如下：当 Σ 已知时，$\bar{Y}$ 是 μ 的充分估计量；当 μ 已知时，$\dfrac{A}{n}$ 是 Σ 的充分估计量；当 μ，Σ 未知时，$\bar{Y}$，$\dfrac{S}{n}$ 分别是 μ 和 Σ 的充分估计量。

参考文献

[1]　张尧庭．多元统计分析引论．北京：科学出版社，1982：79-85.
[2]　王学民．应用多元分析．上海：上海财经大学出版社，2004.
[3]　袁志发，宋世德．多元统计分析．北京：科学出版社，2009.

（张中文　孙玉文）

维希特分布

维希特分布（Wishart distribution）是 χ^2 分布在多维时的扩展。它由维希特第一次在 1928 年提出。

1 维希特分布的定义

随机向量 $X = [X_1, X_2, \cdots, X_n]'$，$X_i$ 相互独立，且 X_i 服从 $N_p(\mu_i, \Sigma)$，$i = 1, 2, \cdots, n$，令

$$W = \sum_{i=1}^{n} X_i X_i'$$

称 W 服从非中心参数为 $\Delta = \sum_{i=1}^{n} \mu_i \mu_i'$ 的维希特分布，记为 $W \sim W_p(n, \Sigma, \Delta)$。如果 $\Delta = 0$，则称 W 服从自由度为 n 的中心维希特分布，记为 $W \sim W_p(n, \Sigma)$。

2 维希特分布的性质

当 $W \sim W_p(n, \Sigma)$，有以下几个性质：

1）$p = 1$ 时，$W \sim \sigma^2 \chi^2(n)$。

2）当 $n > p$，$\Sigma > 0$ 时，W 有密度函数，其表达式为：

$$f(w) = \begin{cases} c |w|^{(n-p-1)/2} \exp(-\frac{1}{2} \Sigma^{-1} w) & \Sigma > 0 \\ 0 & \text{其他} \end{cases}$$

其中 c 为常数，$c^{-1} = 2^{np/2} \pi^{p(p-1)/2} |\Sigma|^{n/2} \prod_{i=1}^{p} \Gamma(\frac{n-i+1}{2})$。

3）$E(W) = n\Sigma$。

4）设 B 是 $q \times p$ 矩阵，则 $BWB' \sim W_q(n, B\Sigma B')$。

5）如果 $W_j \sim W_q(n_j, \Sigma)$，$j = 1, 2, \cdots, m$，且相互独立，则 $W = \sum_{j=1}^{m} W_j \sim W_q(n, \Sigma)$，其中 $n = \sum_{j=1}^{m} n_j$。

6）若将 W 与 Σ 作同样的分块：

$$W = \begin{bmatrix} W_{11} & W_{12} \\ W_{21} & W_{22} \end{bmatrix}, \Sigma = \begin{bmatrix} \Sigma_{11} & \Sigma_{12} \\ \Sigma_{21} & \Sigma_{22} \end{bmatrix}$$

其中，W_{11} 为 $q \times q$ 矩阵，则

$$W_{11} \sim W(n, \Sigma_{11}), W_{22} \sim W_{p-q}(n, \Sigma_{22})$$

当且仅当 $\Sigma_{12} = 0$ 时，W_{11} 与 W_{22} 独立，此外

$$W_{22 \cdot 1} = W_{22} - W_{21} W_{11}^{-1} W_{12} \sim W_{p-q}(n-q, \Sigma_{22 \cdot 1})$$

其中 $\Sigma_{22 \cdot 1} = \Sigma_{22} - \Sigma_{21} \Sigma_{11}^{-1} \Sigma_{12}$，且 $W_{22 \cdot 1}$ 与 W_{11} 独立。

7）设 X 是 $n \times p$ 矩阵，记

$$X = \begin{pmatrix} X_1' \\ X_2' \\ \vdots \\ X_n' \end{pmatrix}$$

其中 $X_1, X_2, \cdots, X_n$ 是 p 维随机向量,它们相互独立,X_i 服从 $N_p(\mu_i, \Sigma)$,C 是 n 阶对称阵,则 $X'CX \sim W_p(r, \Sigma_1, E)$ 的充分必要条件是:$C^2 = C$,$\mathrm{rank}(C) = r$,$E = M'CM$,这里 M 是 $n \times p$ 矩阵:

$$M = \begin{pmatrix} \mu_1' \\ \mu_2' \\ \vdots \\ \mu_n' \end{pmatrix}$$

如果 C 与 D 均为 n 阶对称阵,则 $X'CX$ 与 $X'DX$ 独立的充分必要条件是 $CD = 0$。

参考文献

[1] Wishart J. The generalised product moment distribution in samples from a normal multivariate population. Biometrika, 20A (1,2): 32—52.

[2] 茆诗松. 统计手册. 北京:科学出版社,2003:523—538.

(孙红卫　孙玉文)

检验平均向量的统计量

对于多元正态分布总体,常需要对总体均值向量进行检验。与一元分布一样,需要构造检验平均向量的统计量(statistics of tests concerning mean vectors)。在介绍统计量之前,首先介绍赫特林 T^2 分布(Hotelling T^2 distribution)和维尔克斯分布(Wilks λ distribution)。

1　赫特林 T^2 分布和维尔克斯分布

1.1　赫特林 T^2 分布

设 $X \sim N_p(\mu, \Sigma)$,$W \sim W_p(n, \Sigma)$ 且 X 与 W 相互独立,则 $T^2 = nX'\Sigma^{-1}X$ 的分布叫做自由度为 n 和非中心参数为 $\mu'\Sigma\mu$ 的非中心 T^2 分布(non-central T^2 - distribution),记为 $T^2(n, \mu'\Sigma\mu)$。

$(n+1-p)T^2/np$ 服从自由度为 $(p,n+1-p)$ 的非中心参数为 $\mu'\sum\mu$ 的非中心 F 分布,特别当 $\mu=0$ 时,即为 F 分布。

1.2 维尔克斯分布

设 $A\sim W_p(n,\sum),B\sim W_p(m,\sum)$,且两者独立,$n>p,m>p,\sum>0$,令

$$\Lambda=\frac{|A|}{|A+B|}$$

称 Λ 服从自由度为 n,m 的维尔克斯(Wilks)分布,记为 $\Lambda\sim\Lambda(p,n,m)$,$p$ 为随机矩阵的阶。

当 $\Lambda\sim\Lambda(p,n,m)$,有如下几个性质:

1)如果 $m<p$,则分布 $\Lambda(p,n,m)$ 与分布 $\Lambda(m,n-m+p,p)$ 相同。

2)当 $m=1$ 时,则分布 $\Lambda(p,n,m)$ 退化为 T^2 分布,即设 $n>p,T^2\sim T^2(p,n),\Lambda\sim\Lambda(p,n,1)$,则 T^2 与 $n\dfrac{1-\Lambda}{\Lambda}$ 具有相同的分布。

3)维尔克斯分布与 F 分布的关系见表1。

表1 维尔克斯分布与 F 分布的关系

p	m	Λ 与 F 的关系
任意	2	$\dfrac{n-p-1}{p}\dfrac{1-\Lambda}{\Lambda}\sim F(p,n-p+1)$
任意	3	$\dfrac{n-p}{p}\dfrac{1-\sqrt{\Lambda}}{\sqrt{\Lambda}}\sim F(2p,2(n-p))$
1	任意	$\dfrac{n}{m}\dfrac{1-\Lambda}{\Lambda}\sim F(m,n)$
2	任意	$\dfrac{n-1}{m}\dfrac{1-\sqrt{\Lambda}}{\sqrt{\Lambda}}\sim F(2m,2(n-1))$

4)当 n 较大时,有如下近似分布

$$V=-(n+m-\frac{p+m+1}{2})\ln(\Lambda) \text{ 近似服从 } \chi^2_{pm}$$

$$R=\frac{ts-2\lambda}{pm}\frac{1-\Lambda^{1/s}}{\Lambda^{1/s}} \text{ 近似服从 } F(pm,ts-2\lambda)$$

其中 $t=n+m-\dfrac{p+m+1}{2},\lambda=\dfrac{pm-2}{4}$,当 $p^2+m^2>5$ 时,$s=(\dfrac{p^2m^2-4}{p^2+m^2-5})^{1/2}$。

2 检验平均向量的统计量

2.1 多元正态总体协方差矩阵已知条件下,均值向量检验的统计量

1)未知总体均值向量与已知总体均值向量比较

如果 $Y\sim N_p(\mu,\sum),\sum>0,\sum$ 已知,$Y_{(i)},i=1,\cdots,n$ 是来自 Y 的一个随机样本,要检验原假设 $\mu_{p\times1}=\mu_0$,使用的统计量是

$$T_0^2=n(\overline{Y}-\mu_0)'\sum{}^{-1}(\overline{Y}-\mu_0)\sim\chi^2_p$$

其中 p 是自由度。即当原假设为真时，T_0^2 服从自由度为 p 的 χ^2 分布。对于给定的 α 水平，其拒绝域为

$$\{T_0^2 > \chi_\alpha^2(p)\}$$

2）两独立未知总体均值向量的比较

若 $X \sim N_p(\mu_X, \Sigma)$，$Y \sim N_p(\mu_Y, \Sigma)$，$\Sigma > 0$，$\Sigma$ 已知，$X_{(i)}$，$i = 1, \cdots, n_1$；$Y_{(i)}$，$i = 1, \cdots, n_2$ 分别是来自 X 和 Y 的两个随机样本，检验原假设 $H_0: \mu_X = \mu_Y$，使用的统计量是

$$T_0^2 = \frac{n_1 n_2}{n_1 + n_2}(\bar{X} - \bar{Y})'\Sigma^{-1}(\bar{X} - \bar{Y}) \sim \chi_p^2$$

其中 $\bar{X}_{p \times 1} = \frac{1}{n_1}\sum_{i=1}^{n_1} X_{(i)}$，$\bar{Y}_{p \times 1} = \frac{1}{n_2}\sum_{i=1}^{n_2} Y_{(i)}$。即当原假设为真时，$T_0^2$ 服从自由度为 p 的 χ^2 分布。对于给定的 α 水平，其拒绝域为

$$\{T_0^2 > \chi_\alpha^2(p)\}$$

2.2 多元正态总体协方差矩阵未知情况下，检验总体均值向量的假设所使用的统计量

1）未知总体均值向量与已知总体均值向量比较

若 $Y \sim N_p(\mu, \Sigma)$，$\Sigma > 0$，Σ 未知，$Y_{(1)}, \cdots, Y_{(n)}$ 是来自 Y 的一个大小为 n 的随机样本，Σ 的无偏估计矩阵 $\hat{\Sigma} = V = \frac{1}{n-1}\sum_{i=1}^{n}(Y_{(i)} - \bar{Y})(Y_{(i)} - \bar{Y})'$，在 $H_0: \mu_{p \times 1} = \mu_0$ 下

$$T^2 = n(\bar{Y} - \mu_0)'\hat{\Sigma}^{-1}(\bar{Y} - \mu_0) \sim T^2(p, n-1) \tag{1}$$

其中 $\bar{Y} = \frac{1}{n}\sum_{i=1}^{n} Y_{(i)}$，$S^{-1}$ 是 S 的逆矩阵。即当原假设为真时，统计量服从参数为 p 和 $n-1$ 的 T^2 分布。对于给定的 α 水平，其拒绝域为

$$\{T^2 > T_\alpha^2(p, n-1)\}$$

可以利用 T^2 分布与 F 分布的关系，

$$(n-p)\frac{T^2}{(n-1)p} \sim F(p, n-p) \tag{2}$$

对于给定的 α 水平，其拒绝域等价为：

$$\{F > F_{\alpha(p, n-p)}\}$$

2）两独立未知总体均值向量的比较

定理 4 若 $X \sim N_p(\mu_X, \Sigma)$，$Y \sim N_p(\mu_Y, \Sigma)$，$\Sigma > 0$，$\Sigma$ 未知，$X_{(1)}, \cdots, X_{(n_1)}$ 和 $Y_{(1)}, \cdots, Y_{(n_2)}$ 是分别来自 X 和 Y 的两个随机样本，Σ 的估计量 $\hat{\Sigma}$ 用两个样本混合协方差阵

$$\hat{\Sigma} = \frac{1}{n_1 + n_2 - 2}[(n_1-1)\hat{\Sigma}_X + (n_2-1)\hat{\Sigma}_Y] \tag{3}$$

其中 $\hat{\Sigma}_X = \dfrac{1}{n_1-1}\sum\limits_{i=1}^{n_1}(X_{(i)}-\overline{X})(X_{(i)}-\overline{X})'$，$\hat{\Sigma}_Y = \dfrac{1}{n_2-1}\sum\limits_{i=1}^{n_2}(Y_{(i)}-\overline{Y})(Y_{(i)}-\overline{Y})'$。

$$\overline{X} = \frac{1}{n_1}\sum_{i=1}^{n_1}X_{(i)},\ \overline{Y} = \frac{1}{n_2}\sum_{i=1}^{n_2}Y_{(i)}$$

在原假设 $H_0:\mu_X = \mu_Y$ 成立条件下，统计量

$$T^2 = \frac{n_1 n_2}{n_1+n_2}(\overline{X}-\overline{Y})'\hat{\Sigma}^{-1}(\overline{X}-\overline{Y}) \sim T^2(p,n_1+n_2-2) \tag{4}$$

对于给定的 α 水平，其拒绝域为

$$\{T^2 > T^2_{1-\alpha}(p,n_1+n_2-2)\}$$

也可利用 T^2 分布与 F 分布的关系，

$$F = \frac{n_1+n_2-p-1}{(n_1+n_2-2)p}T^2 \sim F(p,n_1+n_2-p-1) \tag{5}$$

从而对于显著性水平 α，其拒绝域等价为：

$$\{F > F_\alpha(p,n_1+n_2-p-1)\}$$

3）多元正态总体检验多个总体均值向量比较的统计量

假设 $Y^{(1)}_{(1)},\cdots,Y^{(1)}_{(n_1)};\cdots;Y^{(k)}_{(1)},\cdots,Y^{(k)}_{(n_k)}$ 是分别来自 $N_p(\mu^{(1)},\Sigma),\cdots,N_p(\mu^{(k)},\Sigma)$ 的 k 个随机样本，要检验 $H_0:\mu^{(1)}=\mu^{(2)}=\cdots=\mu^{(k)}$

令 $n = \sum\limits_{\alpha=1}^{k}n_\alpha$，$Y^{(\alpha)} = (Y^{(\alpha)}_{(1)},\cdots,Y^{(\alpha)}_{(n_\alpha)})'$，$\alpha=1,\cdots,k$，则总平均向量，组内平均向量分别为 $\overline{y} = \dfrac{1}{n}\sum\limits_{\alpha=1}^{k}\sum\limits_{i=1}^{n_\alpha}y^{(\alpha)}_{(i)}$，$\overline{y^{(\alpha)}} = \dfrac{1}{n_\alpha}\sum\limits_{i=1}^{n_\alpha}y^{(\alpha)}_{(i)}$。总离差阵，组间离差阵，组内离差阵分别为

$$W = \sum_{\alpha=1}^{k}\sum_{i=1}^{n_\alpha}(y^{(\alpha)}_{(i)}-\overline{y})(y^{(\alpha)}_{(i)}-\overline{y})'$$

$$B = \sum_{\alpha=1}^{k}n_\alpha(\overline{y^{(\alpha)}}-\overline{y})(\overline{y^{(\alpha)}}-\overline{y})'$$

$$E = \sum_{\alpha=1}^{k}\sum_{i=1}^{n_\alpha}(y^{(\alpha)}_{(i)}-\overline{y^{(\alpha)}})(y^{(\alpha)}_{(i)}-\overline{y^{(\alpha)}})'$$

则有 $W = B+E$，且在 H_0 成立条件下

$$\Lambda = \frac{|E|}{|W|} = \frac{|E|}{|B+E|} \sim \Lambda(p,n-k,k-1) \tag{6}$$

其中，$E \sim W_p(n-k,\Sigma)$，当原假设为真时，$E \sim W_p(k-1,\Sigma)$，且 B 与 E 独立，因此当原假设为真时，Λ 服从自由度为 $n-k,k-1$ 的维尔克斯（Wilks）分布，拒绝域为：

$$\{\Lambda < \Lambda_\alpha(p,n-k,k-1)\}$$

3 实例

例 1 某城市为分析不同时期儿童身体的发育情况,测定了 30 名 8 岁男小学生的身高(x_1,cm),体重(x_2,kg)和胸围(x_3,cm),与 10 年前同年龄组男小学生的身体发育指标进行比较,10 年前大量调查结果为 $\mu_0 = (122.48\text{cm}, 22.68\text{kg}, 59.22\text{cm})'$。

本例属于未知总体均数与已知总体均数比较的假设检验问题。用 μ 表示当前时期 8 岁男小学生总体身体发育情况的均值向量,这时原假设为 $H_0:\mu=\mu_0$,备选假设为 $H_1:\mu\neq\mu_0$。本例 $n=30$,$p=3$,算得样本均值向量 $\bar{X}$、样本离均差平方和与交叉乘积和矩阵 A、以及样本协方差矩阵 V 及其逆矩阵 V^{-1} 分别为:

$$\bar{X}=\begin{pmatrix}126.70\\23.50\\60.01\end{pmatrix}, A=\begin{pmatrix}861.19 & 380.01 & 215.94\\380.01 & 229.41 & 156.11\\215.94 & 156.11 & 314.86\end{pmatrix}, V=\begin{pmatrix}29.70 & 13.10 & 7.45\\13.10 & 7.91 & 5.38\\7.45 & 5.38 & 10.86\end{pmatrix},$$

$$V^{-1}=\begin{pmatrix}0.1309 & -0.2350 & 0.0270\\-0.2305 & 0.6123 & -0.1430\\0.0270 & -0.1430 & 0.1446\end{pmatrix}$$

样本均值向量与总体均值向量之差为:

$$\bar{X}-\mu_0=\begin{pmatrix}\bar{x}_1-\mu_{01}\\\bar{x}_2-\mu_{02}\\\bar{x}_3-\mu_{03}\end{pmatrix}=\begin{pmatrix}126.47-122.48\\23.50-22.68\\60.01-59.22\end{pmatrix}=\begin{pmatrix}3.99\\0.79\\0.79\end{pmatrix}$$

将有关数据代入(1)式得到

$$\begin{aligned}T^2 &=n(\bar{Y}-\mu_0)\,V^{-1}(\bar{Y}-\mu_0)\\&=30(3.99 \quad 0.79 \quad 0.79)\begin{pmatrix}0.1309 & -0.2350 & 0.0270\\-0.2305 & 0.6123 & -0.1430\\0.0270 & -0.1430 & 0.1446\end{pmatrix}\begin{pmatrix}3.99\\0.79\\0.79\end{pmatrix}=31.91\end{aligned}$$

利用(2)式将 T^2 转换为 F 值,$F=(30-3)31.91/(30-1)3=9.90$,$F$ 值服从自由度为 $p=3$ 及 $n-p=30-3=27$ 的 F 分布,查 F 分布表得 $F_{0.05(3,27)}=2.96<9.90$,因此在 $\alpha=0.05$ 水平上拒绝 H_0,接受备择假设,即认为当前时期男小学生总体身体发育情况与 10 年前不同。

例 2 测定了 15 名冠心病人与 16 名健康人的舒张期血压(x_1,kPa)和血浆胆固醇浓度,(x_2,mg/dl)含量,比较这两类人群的舒张期血压和血浆胆固醇含量差别是否具有统计学意义。

用 $\mu^{(1)}$ 及 $\mu^{(2)}$ 分别代表冠心病人总体和健康人总体的均值向量,这时的无效假设为 $H_0:\mu^{(1)}=\mu^{(2)}$,备择假设为 $H_1:\mu^{(1)}\neq\mu^{(2)}$。本例 $n_1=15$,$n_2=16$,变量数 $p=2$,两组平均值向量分别为:

$$\bar{X}^{(1)}=\begin{pmatrix}12.50\\187.93\end{pmatrix}, \bar{X}^{(2)}=\begin{pmatrix}10.64\\141.44\end{pmatrix}$$

这两组的离均差平方和与交差乘积和矩阵 $A^{(1)}$ 及 $A^{(2)}$ 以及合并的离均差平方和与交差乘积和矩阵 A 分别为：

$$A^{(1)} = \begin{pmatrix} 37.43 & -419.71 \\ -419.71 & 26590.93 \end{pmatrix}, A^{(2)} = \begin{pmatrix} 18.12 & -95.36 \\ -95.36 & 19127.94 \end{pmatrix}$$

根据（3）式，得到：

$$A = (n_1 - 1)\hat{\Sigma}_1 + (n_2 - 1)\hat{\Sigma}_2 = A^{(1)} + A^{(2)} = \begin{pmatrix} 55.55 & -515.07 \\ -515.07 & 45718.87 \end{pmatrix}$$

这样得到合并的协方差阵

$$\hat{\Sigma} = \frac{1}{n_1 + n_2 - 2}\left[(n_1 - 1)\hat{\Sigma}_X + (n_2 - 1)\hat{\Sigma}_Y\right] = \frac{1}{n_1 + n_2 - 2}A = \begin{pmatrix} 1.9155 & -17.7610 \\ -17.7610 & 1576.1279 \end{pmatrix}$$

$$\hat{\Sigma}^{-1} = \begin{pmatrix} 0.5929 & 6.5675E-03 \\ 6.5675E-03 & 7.0830E-04 \end{pmatrix}$$

代入（4）式得到

$$T^2 = \frac{n_1 n_2}{n_1 + n_2}(\overline{X} - \overline{Y})' \hat{\Sigma}^{-1}(\overline{X} - \overline{Y})$$

$$= \frac{15 \times 16}{15 + 16}(1.86 \quad -46.49)\begin{pmatrix} 0.5929 & 6.5675E-03 \\ 6.5675E-03 & 7.0830E-04 \end{pmatrix}\begin{pmatrix} 1.86 \\ 46.49 \end{pmatrix} = 36.26$$

利用（5）式将 T^2 转换为 F 值为

$$F = \frac{n_1 + n_2 - p - 1}{(n_1 + n_2 - 2)p}T^2 = \frac{15 + 16 - 2 - 1}{(15 + 16 - 2) \times 2} \times 36.26 = 17.50$$

F 值服从自由度 $\nu_1 = 2$ 及 $\nu_2 = 15 + 16 - 2 - 1 = 28$ 的 F 分布，查 F 分布表得 $F_{0.05}(2,28) = 3.34 < 17.50$，在 $\alpha = 0.05$ 水平上拒绝 H_0，接受备择假设，即认为冠心病人和健康人的舒张期血压和血浆胆固醇含量是不同的。

例3 美国威斯康星州卫生和社会服务部在一项研究项目中曾考察小型医院的所有制对医疗费用的影响。所有制的形式有三种：私立、非赢利组织经营和政府开办。所选用的变量有四个：x_1 是护理费用，x_2 是膳食服务费用，x_3 是设备使用与维修费用，x_4 是房产管理与洗衣费用。这四项费用都是以每个病人每天开支为基础计算的，并对 516 个病人进行观察，分三种不同的所有制形式计算了描述性统计量见表 2：

表 2 三种不同的所有制形式的描述性统计量

所有制形式	观察数 n_i	样本均值向量 $\overline{y}^{(i)}$	样本协方差阵 $\hat{\Sigma}_i$			
私立（$i=1$）	271	$\begin{pmatrix} 2.006 \\ 0.480 \\ 0.082 \\ 0.360 \end{pmatrix}$	0.291	-0.001	0.002	0.010
			-0.001	0.011	0.000	0.007
			0.002	0.000	0.001	0.002
			0.010	0.003	0.002	0.010

续表

所有制形式	观察数 n_i	样本均值向量 $\overline{y^{(i)}}$	样本协方差阵 $\hat{\Sigma}_i$			
非赢利组织经营者($i=2$)	138	$\begin{pmatrix} 2.167 \\ 0.596 \\ 0.124 \\ 0.418 \end{pmatrix}$	$\begin{pmatrix} 0.561 & 0.011 & 0.001 & 0.037 \\ 0.011 & 0.011 & 0.004 & 0.007 \\ 0.001 & 0.004 & 0.005 & 0.002 \\ 0.010 & 0.007 & 0.002 & 0.019 \end{pmatrix}$			
政府开办($i=3$)	107	$\begin{pmatrix} 2.273 \\ 0.521 \\ 0.125 \\ 0.383 \end{pmatrix}$	$\begin{pmatrix} 0.261 & 0.030 & 0.003 & 0.018 \\ 0.011 & 0.025 & 0.004 & 0.007 \\ 0.001 & 0.004 & 0.005 & 0.002 \\ 0.037 & 0.007 & 0.002 & 0.019 \end{pmatrix}$			

现假定三种所有制下,四项费用分别服从等协方差阵的四元正态分布,试在显著性水平 0.01 下检验三个总体的均值向量是否一致。

用 $\mu^{(1)},\mu^{(2)},\mu^{(3)}$ 分别代表三种所有制医院总体的均值向量,这时的无效假设为 $H_0:\mu^{(1)}=\mu^{(2)}=\mu^{(3)}$,备择假设为 H_1:三个总体的均值向量不全相等。

首先计算总均值向量

$$\overline{y}=\frac{1}{516}\sum_{i=1}^{3}n_i\overline{y^{(i)}}=\begin{pmatrix} 2.136 \\ 0.519 \\ 0.102 \\ 0.380 \end{pmatrix}$$

再计算组内离差阵 E 和组间离差阵 B:

$$E=\sum_{i=1}^{3}(n_i-1)\hat{\Sigma}_i=\begin{pmatrix} 182.962 & 4.408 & 0.695 & 9.581 \\ 4.408 & 8.200 & 0.633 & 2.428 \\ 1.695 & 0.633 & 1.484 & 0.394 \\ 9.581 & 2.428 & 0.394 & 0.538 \end{pmatrix}$$

$$B=\sum_{i=1}^{3}n_i(\overline{y^{(i)}}-\overline{y})(\overline{y^{(i)}}-\overline{y})'=\begin{pmatrix} 3.475 & 1.111 & 0.821 & 0.584 \\ 1.111 & 1.225 & 0.453 & 0.610 \\ 0.821 & 0.453 & 0.235 & 0.230 \\ 0.584 & 0.610 & 0.230 & 0.304 \end{pmatrix}$$

计算 E 与 $E+B$ 的行列式:$|E|=11448$,$|B+E|=14835$。由(6)式得 Λ 的值为 0.7717;由于原假设为真时,$\Lambda\sim\Lambda(4,513,2)$,根据 Λ 分布与 F 分布的关系有

$$F=\frac{n-k-p}{p}\times\frac{1-\sqrt{\lambda}}{\sqrt{\lambda}}=17.64$$

在原假设为真时,F 服从 $F(8,1020)$,在 $\alpha=0.01$ 时,$F_{0.01(8,1020)}\approx2.53<17.64$,所以在 $\alpha=0.01$ 水平上拒绝原假设,认为三种不同所有制的医院四项医疗费用上不全相同。

参考文献

[1] 张尧庭. 多元统计分析引论. 北京:科学出版社,1982:96-154.
[2] 茆诗松. 统计手册. 北京:科学出版社,2003:523-538.
[3] 王学仁,王松桂. 实用多元统计分析. 上海:上海科学技术出版社,1990.

(孙红卫　孙玉文)

总体平均向量的置信区域与联合置信区间

把一元置信区间的概念推广到多变量情况下,即为置信区域(confidence region)。置信区域为一椭球,在变量数为 2 时为一椭圆。联合置信区间(simutaneous confidence interval,或称为同时置信区间)的提出,是为了保证各个分量的置信区间均一特定的大概率同时成立。

1 总体平均向量的置信区域

p 维正态总体均值向量 μ 的 $100(1-\alpha)\%$ 的置信域是一椭球,它由满足下式的 μ 的集合构成:

$$\mu : n(\bar{Y}-\mu)'\hat{\Sigma}^{-1}(\bar{Y}-\mu) \leqslant \frac{(n-1)p}{n-p} \times F_{\alpha(p,n-p)} \tag{1}$$

其中 n 为样本观察例数,$\bar{Y}$ 为样本均值向量,$\hat{\Sigma}^{-1}$ 为样本协方差矩阵的逆矩阵,p 为变量个数,$F_{\alpha(p,n-p)}$ 为自由度分别为 p 和 $n-p$ 的 F 分布对应的 $1-\alpha$ 分位数。在此情形下,置信域为一中心在 $\bar{Y}$ 的椭球。

2 联合置信区间

对每个分量可以分别构造 $100(1-\alpha)\%$ 的一元置信区间,称为单一置信区间(One-at-a-time Interval),单一置信区间的不足之处在于:首先,每个分量的置信区间是独立来计算的,没有利用上多变量之间的相关关系;其次,虽然每个分量的置信度是 $1-\alpha$,而所有变量共同的置信度会小于 $1-\alpha$。而联合置信区间就是为了保证以 $1-\alpha$ 的概率避免任一分量的置信区间发生错误,即每个分量的置信区间均"同时"以 $1-\alpha$ 成立。这里介绍两种常用的联合置信区间:Scheffé 联合置信区间和 Bonferroni 联合置信区间。

2.1 Scheffé 联合置信区间

若 $Y \sim N_p(\mu, \Sigma)$,$\Sigma>0$,Σ 未知,$Y_{(1)}, \cdots, Y_{(n)}$ 是来自 Y 的一个大小为 n 的随机样本,则对任意 $a'=(a_1,a_2,\cdots,a_p)$,区间

$$\left[a'\overline{Y} - \sqrt{\frac{p(n-1)}{n(n-p)} F_{\alpha(p,n-p)} a'\hat{\Sigma}a} \ , \ a'\overline{Y} + \sqrt{\frac{p(n-1)}{n(n-p)} F_{\alpha(p,n-p)} a'\hat{\Sigma}a} \right]$$

以概率 $1-\alpha$ 包含 $a'\mu$。

Scheffé 联合置信区间对总体均值分量的任意线性组合均成立。当线性系数依次选取 $a'=(1,0,\cdots,0)$，$a'=(0,1,\cdots,0)$，$\cdots$，$a'=(0,0,\cdots,1)$ 时，就得到每个均值分量的联合置信区间，它们以概率 $(1-\alpha)$ 同时成立。

$$\bar{y}_1 - \sqrt{\frac{p(n-1)}{n(n-p)} F_{\alpha(p,n-p)}} \sqrt{\frac{s_{11}}{n}} \leqslant \mu_1 \leqslant \bar{y}_1 + \sqrt{\frac{p(n-1)}{n(n-p)} F_{\alpha(p,n-p)}} \sqrt{\frac{s_{11}}{n}}$$

$$\bar{y}_2 - \sqrt{\frac{p(n-1)}{n(n-p)} F_{\alpha(p,n-p)}} \sqrt{\frac{s_{22}}{n}} \leqslant \mu_2 \leqslant \bar{y}_2 + \sqrt{\frac{p(n-1)}{n(n-p)} F_{\alpha(p,n-p)}} \sqrt{\frac{s_{22}}{n}}$$

$$\cdots \tag{2}$$

$$\bar{y}_p - \sqrt{\frac{p(n-1)}{n(n-p)} F_{\alpha(p,n-p)}} \sqrt{\frac{s_{pp}}{n}} \leqslant \mu_2 \leqslant \bar{y}_p + \sqrt{\frac{p(n-1)}{n(n-p)} F_{\alpha(p,n-p)}} \sqrt{\frac{s_{pp}}{n}}$$

其中 s_{kk} 为协方差阵 $\hat{\Sigma}$ 第 k 行、第 k 列的元素，也即第 k 个分量的方差。

每个分量的 Scheffé 联合置信区间恰好为置信域在该分量轴上的投影，实例中会看到二者的这种关系。

2.2　Bonferroni 联合置信区间

为了使得所有 p 个分量的置信区间以 $1-\alpha$ 同时成立，运用 Bonferroni 不等式，将每个分量的单一置信区间的置信度增大，由 $1-\alpha$ 增大为 $1-\alpha/p$，可得到：

$$\bar{y}_k - t_{\alpha/2p, n-1} \sqrt{\frac{s_{kk}}{n}} \leqslant \mu_k \leqslant \bar{y}_k + t_{\alpha/2p, n-1} \sqrt{\frac{s_{kk}}{n}} \qquad k=1,2,\cdots,p \tag{3}$$

其中 $t_{\alpha/2p, n-1}$ 为自由度为 $(n-1)$ 的 t 临界值。

当维数 $2 \leqslant p \leqslant 12$ 时，Bonferroni 联合置信区间比 Scheffé 联合置信区间要短。与 Scheffé 联合置信区间不同，Bonferroni 联合置信区间没有利用变量之间相关关系的信息。

3　实例

例　一个微波炉制造厂家的质量控制部门根据政府的要求，监控当炉门关闭着时和打开时的辐射量。测量了随机选取的 $n=42$ 个微波炉在炉门关闭时和打开时的辐射量。

设 $x_1 = \sqrt[4]{\text{炉门关闭时辐射的测量值}}$，$x_2 = \sqrt[4]{\text{炉门打开时辐射的测量值}}$。

对于 $n=42$ 对经上述变换后的数据，我们算得

$$\overline{X} = \begin{pmatrix} 0.564 \\ 0.603 \end{pmatrix}, \hat{\Sigma} = \begin{pmatrix} 0.0144 & 0.0177 \\ 0.0117 & 0.0146 \end{pmatrix}, \hat{\Sigma}^{-1} = \begin{pmatrix} 203.018 & -163.391 \\ -163.391 & 203.018 \end{pmatrix}$$

根据（1）式，总体均值向量 $\mu = (\mu_1, \mu_2)$ 的 95% 的置信区域为：

$$42(0.564-\mu_1, 0.603-\mu_2)\begin{pmatrix} 203.018 & -163.391 \\ -163.391 & 203.018 \end{pmatrix}\begin{pmatrix} 0.564-\mu_1 \\ 0.603-\mu_2 \end{pmatrix}$$

$$\leqslant [41\times 2/(42-2)]\times F_{0.05(2,40)}$$

求得置信域见图 1。

由(2)式,这两个均值分量的 95％ 的 Scheffé 联合置信区间为:

$$0.564-\sqrt{\frac{2\times 41}{40}\times 3.23}\sqrt{\frac{0.0144}{42}}\leqslant \mu_1 \leqslant 0.564+\sqrt{\frac{2\times 41}{40}\times 3.23}\sqrt{\frac{0.0144}{42}}$$

$$0.603-\sqrt{\frac{2\times 41}{40}\times 3.23}\sqrt{\frac{0.0146}{42}}\leqslant \mu_2 \leqslant 0.603+\sqrt{\frac{2\times 41}{40}\times 3.23}\sqrt{\frac{0.0146}{42}}$$

即 $0.516\leqslant \mu_1 \leqslant 0.612, 0.555\leqslant \mu_2 \leqslant 0.651$。

求得的 Scheffé 联合置信区间见图 1。

根据(3)式,这两个均值分量的 95％ 的 Bonferroni 联合置信区间为:

$$0.564-2.327\sqrt{\frac{0.0144}{42}}\leqslant \mu_1 \leqslant 0.564+2.327\sqrt{\frac{0.0144}{42}}$$

$$0.603-2.327\times \sqrt{\frac{0.0146}{42}}\leqslant \mu_2 \leqslant 0.603+2.327\times \sqrt{\frac{0.0146}{42}}$$

即 $0.521\leqslant \mu_1 \leqslant 0.607, 0.560\leqslant \mu_2 \leqslant 0.646$。

求得的 Bonferroni 联合置信区间见图 1。

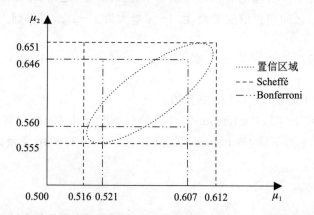

图 1   实例中的置信域、Scheffé 联合置信区间、Bonferroni 联合置信区间

参考文献

[1] 理查德·A·约翰逊,迪安·W·威克恩. 实用多元统计分析. 4 版. 陆璇,译. 北京:清华大学出版社,2001:180—192.

[2] 孟宪花,王静龙,吴贤毅,等. 单个多元正态总体均值向量联合置信区间的比较. 应用概率统计,2009,25(1):95—101.

(孙红卫   祁爱琴)

协方差阵的检验

协方差阵的检验(tests of covariance matrices)分为两种情况,一种是检验未知总体的协方差阵是否等于已知总体的协方差阵。一种是检验两个未知总体的协方差阵是否相等。

1　一个总体的情况

1.1　检验Σ是否等于Σ_0

设 X 为 p 维向量,$X_1,X_2,\cdots,X_n$ 为来自正态总体 $N_p(\mu,\Sigma)$ 的一个样本,Σ_0 为已知的正定矩阵,样本协方差阵为 V。现需检验:

$$H_0:\Sigma=\Sigma_0,\ H_1:\Sigma\neq\Sigma_0$$

检验统计量为:

$$L=(n-1)[\ln(\det\Sigma_0)-p-\ln(\det V)+\operatorname{tr}(V\Sigma_0^{-1})] \tag{1}$$

拒绝域为:

$$\{L>L_{1-\alpha}(p,n-1)\}$$

当 n 较小时,L 的分位数可以查 $L(p,v)$ 的 $1-\alpha$ 分位数表,当 n 较大时,L 近似服从 $(1-D_1)\chi^2_{p(p+1)/2}$,即 $L/(1-D_1)$ 服从自由度为 $p(p+1)/2$ 的 χ^2 分布。其中,$D_1=[2p+1-2/(p+1)]/[6(n-1)]$。

也可采用如下的近似分布:当 $p>10$ 或 $n>75$ 时,L/b 近似服从 $F(f_1,f_2)$。其中 $f_1=p(p+1)/2,f_2=(f_1+2)/(D_2-D_1^2),D_2=(p-1)(p+2)/[6(n-1)^2],b=f_1/(1-D_1-f_1/f_2)$。

1.2　检验Σ是否等于$\sigma^2\Sigma_0$

设 X 为 p 维向量,$X_1,X_2,\cdots,X_n$ 为来自正态总体 $N_p(\mu,\Sigma)$ 的一个样本,Σ_0 为已知的正定矩阵,样本协方差阵为 V,样本散布阵为 A。σ^2 是一个未知参数。现需检验如下假设(有人称此为球性假设):

$$H_0:\Sigma=\sigma^2\Sigma_0,\ H_1:\Sigma\neq\sigma^2\Sigma_0$$

检验统计量为:

$$W=\frac{p^p\det(\Sigma_0^{-1}A)}{[\operatorname{tr}(\Sigma_0^{-1}A)]^p}$$

拒绝域为:

$$\{W < W_\alpha(p,n)\}$$

当 n 较小时,W 的分位数可以查 $W(p,n)$ 的 α 分位数表,当 n 较大时,有如下的近似分布:

$$[(n-1)-(2p^2+p+2)/6p]\ln W$$

近似服从自由度是 f 的 χ^2 分布。其中 $f=p(p+1)/2-1$。

2 多个正态总体协方差阵相等的检验

设 k 个总体的分布分别为 $N_p(\mu_i,\sum_i)$,$i=1,2,\cdots,k$。从 k 个总体中分别抽取 $N_1,N_2,\cdots,N_k$ 个样本。第 i 个样本中的观察向量分别为 $X_{i1},X_{i2},\cdots,X_{ini}$,$i=1,2,\cdots,k$。它们是独立的分别服从 $N_p(\mu_i,\sum_i)$,$i=1,2,\cdots,k$ 的随机向量。

多总体协方差矩阵比较的检验假设是:

$H_0:\sum_1=\sum_2=\cdots=\sum_k=\sum$,$H_1:H_0$ 不成立。

设 $\overline{X}_i=\dfrac{1}{n_i}\sum\limits_{j=1}^{n_i}X_{ij}$,$A_i=\sum\limits_{j=1}^{n_i}(X_{ij}-\overline{X}_i)(X_{ij}-\overline{X}_i)'$,$i=1,2,\cdots,k$,且取 $A=A_1+A_2+\cdots+A_k$;$n=n_1+n_2+\cdots+n_k$。Wilks 推导出统计量:

$$\lambda=\frac{n^{\frac{pn}{2}}\prod\limits_{i=1}^{k}(\det A_i)^{\frac{n_i}{2}}}{(\det A)^{\frac{n}{2}}\prod\limits_{i=1}^{k}n_i^{\frac{pn_i}{2}}}$$

Bartlett 提出将 n_i 改为 n_i-1,则 n 变为 $n-k$,λ 改记为 λ'。对于一般情况,Box 给出 $-\ln\lambda'$ 的近似分布:

$$M=-2\ln\lambda'=(n-k)\ln[\det(\frac{A}{n-k})]-\sum_{i=1}^{k}(n_i-1)\ln[\det(\frac{A_i}{n_i-1})] \qquad (2)$$

拒绝域为:

$$\{M > M_{1-\alpha}(p,n_0-1,k)\}$$

当 n 较小时,M 的分位数可以查 "$M(p,V_0,k)$ 的 $1-\alpha$ 分位数表"。当 n 较大时,M 近似服从 $\chi^2_{f_1}/(1-D_1)$ 的分布,其中 $f_1=\dfrac{1}{2}p(p+1)(k-1)$。

$$D_1=\begin{cases}\dfrac{2p^2+3p-1}{6(p+1)(k-1)}(\sum\limits_{i=1}^{k}\dfrac{1}{n_i-1}-\dfrac{1}{n-k}) & n_i\ \text{不等时}\\[4mm] \dfrac{(2p^2+3p-1)(k-1)}{6(p+1)k(n-1)} & n_i\ \text{相等时}\end{cases} \qquad (3)$$

3 实例

例 1 1995 年广东省学生体质调查得到 7 岁学生的胸围、身高和体重三项指标的协方差矩阵为：

$$\sum_0 = \begin{bmatrix} 8.6927 & & \\ 8.6669 & 29.2854 & \\ 7.0573 & 12.0687 & 8.4194 \end{bmatrix}$$

现某学校调查了该校 7 岁学生 66 名，以上三项指标的协方差矩阵为：

$$V = \begin{bmatrix} 8.5026 & & \\ 7.6294 & 30.8779 & \\ 6.8459 & 11.8464 & 8.2567 \end{bmatrix}$$

现需检验该校学生是否来自广东省该年龄组学生的总体。

$H_0 : \sum = \sum_0, H_1 : \sum \neq \sum_0, \alpha = 0.1$。

经计算得 $\det \sum_0 = 262.5582$，$\det V = 284.2427$，$\ln(\det \sum_0) = 5.5705$，$\ln(\det V) = 5.6498$。

$$\sum_0^{-1} = \begin{bmatrix} 0.3843 & & \\ 0.04648 & 0.08905 & \\ -0.3888 & -0.1666 & 0.6835 \end{bmatrix}$$

$\text{tr}(V\sum_0^{-1}) = 3.0996$，将以上结果代入式（1），得 $L = (66-1) \times (5.5705 - 3 - 5.6498 + 3.0996) = 1.3145$，$D_1 = [2 \times 3 + 1 - 2/(3+1)]/6 \times (66-1) = 0.01667$，$\chi^2_{p(p+1)/2} = 1.3145/(1-0.01667) = 1.3368$。查 χ^2 分布值表得 $\chi^2_{0.05(6)} = 12.59$，$1.3368 < 12.59$，$P > 0.05$，实际上 $P = 0.9696$，差异没有统计学意义。可以认为该样本来自广东省的总体。

例 2 1995 年广东省学生体质调查中随机抽取 10 名 7 岁男学生和 10 名女学生的胸围、身高和体重三项指标的原始资料见表 1：

表 1　20 名 7 岁学生的体质资料

男			女		
身高	体重	胸围	身高	体重	胸围
119.8	19.3	53.5	118.0	20.0	56.2
120.3	19.9	55.1	118.5	22.5	59.0
121.5	19.6	54.1	119.1	20.6	54.3
126.2	28.9	65.0	119.5	20.4	55.3
121.7	21.7	58.7	120.1	20.0	55.7
122.0	23.9	59.3	120.8	20.1	52.7
122.5	25.8	60.0	121.5	23.3	55.7
123.5	22.2	56.7	121.5	18.5	52.0
124.0	22.1	55.0	122.0	23.0	57.2
124.5	23.7	57.5	122.0	18.9	52.7

检验假设：$H_0 : \Sigma_1 = \Sigma_2$，$H_1 : H_0$ 不成立，$\alpha = 0.10$。

经初步分析，男学生和女学生三项指标的方差协方差矩阵分别为：

$$V_1 = \begin{bmatrix} 11.932 & & \\ 4.537 & 3.873 & \\ 9.775 & 4.686 & 9.012 \end{bmatrix}, \quad V_2 = \begin{bmatrix} 4.817 & & \\ -1.509 & 2.173 & \\ 2.758 & -0.0111 & 2.756 \end{bmatrix}$$

经计算得男女学生合并的协方差矩阵如下：

$$V_c = \begin{bmatrix} 8.375 & & \\ 1.514 & 3.023 & \\ 6.267 & 2.337 & 5.884 \end{bmatrix}$$

$\ln(\det V_1) = 2.678$，$\ln(\det V_2) = 1.814$，$\ln(\det V_c) = 2.732$。

本例中，$k = 2$，$n_1 = 10$ 和 $n_2 = 10$，将以上计算结果代入式(2)，$M = (20 - 2) \times 2.732 - (10 - 1) \times (2.678 + 1.814) = 8.757$。$f_1 = 6$，由(3)式 $D_1 = 0.181$，经查 χ^2 分布值表得到 P 值为 0.099，在 $\alpha = 0.10$ 水平差异有统计学意义，可认为男性和女性的胸围、身高和体重协方差阵不等，不适宜直接用 Hotelling T^2 检验。

参考文献

[1] 张尧庭. 多元统计分析引论. 北京：科学出版社，1982：96-154.
[2] 茆诗松. 统计手册. 北京：科学出版社，2003：523-538.
[3] 方开泰. 实用多元统计分析. 上海：华东师范大学出版社，1989.
[4] Anderson TW. An Introduction to multivariate statistical analysis. 2nd ed. Wiley, 1984.

（孙红卫　柳　青）

总体协方差阵不等时两均数向量的假设检验

在进行 Hotelling T^2 检验时要求两样本所来自的总体协方差阵相等，如果这条件不成立，则不能直接用 Hotelling T^2 检验两均数向量的差异。这里介绍当协方差不等时两均数向量的假设检验(Hypothesis test for two mean vectors with heterogeneity of covariance matrix)方法。

设从两总体 $N_p(\mu_1, \Sigma_1)$ 和 $N_p(\mu_2, \Sigma_2)$ 分别抽取样本 $X_1, X_2, \cdots, X_{n_1}$ 和 $Y_1, Y_2, \cdots, Y_{n_2}$，这里 $n_1 > p$ 和 $n_2 > p$，如欲检验 $H_0 : \mu_1 = \mu_2$，$H_1 : \mu_1 \neq \mu_2$。以下分两种情况讨论：

1　两样本量相等时

如果被比较的两样本含量相等,即 $n_1 = n_2 = n$ 时,将数据顺序随机化后,设 $Z_i = X_i - Y_i$, $i = 1, 2, \cdots, n$。显然 Z_i 是具有 $\mu = \mu_1 - \mu_2$, 协方差 $\Sigma = \Sigma_1 + \Sigma_2 > 0$ 的随机样本。检验假设则由 $H_0 : \mu_1 = \mu_2$ 变为 $H_0 : \mu = 0$。这里 Σ 未知。令 $\bar{Z} = \frac{1}{n}\sum_{i=1}^{n} Z_i = \bar{X} - \bar{Y}$, 则可建立 T^2 统计量:

$$T^2 = n(n-1)\bar{Z}'A^{-1}\bar{Z} = n(n-1)(\bar{X} - \bar{Y})'A^{-1}(\bar{X} - \bar{Y}) \tag{1}$$

其中 $A = \sum_{j=1}^{n}(Z_j - \bar{Z})(Z_j - \bar{Z})'$, 已证明 $[(n-p)/p][T^2/(n-1)]$ 近似服从 $F_{(p, n-p)}$ 分布。

2　两样本量不等时

当两样本含量不等时,不能直接计算 Z 值。设从两个总体 $N_p(\mu_1, \Sigma_1)$ 和 $N_p(\mu_2, \Sigma_2)$ 分别抽取样本 $X_1, X_2, \cdots, X_{n_1}$ 和 $Y_1, Y_2, \cdots, Y_{n_2}$。$\bar{X} = \frac{1}{n_1}\sum_{i=1}^{n_1} X_i$, $\bar{Y} = \frac{1}{n_2}\sum_{i=1}^{n_2} Y_i$, $A_x = \sum_{i=1}^{n_1}(X_i - \bar{X})'(X_i - \bar{X})$, $A_y = \sum_{i=1}^{n_2}(Y_i - \bar{Y})'(Y_i - \bar{Y})$。检验假设为 $H_0 : \mu_1 = \mu_2$, 当 Σ_1 与 Σ_2 相差不是很太大时,可以用以下公式计算 T^2 值:

$$\begin{aligned} T^2 &= (\bar{X} - \bar{Y})'[A_x/n_1(n_1 - 1) + A_y/n_2(n_2 - 1)]^{-1}(\bar{X} - \bar{Y}) \\ &= (\bar{X} - \bar{Y})'S_*^{-1}(\bar{X} - \bar{Y}) \end{aligned}$$

令:

$$\begin{aligned} f^{-1} &= (n_1^3 - n_1^2)^{-1}[(\bar{X} - \bar{Y})'S_*^{-1}(A_x/(n_1 - 1))S_*^{-1}(\bar{X} - \bar{Y})]^2 T^{-4} \\ &+ (n_2^3 - n_2^2)^{-1}[(\bar{X} - \bar{Y})'S_*^{-1}(A_y/(n_2 - 1))S_*^{-1}(\bar{X} - \bar{Y})]^2 T^{-4} \end{aligned}$$

则当 H_0 成立时, $[(f - p + 1)/fp]T^2$ 近似服从于 $F_{(p, f-p+1)}$ 分布。当 $\min(n, p) \to \infty$ 时, T^2 近似服从 χ_p^2 分布。

3　实例

例　以"协方差阵的检验"条目中的例 2 资料为例,由于经检验,男女学生三项指标的总体协方差阵不等,不能用 Hotelling T^2 检验,所以用协方差不等时两均数向量的假设检验。由于两组样本量相等,所以采用公式(1)。

男女学生差值 z_i 的离均差平方和与积和矩阵如下:

$$A = \begin{bmatrix} 179.569 & & \\ 31.220 & 23.480 & \\ 130.302 & 30.450 & 102.416 \end{bmatrix}$$

差值的均数向量为 $\bar{z} = (2.410, 2.300, 1.980)'$, 由(1)式计算得 T^2 值为 27.214,转换成 F 值为 7.055, 查 $F_{(3,7)}$ 分布值表得 $p = 0.016$, 差异有统计学意义。

参考文献

[1] 张尧庭．多元统计分析引论．北京：科学出版社,1982：172－173.

[2] 方开泰．实用多元统计分析．上海：华东师范大学出版社，1989.119－120.

（孙红卫   柳 青）

多元方差分析

多元方差分析是分析、比较二组及二组以上多指标测定数据的总体均向量是否相同的假设检验方法,该法是一元方差分析方法的直接扩展。多元方差分析的最简单的一种情形如下:设分别从 m 个 p 维正态总体中随机抽取 m 个独立样本;每一样本的样本含量为 n_i,每一样本中的样品同时测定 p 个观察指标,$Y_1,Y_2,\cdots,Y_p$,其样本数据阵如表 1。

表 1   多元方差分析数据的整理表

	指标 1	指标 2	$\cdots$	指标 p	样本均向量	总体均向量
样本 1	Y_{111}	Y_{112}	$\cdots$	Y_{11p}	$\overline{Y}_1$	μ_1
	Y_{121}	Y_{122}	$\cdots$	Y_{12p}		
	$\vdots$	$\vdots$		$\vdots$		
	$Y_{1n_1 1}$	$Y_{1n_1 2}$	$\cdots$	$Y_{1n_1 p}$		
样本 2	Y_{211}	Y_{212}	$\cdots$	Y_{21p}	$\overline{Y}_2$	μ_2
	$\vdots$	$\vdots$		$\vdots$		
	$Y_{2n_2 1}$	$Y_{2n_2 2}$	$\cdots$	$Y_{2n_2 p}$		
$\vdots$	$\vdots$	$\vdots$		$\vdots$	$\vdots$	$\vdots$
样本 m	Y_{m11}	Y_{m12}	$\cdots$	Y_{m1p}	$\overline{Y}_m$	μ_m
	$\vdots$	$\vdots$		$\vdots$		
	$Y_{mn_m 1}$	$Y_{mn_m 2}$	$\cdots$	$Y_{mn_m p}$		

多元方差分析就是检验假设 H_0：$\mu_1 = \mu_2 = \cdots = \mu_m$ 的统计方法。

1   多元方差分析的条件或假定

多元方差分析要求分析数据具备以下的条件:①m 个样本是随机从相应的总体中抽取,每个样本间相互独立。②每一样本的来源总体是服从多元正态分布的。但对大样本含量的情况,这一条件按中心极限定理可以放松。③每一样本来源总体的方差协方差阵齐同。

2 多元方差分析的基本原理

在单变量的方差分析中,用离均差平方和来表示变异,且总变异可以分解为 $SS_{设计效应}$ 与 $SS_{随机效应}$ 之和,即 $SS_{总} = SS_{设计效应} + SS_{随机效应}$,而后利用 $F = \dfrac{SS_{设计效应}/\nu_{设计效应}}{SS_{随机效应}/\nu_{随机效应}}$ 来进行 F 检验。

相似地,在多元方差分析中,由于多个指标的引入而用离均差平方和与离均差积和阵来表示变异,与一元方差分析相似地,总变异阵 $SS_{总}$ 可以分解为 $SS_{设计效应}$ 与 $SS_{随机效应}$ 之和,即:$SS_{总} = SS_{设计效应} + SS_{随机效应}$,而后可以计算多元统计量 Wilk's λ 来进行假设检验。

$$\text{Wilk's } \lambda = \frac{|SS_{随机效应}|}{|SS_{设计效应} + SS_{随机效应}|}$$

一般的,由于这类多元统计量的比较复杂,所以常用我们熟悉的 F 统计量来近似。

多元方差分析是一元方差分析的扩展,所以多元方差分析的离均差积和阵的分解方法与相同设计的一元方差分析的方差分解方法是一致的,当知道一个设计方法的一元方差分解分析方法,就可以类推出相同设计的多元方差分析方法。

(曾　庆)

完全随机设计的多元方差分析

1 基本概念

完全随机设计的多元方差分析是指仅有一个 m 个水平的观察因素(处理因素),观测时同时对每一观察对象观测 p 个指标;分组时按完全随机方式将每一观察对象随机分入各个处理组中。其所获数据如表 1 形式。

表 1　多元方差分析数据的整理表

	指标 1	指标 2	⋯	指标 p	样本均向量	总体均向量
样本 1	Y_{111}	Y_{112}	⋯	Y_{11p}	$\bar{Y}_1$	μ_1
	Y_{121}	Y_{122}	⋯	Y_{12p}		
	⋮	⋮		⋮		
	$Y_{1n_1 1}$	$Y_{1n_1 2}$	⋯	$Y_{1n_1 p}$		

续表

	指标 1	指标 2	⋯	指标 p	样本均向量	总体均向量
样本 2	Y_{211}	Y_{212}	⋯	Y_{21p}	$\bar{Y}_2$	μ_2
	⋮	⋮		⋮		
	Y_{2n_21}	Y_{2n_22}	⋯	Y_{2n_2p}		
⋮	⋮	⋮		⋮	⋮	⋮
样本 m	Y_{m11}	Y_{m12}	⋯	Y_{m1p}	$\bar{Y}_m$	μ_m
	⋮	⋮		⋮		
	Y_{mn_m1}	Y_{mn_m2}	⋯	Y_{mn_mp}		

完全随机设计的多元方差分析的目的是检验假设：$H_0 : \mu_1 = \mu_2 = \cdots = \mu_m$，即各处理组的均向量相等。

在完全随机设计的单变量方差分析中，可以按下式分解误差：$SS_\text{总} = SS_\text{设计效应} + SS_\text{随机效应}$。相应的多变量的方差分析也可以作类似的分解，但要注意这里的 $SS_\text{总}$，$SS_\text{设计效应}$ 与 $SS_\text{随机效应}$ 均为离均差平方和与积和阵，即 $SS_\text{总阵} = SS_\text{处理组效应阵} + SS_\text{随机效应阵}$。

2 计算步骤

第 j 组的均向量为：$\bar{y}_j = \dfrac{1}{n_j} \sum_{i=1}^{n_j} y_{ji}$

总均向量为：$\bar{y} = \dfrac{1}{N} \sum_{j=1}^{m} \sum_{i=1}^{n_j} y_{ji}$，$N = \sum_{j=1}^{m} n_j$

计算离均差平方和与积和阵（误差阵）总的离均差平方和与积和阵为：

$$SS_\text{总阵} = \sum_{j=1}^{m} \sum_{i=1}^{n_j} y_{ji} y_{ji}^T - N\bar{y}\bar{y}^T$$

处理组的离均差平方和与积和总阵为：

$$SS_\text{处理组效应阵} = \sum_{j=1}^{m} n_j \bar{y}_j \bar{y}_j^T - N\bar{y}\bar{y}^T$$

而随机效应阵为：$SS_\text{随机效应阵} = SS_\text{总阵} - SS_\text{处理组效应阵}$

计算多元统计量 Wilk's λ 来进行假设检验。

$$\text{Wilk's } \lambda = \frac{\left| SS_\text{随机效应} \right|}{\left| SS_\text{设计效应} + SS_\text{随机效应} \right|}$$

上面的计算可以归纳为下面的多元方差分析表 2。

表 2   多元方差分析表

变异来源	自由度	离均差平方和与积和阵	Wilk's λ	F 近似	P 值
处理组	$m-1$	$SS_{处理组}$	Wilk's $\lambda = \dfrac{\left\| SS_{随机效应} \right\|}{\left\| SS_{设计效应} + SS_{随机效应} \right\|}$	F 值	
随机误差	$N-m$	$SS_{随机效应}$			
总变异	$N-1$	$SS_{处理组} + SS_{随机效应}$			

Wilk's λ 的 χ^2 近似值为：$\chi^2 = -\left[(n-1) - \dfrac{p+(m-1)+1}{2} \right] \ln\lambda$，服从自由度为 $p \times (m-1)$ 的 χ^2 分布。Wilk's λ 的 F 近似计算公式见"多元方差分析的线性模型形式"条目。

例   现测得某地 43 名 9~11 岁小学生的提转速度、目标追踪二项神经行为功能指标,欲比较三个不同成绩水平上的小学的此二项指标是否相同,拟作多元方差分析(数据详见表3)。

表 3   某地三个不同成绩水平的小学生提转速度(Y_1)、目标追踪速度(Y_2)的测定结果

成绩一般			成绩较好			成绩极好		
编号	Y_1	Y_2	编号	Y_1	Y_2	编号	Y_1	Y_2
1	63	62	1	49	102	1	73	110
2	54	72	2	49	94	2	74	62
3	54	93	3	64	135	3	68	107
4	71	85	4	66	130	4	66	102
5	57	95	5	68	91	5	71	110
6	47	93	6	57	90	6	65	110
7	76	132	7	63	63	7	77	124
8	46	94	8	58	64	8	67	115
9	58	61	9	48	96	9	76	150
10	42	93	10	77	88	10	56	127
11	66	97	11	68	101	11	77	131
12	55	88	12	55	93			
13	65	102	13	52	119			
14	56	118	14	58	95			
15	55	110	15	62	93			
16	47	87	16	66	100			

计算出各组的基本统计量如表 4。

表 4　表 3 数据的均数与标准差

	例数	Y_1		Y_2	
		均数	标准差	均数	标准差
成绩一般	16	57.0000000	9.35236156	92.625000	18.4133104
成绩较好	16	60.0000000	8.20568908	97.125000	19.1898411
成绩极好	11	70.0000000	6.40312424	113.454545	21.9014321
总平均	43	61.4418605	9.61967810	99.6279070	20.9273383

$$SS_{处理} = \begin{pmatrix} 1154.6046512 & 1857.0697674 \\ 1857.0697674 & 2987.8192389 \end{pmatrix}$$

$$SS_{随机误差} = \begin{pmatrix} 2732 & 674 \\ 674 & 15406.227273 \end{pmatrix}$$

$$SS_{总} = \begin{pmatrix} 3886.6046512 & 2531.0697674 \\ 2531.0697674 & 18394.046512 \end{pmatrix}$$

$$\text{Wilk's } \lambda = \frac{\begin{vmatrix} 2732 & 674 \\ 674 & 15406.227273 \end{vmatrix}}{\begin{vmatrix} 3886.6046512 & 2531.0697674 \\ 2531.0697674 & 18394.046512 \end{vmatrix}} = 0.6397$$

本例中 $p=2, m=3, n=43$,它的 χ^2 近似值为:

$$\chi^2 = -\left[(43-1) - \frac{2+(3-1)+1}{2}\right] \ln 0.6397 = 17.6469$$,服从自由度为 $2 \times (3-1) = 4$ 的 χ^2 的分布,查表可知 $\chi^2_{4,0.01} = 13.28 < 17.6469 < \chi^2_{4,0.001} = 18.47$。所以拒绝 H_0,可认为不同学习成绩水平的小学生的提转速度、目标追踪二项神经行为功能指标不同。

表 5　表 3 数据的多元方差分析表

变异来源	自由度	离均差平方和与积和阵	Wilk's λ	χ^2 近似	P 值
处理组	2	$\begin{pmatrix} 1154.6046512 & 1857.0697674 \\ 1857.0697674 & 2987.8192389 \end{pmatrix}$	0.639	17.647	0.0015
随机误差	40	$\begin{pmatrix} 2732 & 674 \\ 674 & 15406.227273 \end{pmatrix}$			
总变异	42	$\begin{pmatrix} 3886.6046512 & 2531.0697674 \\ 2531.0697674 & 18394.046512 \end{pmatrix}$			

（曾　庆）

随机配伍设计的多元方差分析

1 基本原理

随机配伍设计的多元方差分析是指仅有一个 m 水平的观察因素（处理因素），观测时同时对每一观察对象观测 p 个指标；分组时先将性质相同或大致相同的观察对象匹配成组，共 k 个，此称配伍组；而后将每一配伍组中的各个观察对象随机分入各处理组中，其所获数据如表 1 形式。

表 1   随机配伍设计的多元方差分析数据表

配伍组	处理组 1			⋯	处理组 m			配伍组均向量
	指标 1	⋯	指标 p	⋯	指标 1	⋯	指标 p	
配伍组 1	Y_{111}	⋯	Y_{11p}	⋯	Y_{1m1}	⋯	Y_{1mp}	$\bar{Y}_1$
配伍组 2	Y_{211}	⋯	Y_{21p}	⋯	Y_{2m1}	⋯	Y_{2mp}	$\bar{Y}_2$
⋮	⋮		⋮		⋮		⋮	⋮
配伍组 k	Y_{k11}	⋯	Y_{k1p}	⋯	Y_{km1}	⋯	Y_{kmp}	$\bar{Y}_k$
处理组均向量	$\bar{Y}_1$			⋯	$\bar{Y}_m$			

随机配伍组设计的多元方差分析的目的是检验假设：

H_0^1：各处理组间的均向量相等。

H_0^2：各配伍组间的均向量相等。

其中 H_0^1 是分析者最感兴趣的，为分析的重点考察假设。

按单变量方差分解方法，相应的多变量的方差分析时总误差阵可分解为：

$$SS_{总阵} = SS_{处理效应阵} + SS_{配伍组效应阵} + SS_{随机效应阵}$$

2 计算步骤

第 j 组的均向量为：$\bar{y}_j = \dfrac{1}{k}\sum_{i=1}^{k} y_{ij}$

第 i 个配伍组的均向量为：$\bar{y}_i = \dfrac{1}{m}\sum_{j=1}^{m} y_{ij}$

总均向量为：$\bar{y} = \dfrac{1}{N}\sum\limits_{i=1}^{m}\sum\limits_{j=1}^{k} y_{ij}, N = mk$

计算离均差平方和与积和阵（误差阵）总的离均差平方和与积和阵为：

$$SS_{总阵} = \sum\limits_{i=1}^{m}\sum\limits_{j=1}^{k} y_{ij}y_{ij}^{T} - N\bar{y}\bar{y}^{T}$$

处理组的离均差平方和与积和阵为：

$$SS_{处理组效应阵} = k\sum\limits_{j=1}^{m} y_{.j}y_{.j}^{T} - N\bar{y}\bar{y}^{T}$$

配伍组的离均差平方和与积和阵为：

$$SS_{配伍组效应阵} = m\sum\limits_{i=1}^{k} y_{i.}y_{i.}^{T} - N\bar{y}\bar{y}^{T}$$

而随机效应阵为：$SS_{随机效应阵} = SS_{总阵} - SS_{处理组效应阵} - SS_{配伍组效应阵}$

计算多元统计量 Wilk's λ 来进行假设检验。

对 H_0^1 的多元 Wilk's λ 统计量为：Wilk's $\lambda = \left| SS_{随机效应} \right| / \left| SS_{处理组} + SS_{随机效应} \right|$

对 H_0^2 的多元 Wilk's λ 统计量为：Wilk's $\lambda = \left| SS_{随机效应} \right| / \left| SS_{配伍组} + SS_{随机效应} \right|$

以上的计算可以归纳为表 2 的多元方差分析表的形式。

表 2 随机配伍组设计的多元方差分析表

变异来源	自由度	离均差平方和与积和阵	Wilk's λ	F 近似	P 值
处理组	$m-1$	$SS_{处理组}$	Wilk's $\lambda = \dfrac{\left\| SS_{随机效应} \right\|}{\left\| SS_{处理组} + SS_{随机效应} \right\|}$	F 值	
配伍组	$k-1$	$SS_{配伍组}$	Wilk's $\lambda = \dfrac{\left\| SS_{随机效应} \right\|}{\left\| SS_{配伍组} + SS_{随机效应} \right\|}$	F 值	
随机误差	$(m-1)(k-1)$	$SS_{随机效应}$			
总变异	$mk-1$	$SS_{处理效应} + SS_{配伍组效应} + SS_{随机效应}$			

例 某医生观察了 20 例正常人的动态心电图,分析出各受试对象的两种状态下(早间及下午)的低频(LF)及高频(HF)心电频谱值,结果见表 3。试问两时段的频谱值是否相同?

表 3 20 例正常人低、高频心电频谱结果

	状态 1		状态 2		均值	
	LF	HF	LF	HF	LF	HF
1	105.7	18.0	115.9	64.8	110.800	41.400
2	93.5	14.2	208.9	119.4	151.200	66.800
3	367.9	92.5	60.0	150.7	213.950	121.600
4	140.9	27.4	155.9	257.1	148.400	142.250
5	246.6	43.6	128.8	73.1	187.700	58.350

续表

	状态1		状态2		均值	
	LF	HF	LF	HF	LF	HF
6	67.9	13.6	86.4	28.7	77.150	21.150
7	100.7	22.3	130.3	60.9	115.500	41.600
8	161.5	79.9	110.8	92.3	136.150	86.100
9	41.0	5.8	127.0	38.6	84.000	22.200
10	37.6	23.7	22.8	22.9	30.200	23.300
11	89.5	59.3	146.9	140.1	118.200	99.700
12	299.5	119.4	202.3	120.0	250.900	119.700
13	142.7	29.8	326.3	343.4	234.500	186.600
14	338.7	55.6	177.2	79.8	257.950	67.700
15	184.4	160.9	233.6	176.6	209.000	168.750
16	63.3	10.9	178.3	44.0	120.800	27.450
17	150.8	68.2	79.4	131.4	115.100	99.800
18	118.2	40.3	105.6	44.8	111.900	42.550
19	132.1	41.6	187.0	44.4	159.550	43.000
20	205.8	66.2	105.4	81.6	155.600	73.900
均值	154.415	49.660	144.440	105.730	149.428	77.695

对上例数据按上面相应的公式计算,结果见表4。

表4　表3数据的多元方差分析表

变异来源	自由度	离均差平方和与积和阵	Wilk's λ	F 近似	P 值
处理组	1	$\begin{pmatrix} 995.00625 & -5592.9825 \\ -5592.9825 & 31438.449 \end{pmatrix}$	0.59481	6.1308	0.0093
配伍组	19	$\begin{pmatrix} 139107.07475 & 75057.2205 \\ 75057.2205 & 92961.9090 \end{pmatrix}$	0.21923	1.0760	0.4137
随机误差	19	$\begin{pmatrix} 119134.85875 & 33172.7375 \\ 33172.7375 & 60704.681 \end{pmatrix}$			
总变异	39	$\begin{pmatrix} 259236.9398 & 102636.9755 \\ 102636.9755 & 185105.0390 \end{pmatrix}$			

由多元方差分析的结果可知,处理因素状态间的差异有统计学意义,而配伍组间(即各个体间)差异无统计学意义。

(曾　庆)

多元方差分析的线性模型形式

1 多元方差分析的线性模型形式

从线性模型的观点来看，多元方差分析及其相关的分析可以归结为从已知数据构造及建立线性模型，在建立的线性模型基础上，再对模型估计参数的各种线性复合形式作线性假设检验。

从已知数据建立的线性模型形式为：

$$E(Y) = X\beta, \ \text{即} \ Y = X\beta + \varepsilon$$

上式中 Y 为 $n \times p$ 的样本数据结果观察阵，p 为指标数，n 为样本数，则：

$$Y = (Y_1 \quad Y_2 \quad \cdots \quad Y_p) = \begin{bmatrix} y_{11} & y_{12} & \cdots & y_{1p} \\ y_{21} & y_{22} & \cdots & y_{2p} \\ \vdots & \vdots & & \vdots \\ y_{n1} & y_{n2} & \cdots & y_{np} \end{bmatrix}$$

按多元方差分析的假设条件，Y 服从 p 维多元正态分布，且其方差协方差阵为 Σ。

X 为已知的 $n \times q$ 的设计系数阵，它按设计方案进行构造，$X = (X_{ij})$。

β 为 $q \times p$ 的待估未知参数阵，按广义线性模型最小二乘理论，β 的最小二乘无偏估计量为

$$\hat{\beta} = (X^T X)^{-1} X^T Y = \begin{bmatrix} \beta_{11} & \beta_{12} & \cdots & \beta_{1p} \\ \beta_{21} & \beta_{22} & \cdots & \beta_{2p} \\ \vdots & \vdots & & \vdots \\ \beta_{q1} & \beta_{q2} & \cdots & \beta_{qp} \end{bmatrix}$$

ε 为 $n \times p$ 的随机误差阵，它服从 p 维均值向量为零的多元正态分布，其方差协方差阵也为 Σ，方差协方差阵 Σ 的最小二乘无偏估计量为 $\hat{e} = \dfrac{(Y - X\hat{\beta})^T (Y - X\hat{\beta})}{n - r}$，$r$ 是设计矩阵 X 的秩。

从以上的线性模型形式出发，任意一个多元方差分析的问题均可转化为检验以下的线性假设的问题，即：$H_0 : L\hat{\beta}M = d$，相应的 H_1 是：$L\hat{\beta}M \neq d$。

上式中的矩阵 L 为线型模型回归自变量一侧（有关 X 设计系数阵）的线性函数；而矩

阵 M 为线型模型回归应变量一侧(有关 Y 结果观察变量)的线性函数;矩阵 d 为任意的常数矩阵。当任意常数矩阵 d 对每一应变量 Y 是相同的时候,则以上假设又可以表示为

$H_0:(L\hat{\beta}-cj)M=0$,相应的 $H_1:(L\hat{\beta}-cj)M\neq0$。式中 c 为任意常数的列向量,j 是所有元素取值为1的行向量。

在以上零假设 $H_0:(L\hat{\beta}-cj)M=0$ 中,如果任意常数 c 为零,这时相应的零假设成为 $H_0:L\hat{\beta}M=0$,对应的 $H_1:L\hat{\beta}M\neq0$。这种形式是我们最常见和最常用的形式。

各种检验上述假设的多元分析统计量均要求建立和计算如下的两个矩阵:待检验假设矩阵 H:

$$H=M^T(L\beta-cj)^T(L(X^TX)^{-1}L^T)^{-1}(L\beta-cj)M$$

与相应的误差矩阵 E:

$$E=M^T(Y^TY-\beta^T(X^TX)\beta)M$$

从这两个矩阵出发,就可按各种多元统计量的定义,计算出多元统计量和它们的 F 近似值,作出相应的假设检验。

2 多元方差分析中的几种多元统计量及其 F 近似

为了检验假设 $H_0:(L\hat{\beta}-cj)M=0$,可按上节所述构造两个矩阵 H 与 E,即待检假设矩阵 $H=M^T(L\beta-cj)^T(L(X^TX)^{-1}L^T)^{-1}(L\beta-cj)M$;相应的误差矩阵 $E=M^T(Y^TY-\beta^T(X^TX)\beta)M$;从以上两矩阵可以计算出总的误差矩 $T:T=H+E$。

根据这三个矩阵的特征根与矩阵的迹导出了多种多元统计量,常用的有 4 个,分别为 Wilk's λ,Pillai's 迹,Hotelling's 迹,Roy's 迹。

为叙述方便定义下列的记号:

定义总误差阵 $T=H+E$,它的秩为 p,p 的值小于或等于 M 阵的列数;定义 $L(X^TX)^{-1}L^T$ 阵的秩为 q;定义误差的自由度为 ν;定义 γ_i 为矩阵 $E^{-1}H$ 的有序特征值:$\gamma_1\geqslant\gamma_2\geqslant\cdots\geqslant\gamma_s$,其中 $s=\min(p,q)$;定义 ξ_i 为矩阵 $T^{-1}H$ 阵即 $(E+H)^{-1}H$ 阵的有序特征值:$\xi_1\geqslant\xi_2\geqslant\cdots\geqslant\xi_s$,其中 $s=\min(p,q)$;$n=(\nu-p-1)/2$;$m=(|p-q|-1)/2$。

为计算以上定义中的各种特征值,则应计算下面的行列式等式中的对应等式: $|H-\gamma E|=0$;$|E-\xi(H+E)|=0$。

Wilk's λ:

$$\lambda=\frac{|E|}{|H+E|}=\prod\frac{1}{1+\gamma_i}=\prod(1-\xi_i)$$,它的 F 值近似计算是:$F=\frac{1-\lambda^{1/t}}{\lambda^{1/t}}\cdot\frac{rt-2u}{pq}$。其中 $r=\nu-(p-q+1)/2$,$u=(pq-2)/4$,

$$t=\begin{cases}\sqrt{(p^2q^2-4)/(p^2+q^2-5)} & \text{当 } p^2+q^2-5>0 \text{ 时}\\1 & \text{其他}\end{cases}$$

此 F 近似值服从自由度为 pq 与 $rt-2u$ 的 F 分布。当 $\min(p,q)<2$ 时,F 近似公式的计算值为确切值。

Pillai's 迹：

$$V = \text{trace}(H(H+E)^{-1}) = \sum_{i=1}^{n} \frac{\gamma_i}{1+\gamma_i} = \sum_{i=1}^{n} \xi_i$$

相应的 F 近似值为：$F = \frac{2n+s+1}{2m+s+1} \cdot \frac{V}{s-V}$，其中 $n = (\nu-p-1)/2$；$m = (|p-q|-1)/2$，$s = \min(p,q)$，它服从自由度为 $s(2m+s+1)$ 与 $s(2n+s+1)$ 的 F 分布。

Hotelling's 迹：

$$U = \text{trace}(E^{-1}H) = \sum_{i=1}^{n} \gamma_i = \sum_{i=1}^{n} \frac{\xi_i}{1-\xi_i}$$

相应的 F 近似值为：

当 $n > 0$ 时：$F = \frac{(U/c)(4+(pq+2)/(b-1))}{pq}$，其中 $b = \frac{(p+2n)(q+2n)}{2(2n+1)(n-1)}$；$c = \frac{2+(pq+2)/(b-1)}{2n}$，它服从自由度为 pq 与 $4+(pq+2)/(b-1)$ 的 F 分布。

当 $n \leqslant 0$ 时：$F = \frac{2(sn+1)U}{s^2(2m+s+1)}$，其中 $s = \min(p,q)$，它服从自由度为 $s(2m+s+1)$ 与 $2(sn+1)$ 的 F 分布。

Roy's 迹：

$$\Theta = \lambda_1$$

相应的近似 F 值为：

$F = \Theta \frac{\nu-s+q}{s}$，其中 $s = \min(p,q)$，为单侧上界 F 值，它服从自由度为 s 与 $\nu-s+q$ 的 F 分布。

例1 对"完全随机设计的多元方差分析"条目中的例中数据按线性模型方法作多元方差分析。

本例 $Y = (Y_1 \quad Y_2)_{43 \times 2} = \begin{bmatrix} 63 & 62 \\ \vdots & \vdots \\ 49 & 102 \\ \vdots & \vdots \\ 77 & 131 \end{bmatrix}$

相应的设计矩阵 X 为：$X_{43 \times (2+1)} = \begin{bmatrix} \begin{bmatrix} 1 & 0 & 0 \\ \vdots & \vdots & \vdots \\ 1 & 0 & 0 \end{bmatrix}_{16 \times 3} \\ \begin{bmatrix} 0 & 1 & 0 \\ \vdots & \vdots & \vdots \\ 0 & 1 & 0 \end{bmatrix}_{16 \times 3} \\ \begin{bmatrix} 0 & 0 & 1 \\ \vdots & \vdots & \vdots \\ 0 & 0 & 1 \end{bmatrix}_{11 \times 3} \end{bmatrix}$

待估计的参数为 $\beta_{3\times2}=\begin{pmatrix}\beta_{11} & \beta_{12}\\ \beta_{21} & \beta_{22}\\ \beta_{31} & \beta_{32}\end{pmatrix}$

这样相应的线性模型用矩阵形式可以表示为：$Y_{43\times2}=X_{43\times3}\beta_{3\times2}+\varepsilon_{43\times2}$，也可表示为 $Y_{ij}=\mu_{ij}+\varepsilon_{ij}$，其中 $i=1,2,3$，即为组数；$j=1,2,\cdots,n_i$，n_i 为各组的例数。则 β 的最小二乘解为

$$\hat{\beta}=(X^TX)^{-1}X^TY=\begin{pmatrix}57 & 92.625\\ 60 & 97.125\\ 70 & 113.454\end{pmatrix}$$

应该注意到在完全随机设计的方差分析中，当设计矩阵 X 定义为这种形式的时候，则待估参数阵 β 正好为各组的均向量。

为进行完全随机设计的方差分析的假设检验：$H_0:\mu_1=\mu_2=\mu_3$，我们可以这样定义 L 阵：$L_{2\times3}=\begin{pmatrix}1 & -1 & 0\\ 0 & 1 & -1\end{pmatrix}$，相应地定义 M 阵为单位阵 $I_{2\times2}$，则我们要作的方差分析问题转化为作线性假设的问题：

$H_0:L_{2\times3}\hat{\beta}_{3\times2}M_{2\times2}=0$，相应的 $H_1:L_{2\times3}\hat{\beta}_{3\times2}M_{2\times2}\neq0$。

上式中的 L、M 及 β 阵如上定义，0 表示所有元素均为零的零矩阵。则相应的各个矩阵如下：

假设阵 $H=M^T(L\beta)^T(L(X^TX)^{-1}L^T)^{-1}(L\beta)M=\begin{pmatrix}1154.6046512 & 1857.0697674\\ 1857.0697674 & 2987.8192389\end{pmatrix}$

误差矩阵 $E=M^T(Y^TY-\beta^T(X^TX)\beta)M=\begin{pmatrix}2732 & 674\\ 674 & 15406.227273\end{pmatrix}$

总误差阵 $T=H+E=\begin{pmatrix}3886.6046512 & 2531.0697674\\ 2531.0697674 & 18394.046512\end{pmatrix}$

$(E+H)^{-1}H$ 的特征值为 0.360252279 及 0.0000444357。

本例总例数 $N=43$，组数 $g=3$，误差自由度 $\nu=n-g=43-3=40$。与多元统计量的有关参数是变量数 $p=2$（即 $H+E$ 阵的秩），$L(X^TX)^{-1}L^T$ 阵的秩 $q=2$，$s=\min(p,q)=\min(2,2)=2$，$n=(\nu-p-1)/2=(40-2-1)/2=18.5$；$m=(|p-q|-1)/2=(|2-2|-1)/2=-0.5$。按多元统计量的计算公式，相应的多元统计量为：

Wilks's 迹：

$$\lambda=\frac{|E|}{|H+E|}=\prod(1-\xi_i)=1-0.36025=0.6397$$

按公式计算出相应的 F 近似值为 4.8803，服从第一自由度为 4，第二自由度为 78 的 F 分布。

Pillai's 迹：

$$V = \text{trace}(H(H+E)^{-1}) = \sum_{i=1}^{n} \frac{\gamma_i}{1+\gamma_i} = \sum_{i=1}^{n} \xi_i = 0.36025 + 0.00004 = 0.36029$$

按公式计算出相应的 F 近似值为 4.3947,服从第一自由度为 4,第二自由度为 80 的 F 分布。

Hotelling's 迹:

$$U = \text{trace}(E^{-1}H) = \sum_{i=1}^{n} \gamma_i = \sum_{i=1}^{n} \frac{\xi_i}{1-\xi_i}$$
$$= 0.36025/(1-0.36025) + 0.00004/(1-0.00004) = 0.5632$$

按公式计算出相应的 F 近似值为 5.45,服从第一自由度为 4,第二自由度为 45.78 的 F 分布。

Roy's 最大迹:

$$\Theta = \lambda_1 = 0.360252279$$

按公式计算出相应的 F 近似值为 11.2623,服从第一自由度为 2,第二自由度为 40 的 F 分布。

在上面的计算中,设计矩阵 X 为按组定义参数的方法(即每一组均有相应的待估参数向量,有几组则有几列)定义,故而在线性模型中不含有常数项,而使模型形式与一般形式的线型模型(包含常数项)不相一致。为与一般形式的线性模型形式相吻合,一般应将常数项加入至模型中,则相应的线性模型修正为 $Y_{ij} = \mu + \tau_{ij} + \varepsilon_{ij}$,其中 $i = 1, 2, 3$,即为组数;$j = 1, 2, \cdots, n_i$,即为各组的例数。带有常数项参数的模型满秩,所以要加入限制条件 $\sum \tau_{ij} = 0$。一般地,设计矩阵 X 可定义为

$$X_{43 \times (2+1)} = \begin{pmatrix} \begin{pmatrix} 1 & 1 & 0 \\ \vdots & \vdots & \vdots \\ 1 & 1 & 0 \end{pmatrix}_{16 \times 3} \\ \begin{pmatrix} 1 & 0 & 1 \\ \vdots & \vdots & \vdots \\ 1 & 0 & 1 \end{pmatrix}_{16 \times 3} \\ \begin{pmatrix} 1 & -1 & -1 \\ \vdots & \vdots & \vdots \\ 1 & -1 & -1 \end{pmatrix}_{11 \times 3} \end{pmatrix}$$

这时模型中的参数 μ 为总均向量,$\tau_i = \mu_i - \mu$ 为各组均向量与总均向量的差,且各组平均效应为零,即 $\tau = 0$。按以上定义,则第三组与总均向量的差为前两组差的负和,即 $\tau_3 = -\tau_1 - \tau_2$。

按上面的设计矩阵 X 的定义,相应的参数估计值为:

$$\hat{\beta}=\begin{pmatrix} 62.3333 & 101.0682 \\ -5.3333 & -8.4432 \\ -2.3333 & -3.943257 \end{pmatrix}$$

相应地,L 阵可定义为:$L_{2\times3}=\begin{pmatrix} 0 & 1 & 0 \\ 0 & 0 & 1 \end{pmatrix}$,定义 M 阵为单位阵 $I_{2\times2}$,则随后的计算结果与前面的按组设计的设计矩阵 X 的计算结果是完全相同的。

从这个例子可以看到对各组均向量的比较,一般不是直接指定各组参数为总均向量的值,相应地,而是从这种形式上作相应的变化,从这种相应的变化中构造出 L 阵与 M 阵。但从有常数项的模型形式的参数出发,易于构造 L 阵与 M 阵。例如,上面的 L 阵即考查各组的均向量与总均向量的差值参数是否同时为零,如果同时为零,则各组与总均相量间无差异;而无常数项的模型形式构造 L 阵与 M 阵则要困难一些,如前面的 L 阵为考查各组参数的差值是否相等且差值是否为零。

例 2 对"随机配伍设计的多元方差分析"条目中的例子数据按线性模型形式来作多元方差分析。

$$本例\ Y_{40\times2}=\begin{pmatrix} 105.7 & 18 \\ \vdots & \vdots \\ 205.8 & 66.2 \\ 115.9 & 64.8 \\ \vdots & \vdots \\ 105.4 & 81.6 \end{pmatrix}$$

设计矩阵 X 可定义为下面的形式,该设计阵第 1 列为常数 1 代表总均值,第 2 列对应组效应,第 3 到 21 列(共 19 列)对应配伍组效应。

$$X_{(20+20)\times(1+1+19)}=\begin{pmatrix}\begin{pmatrix} 1 & 1 & 1 & 0 & \cdots & \cdots & \cdots & 0 \\ \cdots & \cdots & 0 & 1 & 0 & \cdots & \cdots & \cdots \\ \cdots & \cdots & \cdots & 0 & \cdots & 0 & 1 & 0 \\ \cdots & \cdots & \vdots & \cdots & \cdots & \cdots & 0 & 1 \\ 1 & 1 & -1 & -1 & \cdots & \cdots & -1 & -1 \end{pmatrix}_{20\times21} \\ \begin{pmatrix} 1 & -1 & 1 & 0 & \cdots & \cdots & \cdots & 0 \\ \cdots & \cdots & 0 & 1 & 0 & \cdots & \cdots & \cdots \\ \cdots & \cdots & \cdots & 0 & \cdots & 0 & 1 & 0 \\ \cdots & \cdots & \vdots & \cdots & \cdots & \cdots & 1 & 0 \\ 1 & -1 & -1 & -1 & \cdots & \cdots & -1 & -1 \end{pmatrix}_{20\times21}\end{pmatrix}$$

而待估 β 阵为 21 行 2 列,由此构造出的线性模型为:$Y_{40\times2}=X_{40\times21}\beta_{21\times2}+\varepsilon_{40\times2}$,则估计出

$$\hat{\beta} = \begin{pmatrix} 149.42750 & 77.69500 \\ 4.98750 & -28.03500 \\ -38.62750 & -36.29500 \\ 1.77250 & -10.89500 \\ 64.52250 & 43.90500 \\ -1.02750 & 64.55500 \\ 38.27250 & -19.34500 \\ -72.27750 & -56.54500 \\ -33.92750 & -36.09500 \\ -13.27750 & 8.40500 \\ -65.42750 & -55.49500 \\ -119.22750 & -54.39500 \\ -31.22750 & 22.00500 \\ 101.47250 & 42.00500 \\ 85.07250 & 108.90500 \\ 108.52250 & -9.99500 \\ 59.57250 & 91.05500 \\ -28.62750 & -50.24500 \\ -34.32750 & 22.10500 \\ -37.52750 & -35.14500 \\ 10.12250 & -34.69500 \end{pmatrix}$$

参数阵 $\hat{\beta}$ 阵中第 1 行为总均向量,第 2 行为处理效应(状态)与总平均之差,第 3 到 21 行为各个配伍组效应与总平均的差。

为检验 H_0:(1)各状态组间的均向量相等。构造的 M 阵为 2×2 的单位阵,构造的 L 阵为 $L_{1\times 21} = (0 \quad 1 \quad 0 \quad \cdots \quad 0)$。

为检验 H_0:(2)各配伍组间的均向量相等。构造的 M 阵为 2×2 的单位阵,构造的 L 阵为 $L_{19\times 21} = \begin{pmatrix} 0 & 0 & 1 & \cdots & 0 \\ 0 & 0 & 0 & \cdots & 0 \\ 0 & 0 & 0 & \cdots & 1 \end{pmatrix}$。

由这两个 L 阵及 M 阵出发,所作线性假设所获 H 阵与 E 阵及多元统计量的结果与前面的用传统的计算方法的结果是完全一致的。

例 3 某医生为研究某抗癌药对人体血细胞的损伤,研究了使用该药两种不同疗程 (T) 与两种不同用药剂量 (D) 的 20 名病人的血中白细胞 (y_1) 及血小板 (y_2) 的减少水平。所获结果如表 1,试按析因设计来作多元方差分析。

表1　某药20名患者不同疗程及剂量使用后血中白细胞及血小板的减少

例数	疗程1				疗程2			
	剂量1		剂量2		剂量1		剂量2	
	白细胞数	血小板数	白细胞数	血小板数	白细胞数	血小板数	白细胞数	血小板数
1	4.68	10.59	4.30	10.92	3.44	12.01	2.56	12.75
2	5.33	12.41	5.11	13.59	3.61	11.28	3.44	14.05
3	5.83	10.67	4.89	11.36	3.64	11.24	2.30	10.33
4	4.16	12.55	5.31	14.60	3.89	11.81	3.00	12.22
5	5.42	14.15	5.48	11.05	3.77	14.42	2.29	13.09

按线性模型理论,建立线性模型:

$y=\mu+T_i+A_j+T_i \cdot A_j+\varepsilon$,式中 $i=1,2$ 为因素一(疗程),$j=1,2$ 为因素二(剂量)。$T_i \cdot A_j$ 表示因素一与因素二的交互作用项。

$$
本例\ Y_{40\times2}=\begin{pmatrix} 4.68 & 10.59 \\ \vdots & \vdots \\ 5.42 & 14.15 \\ 4.30 & 10.92 \\ \vdots & \vdots \\ 5.48 & 11.05 \\ 3.44 & 12.01 \\ \vdots & \vdots \\ 3.77 & 14.42 \\ 2.56 & 12.75 \\ \vdots & \vdots \\ 2.29 & 13.09 \end{pmatrix}
$$

这样设计矩阵可 X 定义为:

$$
X_{40\times4}=\begin{pmatrix} 1 & 1 & 1 & 1 \\ \vdots & \vdots & \vdots & \vdots \\ 1 & 1 & 1 & 1 \\ 1 & 1 & -1 & -1 \\ \vdots & \vdots & \vdots & \vdots \\ 1 & 1 & -1 & -1 \\ 1 & -1 & 1 & -1 \\ \vdots & \vdots & \vdots & \vdots \\ 1 & -1 & 1 & -1 \\ 1 & -1 & -1 & 1 \\ \vdots & \vdots & \vdots & \vdots \\ 1 & -1 & -1 & 1 \end{pmatrix}
$$

由此估计出参数阵 $\hat{\beta} = \begin{pmatrix} 4.12250 & 12.25450 \\ 0.92850 & -0.06550 \\ 0.25450 & -0.14150 \\ -0.22150 & 0.02650 \end{pmatrix}$

为检验 $H_0^{(1)}$：不同疗程的两指标减少的均向量是否相同，构造出的 L 阵为 $L = (0\ 1\ 0\ 0)$，而 M 阵为单位阵。

为检验 $H_0^{(2)}$：不同剂量的两指标减少的均向量是否相同，构造出的 L 阵为 $L = (0\ 0\ 1\ 0)$，而 M 阵为单位阵。

为检验 $H_0^{(3)}$：不同疗程下不同剂量的两指标减少的均向量是否相同，构造出的 L 阵为 $L = (0\ 0\ 0\ 1)$，而 M 阵为单位阵。

计算出的结果归纳为下面的多元方差分析表（表2）。

表2　2×2析因设计的方差分析表

变异来源	自由度	离均差平方和与积和阵	Wilk's λ	F 近似值	P 值
疗程间	1	$\begin{pmatrix} 17.242245 & -1.216335 \\ -1.216335 & 0.085805 \end{pmatrix}$	0.1629	38.53	<0.0001
剂量间	1	$\begin{pmatrix} 1.295405 & -0.720235 \\ -0.720235 & 0.400445 \end{pmatrix}$	0.6984	3.24	0.0678
疗程与剂量间的交互作用	1	$\begin{pmatrix} 0.981245 & -0.117395 \\ -0.117395 & 0.014045 \end{pmatrix}$	0.7721	2.21	0.1437
随机误差	16	$\begin{pmatrix} 3.68548 & 3.13554 \\ 3.13554 & 34.6 \end{pmatrix}$			
总误差	19	$\begin{pmatrix} 23.20437500 & 1.08157500 \\ 1.08157500 & 35.10029500 \end{pmatrix}$			

由多元方差分析表可知，不同疗程的下降水平是不一致的，而不同剂量间的下降水平无统计学意义，且疗程与剂量间对下降水平的影响无相互干扰。

（曾　庆）

多元方差分析中的多组间两两比较

如同单元的方差分析一样，多元方差分析的结果仅能使我们确定是否所有的处理组的效应位于或不位于相同的效应水平上。但当假设检验的结果是所有的处理组不是位于同一效应水平上时,我们常常希望能知道哪些处理组是位于不同水平上的,或相反地哪些组是位于相同水平上的,这即是多组间比较时的两组间比较的问题。它要求在多元方差分析的基础上,进一步作多组间的两两比较。由"多元方差分析的线性模型形式"条目中内容,处理组间的两两比较即是比较处理组间的参数 β 是否相同,因而建立适当的 L 阵与 M 阵即可完成处理组间的两两比较。下面介绍几种常用的多元方差分析中多组间两两比较的方法。

设有来自于 p 维多元正态总体的 g 组样本,各组样本的来源总体均向量为 μ_i,协方差阵为 Σ,现欲作如下的两种目的的检验:

各组的均向量是否相等:$H_0^{(1)}:\mu_1=\mu_2=\cdots=\mu_g$。

当 $H_0^{(1)}$ 被拒绝时,则进一步要求进一步作下列线性假设检验:$H_{0i}^{(2)}:c_{i1}\mu_1+c_{i2}\mu_2+\cdots+c_{ig}\mu_g=\lambda_i=0,i=1,2,\cdots,q$。

上式中的各个 c_{ij} 满足如下的限制:$c_{i1}+c_{i2}+\cdots+c_{ig}=0$,当取适当的 c 值即可完成两组间的比较,应注意到确定 c 值即是定义 L 阵。

1 多元线性假设的置信区间的一般形式

从线性模型的观点出发,多组间的两两比较即为对应因素的估计参数据间的比较,这样按线性假设形式 $H_{0i}:L_{t\times k}\hat{\beta}_{k\times p}M_{p\times t}=0$,只需要设定 L 阵为已知的相应处理因素间的对比阵,即有关设计矩阵 X 的一侧,且 L 阵的各行行元素合计为零就可以完成这样的检验。

对于任意多元线性假设 $H_{0i}:L_{t\times k}\hat{\beta}_{k\times p}M_{p\times t}=d$,它对应的线性参数估计量为 $\hat{\psi}=L\hat{\beta}M$,它的 $100(1-\alpha)\%$ 的联合置信区间为:

$$\hat{\psi}-C_0\left[M^T\left(\frac{E}{\nu}\right)ML^T(XX)^{-1}L\right]^{1/2}\leqslant\psi\leqslant\hat{\psi}+C_0\left[M^T\left(\frac{E}{\nu}\right)ML^T(XX)^{-1}L\right]^{1/2}$$

式中的 C_0 为相应的多元统计量准则下的 α 界值。它可以按不同的多元统计量中获得:按 Wilk's 准则 $C_0^2=\nu\left(\frac{1-\lambda^{\alpha}}{\lambda^{\alpha}}\right)$;按 Pillai 准则 $C_0^2=\nu\left(\frac{1-V^{\alpha}}{V^{\alpha}}\right)$;按 Hotelling 准则 $C_0^2=\nu U^{\alpha}=T_{0,\alpha}^2$;按 Roy 准则 $C_0^2=\nu\left(\frac{1-\theta^{\alpha}}{\theta^{\alpha}}\right)$。

上面的式中的 $\lambda^{\alpha},V^{\alpha},U^{\alpha},\theta^{\alpha}$ 为检验 $H_0^{(1)}$ 时所计算出的各种多元统计量在 α 显著性水平的值。如果置信区间包含零,则差异无统计学意义,反之,置信区间不包含零则有统计学意义。

2 Roy's 最大 T^2 检验(Roy's $T_{\max}^2$)

Roy's 最大 T^2 检验(Roy's $T_{\max}^2$)按下式计算:

$T_{\max}^2=\lambda_i V_{随机误差}^{-1}\lambda_i^T$,式中 $V_{随机误差}=\frac{1}{n-g}SSCP_{随机误差}$。

它的 F 近似为：$F = \dfrac{n-g-p+1}{(n-g)p} T^2_{\max(i)}$，服从 $F(p, n-g-p+1)$ 的 F 分布。

当 λ_i 表示两个处理组间的相互比较时，上面的公式可以简化为：

$$T^2_{\max} = \frac{n_i n_j}{n_i + n_j} (\overline{X}_i - \overline{X}_j) V^{-1} (\overline{X}_i - \overline{X}_j)^T \qquad i,j = 1,2,\cdots,g; i \neq j$$

例 试对"完全随机设计的多元方差分析"条目中的例子数据作两两比较。

表 1 数据的各组均向量

	例数 n_i	y_1	y_2
成绩一般(1)	16	57.0000000	92.625000
成绩较好(2)	16	60.0000000	97.125000
极好(3)	11	70.0000000	113.454545

按例子结果，已知各组的均向量为（见表 1）：

$$V_{\text{随机误差}} = \frac{1}{43-3} \begin{pmatrix} 2732 & 674 \\ 674 & 15406.227273 \end{pmatrix} = \begin{pmatrix} 68.3 & 6.85 \\ 6.85 & 385.1557 \end{pmatrix}$$

可以计算出其逆矩阵是

$$V^{-1}_{\text{随机误差}} = \begin{pmatrix} 0.014801 & -0.000648 \\ -0.000648 & 0.0026247 \end{pmatrix}$$

按最大 T^2 检验可以计算出各组均向量相互比较时的 T^2 值。

$$T^2_{12} = \frac{16 \times 16}{16 + 16} \begin{pmatrix} 3 \\ 45 \end{pmatrix} \begin{pmatrix} 0.014801 & -0.000648 \\ -0.000648 & 0.0026247 \end{pmatrix} (3 \quad 45) = 1.3510$$

其 F 近似为 0.66，P 值为 0.5232，在 0.05 水平上差异无统计学意义。

$$T^2_{13} = \frac{16 \times 11}{16 + 11} \begin{pmatrix} 13 \\ 20.82955 \end{pmatrix} \begin{pmatrix} 0.014801 & -0.000648 \\ -0.000648 & 0.0026247 \end{pmatrix} (13 \quad 20.82955) = 22.6045$$

其 F 近似为 10.45，P 值为 0.0002，在 0.05 水平上有统计学意义。

$$T^2_{23} = \frac{16 \times 11}{16 + 11} \begin{pmatrix} 10 \\ 16.32955 \end{pmatrix} \begin{pmatrix} 0.014801 & -0.000648 \\ -0.000648 & 0.0026247 \end{pmatrix} (10 \quad 16.32955) = 12.8318$$

其 F 近似为 6.26，P 值为 0.0044，在 0.05 水平上有统计学意义。

该例如果用带常数项的线性模型形式分析，则相应的 L 阵可定义为：1 与 2 组 $L =$ (0 1 −1)，而 1 与 3 组为 $L =$ (0 2 1)，2 与 3 组则为 $L =$ (0 1 2)；M 阵为单位阵，由此计算出的 Wilk's 多元统计量分别为 $0.9673, 0.6510, 0.7571$，它们的 F 近似值正好与最大 T^2 检验的 F 近似值相同，其结果完全相同。

（曾　庆）

重复测定数据的多元方差分析方法

重复测定数据是指对同一观察对象的同一观察指标在观察条件大致相同的条件下反复多次测定而获取的数据。重复测定可能是在不同的观察时间,也可能是在不同的测定条件下的多次测定。如果重复测定的指标仅有一个,则称为单变量重复测定;如果重复测定的指标有两个或以上则称为多变量重复测定。对于单变量的重复测定,一般地,在相同的条件下的各次测定是相关的,可以应用单变量的方差分析方法;但对于这种类型的设计,如果应用多元方差分析的方法,可以有更高的分析效率,而且避免了在应用单变量方差分析时的局限性。

1 单变量一组重复测定的分析

假定 n 例随机观察对象在 p 个处理水平上重复测定,数据形式见表1。

表1 单变量重复测定的数据表

样品号	重复1	重复2	⋯	重复 p	样本均向量	总体均向量
1	Y_{11}	Y_{12}	⋯	Y_{1p}	Y_1	μ
2	Y_{21}	Y_{22}	⋯	Y_{2p}	Y_2	
⋮	⋮	⋮		⋮	⋮	
n	Y_{n1}	Y_{n2}	⋯	Y_{np}	Y_n	

按线性模型,p 个处理水平上的 p 个重复测量可以表达为下面的线性模型形式:

$$Y_{n \times p} = \mu + \varepsilon = XB + \varepsilon$$

其中 μ 为 $n \times p$ 的均向量矩阵;ε 为 $n \times p$ 的随机误差矩阵,且 ε 服从均向量为零的 p 维多元正态分布;设计矩阵 $X_{n \times 1}$ 是元素全部为 1 的矩阵;B 矩阵是待估计的均向量阵 $\hat{B}_{1 \times p} = (\mu_1, \mu_2, \cdots, \mu_p)'$。一般地,这种重复设计的目的在于要检验 p 个处理水平上的观察指标的均值是否相同,即 $H_0 : \mu_1 = \mu_2 = \cdots = \mu_p$;相应地,该假设的线性假设形式为:

$$H_0 : \hat{B}M^T = 0$$

其中 $\hat{B}_{1 \times p} = (\mu_1, \mu_2, \cdots, \mu_p)$,而 M 阵则为:

$$M = \begin{bmatrix} 1 & -1 & 0 & 0 \\ 0 & 1 & -1 & 0 \\ \vdots & \vdots & \vdots & \vdots \\ 0 & 0 & 1 & -1 \end{bmatrix}$$

对此线性假设按线性模型理论,计算出相应的多元统计量即可完成假设检验。

例 1 某医师连续观察了 20 名正常人的 24 小时动态心电图,分析出早晨 5 个小时各小时的低频心电频谱单位(LFNU),试比较各小时的低频心电频谱单位是否相同(见表 2)

表 2 20 名正常人的晨间 5 小时 LFNU 结果

编号	第一次	第二次	第三次	第四次	第五次
1	85.4487	77.8373	76.7776	66.0509	62.9698
2	86.8152	87.1486	82.3232	69.3878	61.7718
3	79.9088	70.5566	64.0620	81.6694	62.4660
4	83.7195	85.3458	85.6792	84.9968	86.6375
5	84.9759	79.8854	66.9975	78.1144	81.3758
6	83.3129	77.8333	55.2181	43.8980	71.6936
7	81.8699	75.8584	80.0656	80.2113	58.3913
8	66.9014	55.1154	63.3490	58.2840	45.2840
9	87.6068	81.6485	81.1392	83.5498	84.1912
10	61.3377	60.8974	54.9696	43.5789	40.3315
11	60.1478	67.6145	68.4661	58.5622	58.1384
12	71.4968	56.9886	65.7732	72.6212	68.5852
13	82.7246	77.9144	79.1793	76.2112	82.0727
14	85.8991	82.9794	80.6276	85.8047	86.7276
15	53.4028	50.9647	71.6750	70.9609	25.9222
16	85.3100	88.8268	90.4851	86.8833	86.1295
17	68.8584	77.6988	86.9892	80.4902	88.2183
18	74.5741	80.3232	70.7650	74.1842	77.2046
19	76.0507	71.4853	65.2740	68.5279	57.5419
20	75.6618	80.3865	79.7321	72.9851	74.1631

按以上介绍,建立模型 $Y_{n \times p} = \mu_{n \times p} + \varepsilon_{n \times p} = X_{n \times 1} B_{1 \times p} + \varepsilon_{n \times p}$,$X$ 为全部元素为 1 的设计阵 $X_{20 \times 1} = (1, \cdots, 1)^T$,待估参数阵 $\hat{B}$ 为 1 行 5 列。由此估计出 $\hat{B} = (76.8011, 74.3654, 73.4774, 71.8486, 67.9908)$。

由此计算出 Wilk's λ 为 0.6425,F 值为 2.23,P 值为 0.1121,故在 $\alpha = 0.05$ 水平上差异无统计学意义,即早晨 5 小时的心电图的低频单位无差别。注意,该例如果用单变量的方差分析方法,是差异有统计学意义的,这种分析结果的差异来源于各次重复间是相关的而且相关的程度是不同的。

2　单变量多组重复测定的分析

假定有 g 个组共 $n = n_1 + n_2 + \cdots + n_g$ 个随机观察对象在 p 个处理水平上重复测定，数据形式见表 3。

表 3　多组单变量重复测定数据表

分组		重复 1	重复 2	$\cdots$	重复 p	样本均向量	总体均向量
组 1	1	X_{111}	X_{112}	$\cdots$	X_{11p}	X_1	μ_1
	2	X_{121}	X_{122}		X_{12p}		
	$\vdots$	$\vdots$	$\vdots$		$\vdots$		
	n_1	X_{1n_11}	X_{1n_12}	$\cdots$	X_{1n_1p}		
	$\vdots$	$\vdots$	$\vdots$	$\vdots$	$\vdots$	$\vdots$	$\vdots$
组 g	1	X_{g11}	X_{g12}	$\cdots$	X_{g1p}	X_g	μ_g
	2	X_{g21}	X_{g22}		X_{g2p}		
	$\vdots$	$\vdots$	$\vdots$		$\vdots$		
	n_g	X_{gn_g1}	X_{gn_g2}	$\cdots$	X_{gn_gp}		

按线性模型，第 i 组的第 j 个观察单位在 p 个处理水平上的 p 个重复测量可以表达为下面的线性模型形式：

$$Y_{n \times p} = \mu_{n \times p} + \varepsilon_{n \times p} = X_{n \times g} B_{g \times p} + \varepsilon_{n \times p}$$

其中 μ 为 $n \times p$ 的均向量矩阵；ε 为 $n \times p$ 的随机误差矩阵，且 ε 服从均向量为零的 p 维多元正态分布；B 矩阵是待估计的均向量阵 $B_{g \times p} = \begin{pmatrix} \mu_{11} & \mu_{12} & \cdots & \mu_{1p} \\ \vdots & \vdots & & \vdots \\ \mu_{g1} & \mu_{g2} & \cdots & \mu_{gp} \end{pmatrix}$；设计矩阵 $X_{n \times g}$ 可

定义为 $X_{n \times g} = \begin{pmatrix} \begin{pmatrix} 1 & 1 & 0 & 0 & \cdots & 0 \\ \vdots & \vdots & \vdots & \vdots & & \vdots \\ 1 & 1 & 0 & 0 & \cdots & 0 \end{pmatrix}_{n_1 \times g} \\ \begin{pmatrix} 1 & 0 & 1 & 0 & \cdots & 0 \\ \vdots & \vdots & \vdots & \vdots & & \vdots \\ 1 & 0 & 1 & 0 & \cdots & 0 \end{pmatrix}_{n_2 \times g} \\ \begin{pmatrix} 1 & -1 & -1 & -1 & \cdots & -1 \\ \vdots & \vdots & \vdots & \vdots & & \vdots \\ 1 & -1 & -1 & -1 & \cdots & -1 \end{pmatrix}_{n_g \times g} \end{pmatrix}$，第一列对应总均值，后面 $g-1$

列对应各个处理组。

一般地，对于这种重复设计的多元方差分析可进行如下分析：

1) 各组间的均向量是否相同，即处理组间的效应差异是否有统计学意义 $H_0: \mu_1 = \mu_2 = \cdots = \mu_g$；该假设检验与完全随机设计的多元方差分析的假设相同，也就是比较组间

均向量的差异。

2) 各次重复测定间的均向量是否相同,即检验假设:

$$H_0: \begin{pmatrix} \mu_{11} \\ \mu_{21} \\ \vdots \\ \mu_{g1} \end{pmatrix} = \begin{pmatrix} \mu_{12} \\ \mu_{22} \\ \vdots \\ \mu_{g2} \end{pmatrix} = \cdots = \begin{pmatrix} \mu_{1p} \\ \mu_{2p} \\ \vdots \\ \mu_{gp} \end{pmatrix}$$

也即检验各组的不同重复测定结果的估计参数是一致的。按线性假设 $H_0: L\hat{B}M=0$,定义 L 为 1 矩阵 $L_{1 \times g} = (1, \cdots, 1)$,$B$ 为估计出的参数阵,而 M 阵为:

$$M = \begin{pmatrix} 1 & -1 & 0 & \cdots & 0 \\ 0 & 1 & -1 & \cdots & 0 \\ \vdots & \vdots & \vdots & & \vdots \\ 0 & \cdots & 0 & 1 & -1 \end{pmatrix}$$

3) 各组间的测定指标测定差异是否在每一次重复测定时相同,也即各组与重复测定间是否有交互作用。其假设为:

$$H_0: \begin{pmatrix} \mu_{11} - \mu_{12} \\ \mu_{21} - \mu_{22} \\ \vdots \\ \mu_{g1} - \mu_{g2} \end{pmatrix} = \begin{pmatrix} \mu_{12} - \mu_{13} \\ \mu_{22} - \mu_{23} \\ \vdots \\ \mu_{g2} - \mu_{g3} \end{pmatrix} = \cdots = \begin{pmatrix} \mu_{1(p-1)} - \mu_{1p} \\ \mu_{2(p-1)} - \mu_{2p} \\ \vdots \\ \mu_{g(p-1)} - \mu_{gp} \end{pmatrix}$$

亦即 $H_0: L\hat{B}M=0$,式中 B 为待估计参数阵,

$$L = \begin{pmatrix} 0 & -1 & 0 & \cdots & 0 \\ 0 & 1 & -1 & \cdots & 0 \\ \vdots & \vdots & \vdots & & \vdots \\ 0 & \cdots & 0 & 1 & -1 \end{pmatrix}, M = \begin{pmatrix} 1 & -1 & 0 & \cdots & 0 \\ 0 & 1 & -1 & \cdots & 0 \\ \vdots & \vdots & \vdots & & \vdots \\ 0 & \cdots & 0 & 1 & -1 \end{pmatrix} \circ$$

例 2 某医师观察了 20 名正常人与 40 名病人(分别为 UAP 组 SAP 组)的 24 小时动态心电图,分析出早晨 5 个小时各小时的高频谱值(HF),试对这组资料(见表 4)作相应的分析。

表 4　三组受试者的低频单位结果的自然对数值

正常人 Y_1					UAP 组 Y_2					SAP 组 Y_3				
第1次	第2次	第3次	第4次	第5次	第1次	第2次	第3次	第4次	第5次	第1次	第2次	第3次	第4次	第5次
2.89	3.03	3.57	4.80	3.70	4.24	4.56	4.41	4.70	4.32	3.46	4.97	5.06	5.21	4.80
2.65	2.77	3.04	3.18	3.45	7.08	6.50	6.25	5.78	5.70	3.98	5.11	5.70	4.50	5.42
4.53	4.41	4.79	3.80	4.82	4.33	3.87	4.97	4.86	3.74	4.33	4.90	4.83	4.80	6.47
3.31	3.28	2.86	3.15	3.19	6.35	4.16	5.29	5.87	5.38	3.96	4.14	4.58	4.08	4.76
3.78	3.56	3.97	4.06	3.10	5.32	5.70	5.30	5.13	4.22	2.74	3.52	3.23	3.57	3.99
2.61	3.28	4.40	5.38	4.09	5.06	4.92	5.24	4.93	4.74	5.18	5.21	5.20	5.45	5.45

续表

正常人 Y_1					UAP组 Y_2					SAP组 Y_3				
第1次	第2次	第3次	第4次	第5次	第1次	第2次	第3次	第4次	第5次	第1次	第2次	第3次	第4次	第5次
3.10	3.11	3.88	4.03	4.92	5.63	6.24	5.88	6.01	5.55	5.19	6.31	6.51	6.44	6.33
4.38	5.36	5.00	4.96	5.32	4.54	4.67	4.94	5.67	4.27	4.44	4.66	4.45	4.04	4.24
1.76	2.47	2.70	2.43	2.15	4.25	5.10	5.57	5.35	5.01	4.31	3.59	3.41	3.65	4.42
3.17	3.19	3.10	3.29	3.48	4.51	3.92	4.05	4.20	4.08	3.93	4.71	5.24	5.32	5.05
4.08	4.12	3.87	4.42	4.47	4.30	4.94	4.89	4.87	4.45	4.67	4.99	4.69	4.22	4.96
4.78	5.44	4.89	5.04	5.89	3.89	4.14	4.31	4.37	5.07	5.42	5.86	5.71	5.32	5.85
3.39	3.88	3.88	3.89	3.60	5.73	5.56	5.44	4.25	3.33	2.91	3.30	3.15	2.87	3.43
4.02	4.06	3.84	3.45	3.90	4.41	3.80	4.61	4.54	3.99	2.80	3.19	3.17	3.62	3.81
5.08	4.99	4.50	4.81	5.91	5.25	5.19	4.92	5.30	5.00	3.64	4.78	4.56	3.92	4.38
2.39	2.08	2.32	2.39	2.35	4.69	4.19	4.09	4.12	4.61	5.71	5.28	4.96	5.06	5.24
4.22	3.54	3.16	3.68	3.48	3.91	4.30	4.88	5.38	5.07	3.66	3.64	4.08	4.10	4.06
3.70	3.89	3.98	3.57	3.95	4.47	4.24	4.09	4.57	3.35	2.84	3.30	2.27	4.60	4.60
3.70	3.89	3.98	3.57	3.95	4.47	4.24	4.09	4.57	3.53	2.84	3.30	3.27	4.60	4.60
3.73	4.27	4.16	4.02	3.82	4.29	4.24	4.43	5.13	5.62	3.73	3.35	3.38	4.00	4.05
4.19	4.41	4.51	4.28	4.50	3.26	4.24	4.18	3.84	3.94	2.67	3.00	3.66	3.78	2.93

按本例数据情况,首先对原始数据值作对数变换,以保证各组的方差齐同。而后根据线性模型理论建立线性模型:

$$Y_{60\times5}=\mu_{60\times5}+\varepsilon_{60\times5}=X_{60\times3}B_{3\times5}+\varepsilon_{60\times5}$$

式中 Y 为原始的三组数据的测量矩阵,

$$Y_{60\times5}=\begin{bmatrix}Y_1\\Y_2\\Y_3\end{bmatrix}, X \text{ 为设计矩阵 } X_{60\times3}=\begin{bmatrix}\begin{bmatrix}1&1&0\\1&1&0\\\vdots&\vdots&\vdots\\1&1&0\end{bmatrix}_{20\times3}\\\begin{bmatrix}1&0&1\\1&0&1\\\vdots&\vdots&\vdots\\1&0&1\end{bmatrix}_{20\times3}\\\begin{bmatrix}1&-1&-1\\1&-1&-1\\\vdots&\vdots&\vdots\\1&-1&-1\end{bmatrix}_{20\times3}\end{bmatrix}。$$

由此估计出的参数阵 B 为:

$$\hat{B}_{3\times5}=\begin{bmatrix}3.924285714 & 4.338571429 & 4.338571429 & 4.338571429 & 4.435714286\\-0.330952381 & -0.575238095 & -0.575238095 & -0.510000000 & -0.521428571\\0.836666667 & 0.836666667 & 0.381904762 & 0.510476190 & 0.490000000\end{bmatrix}$$

从这个线性模型出发,可以对该数据作以下的分析:

1) 各组间的均向量有无差别

欲检验假设 $H_0:\mu_1=\mu_2=\mu_3$，即检验 $H_0:L\hat{B}M=0$

相应的 L 阵为 $L_{2\times3}=\begin{pmatrix}0&1&0\\0&0&1\end{pmatrix}$，而 M 阵为 $I_{5\times5}$ 的单位阵。

则误差阵 E 为：

$$E_{5\times5}=\begin{pmatrix}47.367561905 & 37.492885714 & 32.190547619 & 22.834471429 & 29.725719048\\37.492885714 & 46.301419048 & 38.792866667 & 26.827914286 & 33.794242857\\32.190547619 & 38.792866667 & 42.140095238 & 28.405214286 & 31.071304762\\22.834471429 & 26.827914286 & 28.405214286 & 34.234942857 & 30.094042857\\29.725719048 & 33.794242857 & 31.071304762 & 30.094042857 & 46.602771429\end{pmatrix}$$

线性假设阵 H 为：

$$H_{5\times5}=\begin{pmatrix}15.21012381 & 11.392371429 & 12.511880952 & 12.344485714 & 4.8074238095\\11.392371429 & 9.7501079365 & 10.255463492 & 10.18612381 & 5.8323746032\\12.511880952 & 10.255463492 & 10.934403175 & 10.837404762 & 5.5754206349\\12.344485714 & 10.18612381 & 10.837404762 & 10.744828571 & 5.625252381\\4.8074238095 & 5.8323746032 & 5.5754206349 & 5.625252381 & 5.6108222222\end{pmatrix}$$

计算出 Wilk's 多元统计量为 0.52345711，它的 F 近似值为 4.28，相应的概率值 $P<$ 0.0001。即各组间的均向量不等。

2）各次重复的均向量是否相等

欲检验假设 $H_0:\begin{pmatrix}\mu_{11}\\\mu_{21}\\\mu_{31}\end{pmatrix}=\begin{pmatrix}\mu_{12}\\\mu_{22}\\\mu_{32}\end{pmatrix}=\begin{pmatrix}\mu_{13}\\\mu_{23}\\\mu_{33}\end{pmatrix}=\begin{pmatrix}\mu_{14}\\\mu_{24}\\\mu_{34}\end{pmatrix}=\begin{pmatrix}\mu_{15}\\\mu_{25}\\\mu_{35}\end{pmatrix}$

即是检验假设 $H_0:\begin{pmatrix}\mu_{11}-\mu_{12}\\\mu_{21}-\mu_{22}\\\mu_{31}-\mu_{32}\end{pmatrix}=\begin{pmatrix}\mu_{12}-\mu_{13}\\\mu_{22}-\mu_{23}\\\mu_{32}-\mu_{33}\end{pmatrix}=\begin{pmatrix}\mu_{13}-\mu_{14}\\\mu_{23}-\mu_{24}\\\mu_{33}-\mu_{34}\end{pmatrix}=\begin{pmatrix}\mu_{14}-\mu_{15}\\\mu_{24}-\mu_{25}\\\mu_{34}-\mu_{35}\end{pmatrix}=(0)$

也即检验 $H_0:L\hat{B}M=0$

式中 $L=(1\ \ 1\ \ 1)$，相应的 L 阵为，而 M 阵为 $M_{5\times4}=\begin{pmatrix}1&0&0&0\\-1&1&0&0\\0&-1&1&0\\0&0&-1&1\\0&0&0&-1\end{pmatrix}$。

由此计算出误差阵 E 为：

$$E=\begin{pmatrix}18.683210 & -2.206214 & -2.608876 & 0.075081\\-2.206214 & 10.855781 & -1.769929 & -4.300238\\-2.608876 & -1.769929 & 19.564610 & -6.806990\\0.075081 & -4.300238 & -6.806990 & 20.649629\end{pmatrix}$$

由此计算出假设阵 H 为：

$$H = \begin{pmatrix} 2.0701015873 & 0.737768254 & 0.9879206349 & -0.170393651 \\ 0.737768254 & 0.2629349206 & 0.3520873016 & -0.060726984 \\ 0.9879206349 & 0.3520873016 & 0.471468254 & -0.08131746 \\ -0.170393651 & -0.060726984 & -0.08131746 & 0.0140253968 \end{pmatrix}$$

Wilk's 多元统计量为 0.81256309，近似 F 值为 3.29，P 值为 0.0171，故而在 0.05 水平上差异有统计学意义，即各次重复测定的均值不等。

3）各组间的测定指标测定差异是否在每一次重复测定时相同，也即各组与重复测定间是否有交互作用。其线性假设为：也检验 $H_0 : L\hat{B}M = 0$

由此计算出误差阵的 E 阵

$$E = \begin{pmatrix} 18.683210 & -2.206214 & -2.608876 & 0.075081 \\ -2.206214 & 10.855781 & -1.769929 & -4.300238 \\ -2.608876 & -1.769929 & 19.564610 & -6.806990 \\ 0.075081 & -4.300238 & -6.806990 & 20.649629 \end{pmatrix}$$

而 H 阵为

$$H = \begin{pmatrix} 2.1754888889 & -0.614153968 & 0.0980555556 & 3.1833126984 \\ -0.614153968 & 0.173584127 & -0.02765873 & -0.908234921 \\ 0.0980555556 & -0.02765873 & 0.0044222222 & 0.1424079365 \\ 3.1833126984 & -0.908234921 & 0.1424079365 & 5.1051460317 \end{pmatrix}$$

Wilk's 多元统计量为 0.69108598，其近似 F 值为 2.89，P 值为 0.0057。故在 0.05 水平上差异有统计学意义，即各组对重复测定的反应是不一样的。

3　多变量多组重复测定的多元方差分析

多变量重复测定的数据是指同时重复测定、观察的指标为两个以上的情况。即每个观察对象观测 p 个指标，每个指标每个对象 k 次重复，处理组为 g 的数据形式见表 5。

表 5　多变量重复测定的数据表

处理组		指标 1			指标 2			$\cdots$	指标 p		
		重复 1	$\cdots$	重复 k	重复 1	$\cdots$	重复 k	$\cdots$	重复 1	$\cdots$	重复 k
1	1	Y_{1111}	$\cdots$	Y_{11k1}	Y_{1112}	$\cdots$	Y_{11k2}	$\cdots$	Y_{111p}	$\cdots$	Y_{11kp}
	$\vdots$	$\vdots$		$\vdots$	$\vdots$		$\vdots$		$\vdots$		$\vdots$
	n_1	Y_{1n_111}	$\cdots$	Y_{1n_1k1}	Y_{1n_112}	$\cdots$	Y_{1n_1k2}	$\cdots$	Y_{1n_11p}	$\cdots$	Y_{1n_1kp}
$\vdots$	$\vdots$	$\vdots$		$\vdots$	$\vdots$		$\vdots$		$\vdots$		$\vdots$
g	1	Y_{g111}	$\cdots$	Y_{g1k1}	Y_{g112}	$\cdots$	Y_{g1k2}	$\cdots$	Y_{g11p}	$\cdots$	Y_{g1kp}
	$\vdots$	$\vdots$		$\vdots$	$\vdots$		$\vdots$		$\vdots$		$\vdots$
	n_g	Y_{gn_g11}	$\cdots$	Y_{gn_gk1}	Y_{gn_g12}	$\cdots$	Y_{gn_gk2}	$\cdots$	Y_{gn_g1p}	$\cdots$	Y_{gn_gkp}

例 3 某医师观察了 20 名正常人与 20 名病人的 24 小时动态心电图,分析出早晨 3 个小时各小时的低频心电频谱值(LF)、高频心电频谱值(HF),试对这组资料作相应的分析。

首先对原始数据作对数变换,结果见表 6。根据分析目的,可以对这种类型的数据进行以下几方面的分析:

表 6 40 名患者的低、高频心电频谱结果的对数值结果

LF1	LF2	LF3	HF1	HF2	HF3	LF1	LF2	LF3	HF1	HF2	HF3
4.66	4.29	4.77	2.89	3.03	3.57	3.83	6.64	6.10	3.46	4.97	5.05
4.54	4.69	4.58	4.65	4.77	3.04	5.55	6.61	6.65	3.98	5.11	5.70
5.91	5.28	5.37	4.53	4.41	4.79	6.16	6.59	6.46	4.33	4.90	4.83
4.95	5.05	4.65	3.31	3.28	2.86	5.32	5.37	5.95	3.96	4.14	4.58
5.51	4.94	4.68	3.78	3.56	3.97	4.29	5.01	5.09	2.74	3.52	3.23
4.22	4.54	4.61	2.61	3.28	4.40	6.29	6.54	6.24	5.18	5.21	5.20
4.61	4.26	5.27	3.10	3.11	3.88	5.40	5.69	6.23	5.19	6.31	6.51
5.08	5.56	5.55	4.38	5.36	5.00	5.13	5.88	5.76	4.44	4.66	4.45
3.71	3.96	4.16	1.76	2.47	2.70	5.53	5.32	5.25	4.31	3.59	3.41
3.63	3.64	3.30	3.17	3.19	3.10	4.63	5.52	6.14	3.93	4.71	5.24
4.49	4.86	4.64	4.08	4.12	3.87	5.62	6.14	5.90	4.67	4.99	4.69
5.70	5.72	5.54	4.78	5.44	4.89	5.61	5.61	6.01	5.42	5.86	5.71
4.96	5.14	5.21	3.39	3.88	3.88	5.29	5.16	5.03	2.91	3.30	3.15
5.83	5.64	5.26	4.02	4.06	3.84	4.57	5.01	4.76	2.80	3.19	3.17
5.22	5.03	5.43	5.08	4.99	4.50	4.59	5.55	5.21	3.64	4.78	4.56
4.15	4.15	4.57	2.39	2.08	2.32	7.00	6.55	6.07	5.71	5.28	4.96
5.02	4.79	5.06	4.22	3.54	3.16	5.23	5.38	5.76	3.66	3.64	4.08
4.77	5.29	4.86	3.70	3.89	3.98	5.14	5.37	5.30	2.84	3.30	3.27
4.88	5.19	4.79	3.73	4.27	4.16	4.99	4.61	5.02	3.73	3.35	3.38
5.33	5.82	5.88	4.19	4.41	4.51	4.72	5.35	5.70	2.67	3.00	3.66

1) 各组的均向量是否相等

这就是多元方差分析的组间均向量的比较,所以按建立的线性模型,相应的 M 阵为单位阵;而 L 阵则是常数项列为零的矩阵,本例中 L 阵应为 $L = (0 \quad 1)$。计算所得 Wilk's 多元统计量为 0.55361255,近似 F 值为 4.43,P 值为 0.0022,在 0.05 水平上差异有统计学意义。

2) 各个指标变量各次重复测定的均向量是否相等。

按线性模型形式,相应的 L 阵为 $L = (1 \quad 0)$,而 M 阵为 $M = \begin{pmatrix} 1 & -1 & 0 & 0 & 0 & 0 \\ 0 & 1 & -1 & 0 & 0 & 0 \\ 0 & 0 & 0 & 1 & -1 & 0 \\ 0 & 0 & 0 & 0 & 1 & -1 \end{pmatrix}$。

$$E=\begin{pmatrix} 11.72155 & -2.33755 & 7.48355 & 0.03521 \\ -2.337555 & 5.135475 & -0.69062 & 2.88391 \\ 7.48355 & -0.69062 & 9.1703 & 1.00244 \\ 0.03521 & 2.88391 & 1.00244 & 8.57086 \end{pmatrix}$$

$$H=\begin{pmatrix} 4.08145 & 0.340255 & 3.82535 & 0.43539 \\ 0.340255 & 0.032425 & 0.35822 & 0.02499 \\ 3.82535 & 0.35822 & 3.9661 & 0.29856 \\ 0.43539 & 0.02499 & 0.29856 & 0.7794 \end{pmatrix}$$

计算出的 Wilk's 多元统计量为 0.61580490,近似 F 值为 2.40,P 值为 0.0128,在 0.05 水平上有统计学意义。

3) 各组间的测定指标的差异是否在每一次重复测定时相同,也即各组与重复测定间是否有交互作用。

按线性模型形式,相应 L 阵为常数项列为零的矩阵。本例中 L 阵应为 $L=(0\ 1)$,而

M 阵为 $M=\begin{pmatrix} 1 & -1 & 0 & 0 & 0 & 0 \\ 0 & 1 & -1 & 0 & 0 & 0 \\ 0 & 0 & 0 & 1 & -1 & 0 \\ 0 & 0 & 0 & 0 & 1 & -1 \end{pmatrix}$

$$E=\begin{pmatrix} 11.72155 & -2.337555 & 7.48355 & 0.03521 \\ -2.337555 & 5.135475 & -0.69062 & 2.88391 \\ 7.48355 & -0.69062 & 9.1703 & 1.00244 \\ 0.03521 & 2.88391 & 1.00244 & 8.57086 \end{pmatrix}$$

$$H=\begin{pmatrix} 1.73889 & 0.081315 & 1.01331 & 0.36279 \\ 0.081315 & 0.0038025 & 0.047385 & 0.016965 \\ 1.01331 & 0.047385 & 0.59049 & 0.21141 \\ 0.36279 & 0.016965 & 0.21141 & 0.07569 \end{pmatrix}$$

求得 Wilk's 统计量为 0.85040185,近似 F 值为 1.54,P 值为 0.2123,在 0.05 水平上无统计学意义。

4) 各指标各次重复测定平均值的均向量在各组是否相同。

按线性模型形式,相应 L 阵为常数项列为零的矩阵。本例中 L 阵应为 $L=(0\ 1\ 0\ 0\ 0\ 1)$,而 M 阵为 $M=\begin{pmatrix} 0.3333 & 0.3333 & 0.3333 & 0 & 0 & 0 \\ 0 & 0 & 0 & 0.3333 & 0.3333 & 0.3333 \end{pmatrix}$。

$$E=\begin{pmatrix} 11.357380961 & 13.33591575 \\ 13.33591575 & 27.03032368 \end{pmatrix}$$

$$H=\begin{pmatrix} 4.4948034045 & 3.2278118408 \\ 3.2278118408 & 2.3179588387 \end{pmatrix}$$

求出 Wilk's 多元统计量为 0.67659709,近似 F 值为 8.84,P 值为 0.0007,在 0.05 水平上差异有统计学意义。

参考文献

[1] Anderson TW. An introduction to multivariate statistical analysis. second edition. John Wiley & Sons World Publishing Corporation, 1984.

[2] Lehmann EL. Testing statistical hypotheses. John Wiley & Sons, World Publishing Corporation, 1986.

[3] Ravindra Khattree, Dayanand N Naik. Applied Multivariate Statistics with SAS. 2nd ed. NC: SAS publishing, 2003.

[4] SAS Inc. SAS/STAT 9. 22 user's guide. NC: SAS publishing, 2010.

[5] Krishnaiah PR. Handbook of Statistics, Volume1, Analysis of Variance . New York: North-Holland publishing company, 1980.

[6] CARLJ HUBERTY, STEPHENOLEJNIK. Applied MANOVA and Discriminant Analysis. 2nd ed. Hoboken, NewJersey: A JOHN WILEY & SONS INC. PUBLICATION, 2006.

（曾　庆）

轮廓分析

轮廓分析(profile analysis)是分析多个变量间轮廓的一种多元统计分析方法,这里的轮廓是指按一定顺序连接某变量均值得到的曲线。显然,如果按时间顺序连接某变量各时点测定值的均值,得到的轮廓即反映该变量在不同时间上的纵向变化规律,应用轮廓分析可以比较不同处理组的变动规律是否一致。

1　检验方法

在轮廓分析中,要比较这两条曲线的轮廓是否有差异,需要依次回答以下三个问题:

(1)两条曲线的轮廓是否平行?

(2)若两条曲线的轮廓平行,它们是否完全重合?

(3)若两条曲线的轮廓重合,它们合并的轮廓是否水平?

轮廓分析针对以上三个问题,分别进行三项假设检验,下面介绍其具体的步骤。

1.1　两总体轮廓的平行性检验

两总体的轮廓平行即两组间各时点的均值之差相等。设 A 组各时点的均值向量为 $\mu_1' = (\mu_{11}, \mu_{12}, \cdots, \mu_{1p})$,$B$ 组的均值向量为 $\mu_2' = (\mu_{21}, \mu_{22}, \cdots, \mu_{2p})$,平行性检验的检验假设为

$$H_0: \begin{bmatrix} \mu_{11} - \mu_{12} \\ \mu_{12} - \mu_{13} \\ \vdots \\ \mu_{1(1-p)} - \mu_{1p} \end{bmatrix} = \begin{bmatrix} \mu_{21} - \mu_{22} \\ \mu_{22} - \mu_{23} \\ \vdots \\ \mu_{2(1-p)} - \mu_{2p} \end{bmatrix}$$

设 $C = \begin{bmatrix} 1 & -1 & 0 & \cdots & 0 & 0 \\ 0 & 1 & -1 & \cdots & 0 & 0 \\ \vdots & \vdots & \vdots & & \vdots & \vdots \\ 0 & 0 & 0 & \cdots & 1 & -1 \end{bmatrix}$ 为 $p \times (p+1)$ 矩阵，p 是重复测量的次数，以

上假设可简写为 $H_0: C(\mu_1 - \mu_2) = 0$，对立假设为 $H_1: C(\mu_1 - \mu_2) \neq 0$。设 A 治疗组的样本量为 n_1，B 治疗组的样本量为 n_2。两组的观测变量分别为 $X' = (x_1, x_2, \cdots, x_p)$ 和 $Y' = (y_1, y_2, \cdots, y_p)$，两组的样本均值向量为 $\bar{X} = (\bar{x_1}, \bar{x_2}, \cdots, \bar{x_p})$ 和 $\bar{Y} = (\bar{y_1}, \bar{y_2}, \cdots, \bar{y_p})$，方差协方差阵分别为 S_1 和 S_2，合并方差协方差阵为

$$S_c = \frac{(n_1 - 1)S_1 + (n_2 - 1)S_2}{n_1 + n_2 - 2} \tag{1}$$

平行性检验的统计量为

$$T^2 = \frac{n_1 n_2}{n_1 + n_2} U'C'(CS_cC')^{-1}CU \tag{2}$$

$$F_1 = \frac{n_1 + n_2 - p}{(n_1 + n_2 - 2)(p - 1)} T^2 \tag{3}$$

式(2)中 $U = \bar{X} - \bar{Y}$。F_1 服从自由度分别为 $p - 1$ 和 $n_1 + n_2 - p$ 的 F 分布，可以查 F 值表确定 P 值。

1.2 两总体轮廓的重合性检验

当两总体轮廓平行时，检验重合性等价于两均值向量的检验，可直接用 t 检验。设 $(\mu_1 - \mu_2) = \gamma e$，$e' = (1, 1, \cdots, 1)$ 是 p 维取值为 1 的常数向量，γ 是两组在各时点均值之差的期望值，检验在两曲线平行条件下两曲线是否重合的假设为 $H_0: \gamma = 0$，$H_1: \gamma \neq 0$，$\alpha = 0.05$。

检验统计量为

$$t = \frac{\left| \sum \bar{x_i} - \sum \bar{y_i} \right|}{\sqrt{\left(\frac{1}{n_1} + \frac{1}{n_2} \right) \sum S_c}}, \qquad \nu = n_1 + n_2 - 2 \tag{4}$$

其中 $\left| \sum \bar{x_i} - \sum \bar{y_i} \right|$ 为矩阵 $U = \bar{X} - \bar{Y}$ 中所有数值合计的绝对值，$(\sum S_c)$ 为合并协方差矩阵 S_c 中所有数值的合计。

1.3 两总体轮廓水平性检验

如果前两项检验差异都没有统计学意义，即说明两条曲线重合，可以合并成一条曲线。合并后可以进一步检验该曲线是否水平，即在不同时点测定值的均数是否相等。设将两组观察值作加权平均

$$Z = \frac{n_1 \overline{X} + n_2 \overline{Y}}{n_1 + n_2} \qquad (5)$$

检验假设为 $H_0: \mu_1 + \mu_2 = \eta e$，或 $C\mu = 0$，这里 $\mu = E(z)$。检验统计量为

$$F_3 = \frac{(n_1 + n_2 - p)}{(n_1 + n_2 - 2)} \frac{(n_1 + n_2)}{(p-1)} Z'C'(CS_cC')^{-1}CZ \qquad (6)$$

F_3 服从自由度分别为 $p-1$ 和 $n_1 + n_2 - p + 1$ 的 F 分布。

轮廓分析也可以比较多个处理组不同时点变化轮廓的差异，原理与两组比较相似，计算较复杂，用统计软件包分析则很方便，这里不作详细描述。

2 实例

例 在评价两种化疗方案疗效的临床研究中，应用生存质量作为疗效评价指标。将肿瘤病人随机分成两组，A 组接受联合方案低剂量化疗，B 组接受单药大剂量化疗。每组各治疗了 10 例病例，分别在化疗后 1 个月、3 个月和 1 年进行生存质量测定。量表有 5 个条目，每个条目的答案最低得分为 1 分，最高为 5 分，即总分最低 5 分，满分为 25 分。两组调查结果见表 1。

表 1　肿瘤病人经两种化疗方案治疗后生存质量的测定值

	测定时间		
	1 月	3 月	1 年
A 组	12, 6, 12, 21, 9	13, 10, 18, 21, 10	24, 13, 22, 24, 22
	8, 7, 14, 10, 21	18, 13, 20, 20, 24	24, 24, 24, 22, 24
$\overline{X}$	12.0	16.7	22.3
B 组	11, 12, 16, 11, 6	16, 11, 15, 14, 12	23, 18, 22, 19, 16
	12, 8, 19, 11, 10	8, 11, 18, 9, 12	20, 14, 9, 21, 21
$\overline{Y}$	11.6	12.6	18.3

根据两组病例各时点的生存质量测定结果的均值，绘制成曲线见图 1。

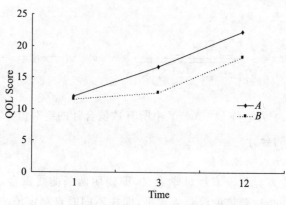

图 1　两组肿瘤病例化疗后生存质量均值的变化趋势

1)两总体轮廓的平行性检验:本例有 A、B 两个处理组,每个组有 1 个月、3 个月和 1 年三个时点,首先建立假设:

$$H_0:\begin{pmatrix}\mu_{11}-\mu_{12}\\\mu_{12}-\mu_{13}\end{pmatrix}=\begin{pmatrix}\mu_{21}-\mu_{22}\\\mu_{22}-\mu_{23}\end{pmatrix},\quad H_1:\begin{pmatrix}\mu_{11}-\mu_{12}\\\mu_{12}-\mu_{13}\end{pmatrix}\neq\begin{pmatrix}\mu_{21}-\mu_{22}\\\mu_{22}-\mu_{23}\end{pmatrix},\quad \alpha=0.05。$$

本例 $n_1=10$,$n_2=10$,$p=3$,

$$U=\bar{X}-\bar{Y}=\begin{pmatrix}0.4\\4.1\\4.0\end{pmatrix},\quad U'=(0.4\quad4.1\quad4.0)$$

$$S_c=\begin{pmatrix}21.02&13.08&2.40\\13.08&16.81&2.39\\2.40&2.39&14.90\end{pmatrix},\quad S_c^{-1}=\begin{pmatrix}0.092&-0.071&-0.003\\-0.071&0.116&-0.007\\-0.003&-0.007&0.069\end{pmatrix}$$

$$T^2=5.86,\quad F_1=\frac{n_1+n_2-p}{(n_1+n_2-2)(p-1)}T^2=2.88$$

查表 $F_{0.05(2,17)}=3.59$,$P>0.05$,差异无统计学意义,可以认为两曲线平行。要注意如果差异有统计学意义,则说明两组病例的生存质量在不同时点的变化规律不同,不用继续做以下的检验了。此外本例定检验水准 $\alpha=0.05$,如果定为 0.1,则有统计学意义。从图形看两曲线的斜率有较大差异,因此需注意在设计时就必须确定合适的检验水准。

2)两总体轮廓的重合性检验:检验在两曲线平行条件下两曲线是否重合的假设为 $H_0:\gamma=0$,$H_1:\gamma\neq0$,$\alpha=0.05$。

$$t=\frac{8.5}{\sqrt{\left(\frac{1}{30}+\frac{1}{30}\right)\times88.47}}=3.50,\quad \nu=18,\quad t_{0.01(18)}=2.878$$

t 检验 $P<0.01$,拒绝 H_0,说明差异有统计学意义,联合方案病例的生存质量较好。

3)两总体轮廓水平性检验:检验假设为 $H_0:\mu_1+\mu_2=\eta e$,$H_1:\mu_1+\mu_2\neq\eta e$,$\alpha=0.05$。

$$F_3=\frac{(n_1+n_2-p)}{(n_1+n_2-2)}\frac{(n_1+n_2)}{(p-1)}Z'C'(CS_cC')^{-1}CZ=20.81$$

自由度分别为 2 和 18,$F_3>F_{0.01(2,18)}=6.01$,$P<0.01$,差异有统计学意义。说明在不同时点生存质量均值不同,化疗后生存质量逐步回升。

参考文献

[1]　王学仁,王松桂.实用多元统计分析.上海:上海科学技术出版社,1990:177-182.
[2]　万崇华.生命质量测定与评价方法.昆明:云南大学出版社,1999:162-164.

(林爱华)

协方差分析

协方差分析(analysis of covariance)是线性回归分析与方差分析相结合的一种统计分析方法,即先用线性回归方法消除对反应变量 Y 有影响的某个或某些自变量 X 的作用以后,再作方差分析的方法。主要用于控制混杂因素对实验效应的影响。例如在观察饲喂不同饲料(称为处理因素)对动物增重作用的实验中,若无混杂因素(X)的影响,可用方差分析方法来比较几种处理效应(Y)之间是否存在差异。但如果同时存在某种在实验设计中无法控制或被疏忽了的对实验效应具有影响的混杂因素(例如动物的进食量),而且各处理组的 $\overline{X}$ 处于不同水平时,若不消除 X 对 Y 的影响而仍采用方差分析方法,则会因存在 X 的影响而不能真实反映各组饲料的增重效应。这时可先用线性回归分析方法把各处理组的 $\overline{X}$ 调整到同一水平后再用方差分析方法来比较各处理组的效应,这样的对比结果才是真实可靠的。由于在一定的条件下,该方法可解决方差分析中无法控制的定量混杂变量对实验效应的影响问题,减小了实验的误差,深化了人们对处理效应的理解,故数十年来,该方法已得到了广泛的应用。

与方差分析的类型一样,依据实验设计不同,协方差分析也有不同的类型。例如有完全随机设计的协方差分析,配伍组设计的协方差分析,拉丁方设计的协方差分析等。在协方差分析中,协变量可以有一个,也可以有多个,当协变量多于一个时,称为多元协方差分析或多协变量协方差分析。

协方差分析要求一定的应用条件:①各处理组样本应是相互独立的随机样本并具为方差齐性;②Y 与 X 具有线性关系,而且各处理组由 X 推测 Y 的总体回归系数应相等。

为了叙述的方便,以下约定:在协方差分析中,表示处理效应的变量 Y 称为反应变量,对 Y 有影响并需要剔除这种影响的混杂因子 X 称为协变量(covariables)。设有 m 种处理(或处理因素有 m 个水平),其中第 g 种处理组的第 i 例个体的反应变量观测值记为 $Y_{gi}(g=1,2,\cdots,m,i=1,2,\cdots,n_g)$;第 g 种处理组的第 i 例个体的协变量观测值记为 X_{gi}。反应变量 Y 与协变量 X 的离均差积和与相应自由度的比值称为协方差(covariance)。

1 完全随机设计的一元协方差分析

完全随机设计的一元协方差分析又称单因素 K 水平设计的一元协方差分析。处理因素可分为两个或两个以上水平,受试对象按随机的方式分到各处理组,除了定量地观测每个受试对象的处理效应以外,同时还要定量地观测一个协变量 X。与完全随机设计的方差分析所不同的是多观测了一个协变量。当两组以上作比较,假设检验结果为修正均数间的差异有统计学意义时,还可进一步作各修正均数间的两两比较。

1.1　协方差分析的模型与原理

协方差分析的模型即方差分析与回归分析线性模型的结合。在完全随机设计的一元协方差分析中,第 g 组第 i 个观察点的数据可用回归模型表示为:

$$Y_{gi}=\mu+\alpha_g+\beta(X_{gi}-\overline{X})+\varepsilon_{gi} \tag{1}$$

可见该式即在完全随机设计方差分析模型的基础上再增加线性回归部分。模型中 μ 是 Y 的总平均数,α_g 是第 g 处理组的处理效应,β 是 Y_{gi} 在 X_{gi} 上的回归系数,ε_{gi} 是 Y_{gi} 的随机误差成分。将此模型变形为以下形式将更容易理解协方差分析的原理:

$$Y_{gi}-\beta X_{gi}+\beta\overline{X}=\mu+\alpha_g+\varepsilon_{gi} \tag{2}$$

等号左边表示第 g 组的第 i 个反应变量 Y_{gi} 扣除 Y_{gi} 受 X_{gi} 的回归影响后再加上各组协变量都调整为总体均数 $\overline{X}$ 的回归效应。此式表明协方差分析的实质即先用线性回归分析方法把各处理组的 X_{gi} 调整到同一水平 $\overline{X}$ 以后再作方差分析。在协方差分析中,由于引入了与 Y 密切相关的协变量 X,使原混杂在误差中的协变量 X 的效应分离了出来,故可使实验误差减小。

1.2　协方差分析的步骤

例1　为研究强化食品对蛋白质利用的影响,把 26 只大白鼠随机分为两组,第一组饲以强化食品,第二组饲以常规食品,然后记录每只动物的进食量及所增体重,实验结果如表 1 上半部所示。请分析两种食品对大白鼠的增重作用是否有差别。

表 1　两组大白鼠的进食量(X)与所增体重(Y)　　　单位:g

编号	第一组		第二组		合计
	X_{1i}	Y_{1i}	X_{2i}	Y_{2i}	
1	639.2	157.8	692.5	143.7	
2	704.3	180.3	753.8	171.3	
3	761.2	193.1	721.6	168.4	
4	668.3	143.4	605.3	126.2	
5	597.9	130.1	632.2	123.3	
6	721.4	185.5	583.0	99.1	
7	735.2	190.6	569.3	103.9	
8	589.7	144.4	624.4	124.6	
9	716.8	188.5	596.3	117.8	
10	741.2	190.6	578.1	107.4	
11	723.6	190.4	617.3	118.6	
12	642.0	146.2	584.6	108.9	
13	680.5	157.7	573.4	99.7	

续表

编号	第一组		第二组		合计
	X_{1i}	Y_{1i}	X_{2i}	Y_{2i}	
$\sum\limits_i X_{gi}$	8921.3		8131.8		17053.1
$\sum\limits_i Y_{gi}$		2198.5		1612.9	3811.4
$\sum\limits_i X_{gi}^2$	6158853.85		5129786.34		11288640.19
$\sum\limits_i Y_{gi}^2$		378094.89		206899.31	584994.2
$\overline{X}_g$	686.2538		625.523		655.8885
$\overline{Y}_g$		169.1154		124.069	146.5923
$\sum\limits_i X_{gi}Y_{gi}$	1522827.81		1025595.34		2548423.15
n_g	13		13		26

本例为两种食品增重效应的比较,如果不考虑进食量不同对增重的影响,即可应用 t 检验或方差分析。但由专业知识可知,所增体重除了与食品种类有关外,还与进食量的多少有关。当进食量不同时,直接比较 $\overline{Y}_1$ 与 $\overline{Y}_2$ 是不合理的,这时应采用协方差的方法。完全随机设计的协方差分析步骤如下:

绘制散点图:将各组 X、Y 的值绘成散点图,以便直观地判断各点的分布是否有呈直线的趋势,各直线是否大致平行,方差是否基本一致。本例由散点图(图1)可初步判定符合协方差分析的应用条件。

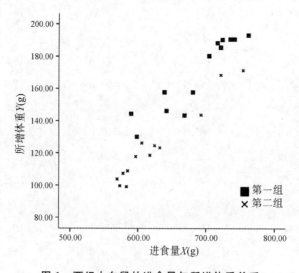

图1 两组大白鼠的进食量与所增体重关系

计算基础数据：计算出各组的 $\sum X$、$\sum Y$、$\sum X^2$、$\sum Y^2$、$\bar{X}$、$\bar{Y}$、$\sum XY$，然后将相应的数值填入表 1 下半部。

列协方差分析计算表：计算表 2 左半部分第①、②、⑦行的数据，⑤＝①＋②。然后计算表 2 右半部分的数据，该部分为 Y 总变异扣除由于 X 对 Y 的影响以后所剩余的变异，也即估计误差部分。

表 2 左半部分所用公式为：

$$\nu_1 = n - 1 \tag{3}$$

$$L_{XX} = \sum_i X_{gi}^2 - \left(\sum_i X_{gi}\right)^2 \Big/ n_g \tag{4}$$

$$L_{YY} = \sum_i Y_{gi}^2 - \left(\sum_i Y_{gi}\right)^2 \Big/ n_g \tag{5}$$

$$L_{XY} = \sum_i X_{gi}Y_{gi} - \left(\sum_i X_{gi}\right)\left(\sum_i Y_{gi}\right)\Big/ n_g \tag{6}$$

表 2　协方差分析计算表

变异来源	ν_1	L_{XX}	L_{XY}	L_{YY}	剩余 ν_2	$\sum (Y-\hat{Y})^2$	MS
①第一组	12	36577.4123	14098.7292	6297.7169	11	860.375	78.2159
②第二组	12	43157.7831	16689.1692	6788.0477	11	334.3249	30.3931
③共同误差					22	1194.700	54.3045
④回归系数					1	0.0310	0.0310
⑤公共回归	24	79735.1954	30787.8984	13082.7646	23	1194.731	51.9448
⑥修正均数					1	2330.827	2330.827
⑦总计	25	103708.6665	48569.8677	26272.2785	24	3525.558	

由式(3)～(6)可得：

第①行 $\nu_1 = 13 - 1 = 12$

$$L_{XX} = 6158853.85 - (8921.3)^2/13 = 36577.4123$$
$$L_{XY} = 1522827.810 - (8921.3)(2198.85)/13 = 14098.7292$$
$$L_{YY} = 378094.89 - (2198.5)^2/13 = 6294.7169$$

仿此可得表 2 第②行的所有中间计算结果。第⑦行是用两组的合计值计算，方法同上。表 2 右半部分所用公式为：

$$\nu_2 = \nu_1 - 1 \tag{7}$$

$$\sum (Y - \hat{Y})^2 = L_{YY} - b \cdot L_{XY} = L_{YY} - L_{XY}^2 / L_{XX} \tag{8}$$

$$MS = \sum (Y - \hat{Y})^2 / \nu_2 \tag{9}$$

式(7)中,因估计剩余误差时用去了一个回归系数,故它的自由度要比原有的自由度减少一个。

由式(7)～(9)可得:

第①行 $\nu_2 = 12 - 1 = 11$

$$\sum (Y - \hat{Y})^2 = 6297.7169 - (14098.7292)^2/36577.4123 = 860.375$$

$$MS = 860.375/11 = 78.2159$$

仿此可得第②行、第⑤行和第⑦行的中间计算结果。

表 2 右半部分第③行=①+②,第④行=⑤-③,第⑥行=⑦-⑤,MS 仍按式(9)计算。

应注意的是,各行的剩余平方和 $\sum (Y - \hat{Y})^2$ 的含义是不同的。①、②的剩余平方和是分别按各组的回归方程估计 Y 的估计误差,③的剩余平方和是①、②两组的剩余误差的总和,⑤的剩余平方和是按公共回归线估计 Y 的估计误差,它除了包括两组组内的变异以外,还比③的估计误差多了由于各组对 β 的估计值 b_1 与 b_2 不同所引起的变异这部分误差,故 b_1 与 b_2 不同时,这部分总是或多或少地大于③的估计误差。此外,由 $\sum (Y - \hat{Y})^2$ 与 L_{YY} 的数值也可看出,扣除了协变量的影响以后,Y 的估计误差已明显减小。④的估计误差纯粹是由于 b_1 与 b_2 不同所引起的,⑦的估计误差是用由两组的数据($n_1 + n_2$ 个点)得出的回归方程估计 Y 的总剩余误差。它包括来源于公共回归线的估计误差(相当于组内)与来源于修正均数间的差异(相当于组间)。像方差分析中的 $SS_{总} = SS_{组间} + SS_{组内}$ 一样,用⑦中总剩余误差减去⑤中组内剩余误差可得组间的剩余误差⑥,这里的组间剩余误差即修正均数间的误差。

检验 X、Y 间有无直线关系:通过对公共回归线的 F 检验来进行,若 X、Y 间无直线关系,也就无需作协方差分析了。

$H_0 : \beta = 0$, $H_1 : \beta \neq 0$, $\alpha = 0.05$

$$F = \frac{公共回归线的回归平方和/\nu_{公共回归}}{公共回归线的剩余平方和/\nu_{公共剩余}} = \frac{(13082.7646 - 1194.7309)/(24 - 23)}{1194.7309/23}$$

$$= 228.86$$

查 F 分布界值表(附表 4),$F_{0.01(1,23)} = 7.88 < 228.86$,$P < 0.01$,故拒绝无效假设,$X$、$Y$ 间有直线关系。

检验两回归直线是否平行:若检验结果不拒绝 H_0,可认为各组回归系数来自同一总体,也即回归直线是平行的,其斜率可由公共回归系数估计,于是可借 X 与 Y 的回归关系对 Y 的均数进行调整。两回归直线是否平行,可通过 F 检验来判定,若两条回归线平行的话,则⑤与③的 $\sum (Y - \hat{Y})^2$ 理论上应相等。由于回归系数 b 有抽样误差,⑤与③的 $\sum (Y - \hat{Y})^2$ 可不等,但一般来说相差不会很大,故 F 值也不会很大。

$H_0 : \beta_1 = \beta_2$, $H_1 : \beta_1 \neq \beta_2$, $\alpha = 0.05$

$$F = \frac{回归系数剩余均方}{共同误差剩余均方} = \frac{0.0310/1}{1194.6999/22} = 0.0006$$

查 F 分布界值表(附表 4)，$F_{0.05(1,22)}=4.30>0.0006$，$P>0.05$，不能拒绝 H_0，可认为两回归直线平行。

检验两组方差是否齐同：通常回归直线平行与方差齐同两个条件是同时具有的，故在作了两回归直线是否平行的检验以后，可不必再作方差齐性检验，如果检验，其步骤如下：

$$H_0:\sigma_{y_1,x_1}^2=\sigma_{y_2,x_2}^2,\ H_1:\sigma_{y_1,x_1}^2\ne\sigma_{y_2,x_2}^2,\ \alpha=0.05$$

$$F=\frac{\text{两组中较大均方}}{\text{两组中较小均方}}=\frac{78.2159}{30.3931}=2.57$$

查 F 分布界值表(附表 4)，$F_{0.05(11,11)}=3.43$，$P>0.05$，不能拒绝 H_0，可认为方差齐同。

检验两组的修正均数间的差异有无统计学意义：所用的方法有 F 检验与 t 检验，前者方法简便，只需应用表 3 中的相应均方计算出 F 值即可；后者方法较繁，需计算两修正均数及两均数之差的标准误。本例采用 F 检验。为对修正均数的大小有一直观的了解，可先计算出修正均数。

$$修正均数\ \overline{Y}_g'=\overline{Y}_g-b_c(\overline{X}_g-\overline{X}) \tag{10}$$

式中 $b_c=$ 第⑤行的 L_{XY}/L_{XX}。

$$\overline{Y}_1'=169.1154-0.3861(686.2538-655.8885)=157.39$$
$$\overline{Y}_2'=124.069-0.3861(625.523-655.8885)=135.79$$

修正均数的比较

$$H_0:\mu_1=\mu_2,\ H_1:\mu_1\ne\mu_2,\ \alpha=0.05$$

$$F=\frac{\text{修正均数剩余平方和}/\text{相应的自由度}}{\text{公共回归线剩余平方和}/\text{相应的自由度}}=\frac{2330.8271}{51.9448}=44.8721$$

查 F 分布界值表(附表 4)，$F_{0.01(1,23)}=7.88<44.87$，$P<0.05$，拒绝 H_0。可认为修正均数间差异有统计学意义。经协方差分析表明，扣除进食量不同的影响以后，两种食品对白鼠所增体重的作用仍然是不同的。

1.3　一元协方差分析简化算法

当由 X 与 Y 所作散点图或根据经验可判定某资料符合协方差分析的应用条件时，可将计算步骤简化。如上例中计算完表 1 下半部的基础数据后，可先计算总变异，再计算处理组间变异。组内变异＝总变异－处理组间的变异。总变异计算方法同前，处理组间变异计算方法如下：

$$L_{XX}=\sum_g\Big(\sum_i X_{gi}\Big)^2/n_g-\Big(\sum_g\sum_i X_{gi}\Big)^2/N=\frac{8921.3^2}{13}+\frac{8131.8^2}{13}-\frac{17053.1^2}{26}$$
$$=23973.4711 \tag{11}$$

$$L_{XY}=\sum_g\Big(\sum_i X_{gi}\Big)\Big(\sum_i Y_{gi}\Big)/n_g-\Big(\sum_g\sum_i X_{gi}\Big)\Big(\sum_g\sum_i Y_{gi}\Big)/N$$
$$=\frac{8921.3\times2198.5}{13}+\frac{8131.8\times1612.9}{13}-\frac{17053.1\times3811.4}{26}=17781.9692 \tag{12}$$

$$L_{YY} = \sum_g \left(\sum_i Y_{gi} \right)^2 / n_g - \left(\sum_g \sum_i Y_{gi} \right)^2 / N = \frac{2198.5^2}{13} + \frac{1612.9^2}{13} - \frac{3811.4^2}{26}$$
$$= 13189.5139 \tag{13}$$

$$\nu = k - 1 = 2 - 1 = 1 \tag{14}$$

式中 k＝处理组的个数。

将以上计算结果填入表 3 左半部,表 3 右半部的计算方法及修正均数间的检验同原方法。

表 3　一元协方差分析简化算法表

变异来源	ν_1	L_{XX}	L_{XY}	L_{YY}	剩余		
					ν_2	$\sum (Y - \hat{Y})^2$	MS
总	25	103708.6666	48569.8677	26272.2785	24	3525.5580	
处理组间	1	23973.4711	17781.9692	13189.5139			
组内	24	79735.1955	30787.8985	13082.7646	23	1194.7300	51.9448
修正均数					1	2330.8271	2330.8271

2　配伍组设计的一元协方差分析

配伍组设计的一元协方差分析又称随机区组设计的一元协方差分析或单协变量匹配资料的协方差分析。与配伍组设计方差分析所不同的是实验中除了测量反应变量 Y 以外,还测量了一个与 Y 呈线性关系的自变量 X。与完全随机设计的一元协方差相比,由于从 Y 的总变异中又分离出配伍组间的变异,故可使实验误差进一步减小。

2.1　配伍组设计的一元协方差分析的模型与原理

配伍组设计的协方差分析的模型与完全随机设计的一元协方差分析模型相比仅增加了一项区组效应 ρ_i,$i = 1, 2, \cdots, n_g$。第 i 个配伍组接受 g 处理的观察数据可用模型表示为:

$$Y_{gi} = \mu + \alpha_g + \rho_i + \beta(X_{gi} - \overline{X}) + \varepsilon_{gi} \tag{15}$$

将模型中等号右边的回归部分移到等号左边以后,若将等号左边记为 Y'_{gi},则(15)式可表示为:

$$Y_{gi} - \beta(X_{gi} - \overline{X}) = Y'_{gi} = \mu + \alpha_g + \rho_i + \varepsilon_{gi} \tag{16}$$

式(16)即为配伍组设计的方差分析的模型。该式表明,配伍组设计的协方差分析的原理与完全随机设计的协方差的原理是相似的,只是先用线性回归分析方法把各处理组的 $\overline{X}_g$ 调整到同一水平 $\overline{X}$ 以后再作配伍组设计的方差分析。与完全随机设计的协方差相比,配伍组设计可使实验误差进一步减小。

2.2　配伍组设计协方差分析的步骤

首先从总变异中分离出处理组间、配伍组间及误差三部分变异,将处理组间与配伍组间这两部分变异相加视为表 2 中的⑦总变异,将误差部分视为表 2 中的⑤公共回归部分,然后即可按完全随机设计的协方差分析计算方法进行分析。

例 2 为研究维生素 B_2(核黄素)缺乏对蛋白质利用的影响,将体重相近、出生三周的 36 只大白鼠按窝别、性别等条件匹配成 12 个区组,每区组 3 只,然后随机分到三个不同的饲料组。饲料 1 组缺乏维生素 B_2,饲料 2 组含维生素 B_2,但限制进食量,饲料 3 组含维生素 B_2,但不限制食量。三组大鼠进食量 X 与同期内所增体重 Y 的资料见表 4,试分析维生素 B_2 缺乏对体重增加的影响。

表 4　三组白鼠的进食量(X)与所增体重(Y)　　　　单位:g

窝别	维生素 B_2缺乏组		限食量组		不限食量组		合计	
i	X_{1i}	Y_{1i}	X_{2i}	Y_{2i}	X_{3i}	Y_{3i}	X	Y
1	256.9	27.0	260.3	32.0	544.7	160.3	1061.6	219.3
2	271.6	41.7	271.1	47.7	481.2	96.1	1023.9	185.5
3	210.2	25.0	214.7	36.7	418.9	114.6	843.8	176.3
4	300.1	52.0	300.1	65.0	556.6	134.8	1156.8	251.8
5	262.2	14.5	269.7	39.0	394.5	76.3	926.4	129.8
6	304.4	48.8	307.5	37.9	426.6	72.8	1038.5	159.5
7	272.4	48.0	278.9	51.5	416.1	99.4	967.4	198.9
8	248.2	9.5	256.2	26.7	549.9	133.7	1054.3	169.9
9	242.8	37.0	240.8	41.0	580.5	147.0	1064.1	225.0
10	342.9	56.5	340.7	61.3	608.3	165.8	1291.9	283.6
11	356.9	76.0	356.3	102.1	559.6	169.8	1272.8	347.9
12	198.2	9.2	199.2	8.1	371.9	54.3	769.3	71.6
$\sum_i X_{gi}$	3266.8		3295.5		5908.8		12471.1	
$\sum_i Y_{gi}$		445.2		549.0		1424.9		2419.1
$\sum_i X_{gi}^2$	914414.5		928816.85		2985150.24		4828381.61	
$\sum_i Y_{gi}^2$		21204.72		31122.44		185992.3		238319.41
$\overline{X}_g$	272.233		274.625		492.4		346.42	
$\overline{Y}_g$		37.1		45.75		118.7417		67.1972
$\sum_i X_{gi}Y_{gi}$	130517.23		160772.96		734037.04		1025327.23	

以手工方法计算配伍组设计的协方差分析时,可假定符合协方差分析的应用条件,具体分析步骤如下:

计算协方差分析的基础数据:

各处理组的数据计算方法与完全随机设计的一元协方差分析的计算方法相同(见表 4 下半部分);各区组需分别计算合计数(见表 4 上半部分最右两列)。

列出配伍组设计协方差分析计算表 5 并计算:

表 5　配伍组设计协方差分析计算表

变异来源	ν_1	L_{XX}	L_{XY}	L_{YY}	剩余		
					ν_2	$\sum (Y-\hat{Y})^2$	MS
①总计	35	508150.0764	187303.9520	75762.6097			
②处理组间	2	383620.1272	135564.8870	48271.8706			
③配伍组间	11	87586.7030	36635.2353	19082.5697			
④误差	22	36943.2462	15103.8297	8408.1694	21	2233.1389	106.3399
⑤处理+误差	24	420563.3734	150668.7167	56680.0400	23	2702.2958	
⑥调整均数					2	469.1569	234.5784

第①行总变异计算方法同完全随机设计的协方差分析。

$$L_{XX}=4828381.61-12471.1^2/36=508150.0764$$
$$L_{XY}=1025327.23-12471.1\times2419.1/36=187303.9520$$
$$L_{YY}=239319.41-2419.1^2/36=75762.6097$$

第②行处理组间变异所用公式同式(11)~(14)

$$\nu_1=3-1=2$$

$$L_{XX}=\frac{3266.8^2+3295.5^2+5908.8^2}{12}-\frac{12471.1^2}{36}=383620.1272$$

$$L_{XY}=\frac{3266.8\times445.2+3295.5\times549.0+5908.8\times1424.9}{12}-\frac{12471.1\times2419.1}{36}$$
$$=135564.8870$$

$$L_{YY}=\frac{445.2^2+549.0^2+1424.9^2}{12}-\frac{2419.1^2}{36}=48271.8706$$

第③行配伍组间变异所用公式为:

$$\nu_1=n_g-1 \tag{17}$$

$$L_{XX}=\sum_i\left(\sum_g X_{gi}\right)^2/m-\left(\sum_i\sum_g X_{gi}\right)^2/n \tag{18}$$

$$L_{XY}=\sum_i\left(\sum_g Y_{gi}\right)\left(\sum_g Y_{gi}\right)/m-\left(\sum_i\sum_g X_{gi}\right)\left(\sum_i\sum_g Y_{gi}\right)/n \tag{19}$$

$$L_{YY}=\sum_i\left(\sum_g Y_{gi}\right)^2/m-\left(\sum_i\sum_g Y_{gi}\right)^2/n \tag{20}$$

本例:$\nu_1=12-1=11$

$L_{XX} = (1061.6^2 + \cdots + 769.3^2)/3 - 12471.1^2/36 = 87586.7030$

$L_{XY} = (1061.9 \times 219.3 + \cdots + 769.3 \times 71.6)/3 - 12471.1 \times 2419.1/36 = 36635.2353$

$L_{YY} = (219.3^2 + \cdots + 71.6^2)/3 - 2419.1^2/36 = 19082.5697$

第④行误差所用关系式为：

误差＝总变异－处理组间变异－配伍组间变异

$\nu_1 = 35 - 2 - 11 = 22$

$L_{XX} = 508150.0764 - 383620.1272 - 87586.703 = 36943.2462$

$L_{XY} = 187303.952 - 135564.8870 - 36635.2353 = 15103.8297$

$L_{YY} = 75762.6097 - 48271.8706 - 19082.5697 = 8408.1694$

第⑤行处理＋误差　用这两部分变异作为扣除配伍组间变异后的总变异

$\nu_1 = 2 + 22 = 24$

$L_{XX} = 383620.1272 + 36943.2462 = 420563.3734$

$L_{XY} = 135564.8870 + 15103.8297 = 150668.7167$

$L_{YY} = 48271.8706 + 8408.1694 = 56680.0400$

表 5 的右半部分为扣除协变量影响以后的剩余部分,计算方法同完全随机设计的一元协方差分析。

第④行　$\nu_2 = 22 - 1 = 21$

$$\sum (Y - \hat{Y})^2 = 8408.1694 - 15103.8297^2/36943.3734 = 2233.1389$$

$MS = 2233.1389/21 = 106.3399$

第⑤行　$\nu_2 = 24 - 1 = 23$

$$\sum (Y - \hat{Y})^2 = 56680.0400 - 150668.7167^2/420563.3734 = 2702.2958$$

第⑥行　$\nu_2 = 23 - 21 = 2$

$$\sum (Y - \hat{Y})^2 = 2702.2958 - 2233.1389 = 469.1569$$

$MS = 469.1569/2 = 234.5784$

计算调整均数并作比较

按(10)式计算各组调整均数;公共回归系数 b_c,可由第④行的 L_{XY}/L_{XX} 求得：

$$b_c = 15103.8297/36943.2462 = 0.4088$$

$$\bar{Y}_1' = 37.1 - 0.4088(272.2333 - 346.42) = 67.4275$$

$$\bar{Y}_2' = 45.75 - 0.4088(274.625 - 346.42) = 75.0998$$

$$\bar{Y}_3' = 118.7417 - 0.4088(492.4 - 346.42) = 59.0651$$

$H_0 : \mu_1 = \mu_2 = \mu_3$,$H_1$:各处理组 μ 值不等或不全相等,$\alpha = 0.05$

$$F = 234.5784/106.3399 = 2.2059$$

查 F 分布界值表(附表 4),$F_{0.05(2,21)} = 3.47$,$P > 0.05$,按水准 $\alpha = 0.05$,不能拒绝

H_0，差异无统计学意义。可认为当各组的进食量相同时，据此资料尚得不出各组所增体重有何不同的结论。

注：本例若不对进食量进行调整，方差分析的结果为 $F=63.1517, P<0.05$，结论相反。

（林爱华　郑俊池）

多元协方差分析

多元协方差分析又称多协变量协方差分析，与完全随机设计的一元协方差分析相比，所不同的仅是协变量有两个或两个以上。以有两个协变量的多元协方差分析为例，第 g 组第 i 个观察点的数据可用模型表示为：

$$Y_{gi}=\mu+\alpha_g+\beta_1(X_{1gi}-\overline{X}_1)+\beta_2(X_{2gi}-\overline{X}_2)+\varepsilon_{gi} \tag{1}$$

将模型中等号右边的两个回归部分移到等号左边以后，若将等号左边记为 Y'_{gi}，则(1)式可表示为：

$$Y'_{gi}=\mu+\alpha_g+\varepsilon_{gi} \tag{2}$$

式(2)即为完全随机设计的方差分析的模型。该式表明，多元协方差分析与完全随机设计协方差分析的原理是一样的，所不同的只是先用线性回归分析方法把各处理组的多个协变量分别调整到同一水平以后再作方差分析，以消除协变量对因变量的影响。

多元协方差分析的手工计算方法较繁，当协变量的个数较多时，靠手工计算几乎是不可能的，故通常都是在计算机上应用现成的统计软件来完成。为能对多元协方差分析的过程有一全面的了解，现以仅包括两个协变量的多元协方差分析为例，以手工计算的方式作一简介。

例　某地测量 30 名初生到 3 周岁儿童的身高（X_1，cm）、体重（X_2，kg）和体表面积（Y，cm^2）的资料如表 1 上半部所示。请把身高、体重化为相等后，比较男、女体表面积的调整均数之间的差异是否有统计学意义，以便确定能否将男、女婴幼儿的资料合并为一个推算公式。

计算步骤如下：

1）按一元协方差的方法，先计算出基础数据见表 1 下半部分。

表 1　30 名婴幼儿身高体重及体表面积

i（编号）	男			女		
	X_{1i}	X_{2i}	Y_{1i}	X_{1i}	X_{2i}	Y_{2i}
1	54	3	2446.2	54	3	2117.3
2	50.5	2.25	1928.4	53	2.25	2200.2
3	51	2.5	2094.5	51.5	2.5	1906.2
4	56.5	3.5	2506.7	51	3	1850.3
5	52	3	2121.0	51	3	1632.5
6	76	9.5	3845.9	77	7.5	3934.0
7	80	9	4380.8	77	10	4180.4
8	74	9.5	4314.2	77	9.5	4246.1
9	80	9	4078.4	74	9	3358.8
10	76	8	4134.5	73	7.5	3809.7
11	96	13.5	5830.2	91	12	5358.4
12	97	14	6013.6	91	13	5601.7
13	99	16	6410.6	94	15	6074.9
14	92	11	5283.3	92	12	5299.4
15	94	15	6101.6	91	12.5	5291.5
$\sum_i X_{gi}$	1128.0	128.75		1097.5	121.75	
$\sum_i Y_{gi}$			61489.9			56861.4
$\sum_i X_{gi}^2$	89517.50	1428.3125		84314.25	1260.3125	
$\sum_i Y_{gi}^2$			287587041.85			248902437.08
$\bar{X}_g$	75.2	8.583		73.13	8.117	
$\bar{Y}_g$			4099.33			3790.76
$\sum_i X_1 X_2$	10889.875			9935.000		
$\sum_i X_1 Y$	5027998.05			4522635.70		
$\sum_i X_2 Y$	633887.950			554948.100		

两组总计：

$$\sum X_1 = 2225.5 , \sum X_1^2 = 173831.75$$

$$\overline{X}_1 = 74.18\ ,\ \sum X_1 X_2 = 20824.875$$

$$\sum X_2 = 250.50,\ \sum X_2^2 = 2688.6250$$

$$\overline{X}_2 = 8.342,\ \sum X_1 Y = 9550633.75$$

$$\sum Y = 118351.3,\ \sum Y^2 = 536489478.93$$

$$\overline{Y} = 3945.03,\ \sum X_2 Y = 1188836.050$$

2)列出多元协方差分析计算表 2。

①分别计算出男性组、女性组及总和的离差矩阵,将男性组与女性组的离差矩阵相加得到公共的离差矩阵。离差矩阵的形式为:

$$\begin{pmatrix} L_{11} & L_{12} & L_{1Y} \\ L_{21} & L_{22} & L_{2Y} \\ L_{1Y} & L_{2Y} & L_{YY} \end{pmatrix}$$

②由这些离差矩阵可计算出各组的、总计的和公共的偏回归系数 b_1 与 b_2。

③由离差矩阵、偏回归系数求出各组的、总计的和公共的回归平方和与剩余平方和。

④由剩余平方和与自由度计算出相应的 MS。

表 2　多元协方差分析计算表

变异来源	偏回归平方和				剩余		
	ν_1	$b_1 L_{1Y}$	$b_2 L_{2Y}$	L_{YY}	ν_2	$\sum (Y-\hat{Y})^2$	MS
①男性组	14	16912693.56	18228480.77	35519855.02	12	378680.6900	31556.7242
②女性组	14	25437468.84	7317950.523	33354516.42	12	599097.0619	49924.7552
③组内					24	977777.7519	40740.7397
④回归系数					2	87633.7841	43816.8921
⑤公共回归	28	41742215.50	26066744.43	68874371.47	26	1065411.536	40977.3669
⑥修正均数					1	139764.2540	139764.2540
⑦总计	29	42699812.07	25683484.01	69588471.87	27	1205175.790	

表 2 左半部分计算过程如下:

第①行男性组:$\nu_1 = 15 - 1 = 14$,按多元回归的计算方法,由离差矩阵可列出求解 b_1 与 b_2 的正规方程组,解得:

$$b_1 = 41.8675, b_2 = 171.8053$$

$$b_1 L_{1Y} = 41.8675 \times 403957.57 = 16912693.56$$

$$b_2 L_{2Y} = 18228480.77$$

$$L_{YY} = 35519855.02$$

同理求出第②行女性组的

$$\nu_1 = 14, b_1 = 70.2156$$
$$b_2 = 78.3313, b_1 L_{1Y} = 25437468.84$$
$$b_2 L_{2Y} = 7317950.523$$
$$L_{YY} = 33354516.42$$

第⑤行公共组：

$$\nu_1 = 28, b_1 = 54.4771$$
$$b_2 = 130.6455, b_1 L_{1Y} = 41742215.50$$
$$b_2 L_{2Y} = 26066744.43$$
$$L_{YY} = 68874371.47$$

第⑦行总计：

$$\nu_1 = 29, b_1 = 55.3867$$
$$b_2 = 128.0316, b_1 L_{1Y} = 42699812.07$$
$$b_2 L_{2Y} = 25683484.01$$
$$L_{YY} = 69588471.87$$

表 2 右半部分计算过程如下：

第①②⑤⑦行计算方法相同，因在计算剩余误差时用了两个回归系数，故自由度要比 ν_1 减少 2，即自由度 ν_2 等于自由度 ν_1 减去协变量的个数。

$$\nu_2 = \nu_1 - 2 \tag{3}$$
$$\sum (Y - \hat{Y})^2 = L_{YY} - b_1 L_{1Y} - b_2 L_{2Y} \tag{4}$$
$$MS = \sum (Y - \hat{Y})^2 / \nu_2 \tag{5}$$

如第①行 $\nu_2 = 14 - 2 = 12$

$$\sum (Y - \hat{Y})^2 = 35519855.02 - 16912693.56 - 18228480.77 = 378680.69$$
$$MS = 378680.69/12 = 31556.7242$$

第②⑤⑦行以此类推。

第③行 ν_2 与 $\sum (Y - \hat{Y})^2$ 为①、②行相应数值的和。

$$\nu_2 = 12 + 12 = 24$$
$$\sum (Y - \hat{Y})^2 = 378680.69 + 599097.0619 = 977777.7519$$
$$MS = 977777.7519/24 = 40740.7397$$

第④行 ν_2 与 $\sum (Y - \hat{Y})^2$ 为⑤行与③行相应数值的差。

$$\nu_2 = 26 - 24 = 2$$

$$\sum (Y - \hat{Y})^2 = 1065411.536 - 977777.7519 = 87633.7841$$

$$MS = 87633.7841/2 = 43816.8921$$

第⑥行 ν_2 与 $\sum (Y - \hat{Y})^2$ 为⑦行与⑤行相应数值的差。

$$\nu_2 = 27 - 26 = 1$$

$$\sum (Y - \hat{Y})^2 = 1205175.790 - 1065411.536 = 139764.2540$$

$$MS = 139764.2540$$

3)检验 Y 与 X 间有无线性关系。

由第⑤行可得:

$$偏回归平方和 = 41742215.50 + 26066744.43 = 67808959.93$$

$$MS = 67808959.93/2 = 33904479.97$$

H_0:Y 与 X 间无线性关系,H_1:Y 与 X 间有线性关系,$\alpha = 0.05$

$$F = \frac{公共偏回归均方}{公共剩余均方} = \frac{33904479.97}{40977.3669} = 827.3953$$

查 F 分布界值表(附表 4),$F_{0.05(2,26)} = 5.53$,$P < 0.05$,按 $\alpha = 0.05$ 水准,拒绝 H_0,可认为 Y 与 X 有线性关系。

4)检验回归系数间有无差异。

H_0:各偏回归系数在两方程中相同,H_1:各偏回归系数在两方程中不同,$\alpha = 0.05$

$$F = \frac{回归系数剩余均方}{组内剩余均方} = \frac{43816.8921}{40740.7397} = 1.0755$$

查 F 分布界值表(附表 4),$F_{0.05(2,24)} = 3.40$,$P > 0.05$,按 $\alpha = 0.05$ 水准,不能拒绝 H_0,可认为两回归方程的偏回归系数相同。

5)检验两组资料方差是否一致。

H_0:两组资料方差一致,H_1:两组资料方差不一致,$\alpha = 0.05$

$$F = \frac{较大剩余均方}{较小剩余均方} = \frac{49924.7552}{31556.7242} = 1.5821$$

查 F 分布界值表(附表 4),$F_{0.05(12,12)} = 3.28$,$P > 0.05$,按 $\alpha = 0.05$ 水准,不能拒绝 H_0,可认为两组资料方差一致。

6)计算调整均数并作假设检验。

$$\bar{Y}'_{男} = 4099.33 - 54.4771 \times (75.2 - 74.18) - 130.6455 \times (8.583 - 8.342)$$

$$= 4012.2778$$

$$\bar{Y}'_{女} = 3790.76 - 54.4771 \times (73.17 - 74.18) - 130.6455 \times (8.117 - 8.342)$$

$$= 3875.1771$$

H_0:两总体调整均数相等,H_1:两总体调整均数不等,$\alpha = 0.05$。

$$F = \frac{\text{修正均数剩余均方}}{\text{公共回归剩余均方}} = \frac{139764.2540}{40977.3669} = 3.4108$$

查 F 分布界值表(附表 4),$F_{0.05(1,26)} = 4.22$,$P > 0.05$,按 $\alpha = 0.05$ 水准,不能拒绝 H_0,可认为当男、女性婴幼儿身高、体重相同时,男、女的体表面积差异无统计学意义。

参考文献

[1] 斯蒂尔 RGD,托里 JH. 数理统计的原理和方法:适用于生物科学. 杨纪柯,孙长鸣,译. 北京:科学出版社,1979.

[2] 郭祖超. 医用数理统计方法. 北京:人民卫生出版社,1988.

[3] 胡良平. 现代统计学与 SAS 应用. 北京:军事医学科学出版社,1996.

（林爱华　郑俊池）

简单相关系数

简单相关系数(simple correlation coefficient)又称为 Pearson 相关系数(Pearson correlation coefficient)或积差相关系数(product moment correlation coefficient),简称相关系数。它是衡量两个随机变量(x_i, y_i)之间直线相关的强度和方向的统计量,但不能表达直线以外(如各种曲线)的关系。样本相关系数记为 r,是其总体相关系数 ρ 的估计值。ρ 和 r 均无量纲,取值范围为$[-1, 1]$。当 r 为正值时,说明两个变量的变化方向一致,称为正相关(positive correlation);当 r 为负值时,两个变量反向变化,称为负相关(negative correlation)。而$|r|$则反映了两变量之间直线联系的密切程度,当 $r = 1$ 或 -1 时,称为完全相关(perfect correlation),表示两变量的变化完全服从直线关系;当 $r = 0$ 时,称为无线性相关或零相关(null correlation),表示两变量之间完全无关或无线性相关。

考察相关性最简单、直观的方法是绘制散点图(scatter plot),横、纵坐标轴分别表示两个变量,在坐标平面内将观察值分别描点,根据点的散布情况,推测两变量有无相关。图 1 绘出不同 r 值时两变量散点图的几种典型样式。在医学问题的研究中,由于变异的普遍存在,完全相关或零相关的现象罕见(完全相关见图(c)、图(d)),$|r|$ 通常在 0、1 之间波动(见图(a)、图(b))。图(e)、图(f)和图(g)中,x_i 不论增加或减少,y_i 的大小不受其影响,反之亦然,即 x_i 与 y_i 的消长互不影响,这种情况属于零相关。虽然图(h)中各点的排列不呈直线趋势,却呈某种曲线形状,此时 $r \approx 0$,属于无线性相关。因此,对于零相关的情形,适宜进一步澄清是否为曲线关系。

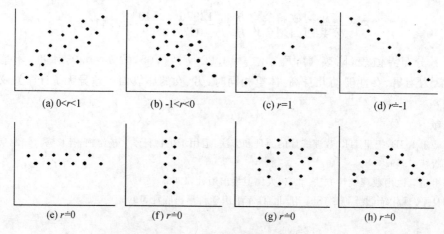

图1 不同 r 值时散点图

1 相关系数的沿革

英国人类学家 Fransis Galton(1822~1911)于 1885 年第一次使用双变量散点图展示相关,将 1078 对父子的身高绘制于坐标轴中。1888 年,Galton 首次使用符号 r 表达两个变量之间相关的密切程度,并提出 r 不会大于 1(但此时他并未认识到负相关的理念)。1892 年,Walter F. R. Weldon(1860~1906)发展了 Galton 的相关理论,首次提出了负相关系数的概念。随后,师从 Galton 的 Karl Pearson(1857~1936)对相关分析做了进一步的研究和改进,1895 年,Pearson 定义了 Pearson 积差相关系数及其数学表达式,一直沿用至今。1908 年,William S. Gosset(1876~1937)发现 Pearson 积差相关系数 r 服从总体 $\rho=0$ 的双变量正态分布,当 $\rho \neq 0$ 时,r 的分布是偏态的。Ronald A. Fisher(1890~1962)先后用几何学论证并推导出 r 的确切分布(1915 年)、提出 r 的 Fisher's Z 变换(1921 年),进一步完善了相关分析理论。时至今日,相关分析在科研领域有着非常广泛的应用。

2 相关系数的计算

相关分析要求资料是来自于双变量正态分布(bivariate normal distribution)总体的随机样本,若样本含量为 n,分别观测 n 个观察单位的两个变量 x、y,记为 (x_i, y_i),其中,$i=1,\cdots,n$。样本相关系数 r 一般采用 Pearson 积差相关系数的计算方法,按下式计算:

$$r = \frac{\sum(x-\overline{x})(y-\overline{y})}{\sqrt{\sum(x-\overline{x})^2 \sum(y-\overline{y})^2}} = \frac{l_{xy}}{\sqrt{l_{xx}l_{yy}}} \qquad (1)$$

其中 $l_{xy} = \sum(x-\overline{x})(y-\overline{y}) = \sum xy - \dfrac{(\sum x)(\sum y)}{n}$,表示 x 与 y 的离均差积和;

$l_{xx} = \sum(x-\overline{x})^2 = \sum x^2 - \dfrac{(\sum x)^2}{n}$,表示 x 的离均差平方和;

$l_{yy} = \sum(y-\overline{y})^2 = \sum y^2 - \dfrac{(\sum y)^2}{n}$,表示 y 的离均差平方和。

在式(1)中,分子部分反映了 x、y 相对于其集中位置的变异情况,再将差积(cross-product)求和,而分母部分则调整了两变量的量纲使其标准化。式(1)可以将 r 看做两变量按集中位置调整并标准化后的差积之和。通过 Cauchy-Schwartz 不等式可以证明分子部分的数值不会超过分母,所以相关系数的绝对值不会大于1。

将式(1)中的分子和分母同时除以自由度 $n-1$,则有

$$r = \frac{\dfrac{\sum(x-\bar{x})(y-\bar{y})}{n-1}}{\sqrt{\dfrac{\sum(x-\bar{x})^2}{n-1} \cdot \dfrac{\sum(y-\bar{y})^2}{n-1}}} = \frac{\dfrac{l_{xy}}{n-1}}{\sqrt{\dfrac{l_{xx}}{n-1} \cdot \dfrac{l_{yy}}{n-1}}} = \frac{Cov(x,y)}{s_x \cdot s_y} \qquad (2)$$

式(2)中 $Cov(x,y)$ 为 x、y 的协方差,表示两变量联合变异的大小;s_x、s_y 分别是 x、y 的标准差,表示两变量的变异程度。由于分子和分母的单位相同,相关系数没有量纲。根据式(2)可将 r 看做是两变量的协方差与平均方差的比值,即用标准差标化了量纲的协方差。

由式(1)、式(2)可知,就某个观察单位而言,当其 x 的离均差和 y 的离均差符号相同时(同为正或同为负),离均差乘积为正,表示相对于均数而言该个体的 x、y 是同方向的;当其 x 的离均差和 y 的离均差符号相反时,离均差乘积为负,表示相对于均数而言该个体的 x、y 是反方向的。若所有观察单位的离均差乘积平均后接近于零,说明部分观察单位的 x 和 y 是同方向,部分察单位的 x 和 y 是反方向,但总体来说,x 和 y 各循其道,杂乱无章,无线性规律可言。若所有观察单位的离均差乘积平均后为正,且距零较远,说明多数观察单位的 x 和 y 同向变化,为正相关;若所有观察单位的离均差乘积平均后为负,且距零较远,说明多数观察单位的 x 和 y 反向变化,为负相关。

例1 测得某地 15 名正常成年人的血铅 $x(\mu\text{mol/L})$ 和 24 小时的尿铅 $y(\mu\text{mol/L})$ 如表 1 所示,试分析血铅与 24 小时尿铅之间的相关性。

表 1　15 例正常成年人的血铅和 24 小时尿铅测量值　　　　　　单位:μmol/L

编号	血铅(x)	尿铅(y)	x^2	y^2	$x \cdot y$
1	0.11	0.14	0.0121	0.0196	0.0154
2	0.25	0.25	0.0625	0.0625	0.0625
3	0.23	0.28	0.0529	0.0784	0.0644
4	0.24	0.25	0.0576	0.0625	0.0600
5	0.26	0.28	0.0676	0.0784	0.0728
6	0.09	0.10	0.0081	0.0100	0.0090
7	0.25	0.27	0.0625	0.0729	0.0675
8	0.06	0.09	0.0036	0.0081	0.0054
9	0.23	0.24	0.0529	0.0576	0.0552
10	0.33	0.30	0.1089	0.0900	0.0990
11	0.15	0.16	0.0225	0.0256	0.0240
12	0.04	0.05	0.0016	0.0025	0.0020
13	0.20	0.20	0.0400	0.0400	0.0400
14	0.34	0.32	0.1156	0.1024	0.1088
15	0.22	0.24	0.0484	0.0576	0.0528
合计	3.00	3.17	0.7168	0.7681	0.7388

解：首先，在坐标系内绘制血铅和 24 小时尿铅的散点图，如图 2 所示，两变量呈现直线趋势。

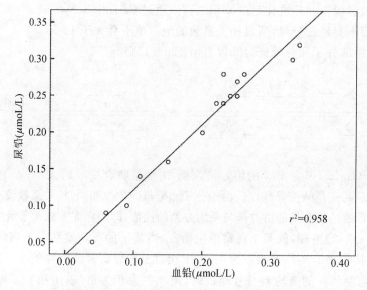

图 2   15 例正常成年人的血铅和 24 小时尿铅测量值的散点图

$n=15$, $\sum x = 3.00$, $\sum y = 3.17$, $\sum x^2 = 0.7168$, $\sum y^2 = 0.7681$, $\sum x \cdot y = 0.7388$ ，由式(1)得到，

$$r = \frac{\sum x \cdot y - \dfrac{(\sum x) \cdot (\sum y)}{n}}{\sqrt{\sum x^2 - \dfrac{(\sum x)^2}{n}}\sqrt{\sum y^2 - \dfrac{(\sum y)^2}{n}}}$$

$$= \frac{0.7388 - \dfrac{3 \times 3.17}{15}}{\sqrt{\left((0.7168 - \dfrac{3^2}{15})(0.7681 - \dfrac{3.17^2}{15})\right)}} = 0.9787$$

3   相关系数的统计推断

在医学研究中，总体方差和协方差往往是未知的，得到的相关系数 r 只是总体相关系数 ρ 的估计值。抽样试验研究证明，从同一总体中随机抽取不同的样本会得到不同的样本相关系数，样本相关系数也存在变异。样本相关系数 r 不仅与总体相关系数 ρ 有关，还受样本含量的影响。比如当 $n=2$，且两点的连线不平行于横轴或纵轴时，$r=1$。因此，实践中不能仅凭 r 的大小武断的做出结论。为了澄清样本信息所反映的相关是由抽样误差所致还是两总体间确有相关，或估计总体相关系数的可能范围，在得到线性相关的描述统计量 r 之后，有必要对其来自的总体进行统计推断。

3.1   相关系数的分布

相关系数 r 的分布受总体相关系数 ρ 以及样本含量 n 的影响。

1)$\rho = 0$ 时 r 的分布

当从 $\rho = 0$ 的双变量正态分布总体随机抽样，样本相关系数 r 的分布近似于自由度 $\nu = n-2$ 的 t 分布。即

$$t_r = \frac{|r-0|}{s_r} = \frac{|r|}{\sqrt{(1-r^2)/(n-2)}}, \quad \nu = n-2 \tag{3}$$

式(3)中 s_r 是样本相关系数 r 的标准误，表示 r 的抽样误差大小。

2)$\rho \neq 0$ 时 r 的分布

若从 $\rho \neq 0$ 的总体随机抽样，在样本含量 n 不太大时，r 呈偏态分布，且随着 ρ 的绝对值增加，其偏度越大：随着 ρ 向 1 逼近，r 的抽样分布越加呈现负偏态；随着 ρ 向 -1 逼近，r 的抽样分布越加呈现正偏态。总之，随着样本含量的增加，r 的抽样分布逐渐正态；随着 $|\rho|$ 的增加，r 的抽样分布越加偏态。当 $\rho \neq 0$ 时，对样本相关系数 r 做 Fisher Z 变换：

$$z = \tanh^{-1} r \text{ 或 } z = \frac{1}{2}\ln\frac{1+r}{1-r} \tag{4}$$

不论 ρ 为何值，z 近似服从均数为 $\frac{1}{2}\ln\frac{1+\rho}{1-\rho}$，方差为 $\frac{1}{n-3}$ 的正态分布，记作 $z \sim N(\frac{1}{2}\ln\frac{1+\rho}{1-\rho}, \frac{1}{n-3})$。式(4)中 $\tanh^{-1}$ 为反双曲正切函数。变换后 z 的方差不受 ρ 的影响，即使 z 并不严格服从正态分布，随着样本含量的增加，可很快使其达到正态。

3.2　相关系数的区间估计

实际研究中，可以基于样本资料计算相关系数 r，进而按照预先给定的概率 $1-\alpha$，确定包含总体相关系数 ρ 的可能范围，即估计总体相关系数的置信区间。

对 r 做 Z 变换后，根据正态近似原理，可得到 z 的 $1-\alpha$ 置信区间：

$$(z-u_\alpha/\sqrt{n-3}, z+u_\alpha/\sqrt{n-3})，缩写为 z \pm u_\alpha/\sqrt{n-3} \tag{5}$$

然后对此区间的上下限按式(6)做反变换，即可得到 ρ 的 $1-\alpha$ 置信区间。

$$r = \tanh z \text{ 或 } r = \frac{e^{2z}-1}{e^{2z}+1} \tag{6}$$

其中 $\tanh$ 为双曲正切函数。

例 2　在例 1 中计算得样本相关系数 $r=0.9787$，求总体相关系数 ρ 的 95% 置信区间。

解：按式(4)$z = \tanh^{-1} r = \tanh^{-1} 0.9787 = 2.266$。

按式(5)z 的 95% 置信区间为 $z \pm u_\alpha/\sqrt{n-3} = 2.266 \pm 1.96/\sqrt{15-3} = (1.700, 2.832)$。

按式(6)做反变换，得到正常成年人血铅和 24 小时尿铅的总体线性相关系数的 95% 置信区间为 $(0.935, 0.993)$。

3.3　相关系数的假设检验

实践中研究者往往关心的是总体相关关系如何，如两变量总体上是否有线性相关，两个相关系数是否来自同一总体等，但研究者通常获取的是有限的抽样资料，因此，需要

通过假设检验做出推断。

1)单个相关系数的假设检验

①样本相关系数 r 与总体相关系数 $\rho=0$ 的假设检验,即检验 r 是否来自 $\rho=0$ 的双变量正态分布总体,判断两变量总体上的线性关系。由于抽样误差的存在,即使从 $\rho=0$ 的总体中随机抽样,也可能得到一个非零的样本统计量 r,如图 3 所示(黑点表示抽样获得的实际观测)。因此,$r\neq0$ 未必说明 $\rho\neq0$,必须对零假设 $H_0:\rho=0$ 做假设检验。

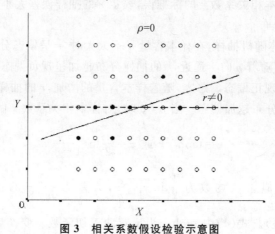

图 3　相关系数假设检验示意图

当 $\rho=0$ 时,r 近似服从自由度 $\nu=n-2$ 的 t 分布,因此假设检验可以用 t 检验法。亦可根据计算出的 r,参照相关系数 r 界值表(附表 5),按 $\nu=n-2$ 直接查表确定概率 P。

例 3　试分析例 1 中正常成年人血铅和 24 小时尿铅是否存在线性关系。

解:$H_0:\rho=0$;$H_1:\rho\neq0$,$\alpha=0.05$。由式(3)计算

$$t_r=\frac{|r-0|}{s_r}=\frac{|r|}{\sqrt{(1-r^2)/(n-2)}}=17.189,\quad \nu=n-2=13$$

查 t 分布表,得 $t_{0.05,13}=2.160$,$t_r>t_{0.05,13}$,$P<0.05$。按 $\alpha=0.05$ 的检验水准,拒绝 H_0,接受 H_1,可以认为正常成年人血铅和 24 小时尿铅存在正相关。

按 $r=0.9787$,$\nu=13$,查相关系数 r 界值表(附表 5),可得 $r_{0.05,13}=0.514$,$P<0.05$,结论同上。

②样本相关系数 r 与总体相关系数 $\rho\neq0$ 的假设检验,即判断 r 是否来自一个已知总体相关系数 $\rho(\rho\neq0)$ 的总体,或检验 r 所代表的总体相关系数 ρ_r 与 ρ 是否相同。当 $\rho\neq0$ 且样本含量 n 不太大时,r 的抽样分布是偏态的,可通过 Z 变换后实现正态化,假设检验公式为:

$$u=\frac{z_r-z_\rho}{\sqrt{1/(n-3)}} \tag{7}$$

其中 z_r 和 z_ρ 分别为 r 和 ρ 的 Z 变换值,n 为样本含量。

例 4　若文献报道正常成年人血铅和 24 小时尿铅的相关系数 $\rho=0.90$,例 1 中的相关系数是否来自该总体?

解：$H_0:\rho_r=\rho;H_1:\rho_r\neq\rho,\alpha=0.05$。

根据式(4)计算

$$z_r=\frac{1}{2}\ln\frac{1+r}{1-r}=2.266,\quad z_\rho=\frac{1}{2}\ln\frac{1+\rho}{1-\rho}=1.472$$

根据式(7)计算

$$u=\frac{z_r-z_\rho}{\sqrt{1/(n-3)}}=2.749$$

据标准正态累计概率表，$u>u_{0.05/2}=1.96,P<0.05$。按 $\alpha=0.05$ 的检验水准，拒绝 H_0，接受 H_1，尚不能认为相关系数来自于文献报道的总体。

2)两个相关系数差别的假设检验

即检验两个相关系数 r_1、r_2 的差别是否有统计学意义，或者说检验这两个相关系数是否来自不同的总体($\rho_1\neq\rho_2$)。将 r_1、r_2 做 Z 变换后，其假设检验公式为：

$$u=(z_1-z_2)/s_{(z_1-z_2)}=(z_1-z_2)/\sqrt{1/(n_1-3)+1/(n_2-3)} \tag{8}$$

其中 $s_{(z_1-z_2)}$ 为两个 z 值差值的标准误。

例5 有其他研究者做了类似抽样研究，样本含量 $n_2=19$，测得正常成年人血铅和24小时尿铅的相关系数 $r_2=0.91$，问 r_2 与例1中的相关系数 r_1 的差别是否有统计学意义？

解：$H_0:\rho_1=\rho_2;H_1:\rho_1\neq\rho_2,\alpha=0.05$。

根据式(4)计算，$z_1=2.266,z_2=1.528$。

根据式(8)计算，$u=(z_1-z_2)/s_{(z_1-z_2)}=(z_1-z_2)/\sqrt{1/(n_1-3)+1/(n_2-3)}=1.932$

据标准正态累计概率表，$u<u_{0.05/2}=1.96,P>0.05$。按 $\alpha=0.05$ 的检验水准，不拒绝 H_0，尚不能认为两总体的相关系数有差别。

4 应用相关系数时应注意的问题

4.1 相关分析前，应先绘制散点图

散点图可以为研究者提供丰富的信息，为进一步的统计分析提供参考。当散点图呈现直线趋势时，可进行直线相关分析。当散点图中出现远离主体数据的异常点(outlier)时要慎重处理。可从专业知识和现有数据两方面考虑，认真核对原始数据并检查其产生过程判断是过失误差还是抽样误差造成的结果，才可以谨慎地剔除或采用其他估计方法。若散点图显示曲线趋势时，不适宜做线性相关，可做曲线拟合。

4.2 相关分析要求 (x_i,y_i) 都应是来自双变量正态总体的随机变量，当变量是人为选定或严格控制时莫做相关

在某些医学问题的研究中，若变量分布并非正态，应考虑做等级相关而不适宜做简单相关。此外，一个变量随机变动，另一个变量的数值为人为选定时莫做相关，因为此时相关分析的结果并不能代表总体情况，其结果会随着变量选择方案的不同而改变。比如，研究药物的剂量—反应关系时，研究者设定几种剂量，观察每种剂量下动物的反应，所得到的数据并非随机样本。

4.3 正确理解相关系数

1)样本的线性相关系数接近于0不意味着两变量之间一定无相关性。两变量的相

互关系并不只有直线关系,可能存在着曲线关系,比如很高血压和很低血压的人死亡率都很高,血压中等的人死亡率低,于是,死亡率和血压之间的关系存在着曲线关系。$r \approx 0$的两个变量,也有可能存在着密切的曲线关系。

2)线性关联的强弱应基于假设检验得出有统计学意义的前提下讨论。研究中所获得的 r 通常是基于有限的样本计算出的,还需判断 r 是否来自 $\rho \neq 0$ 的总体。若 r 相当大,但其假设检验无法拒绝"$\rho = 0$"的无效假设,我们也不能判定变量之间具有直线关系。在 r 的假设检验结果有统计学意义($P < 0.05$)的前提下,相关关系的强弱由 $|r|$ 确定,而与 P 值无关。

3)正确理解关联的"密切程度"。一般说来,当样本量足够大($n > 100$),获得的 r 有统计学意义时($P < 0.05$),$|r| > 0.7$ 时,则表示两个变量高度相关;$0.4 < |r| \leq 0.7$ 时,则表示两个变量之间中度相关;$0.2 < |r| \leq 0.4$ 时,则两个变量低度相关。r^2 称为决定系数(coefficient of determination),表示 x 变量的变化可以用 y 变量的变化来解释的比例。

4.4 合理解释相关

对直线相关分析结果,应依据专业知识,结合决定系数 r^2 对其实用价值作出科学评价。变量间的相关关系不一定都是因果联系,也可能由于一个共同因素(如时间、年龄等),使得两变量的相关系数表面上看是有统计学意义的,但这种关系实际只是表面的伴随关系。如某年美国加利福尼亚州的离婚率高,香烟销售量大,两者相关有统计学意义,但这种相关只是数字上的关联,并无实际意义。

参考文献

[1] 杨树勤. 中国医学百科全书·医学统计学. 上海:上海科学技术出版社,1985:153−154.
[2] 徐天和,柳青. 中国医学统计百科全书. 多元统计分册. 北京:人民卫生出版社,2004:69−74.
[3] 颜虹. 医学统计学. 北京:人民卫生出版社,2005:200−207.
[4] 方积乾. 医学统计方法与电脑实验. 上海:上海科学技术出版社,2001:151−161.
[5] 金丕焕. 医用统计方法. 2版. 上海:复旦大学出版社,2003:122−124.
[6] Anderson TW. Fisher RA and multivariate analysis. Statistical Science, 1996,11(1):20−34.
[7] Rodgers JL, Nicewander WA. Thirteen Ways to Look at the Correlation Coefficient. The American Statistician, 1988,42(1):59−66.

(马 骏 刘树仁)

多重线性相关系数

继简单相关系数后,英国统计学家 Pearson 在 1896 年首先阐明了三个变量之间的相关理论,随后,Fisher、Wilks、Irwin、Hotelling、Wishart 等陆续发展并完善了多元相关分析理论,用于探讨事物之间纷繁复杂的相关关系。

多重线性相关系数(multiple correlation coefficient)又称复相关系数、多元相关系数,或全相关系数,符号记为 $R_{Y|x_1,x_2,\cdots,x_k}$,简写为 R,用于描述所有自变量 $x_1,x_2,\cdots,x_k$ 与因变量 y 之间的线性关系的密切程度。所谓的线性关系实质上是指 R 测量了 y 与 $x_1,x_2,\cdots,x_k$ 拟合的最优线性组合 $\hat{y}=\hat{\beta}_0+\hat{\beta}_1x_1+\hat{\beta}_2x_2+\cdots+\hat{\beta}_kx_k$(根据最小二乘法原则估计,使得 y 与 $\hat{y}$ 之差的平方和最小)的简单相关系数,因此,亦可将 R 视作观察值 y 与其估计值 $\hat{y}$ 的相关系数。由于 R 在 y 与 $x_1,x_2,\cdots,x_k$ 相关关系中是最大的(至少不小于任一简单相关系数或偏相关系数),所以 R 不会为负值,介于 $0,1$ 之间。样本多重线性相关系数 R 是总体相关系数 ρ 的有偏估计。

1 多重线性相关系数的计算

样本多重线性相关系数 R 的计算公式为:

$$R = \sum_{i=1}^{n}(y_i-\bar{y})(\hat{y}_i-\bar{y}) \bigg/ \sqrt{\sum_{i=1}^{n}(y_i-\bar{y})^2 \cdot \sum_{i=1}^{n}(\hat{y}_i-\bar{y})^2} \tag{1}$$

由式(1)可以看出,计算 R 时,首先根据最小二乘法原则,求出 $x_1,x_2,\cdots,x_k$ 最优拟合的线性组合 $\hat{y}=\hat{\beta}_0+\hat{\beta}_1x_1+\hat{\beta}_2x_2+\cdots+\hat{\beta}_kx_k$,使 y 与 $\hat{y}$ 之差的平方和最小,再计算 y 与 $\hat{y}$ 的简单相关系数即为多重线性相关系数。由此可见,R 是简单相关系数的扩展,即实测值 y 与其估计值 $\hat{y}$ 的简单相关系数。

多重线性相关系数 R 亦可通过 $x_1,x_2,\cdots,x_k$ 与 y 的多元回归方程计算。

$$R = \sqrt{\frac{\sum_{i=1}^{n}(y_i-\bar{y})^2-\sum_{i=1}^{n}(y_i-\hat{y}_i)^2}{\sum_{i=1}^{n}(y_i-\bar{y})^2}} = \sqrt{\frac{SS_{回}}{SS_{总}}} = \sqrt{1-\frac{SS_{剩}}{SS_{总}}} \tag{2}$$

其中 $SS_{总}$ 为 y 的离均差平方和(total sum of squares),表示 y 的总变异;$SS_{回}$ 为回归平方和(regression sum of squares),表示在 y 的总变异中由于 $x_1,x_2,\cdots,x_k$ 与 y 的直线关系而使 y 的变异减小的部分,即 $SS_{总}$ 中可以由 $x_1,x_2,\cdots,x_k$ 解释的部分;$SS_{剩}$ 为剩余平方和(residual sum of squares),又叫残差平方和,反映 $x_1,x_2,\cdots,x_k$ 对 y 的线性影响之外的一切因素对 y 的变异作用,即 $SS_{总}$ 中无法用 $x_1,x_2,\cdots,x_k$ 解释的部分。

$$SS_{总} = \sum_{i=1}^{n}(y_i-\bar{y})^2 = \sum_{i=1}^{n}y_i^2-\left(\sum_{i=1}^{n}y_i\right)^2/n \tag{3}$$

$$SS_{回} = \sum_{i=1}^{n}(\hat{y}-\bar{y})^2 = b_1SS_{y1}+b_2SS_{y2}+\cdots+b_kSS_{yk} \tag{4}$$

$$SS_{剩} = SS_{总}-SS_{回} \tag{5}$$

式(4)中,b_k 表示第 k 个 x 的偏回归系数;SS_{yk} 表示第 k 个 x 与 i 个 y 的观察值的离

均差积和。

$$SS_{yk} = \sum_{i=1}^{n}(x_{ik}-\bar{x}_{ik})(y_i-\bar{y}) = \sum_{i=1}^{n}x_{ik}y_i - \sum_{i=1}^{n}x_{ik} \cdot \sum_{i=1}^{n}y_i/n \qquad (6)$$

多重线性相关系数 R 的平方叫做决定系数(coefficient of determination)记为 R^2,定量评价因变量 y 在多大程度上取决于 x 变量组的改变,也就是说,在 y 的总变异中,由 $x_1,x_2,\cdots,x_k$ 建立的回归方程所能解释的比例,常用于评价回归方程的拟合效果。R^2 和 R 一样,介于 0 与 1 之间,R^2 越接近于 1 回归效果越好,各自变量与 y 的线性关系对 y 的变异的解释度越高,随机因素的影响越小。当 $x_1,x_2,\cdots,x_k$ 的所有值不等时,R^2 可能取得最大值 1,若变量组中有重复观察时,R^2 小于 1。

由于 $SS_{回}$ 受样本含量和自变量数目的影响,随着样本含量和自变量数目的增加,即使新增加的自变量对 y 的影响并不大,也将使 $SS_{回}$ 增大,导致 R^2 只增不减,而不能正确评价回归模型的效果。因此,应用中常采用校正决定系数 R_{ad}^2(adjusted coefficient of determination),旨在对回归方程中自变量的个数实施惩罚,较多的变量个数将使 R_{ad}^2 减少,使变量筛选和模型评价更趋于理性。R_{ad}^2 的平方根是校正复相关系数,可作为总体多重线性相关系数 ρ 的近似无偏估计。

$$R_{ad}^2 = 1 - \frac{MS_{剩}}{MS_{总}} = 1 - \frac{SS_{剩}/(n-p-1)}{SS_{总}/(n-1)} = 1 - (1-R^2)\frac{n-1}{n-p-1} \qquad (7)$$

其中 p 为自变量的个数,n 为样本含量。

例 1 国外某研究机构收集营养不良儿童的体重(磅)、身高(英寸)、年龄(岁)的资料如表 1 所示,以体重为因变量 y,身高(x_1)和年龄(x_2)分别作为自变量,求三者的多重线性相关系数。

表 1 12 名营养不良儿童的体重(磅)、身高(英寸)、年龄(岁)资料

指标	1	2	3	4	5	6	7	8	9	10	11	12
体重	64	71	53	67	55	58	77	57	56	51	76	68
身高	57	59	49	62	51	50	55	48	42	42	61	57
年龄	8	10	6	11	8	7	10	9	10	6	12	9

解:根据表 1 提供的数据,拟合出体重与身高、年龄的多元回归方程:$\hat{y}=0.6553+0.722x_1+2.050x_2$,并将 y 的实际观察值及其估计值列出如表 2 所示。

表 2 儿童体重的实际值及其根据回归方程获得的估计值

儿童	1	2	3	4	5	6	7	8	9	10	11	12
实际值 y	64	71	53	67	55	58	77	57	56	51	76	68
估计值 $\hat{y}$	64.11	69.65	54.23	73.87	59.78	57.01	66.77	59.66	57.38	49.18	75.20	66.16

按式(2)、(3)、(4)得,

$$SS_总 = \sum_{i=1}^{n}(y_i - \bar{y})^2 = \sum_{i=1}^{n}y_i^2 - (\sum_{i=1}^{n}y_i)^2/n = 888.250$$

$$SS_回 = \sum_{i=1}^{n}(\hat{y} - \bar{y})^2 = b_1 SS_{y1} + b_2 SS_{y2} + \cdots + b_k SS_{yk} = 692.823$$

$$R = \sqrt{SS_回/SS_总} = 0.8832$$

也可根据式(1),$R = \dfrac{\sum\limits_{i=1}^{n}(y_i - \bar{y})(\hat{y}_i - \bar{y})}{\sqrt{\sum\limits_{i=1}^{n}(y_i - \bar{y})^2 \cdot \sum\limits_{i=1}^{n}(\hat{y}_i - \bar{y})^2}} = 0.8832$

即营养不良儿童的身高、年龄与体重的多重线性相关系数为 0.8832。

$$R^2 = 0.8832^2 = 0.7800$$

$$R_{ad}^2 = 1 - \frac{MS_剩}{MS_总} = 1 - (1-R^2)\frac{n-1}{n-p-1} = 0.7311$$

2　多重线性相关系数的假设检验

1924 年,Fisher 运用几何学的方法论证了总体相关系数 $\rho=0$ 时多重线性相关系数 R 的分布。在 $\rho=0$ 的条件下,有:

$$F \approx \frac{R^2}{1-R^2} \cdot \frac{n-p-1}{p}, \nu=(p, n-p-1) \tag{8}$$

可借助于 F 分布做总体多重线性相关系数是否为零的假设检验。此外,也可直接按照 $\nu=n-p-1$ 和变量数 p 直接查 R 界值表做推断。

注意:对同一资料,R 值是否来自于 $\rho=0$ 的总体假设检验与多元回归线性假设检验等价,二者计算出的 F 值相同。

例 2　试对例 1 中的样本多重线性相关系数进行假设检验。

解:H_0:总体多重线性相关系数 $\rho=0$;H_1:总体多重线性相关系数 $\rho\neq0$;$\alpha=0.05$。

根据式(8)计算,$F \approx \dfrac{R^2}{1-R^2} \cdot \dfrac{n-p-1}{p} = 15.953, \nu=(p, n-p-1)=(2,9)$。

查 F 分布界值表(附表 4),$F>F_{0.05(2,9)}$,$P<0.05$。按照 $\alpha=0.05$ 的检验水准,拒绝 H_0,接受 H_1,可以认为营养不良儿童的身高、年龄与体重的多重线性相关系数有统计学意义。也可根据 $\nu=(p, n-p-1)=(2,9)$,直接查 R 界值表获得 P 值范围。

3　多重线性相关系数的特点

1)R^2 测量了由于 y 与 $x_1, x_2, \cdots, x_k$ 多元线性关系使得 y 的离均差平方和减少的比例;

2)R 是 y 的观察值与其估计值 $\hat{y}$ 的相关系数,$R \geq 0$;

3)R 是总体相关系数 ρ（反映 y 与真正的回归方程 $\beta_0+\beta_1 x_1+\beta_2 x_2+\cdots+\beta_k x_k$ 的关联性）的有偏估计；

4)R^2 是估计由于 $x_1,x_2,\cdots,x_k$ 的影响而使 y 的总变异减少的比例。

4 多重线性相关系数的应用条件

1)线性：y 与变量组 $x_1,x_2,\cdots,x_k$ 有线性关系，或经适当的变量变换后呈线性关系；

2)独立性：$y,x_1,x_2,\cdots,x_k$ 彼此独立；

3)正态性：$y,x_1,x_2,\cdots,x_k$ 来自同一个多变量正态分布总体；

4)方差齐性：$y,x_1,x_2,\cdots,x_k$ 的方差齐同，为同一个常数。

参考文献

[1] 杨树勤. 卫生统计学. 北京：人民卫生出版社，1985：124－125.

[2] Anderson TW. R. A. Fisher and multivariate analysis. Statistical Science, 1996, 11(1)：20－34.

[3] Kleinbaum DG, Kupper LL, Muller KE, et al. Applied regression analysis and other multivariable methods. USA：Thomson Learning, 1998：160－165.

[4] 倪宗瓒. 医学统计学. 北京：人民卫生出版社，2000：132－138.

[5] 方积乾. 医学统计学与电脑实验. 上海：上海科学技术出版社，2001：151－161.

[6] 徐天和，柳青. 中国医学统计百科全书. 多元统计分册. 北京：人民卫生出版社，2004：75－80.

（崔 壮 刘树仁）

偏相关系数

在多元线性相关分析中，变量间的关系是错综复杂的。由于事物间的普遍联系，某两个变量间的简单相关系数往往不能正确说明二者间的真实关系，其中可能混杂了其他变量的效应。分析时可将其他变量固定（或控制），即扣除其他变量的影响后，计算两变量间"纯粹"相关关系的指标——偏相关系数（partial correlation coefficient），客观反映两变量之间的相互关系。偏相关系数是指在一组变量中，控制了其他变量的影响后，描述两个变量之间直线关系的密切程度和方向的指标，它与偏回归系数的意义相似，正负号也一致，其值介于 $[-1,1]$。如果在固定 $z_1,z_2,\cdots,z_p$ 后，计算 y 与 x 的偏相关系数，记作 $r_{yx|z_1,z_2,\cdots,z_p}$，总体偏相关系数记作 $\rho_{yx|z_1,z_2,\cdots,z_p}$。根据固定变量的个数，可将其分级：固定一个变量后计算的偏相关系数称为一级偏相关系数，固定两个变量称为二级偏相关系数……简单相关系数可视作一种特殊的偏相关系数，由于没有控制变量，故称为零级偏相

关系数。

1 偏相关系数的计算

若随机变量 $w,x,y,z,\cdots$ 均来自多变量正态分布的总体。则一级偏相关系数的计算公式为：

$$r_{yx|z}=\frac{r_{yx}-r_{yz}\cdot r_{xz}}{\sqrt{(1-r_{yz}^2)(1-r_{xz}^2)}} \tag{1}$$

其中，r_{yx} 表示 y 与 x 的简单相关系数，r_{yz}、r_{xz} 分别表示被固定的变量 z 与 y、x 的简单相关系数。通过式(1)可以将一级偏相关系数解释为控制某个或某些变量的效应后调整的简单相关系数。若 r_{yz}、r_{xz} 的符号相反，控制 z 后的偏回归系数 $r_{yx|z}$ 往往会比 r_{yx} 大；但若是 r_{yz}、r_{xz} 的符号相同，$r_{yx|z}$ 可能会比 r_{yx} 大，也可能比 r_{yx} 小。

二级偏相关系数的计算公式为：

$$r_{yx|z,w}=\frac{r_{yx|z}-r_{yw|z}\cdot r_{xw|z}}{\sqrt{(1-r_{yw|z}^2)(1-r_{xw|z}^2)}}=\frac{r_{yx|w}-r_{yz|w}\cdot r_{xz|w}}{\sqrt{(1-r_{yz|w}^2)(1-r_{xz|w}^2)}} \tag{2}$$

其中，$r_{yx|z}$、$r_{yw|z}$、$r_{xw|z}$、$r_{yx|w}$、$r_{yz|w}$、$r_{xz|w}$ 皆为一级偏相关系数。

由式(1)、(2)可见，一级偏相关系数是扣除一个变量影响后，计算的零级偏相关系数（即简单相关系数）；二级偏相关系数是扣除两个变量影响后，计算的一级偏相关系数；依次类推，各级的偏相关系数均是由低一级的偏相关系数递推出来的。扣除变量的个数即为偏相关系数的级次。

实际应用中，一、二级偏相关系数最常用，当级数超过 2 时，偏相关系数的计算量很大，通常要借助统计软件完成。

偏相关系数还可以用回归的残差来解释。若随机变量 x、y、z 来自多变量正态分布的总体，通过抽样获得样本含量为 n 的随机样本，我们可以拟合出 y 与 z、x 与 z 的两个直线回归方程：$\hat{y}=\beta_0+\beta_1 z+E$，$\hat{x}=\beta_0^*+\beta_1^* z+E$，那么，两个回归方程的 n 对残差 $(y_i-\hat{y}_i)$、$(x_i-\hat{x}_i)$ 分别代表 y、x 的变异中，z 不能解释的部分，其中 $i=1,2,\cdots,n$。若计算 n 对残差 $(y_i-\hat{y}_i)$、$(x_i-\hat{x}_i)$ 的相关系数，我们将获得独立于 z 的效应之外的 y 与 x 相互关系的度量。因此，控制 z 的影响后 y 与 x 的偏相关其实就是拟合 y 与 z、x 与 z 的两个回归方程后，残差间的简单相关，即 $r_{yx|z}=r_{y-\hat{y},x-\hat{x}}$。

例1 为研究甲状腺功能亢进患者的体重指数 (x_1)、低密度脂蛋白 (x_2)、血糖 (x_3) 对三碘甲腺原氨酸 $T_3(y)$ 的影响。某研究者调查 15 名甲状腺功能亢进患者的相关指标测量值如表 1 所示，试求 y 与 x_1、x_2、x_3 间的偏相关系数。

解：首先分别计算 y 与 x_1、x_2、x_3 间的简单相关系数，公式见"简单相关系数"条目。

$r_{yx_1}=-0.499$，$r_{yx_2}=-0.524$，$r_{yx_3}=0.792$，$r_{x_1x_2}=0.401$，$r_{x_1x_3}=-0.350$，$r_{x_2x_3}=-0.336$

表 1   15 名甲状腺功能亢进患者 T_3 和血糖与血脂的测量结果

序号	体重指数(x_1)	低密度脂蛋白(x_2)	血糖(x_3)	T_3(y)
1	23.15	2.48	5.41	20.94
2	17.91	0.91	5.61	26.42
3	17.63	1.88	6.6	25.21
4	24.66	1.98	6.86	26.13
5	22.03	1.68	5.5	20.41
6	21.95	2.62	3.6	17.46
7	26.22	1.61	3.48	12.35
8	19.92	1.6	5.15	23.14
9	20.76	2.52	4.12	16.65
10	21.39	2.36	4.67	9.35
11	21.48	1.6	5.58	22.11
12	18.13	1.28	5.41	27.47
13	20.03	1.66	4.04	13.63
14	18.73	1.17	6.07	28.28
15	17.58	1.83	5.86	24.49

根据式(1)计算

$$r_{yx_3|x_1} = \frac{r_{yx_3} - r_{yx_1} \cdot r_{x_3x_1}}{\sqrt{(1-r_{yx_1}^2)(1-r_{x_3x_1}^2)}} = 0.760, \quad r_{yx_3|x_2} = \frac{r_{yx_3} - r_{yx_2} \cdot r_{x_3x_2}}{\sqrt{(1-r_{yx_2}^2)(1-r_{x_3x_2}^2)}} = 0.767$$

同理,$r_{yx_1|x_2} = -0.370$,$r_{yx_1|x_3} = -0.387$,$r_{yx_2|x_1} = -0.409$,$r_{yx_2|x_3} = -0.449$。

由一级偏相关系数可以看出,扣除体重指数的影响后,T_3 与血糖的相关系数为由 0.792 降至 0.760,说明体重指数的存在夸大了 T_3 与血糖的真实联系。

若同时扣除体重指数和低密度脂蛋白的影响,可计算二级偏相关系数。根据式(2),得:

$$r_{yx_3|x_1,x_2} = \frac{r_{yx_3|x_1} - r_{yx_2|x_1} \cdot r_{x_3x_2|x_1}}{\sqrt{(1-r_{yx_2|x_1}^2)(1-r_{x_3x_2|x_1}^2)}} = 0.750$$

说明同时扣除体重指数和低密度脂蛋白的影响后,T_3 与血糖的相关系数由 0.792 降至 0.750,说明 T_3 与血糖的简单相关关系中有一部分是由体重指数和低密度脂蛋白造成的,因此,偏相关系数更能真实反映事物之间的关系。

2   偏相关系数的假设检验

由于抽样误差,计算出样本偏相关系数后,需要对总体偏相关系数是否为零做假设检验。

当 $\rho_{yx|z_1,z_2,\cdots,z_p} = 0$ 时,样本偏相关系数 $r_{yx|z_1,z_2,\cdots,z_p}$ 服从 t 分布。

$$t=\frac{r_{yx|z_1,z_2,\cdots,z_p}}{\sqrt{1-r_{yx|z_1,z_2,\cdots,z_p}^2}}\cdot\sqrt{n-p-2},\quad \nu=n-p-2 \tag{3}$$

其中，$r_{yx|z_1,z_2,\cdots,z_p}$ 为偏相关系数，n 为样本含量，p 为扣除变量的个数。当扣除变量个数为零时，式(3)就变为简单相关系数的假设检验公式。

注意 对于同一资料，偏相关系数的假设检验与偏回归系数的假设检验等价，二者计算的统计量 t 值完全相同。

偏相关系数的假设检验也可以用查表法，根据扣除的变量个数 p 以及 $\nu=n-p-2$，可直接查阅 r 界值表做统计推断。

例 2 对例 1 中的 $r_{yx_3|x_1}$、$r_{yx_3|x_1,x_2}$ 做假设检验。

解：H_0：总体偏相关系数 $\rho_{yx_3|x_1}=0$；H_1：总体复相关系数 $\rho_{yx_3|x_1}\neq0$，$\alpha=0.05$。

根据式(3)计算，$t=\dfrac{r_{yx|z_1,z_2,\cdots,z_p}}{\sqrt{1-r_{yx|z_1,z_2,\cdots,z_p}^2}}\cdot\sqrt{n-p-2}=6.233,\ \nu=n-p-2=12$

查 t 分布界值表(附表 2)，$t>t_{0.05/2,12}$，$P<0.05$。按照 $\alpha=0.05$ 的检验水准，拒绝 H_0，接受 H_1，可以认为 T_3 与血糖的一级偏相关系数有统计学意义。查阅 r 界值表可得出同样的结论。

同理，对 $r_{yx_3|x_1,x_2}$ 做假设检验：$t=\dfrac{r_{yx|z_1,z_2,\cdots,z_p}}{\sqrt{1-r_{yx|z_1,z_2,\cdots,z_p}^2}}\cdot\sqrt{n-p-2}=3.761,\ \nu=n-p-2=11$

查 t 分布界值表(附表 2)，$t>t_{0.05/2,11}$，$P<0.05$。按照 $\alpha=0.05$ 的检验水准，拒绝 H_0，接受 H_1，可以认为 T_3 与血糖的二级偏相关系数有统计学意义。查阅 r 界值表也可得出同样的结论。

3 半偏相关系数和多元偏相关系数

分析 y 与 x 的相关关系时，偏相关系数是固定某个或某些变量后，即用某个或某些变量同时调整 y 与 x 后计算相关。而半偏相关系数(semipartial correlation coefficient)则是用某个或某些变量仅调整 x 或仅调整 y 做偏相关分析获得的相关系数。比如，仅用变量 z 调整 x 后计算 y 与 x 的半偏相关系数，记为 $r_{y(x|z)}$；若仅用变量 z 调整 y 后计算 y 与 x 的半偏相关系数，记为 $r_{x(y|z)}$。

$$r_{y(x|z)}=r_{y,x-\hat{x}}=\frac{r_{yx}-r_{yz}\cdot r_{xz}}{\sqrt{1-r_{xz}^2}} \tag{4}$$

$$r_{x(y|z)}=r_{y-\hat{y},x}=\frac{r_{yx}-r_{yz}\cdot r_{xz}}{\sqrt{1-r_{yz}^2}} \tag{5}$$

多元偏相关系数(multiple partial correlation coefficient)是用来描述在控制某些变量 $z_1,z_2,\cdots,z_p$ 的情况下，应变量 y 与两个或两个以上自变量 $x_1,x_2,\cdots,x_k$ 间总的偏相关关系，记作 $r_{y(x_1,x_2,\cdots,x_k)|z_1,z_2,\cdots,z_p}$，是总体多元偏相关系数 $\rho_{y(x_1,x_2,\cdots,x_k)|z_1,z_2,\cdots,z_p}$ 的估计值。

$$r_{y(x_1,x_2,\cdots,x_k)|z_1,z_2,\cdots,z_p} = \sqrt{\frac{S_{剩y|(z_1,z_2,\cdots,z_p)} - S_{剩y|(x_1,x_2,\cdots,x_k,z_1,z_2,\cdots,z_p)}}{S_{剩y|z_1,z_2,\cdots z_p|}}} \tag{6}$$

4　偏相关系数应用时注意事项

1）原始变量应来自多元正态分布的总体。若某些变量不服从正态分布，可通过变量变换使其正态化。

2）数据的获取必须是随机的，即数据不能是人为选定的或可以精密控制的，如实验中预先设定的剂量、浓度等。

3）变量中无自变量和因变量之分，可根据研究需要计算任两个变量的偏相关系数。

4）偏相关系数的选择：

表2　x、y 与变量 z 的可能关系及偏相关系数的选择

关系	示意图	偏相关系数
x、y 均与 z 无关	$x \leftrightarrow y$	r_{xy}
x、y 均与 z 有关	$x \leftrightarrow y$ z	$r_{yx|z}$
仅 x 与 z 有关	$x \leftrightarrow y$ z	$r_{y(x|z)}$
仅 y 与 z 有关	$x \leftrightarrow y$ z	$r_{x(y|z)}$

参考文献

[1]　杨树勤．卫生统计学．北京：人民卫生出版社，1985：125－128.

[2]　Kleinbaum DG, Kupper LL, Muller KE, et al. Applied regression analysis and other multivariable methods. USA：Thomson Learning，1998：165－174.

[3]　方积乾．医学统计学与电脑实验．上海：上海科学技术出版社，2001：382－385.

[4]　徐天和，柳青．中国医学统计百科全书．多元统计分册．北京：人民卫生出版社，2004：81－84.

（马　骏　刘树仁）

多序列相关系数

在研究两个变量之间相关性的研究中，如研究两定量变量之间的相关性时，当两变量符合双变量正态分布、且有线性趋势时，计算的协方差矩阵或相关系数矩阵具有很好的稳健性,从而得出准确可靠的线性相关系数。但当所观察两变量中,一个是连续变量,而另一个是有序变量(如疾病的严重程度:轻、中、重)时,如想计算两变量的相关性,一般的情况下,会将有序变量赋值为有序变量,如疾病的严重程度轻中重分别赋值为 1、2、3。然而,尽管很多的统计学方法,对这种偏离分布的假设是比较稳健的,Olsson 于 1979 年提出,直接将有序变量赋值进行相关性分析,从理论到实践都存在不足,会导致相关性计算的偏差,严重时会出现错误的结果。于是,近代统计学家 Olsson 等人提出了用于计算一个连续变量和一个有序变量的多序列相关系数(polyserial correlation coefficient),并且,Olsson 等人采用了 Monte-Carlo 模拟计算,比较了提出的方法与常用的赋值的方法,结果表明,提出的新的计算方法比常用方法更接进真实的相关系数。下面,就简要介绍该方法。

1 多序列相关系数的意义

假定存在一个连续变量 X 和一个连续的潜变量 η,联合分布服从双变量正态分布,其参数分别定义为 $\mu_x=\mu,\sigma_x^2=\sigma^2,\mu_\eta=0,\sigma_\eta^2=1,\rho_{x\eta}=\rho$。另外存在一个分类变量 Y 与 η 有如下阶梯函数关系:

$$Y=y_j,\quad \text{当}\ \tau_{j-1}\leqslant\eta<\tau_j,j=1,2,\cdots,r \tag{1}$$

为简便起见,定义 $\tau_0=-\infty,\tau_r=+\infty$;在式(1)中,$y_{j-1}<y_j,j=1,2,\cdots,r$,且 $\tau_{j-1}<\tau_j,j=1,2,\cdots,r-1$。$X$、$Y$、$\eta$ 之间关系如图 1 所示:

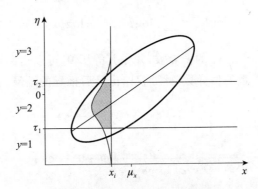

图 1　X、Y、η 之间关系的示意图
注:该图来自参考文献[1]

将 X 与 Y(Y 取 1,2,3 等的有序整数)之间的相关系数称为点的多序列相关系数 $\tilde{\rho}$,将 X 与 η 之间的相关系数称为多序列相关系数 ρ。

由式(1)可知,Y 的分布概率密度函数为:

$$\text{Prob}(Y=y_j)=p_j=\Phi(\tau_j)-\Phi(\tau_{j-1}) \tag{2}$$

其中,$\Phi(\tau)=\dfrac{1}{(2\pi)^{\frac{1}{2}}}\displaystyle\int_{-\infty}^{\tau}\exp\left(-\dfrac{t^2}{2}\right)dt,\mu_y=\displaystyle\sum_{j=1}^{r}y_jp_j,\sigma_y^2=\displaystyle\sum_{j=1}^{r}y_j^2p_j-\mu_y^2$。

2 多序列相关系数的估计方法

Olsson 提出的多序列相关系数的估计方法，不再假设 $\mu_x=0$，$\sigma_x^2=1$，仅考虑参数为未知的待估计参数。

2.1 最大似然法估计（the maximum likelihood estimator，MLE）

对于 N 个观测值 (x_i, y_i)，其似然函数值为：

$$L = \prod_{i=1}^{N} p(x_i, y_i) = \prod_{i=1}^{N} p(x_i) p(y_i \mid x_i) \tag{3}$$

其中，

$$p(x_i) = (2\pi\sigma)^{-\frac{1}{2}} \exp\left[-\frac{1}{2}\left(\frac{x_i - \mu}{\sigma}\right)^2\right] \tag{4}$$

假定 $Z = \dfrac{(X-\mu)}{\sigma}$，在给定 X 是正态分布的前提下，η 服从均数为 ρz、方差为 $1-\rho^2$ 的条件正态分布，则 Y 的条件分布概率为：

$$\mathrm{Prob}(Y=j \mid X) = \Phi(\tau_j^*) - \Phi(\tau_{j-1}^*) \qquad j=1,2,\cdots,r \tag{5}$$

其中 $\tau_j^* = \dfrac{\tau_j - \rho z}{(1-\rho^2)^{\frac{1}{2}}}$，$j=1,2,\cdots,r$，$\rho$ 为 X 与 η 的双变量正态分布的相关系数。

对式（3）最大化求对数得：

$$\ell = \log L = \sum_{i=1}^{N} \left[\log p(x_i) + \log p(y_i \mid x_i)\right] \tag{6}$$

通过对公式（6）求 ρ、μ、σ^2 及 τ_j 的偏导数，并令其等于 0，可以得到要估计参数的解。对 ℓ 求偏导数得出对应的参数的偏导数（此处仅给出最后推导的结果）：

$$\frac{\partial\ell}{\partial\rho} = \sum_{i=1}^{N} \left\{ \frac{1}{p(y_i \mid x_i)} \frac{1}{(1-\rho^2)^{\frac{3}{2}}} \left[\Phi(\tau_j^*)(\tau_j\rho - z_i) - \Phi(\tau_{j-1}^*)(\tau_{j-1}\rho - z_i)\right] \right\} \tag{7}$$

$$\frac{\partial\ell}{\partial\mu} = \sum_{i=1}^{N} \left\{ \frac{z_i}{\sigma} + \frac{1}{p(y_i \mid x_i)} \frac{\rho}{\sigma(1-\rho^2)^{\frac{1}{2}}} \left[\Phi(\tau_j^*) - \Phi(\tau_{j-1}^*)\right] \right\} \tag{8}$$

$$\frac{\partial\ell}{\partial\sigma^2} = \frac{1}{2\sigma^2} \sum_{i=1}^{N} \left\{ (z_i^2 - 1) + \frac{\rho z}{(1-\rho^2)^{\frac{1}{2}}} \left[\Phi(\tau_j^*) - \Phi(\tau_{j-1}^*)\right] \right\} \tag{9}$$

$$\frac{\partial\ell}{\partial\tau_k} = \frac{1}{(1-\rho^2)^{\frac{1}{2}}} \sum_{i=1}^{N} \left\{ \frac{1}{p(y_i \mid x_i)} \left[\delta_{k,y_i}\Phi(\tau_j^*) - \delta_{k,(y_i-1)}\Phi(\tau_{j-1}^*)\right] \right\} \tag{10}$$

其中 $\delta_{m,m'}$ 是 δ 函数，当 $m=m'$ 时，$\delta_{m,m'}=1$；当 $m\neq m'$ 时，$\delta_{m,m'}=0$。

2.2 两阶段估计（the two-step estimator）

多序列相关系数的两阶段估计是先用 y_i 的累积百分比的正态分布的倒数来估计 τ_j，两阶段估计可以写成以下等式：

$$F_1 = \frac{\partial\ell}{\partial\rho} \cdot \frac{1}{N} = 0; \quad F_2 = \mu - \frac{1}{N}\sum x_i = 0; \quad F_3 = \sigma^2 - \frac{1}{N}\sum(x_i - \overline{X})^2 = 0;$$

$$F_4 = \tau_j - \Phi^{-1}(P_j) = 0 \qquad j = 1,2,\cdots,r-1 \tag{11}$$

可见,用样本 $\bar{x}$ 估计 μ,用样本的方差估计 σ^2,然后再对似然函数求导,根据公式(7)求相关系数 ρ。

2.3 Ad Hoc 估计(the Ad Hoc estimator)

可采用以下公式进行估计:

$$\rho = r_{xy} s_y \Big/ \sum \Phi(\tau_j) \tag{12}$$

其中,r_{xy} 为 X 与 Y 的积矩相关系数,s_y 是 Y 的标准差,$\Phi(\tau_j)$ 为正态密度函数。

2.4 模拟比较三种估计方法的结果

Olsson 等人为了比较三种估计系数方法,设定了四因素析因设计进行估计。这 4 个因素是:

①样本含量:分别以 $n=100$ 和 $n=500$ 进行模拟实验。

②连续变量的偏度参数:$\gamma=0$ 的对称分布和 $\gamma=1$ 的偏态分布。

③实际的列相关系数:ρ 分别为 0.25、0.5 和 0.75。

④有序变量分级 $r=3$ 和 $r=7$。

每种条件组合下进行 50 次试验。其相关系数均数及均方误差见表 1。

表 1　多序列相关系数及其 RMSE 估计结果

ρ	r	γ	积矩相关系数 (RMSE)	Ad Hoc 估计 (RMSE)	最大似然估计 (RMSE)	二阶段估计 (RMSE)
$N=100$						
0.25	3	0	0.222(0.0781)	0.249(0.0817)	0.247(0.0810)	0.248(0.0813)
	3	1	0.207(0.1060)	0.253(0.1181)	0.252(0.1169)	0.253(0.1172)
	7	0	0.250(0.1034)	0.260(0.1078)	0.260(0.1072)	0.260(0.1073)
	7	1	0.206(0.1057)	0.237(0.1122)	0.237(0.1100)	0.237(0.1103)
0.5	3	0	0.452(0.0814)	0.505(0.0728)	0.503(0.0709)	0.504(0.0710)
	3	1	0.399(0.1357)	0.491(0.1122)	0.490(0.1087)	0.490(0.1083)
	7	0	0.485(0.7960)	0.506(0.0815)	0.502(0.0815)	0.503(0.0813)
	7	1	0.435(0.0971)	0.500(0.0835)	0.497(0.0777)	0.498(0.7770)
0.75	3	0	0.680(0.0897)	0.763(0.0634)	0.756(0.0611)	0.757(0.0609)
	3	1	0.619(0.1329)	0.755(0.0552)	0.255(0.0551)	0.755(0.0543)
	7	0	0.727(0.0448)	0.758(0.0395)	0.754(0.0391)	0.753(0.0387)
	7	1	0.650(0.1034)	0.759(0.0573)	0.756(0.0552)	0.755(0.0543)

续表

ρ	r	γ	积矩相关系数 (RMSE)	Ad Hoc 估计 (RMSE)	最大似然估计 (RMSE)	二阶段估计 (RMSE)
$N=500$						
0.25	3	0	0.224(0.0502)	0.250(0.0179)	0.249(0.0478)	0.250(0.0478)
	3	1	0.207(0.0625)	0.253(0.0565)	0.252(0.0562)	0.252(0.0546)
	7	0	0.232(0.0453)	0.240(0.0443)	0.240(0.0442)	0.240(0.0442)
	7	1	0.217(0.0546)	0.248(0.0477)	0.248(0.0500)	0.248(0.0500)
0.5	3	0	0.453(0.0581)	0.505(0.0382)	0.504(0.0385)	0.504(0.0380)
	3	1	0.404(0.1021)	0.493(0.0417)	0.493(0.0385)	0.493(0.0385)
	7	0	0.485(0.0365)	0.501(0.0342)	0.501(0.0341)	0.501(0.0340)
	7	1	0.440(0.0730)	0.502(0.0477)	0.501(0.0466)	0.501(0.0466)
0.75	3	0	0.673(0.0793)	0.751(0.0229)	0.750(0.0230)	0.570(0.0228)
	3	1	0.617(0.1335)	0.754(0.0285)	0.751(0.0245)	0.752(0.0246)
	7	0	0.729(0.0271)	0.753(0.0177)	0.752(0.0175)	0.752(0.0173)
	7	1	0.659(0.0931)	0.751(0.0228)	0.749(0.0209)	0.749(0.0212)

注:RMSE 为均方误差,RMSE$=\sqrt{\dfrac{1}{50}\sum_{i=1}^{50}(\hat{\rho_i}-\rho)^2}$,该表格来自于参考文献[1]。

由结果可以看出,三种方法估计的多序列相关系数都非常接近真实的相关系数,均优于积矩相关系数。

参考文献

[1] Olsson U, Drasgow F, Donrans NJ. The Polyserial Correlation Coefficient. PSYCHOMETRIK, 1982,47(3):337—347.

[2] 徐天和,柳青. 中国医学统计百科全书. 多元统计分册. 北京:人民卫生出版社,2004:85—87.

（马　骏　陈冠民）

多项相关系数

在很多医学相关研究中,有时会涉及求两个有序变量之间的相关性。如其中的一个有序变量是:病情(轻、中、重);另一个:吸烟状态(经常吸烟、偶尔吸烟、戒烟、不吸烟)。如果探讨两个变量之间的相关性,经典的方法时把这些变量直接赋值(如将病情分别赋值为 1、2、3)。值得注意的是:尽管这些变量在直接求出协方差矩阵或相关系数矩阵后,结果具有较好的稳定性,但 Olsson 等人研究证明,这样做从理论和方法上均存在不足,甚至会得出错误的结论。因此,Olsson 等统计学家们运用潜在连续变量的原理,探讨出了计算两有序变量相关性的多项相关系数(polychoric correlation coefficient)的计算方法,理论和实践证明,该方法更接近于真实的相关系数。

1　多项相关系数的意义

首先假定对于两个分别有 s 和 r 个等级的有序变量 x 与 y(x 与 y 可以组成如表 1 所示的列联表)均存在相应的潜变量 ξ 和 η,两个潜变量为双变量正态分布。x 与 ξ 存在如下的阶梯函数关系:

$$
\begin{aligned}
x &= 1 \quad \text{当 } \xi < a_1 \\
x &= 2 \quad \text{当 } a_1 \leqslant \xi < a_2 \\
x &= 3 \quad \text{当 } a_2 \leqslant \xi < a_3 \\
&\cdots\cdots \quad \cdots\cdots \\
x &= s \quad \text{当 } a_{s-1} \leqslant \xi
\end{aligned}
$$

同理,对于 y 与 η,亦存在相似的阶梯函数。

表 1　两有序变量组成的列联表

ξ	x 值	η				
		b_1	b_2	b_3	$\cdots$	b_{r-1}
	y 值 1	2	3	$\cdots$		r
a_1	1	n_{11}	n_{12}	n_{13}	$\cdots$	n_{1r}
a_2	2	n_{21}	n_{22}	n_{23}	$\cdots$	n_{2r}
a_3	3	n_{31}	n_{32}	n_{33}	$\cdots$	n_{3r}
$\vdots$	$\vdots$	$\vdots$	$\vdots$	$\vdots$		$\vdots$
a_{s-1}	s	n_{s1}	n_{s2}	n_{s3}		n_{sr}

2　多相关系数的估计

2.1　似然方程估计

假设我们用 π_{ij} 代表观测落在单元格 (i,j) 上的概率,则样本的似然函数为:

$$
L = C \cdot \prod_{i=1}^{s} \prod_{j=1}^{r} \pi_{ij}^{n_{ij}} \tag{1}
$$

其中 C 是常数。

对似然函数取对数得：

$$\ell = \ln L = \ln C + \sum_{i=1}^{s} \sum_{j=1}^{r} n_{ij} \ln \pi_{ij} \tag{2}$$

另外,假定 x 的约束条件是 $a_i, i = 0, \cdots, s; y$ 的约束条件是 $b_j, j = 0, \cdots, r, a_0 = b_0 = -\infty, a_s = b_r = +\infty$,其遵循双变量正态分布函数：

$$\pi_{ij} = \Phi_2(a_i, b_j) - \Phi_2(a_{i-1}, b_j) - \Phi_2(a_i, b_{j-1}) + \Phi_2(a_{i-1}, b_{j-1}) \tag{3}$$

其中, Φ_2 是相关系数为 ρ 的双变量正态分布函数。

取偏导数即可得出 ρ, a_i, b_j 的最大似然解。因此式(2)对应的各参数的偏导数为：

$$\frac{\partial \ell}{\partial \rho} = \sum_{i=1}^{s} \sum_{j=1}^{r} \frac{n_{ij}}{\pi_{ij}} \frac{\partial \pi_{ij}}{\partial \rho} \tag{4}$$

$$\frac{\partial \ell}{\partial a_k} = \sum_{i=1}^{s} \sum_{j=1}^{r} \frac{n_{ij}}{\pi_{ij}} \frac{\partial \pi_{ij}}{\partial a_k} \tag{5}$$

$$\frac{\partial \ell}{\partial b_m} = \sum_{i=1}^{s} \sum_{j=1}^{r} \frac{n_{ij}}{\pi_{ij}} \frac{\partial \pi_{ij}}{\partial b_m} \tag{6}$$

因为 $\frac{\partial \Phi(u,v)}{\partial \rho} = \Phi(u,v)$,其中 Φ_2 是双变量正态分布函数,故进一步推导可得：

$$\frac{\partial \pi_{ij}}{\partial \rho} = \Phi_2(a_i, b_j) - \Phi_2(a_{i-1}, b_j) - \Phi_2(a_i, b_{j-1}) + \Phi_2(a_{i-1}, b_{j-1}) \tag{7}$$

$$\frac{\partial \ell}{\partial \rho} = \sum_{i=1}^{s} \sum_{j=1}^{r} \frac{n_{ij}}{\pi_{ij}} \{ \Phi_2(a_i, b_j) - \Phi_2(a_{i-1}, b_j) - \Phi_2(a_i, b_{j-1}) + \Phi_2(a_{i-1}, b_{j-1}) \} \tag{8}$$

公式(5)和(6)推导可得参数的似然值：

$$\frac{\partial \ell}{\partial a_k} = \sum_{j=1}^{r} \left(\frac{n_{kj}}{\pi_{kj}} - \frac{n_{k+1,j}}{\pi_{k+1,j}} \right) \cdot \Phi_1(a_k) \cdot \left[\Phi_1 \left\{ \frac{(b_j - \rho a_k)}{(1-\rho^2)^{\frac{1}{2}}} \right\} - \Phi_1 \left\{ \frac{b_{j-1} - \rho a_k}{(1-\rho^2)^{\frac{1}{2}}} \right\} \right] \tag{9}$$

$$\frac{\partial \ell}{\partial b_m} = \sum_{i=1}^{s} \left(\frac{n_{im}}{\pi_{im}} - \frac{n_{i,m+1}}{\pi_{i,m+1}} \right) \cdot \Phi_1(b_m) \cdot \left[\Phi_1 \left\{ \frac{(a_i - \rho a_k)}{(1-\rho^2)^{\frac{1}{2}}} \right\} - \Phi_1 \left\{ \frac{a_{i-1} - \rho b_m}{(1-\rho^2)^{\frac{1}{2}}} \right\} \right] \tag{10}$$

2.2 两阶段估计

另外,还可采用两阶段估计的方法估计多项相关系数。式(2)中的 a_i、b_j 边缘累计的百分比求得,方法和多序列相关系数的求法相似。其约束条件等于相应累计百分比正态分布函数的倒数。其中, $a_i = \Phi^{-1}(p_i), b_{ji} = \Phi^{-1}(p_j)$, p_{ij} 是观察样本落在第 (i, j) 格子上的百分比, p_i、p_j 分别表示行合计和列合计, Φ^{-1} 为正态分布下概率密度函数的倒数,将 a_i、b_j 代入公式(8),可得到 ρ 的最大似然解。

3 实例

引用参考文献[1]中的实例研究结果,该资料共有329例,共有9个5等级的变量,各个变量间的多项相关系数估计结果如表2所示：

表 2　多项相关系数估计结果

变量		积矩相关系数	最大似然估计	二阶段估计
x_2	x_1	0.470	0.7277	0.7215
x_3	x_1	0.413	0.5979	0.5968
x_3	x_2	0.390	0.6267	0.6240
x_4	x_1	−0.084	−0.2444	−0.2412
x_4	x_2	−0.001	−0.0995	−0.0990
x_4	x_3	−0.459	−0.6074	−0.5899
x_5	x_1	0.448	0.7026	0.6878
x_5	x_2	0.364	0.6202	0.6140
x_5	x_3	0.455	0.6496	0.6453
x_5	x_4	−0.128	−0.2752	−0.2712
x_6	x_1	0.414	0.5898	0.5880
x_6	x_2	0.323	0.5362	0.5348
x_6	x_3	0.540	0.6583	0.6523
x_6	x_4	−0.313	−0.4187	−0.4116
x_6	x_5	0.479	0.7056	0.6978
x_7	x_1	0.355	0.4912	0.4908
x_7	x_2	0.329	0.5083	0.5065
x_7	x_3	0.431	0.5353	0.5319
x_7	x_4	−0.172	0.2511	−0.2478
x_7	x_5	0.395	0.6075	0.6016
x_7	x_6	0.556	0.6531	0.6470
x_8	x_1	0.187	0.2767	0.2760
x_8	x_2	0.081	0.2021	0.2013
x_8	x_3	0.169	0.2308	0.2301
x_8	x_4	0.015	0.017	0.0170
x_8	x_5	0.210	0.3366	0.3351
x_8	x_6	0.202	0.2533	0.2525
x_8	x_7	0.112	0.1639	0.1628
x_9	x_1	−0.129	−0.2519	−0.2508
x_9	x_2	0.049	−0.027	−0.2690
x_9	x_3	−0.340	−0.4426	−0.4385
x_9	x_4	0.427	0.5299	0.5246
x_9	x_5	−0.139	−0.2751	−0.2728
x_9	x_6	−0.254	−0.3312	−0.3284
x_9	x_7	−0.205	−0.2775	−0.2742
x_9	x_8	0.087	0.1055	0.1050

参考文献

[1] Olsson U. Maximum likekihood estimation of the polychoric correlation coefficient. Psychometrika, 1979, 44(4): 443—460.

[2] 陈冠民, 陈华, 宋麒. 多项相关系数及其估计. 数理医药杂志, 2000, 13(1): 26—27.

[3] 徐天和, 柳青. 中国医学统计百科全书. 多元统计分册. 北京: 人民卫生出版社, 2004: 88—90.

（李长平　陈冠民）

典型相关分析

典型相关分析（canonical correlation analysis）是多元分析中非常典型的一种方法，用于度量两组变量之间相关关系。该方法最早由 H. Hotelling 于 1936 年提出，他提供了关于数学运算速度、数学运算能力与阅读速度、阅读能力之间关系的例子。实际工作中，常常需要研究两组变量之间的相互关系，如 3 项生长发育指标：身高、体重、肺活量与 50 米跑、跳高、实心球掷远 3 项身体素质指标之间的相关性。

典型相关分析的核心思想是，借助主成分分析的思想，寻找一组变量的线性组合与另一组变量的线性组合之间的相关关系，也就是说，将两组变量之间的相关转化为少数几对新的综合变量之间的相关关系。其中，新生成的综合变量能代表原始变量大部分的信息，且生成的具有最大相关系数的两个综合变量称为第一典型相关变量。另外还能用相同的方法找到第二对、第三对或更多的典型相关变量。利用典型变量来更全面地反映原始两组变量之间的整体相关程度。

1　概述

典型相关分析的数据结构如表 1 所示：

表 1　典型相关分析资料的数据结构

观测号	观测指标							
	X_1	X_2	⋯	X_p	Y_1	Y_2	⋯	Y_q
1	X_{11}	X_{12}	⋯	X_{1p}	Y_{11}	Y_{12}	⋯	Y_{1q}
2	X_{21}	X_{22}	⋯	X_{2p}	Y_{21}	Y_{22}	⋯	Y_{2q}
⋮	⋮	⋮		⋮	⋮	⋮		⋮
n	X_{n1}	X_{n2}	⋯	X_{np}	Y_{n1}	Y_{n2}	⋯	Y_{nq}

　　设两组变量分别为：$X=(X_1,X_2,\cdots,X_p)'$ 和 $Y=(Y_1,Y_2,\cdots,Y_q)'$。现目的是考虑从以上两组变量中分别提取两组变量的线性组合，也就是综合变量 U 和 V，我们称之为典型相关变量。即：

$$\begin{cases} U=a_1X_1+a_2X_2+\cdots+a_pX_p=a'X \\ V=b_1Y_1+b_2Y_2+\cdots+b_qY_q=b'Y \end{cases} \qquad (1)$$

其中，U 和 V 称为典型相关变量，它们之间的相关系数称为典型相关系数 $\rho_{(U,V)}$，待估计的系数 $a=(a_1,a_2,\cdots,a_p)'$ 和 $b=(b_1,b_2,\cdots,b_q)'$ 称为典型系数。这种通过较少的典型相关变量 U 和 V，求得典型相关系数 $\rho_{(U,V)}$，用来描述两组变量之间的相关性的统计分析方法就称为典型相关分析。

　　需要提出的是，要求得典型相关变量和典型相关系数，即研究两组变量的线性组合 $a'X$ 与 $b'Y$ 之间的相关性时，我们希望找到对应的 a 与 b，使得 U 和 V 之间的相关系数最大。因为 $a'X$ 与 $b'Y$ 可以是无穷多，故使得相关系数最大的 $a'X$ 与 $b'Y$ 并不唯一。故在研究时，为了避免不必要的结果重复出现，求综合典型相关变量时，常限定 U 和 V 的方差为 1，即 $Var(a'X)=1$，$Var(b'Y)=1$。即满足以下条件：

$$\rho_{(U_1,V_1)}=\rho(a'_1X,b'_1Y)=\max_{Var(a'X)=1,Var(b'Y)=1}\rho(a'X,b'Y) \qquad (2)$$

则称 U_1、V_1 为 X 与 Y 的第一对典型相关变量，$\rho_{(U_1,V_1)}$ 称作第一典型相关系数。称 U_i、V_i 为第 i 对典型相关变量，如果：

　　1）$Cov(U_i,U_j)=\begin{cases}1,i=j\\0,i\neq j\end{cases}$，$Cov(V_i,V_j)=\begin{cases}1,i=j\\0,i\neq j\end{cases}$，$Cov(U_i,V_j)=0,i\neq j$；

　　2）U_i 与 V_i 之间的相关系数 $\rho_{(U_i,V_i)}=Cov(U_i,V_i)$ 是除前 $i-1$ 个相关系数以外的最大。

　　从以上定义可知，同一组变量的各典型相关变量之间互不相关，两组变量中不属于同一对的典型变量之间亦互不相关。

2　原理和方法

　　典型相关变量和典型相关系数的求得并不复杂，首先，设 $p\leq q$，且 $p+q$ 维随机向量 $\begin{pmatrix}X\\Y\end{pmatrix}$ 的协方差矩阵 $\Sigma>0$，即该矩阵为正定矩阵，表示如下：

$$Cov\begin{pmatrix}X\\Y\end{pmatrix}=\Sigma=\begin{bmatrix}\Sigma_{11}&\Sigma_{12}\\\Sigma_{21}&\Sigma_{22}\end{bmatrix} \qquad (3)$$

其中，Σ_{11} 为第一组变量的协方差矩阵，Σ_{22} 为第二组变量的协方差矩阵，$\Sigma_{12}=\Sigma'_{21}$ 是第一组变量与第二组变量之间的协方差矩阵。且当 $\Sigma>0$ 时，Σ_{11} 和 Σ_{22} 都是正定矩阵。典型相关变量 U 和 V 的方差可写作 $Var(a'X)=a'\Sigma_{11}a=1$，$Var(b'Y)=b'\Sigma_{22}b=1$。

　　求第一对典型相关变量就等价于求 $a=(a_1,a_2,\cdots,a_p)'$ 和 $b=(b_1,b_2,\cdots,b_q)'$，使得 U 和 V 方差为 1 的条件下，相关系数 $\rho(a'_1X,b'_1Y)=Cov(a'X,b'Y)=a'\Sigma_{12}b$ 达到最大，对

于此条件极值问题,采用 Lagrange 乘子法可知,等价于求式(4):

$$\begin{cases} -\lambda \sum_{11} a + \sum_{12} b = 0 \\ \sum_{21} a - \lambda \sum_{22} b = 0 \end{cases} \tag{4}$$

其中 λ 为 Lagrange 乘子。

上式有非零解的充要条件是系数矩阵的行列式:

$$\begin{vmatrix} -\lambda \sum_{11} & \sum_{12} \\ \sum_{21} & -\lambda \sum_{22} \end{vmatrix} = 0 \tag{5}$$

式(5)实际上是一个关于 λ 的 $p+q$ 次方程,可证明,该方程的根均不大于 1,它的 p 个正根依次为 $\lambda_1 \geqslant \lambda_2 \geqslant \cdots \geqslant \lambda_p > 0$。从式(5)中解得 λ,把求得的最大的 λ 代入式(4),再求得 a 和 b,从而可以得出第一对典型相关变量,而最大的 λ 即为第一典型相关系数。如果要计算第 i 对典型相关变量,只需将第 i 大的根 λ_i 代入式(4)解得相应的典型系数,便可得到 U_i 和 V_i,而 λ_i 即为第 i 典型相关系数。

另外,从相关矩阵出发也可以计算典型相关系数和典型相关变量,将原始数据进行标准化后,相关矩阵即为对应的协方差矩阵。并且典型相关系数在标准化变化下具有不变性,所以用两种方法得到的典型相关系数是相同的。在实际问题的计算中,总体的协方差矩阵通常未知,故用样本的协方差矩阵 S 来代替,此时求得的典型相关系数为样本的典型相关系数 $r_{(U,V)}$;并且,经常会采用将原始数据标准化后采用样本的相关矩阵进行计算,这样可以消除量纲和数量级的影响,有利于结果解释的合理性。

3 典型相关系数的假设检验

对典型相关系数的假设检验就是要对总体典型相关系数 ρ_i 是否为 0 进行假设检验。

当 X 和 Y 不相关时,即 $Cov(X,Y) = \sum_{12} = 0$,所有的典型相关系数必为零,此时做典型相关分析无意义。所以首先应该对 $\sum_{12} = 0$ 进行检验,原假设和备择假设分别为 $H_0: \sum_{12} = 0; H_1: \sum_{12} \neq 0$。其检验统计量为:

$$\Lambda_1 = \frac{|S|}{|S_{11}||S_{22}|} = \prod_{i=1}^{p}(1 - \hat{\lambda}_i^2) \tag{6}$$

其中 $|S|$ 为样本协方差矩阵的行列式,$\hat{\lambda}_i$ 为样本典型相关系数。由似然比统计量可导出:

$$Q_1 = -[n - 1 - \frac{1}{2}(p+q+1)]\ln\Lambda_1 \tag{7}$$

其中 Q_1 近似服从自由度为 $p \times q$ 的 χ^2 分布。若 $Q_1 \geqslant \chi_{\alpha,p \times q}^2$,则认为 ρ_1 在 α 水准下有统计学意义。

若拒绝 H_0,则可以得出至少第一对典型相关系数不为零,此时可依次对其他的典型相关系数进行检验,原假设及备择假设分别为:$H_0: \lambda_k = \lambda_{k+1} = \cdots = \lambda_p = 0(k=2,3,\cdots,p)$;$H_1: \lambda_k \neq 0$。检验统计量为:

$$Q_k = -\left[n-k-\frac{1}{2}(p+q+1)\right]\ln\Lambda_k, \quad \Lambda_k = \prod_{i=k}^{p}(1-\hat{\lambda}_i^2) \quad k=2,3,\cdots,p \qquad (8)$$

Q_k 近似服从自由度为 $(p-k+1)\times(q-k+1)$ 的 χ^2 分布,如果 $Q_k \geqslant \chi^2_{\alpha,(p-k+1)\times(q-k+1)}$,则拒绝 H_0,说明 λ_k 与 0 之间的差别有统计学意义。从 $k=2$ 开始逐个检验,直到某个 H_0 被接受为止,说明自此以后的典型相关系数均为 0。

实际应用中,可根据典型相关系数有无统计学意义以及各典型相关变量所代表的专业意义综合考虑。多数情况下,第一对典型相关系数可足以表达两组变量之间的相关性,故在实际应用中第一典型相关系数最易于解释,最常用。

4　典型冗余分析

在进行典型相关分析时,我们也想了解每组变量提取出的典型变量所能解释该组样本总的方差的比例,从而度量典型变量所包含的原始信息量的大小。

假定 X^* 和 Y^* 表示标准化后的两组变量,此时样本协方差矩阵 S 等于样本相关矩阵 R,每个变量的方差均为 1,那么两组变量的样本总方差分别为 p 和 q。设经标准化后得到的典型系数组成的矩阵 $A_s=(a_1^*,a_2^*,\cdots,a_p^*)'$,$B_s=(b_1^*,b_2^*,\cdots,b_p^*)'$,典型相关变量组成的随机向量 $U^*=(U_1^*,U_2^*,\cdots,U_p^*)'=A_s X^*$,$V^*=(V_1^*,V_2^*,\cdots,V_p^*)'=B_s Y^*$。

现以第一组变量 X^* 及其典型相关变量 U^* 为例进行下一步的说明。首先,定义它们之间的相关系数矩阵:

$$R(X^*,U^*)=R(A_s^{-1}U^*,U^*)=A_s^{-1}\begin{pmatrix} r(X_1^*,U_1^*) & \cdots & r(X_1^*,U_p^*) \\ \vdots & \ddots & \vdots \\ r(X_p^*,U_1^*) & \cdots & r(X_p^*,U_p^*) \end{pmatrix}_{p\times p} \qquad (9)$$

其中 $r(X_1^*,U_1^*)$ 表示变量 X_1^* 与典型相关变量 U_1^* 之间的相关系数,余者类推。接着可以定义前 r 个典型变量对标准化后的样本总方差贡献为:

$$\sum_{k=1}^{r}\sum_{i=1}^{p}r^2(X_i^*,U_k^*) \qquad (10)$$

故第一组样本总方差由前 r 个典型变量解释的比例为

$$\frac{1}{p}\sum_{k=1}^{r}\sum_{i=1}^{p}r^2(X_i^*,U_k^*) \qquad (11)$$

同样也可以定义第二组变量中样本总方差由前 r 个典型变量解释的比例,以及典型变量解释另外一组变量总方差的比例,亦可计算出每一个典型变量分别解释两组原始变量样本总方差的比例。

典型相关分析中,希望从两组变量中分别提取的两个典型相关变量相关程度最大,同时也希望每个典型相关变量解释各组总方差的比例也尽可能大。

5　分析步骤与应用实例

典型相关分析主要根据以上的原理和方法进行计算,有以下几步:①对原始变量进行标准化；②求出标准化后各组变量及各组变量之间的的相关矩阵；③计算典型相关系数；④写出各对典型相关变量（主要是第一对）并对典型相关系数进行假设检验。在 SAS 统计分析软件中，CANCORR 过程来完成典型相关分析。该过程还可进行典型冗余分析。在对典型相关系数进行检验时，CANCORR 过程使用近似 F 统计量，在小样本的情况下，近似 F 统计量的检验结果比近似 χ^2 统计量的检验结果要好。

　　例　欲研究 19～22 岁汉族男性学生的身体形态学指标与功能指标之间的关系，调查得到的具体数据见表 2，试用典型相关分析方法对该资料进行分析。（摘自：胡良平主编。医学统计学－运用三型理论进行多元统计分析 p70，人民军医出版社，2010）。

表 2　汉族男性学生的身体形态学指标与功能指标数据

编号	形态学指标						功能指标				
	身高 (cm)	坐高 (cm)	体重 (kg)	胸围 (cm)	肩宽 (cm)	骨盆径 (cm)	脉搏 (次/min)	收缩压 (mmHg)	舒张压 (Proto一) (mmHg)	舒张压 (Late) (mmHg)	肺活量 (ml)
1	173.28	93.62	60.10	86.72	38.97	27.51	75.3	117.4	74.6	61.8	4508
2	172.09	92.83	60.38	87.39	38.62	27.82	76.7	120.1	77.1	66.2	4469
3	171.46	92.78	59.74	85.59	38.83	27.46	75.8	121.8	75.2	65.4	4398
4	170.08	92.25	58.04	85.92	38.33	27.29	76.1	115.1	73.8	61.3	4068
5	170.61	92.36	59.67	87.46	38.38	27.14	72.9	119.4	77.5	67.1	4339
6	171.69	92.85	59.44	87.45	38.19	27.10	72.7	116.2	74.6	59.3	4393
7	171.46	92.93	58.70	87.06	38.58	27.36	76.5	117.9	75.0	68.3	4389
8	171.60	93.28	59.75	88.03	38.68	27.22	75.2	115.1	74.1	63.2	4306
9	171.60	92.26	60.50	87.63	38.79	26.96	74.7	117.4	78.3	68.3	4395
10	171.16	92.62	58.72	87.11	38.19	27.18	73.2	113.2	72.5	51.0	4462
11	170.04	92.17	56.95	88.08	38.24	27.65	77.8	116.9	76.9	65.6	4181
12	170.27	91.94	56.00	84.52	37.16	26.81	76.4	113.6	74.3	65.6	4232
13	170.61	92.50	57.34	85.61	38.52	27.36	76.4	116.7	74.3	61.2	4305
14	171.39	92.44	58.92	85.37	38.83	26.47	74.9	113.1	74.0	61.2	4276
15	171.83	92.79	56.85	85.35	38.58	27.03	78.7	112.4	72.9	61.4	4067
16	171.36	92.53	58.39	87.09	38.23	27.04	73.9	118.4	73.0	62.3	4421
17	171.24	92.61	57.69	83.98	39.04	27.07	75.7	116.3	74.2	51.8	4284
18	170.49	92.03	57.56	87.18	38.54	27.57	72.5	114.8	71.0	55.1	4289
19	169.43	91.67	57.22	83.87	38.41	26.60	76.7	117.5	72.7	51.6	4097
20	168.57	91.40	55.96	83.02	38.74	26.97	77.0	117.9	71.6	52.4	4063
21	170.43	92.38	57.87	84.87	38.78	27.37	76.0	116.8	72.3	58.0	4334
22	169.88	91.89	56.87	86.34	38.37	27.19	74.2	115.4	73.1	60.4	4301
23	167.94	90.91	55.97	86.77	38.17	27.16	76.2	110.9	68.5	56.8	4141
24	168.82	91.30	56.07	85.87	37.61	26.67	77.2	113.8	71.0	57.5	3905
25	168.02	91.26	55.28	85.63	39.66	28.07	74.5	117.2	74.0	63.8	3943
26	167.87	90.96	55.79	84.92	38.20	26.96	74.3	112.3	69.3	50.2	4195
27	168.15	91.50	54.56	84.81	38.44	27.38	77.5	117.4	75.3	63.6	4039
28	168.99	91.52	55.11	86.23	38.30	27.14	77.7	113.3	72.1	52.8	4238

分析步骤及主要结果如下：

第一步：对变量进行标准化，使得各变量均数为 0,方差为 1;第二步：求各组变量及各组变量之间的相关系数如表 3 所示;第三步：求特征值和典型相关系数及进行假设检验,结果如表 4 所示;第四步：求标化的和未标化的典型系数,写出其典型相关变量表达式,如表 5、表 6 所示;第五步：进行典型冗余分析,即输出每组变量原始的和标准化的方差用它们自己的典型变量和用对方的典型变量解释的比例,包括每一个典型变量解释的比例（proportion）以及多个变量的累计比例（cumulative proportion）,结果如表 7 所示。

表 3　各变量之间的相关系数

	x_1	x_2	x_3	x_4	x_5	x_6	y_1	y_2	y_3	y_4	y_5
x_1	1.0000	0.9557	0.8539	0.4140	0.1815	0.1004	−0.2000	0.3225	0.5318	0.3900	0.7555
x_2	0.9557	1.0000	0.8073	0.4041	0.2471	0.2362	−0.1517	0.3752	0.5416	0.4046	0.7086
x_3	0.8539	0.8073	1.0000	0.5326	0.2416	0.0581	−0.4141	0.4561	0.5562	0.4069	0.7696
x_4	0.4140	0.4041	0.5326	1.0000	−0.0541	0.3302	−0.3767	0.0711	0.3567	0.4676	0.4862
x_5	0.1815	0.2471	0.2416	−0.0541	1.0000	0.4358	−0.1022	0.3967	0.2318	0.0807	0.0939
x_6	0.1004	0.2362	0.0581	0.3302	0.4358	1.0000	0.0054	0.4203	0.2713	0.3395	0.1218
y_1							1.0000	−0.0608	−0.0051	0.0649	−0.4632
y_2							−0.0608	1.0000	0.6582	0.4743	0.3368
y_3							−0.0051	0.6582	1.0000	0.7532	0.3764
y_4							0.0649	0.4743	0.7532	1.0000	0.2178
y_5							−0.4632	0.3368	0.3764	0.2178	1.0000

表 4　特征值、典型相关系数及其假设检验

	典型相关系数	渐近标准误	典型相关系数的平方	特征值	每一个特征值占特征值总和的比	累计比例	似然比统计量	渐近 F 值	P 值
1	0.8742	0.0454	0.7643	3.2422	0.6546	0.6546	0.0680	2.2400	0.0030
2	0.7373	0.0878	0.5436	1.1912	0.2405	0.8951	0.2884	1.3800	0.1686
3	0.5109	0.1422	0.2611	0.3533	0.0713	0.9665	0.6320	0.8000	0.6504
4	0.3544	0.1683	0.1256	0.1436	0.0290	0.9955	0.8552	0.5400	0.7729
5	0.1482	0.1882	0.0220	0.0225	0.0045	1.0000	0.9780	0.2400	0.7920

表 5　标准化典型系数

	U_1	U_2	U_3	U_4	U_5
x_1	0.5852	−1.1443	0.7823	0.0352	−0.8298
x_2	−0.2175	0.0189	0.6032	0.1289	1.5590
x_3	0.5288	1.6213	−0.7370	−0.4066	−1.1704
x_4	0.1890	−0.9874	−0.7753	0.1229	0.6988
x_5	−0.1193	−0.0626	−0.2509	−0.5860	1.0488
x_6	0.1948	0.8108	0.1467	0.9523	−0.5140

续表

	V_1	V_2	V_3	V_4	V_5
y_1	−0.0838	−0.1325	1.0807	0.3750	−0.0376
y_2	−0.0878	1.2688	0.0701	0.2476	−0.3342
y_3	0.2147	−0.3301	0.2218	−1.0863	1.4100
y_4	0.2920	−0.2392	−0.5765	1.3368	−0.2942
y_5	0.7607	−0.2995	0.6532	−0.0017	−0.6905

根据表 5 部分结果可以写出标准化的典型相关变量,各个指标对典型相关变量的贡献可以用标准化典型系数表示,标准化典型系数又称载荷量。标准化的第一对典型相关变量为(仍然沿用前一部分的符号表示标准化后的变量):

$$\begin{cases} U_1 = 0.5852x_1 - 0.2175x_2 + 0.5288x_3 + 0.1890x_4 - 0.1193x_5 + 0.1948x_6 \\ V_1 = -0.0838y_1 - 0.0878y_2 + 0.2147y_3 + 0.2920y_4 + 0.7607y_5 \end{cases}$$

由上述方程可以看出,在 U_1 中 x_1(身高)和 x_3(体重)的典型系数较大,分别为 0.5852 和 0.5288,说明第一典型相关变量中身高和体重的作用较大;在 V_1 中 y_5(肺活量)的典型系数较大,其值为 0.7607,说明 V_1 主要受肺活量的影响。

表 6　未标准化典型系数

	U_1	U_2	U_3	U_4	U_5
x_1	0.4074	−0.7966	0.5446	0.0245	−0.5777
x_2	−0.3153	0.0274	0.8745	0.1868	2.2601
x_3	0.3068	0.9407	−0.4277	−0.2359	−0.6791
x_4	0.1415	−0.7389	−0.5802	0.0920	0.5229
x_5	−0.2625	−0.1377	−0.5522	−1.2896	2.3081
x_6	0.5069	2.1105	0.3817	2.4786	−1.3379
	V_1	V_2	V_3	V_4	V_5
y_1	−0.0511	−0.0807	0.6587	0.2285	−0.0229
y_2	−0.0343	0.4958	0.0274	0.0967	−0.1306
y_3	0.0941	−0.1446	0.0972	−0.4759	0.6177
y_4	0.0523	−0.0429	−0.1033	0.2396	−0.0527
y_5	0.0047	−0.0019	0.0041	0.0000	−0.0043

表 6 这部分结果可以写出原始的第一对典型相关变量为:

$$\begin{cases} U_1 = 0.4073664311x_1 - 0.315336571x_2 + 0.30684372x_3 + 0.1414785796x_4 \\ \quad - 0.262474595x_5 + 0.5069283417x_6 \\ V_1 = -0.051059786y_1 - 0.034308947y_2 + 0.0940682347y_3 + 0.0523358237y_4 \\ \quad + 0.0047200507y_5 \end{cases}$$

表7　冗余分析(标准化方差解释比例)结果

典型变量(U)	解释自己组所在的变量		解释对方组的变量	
	比例	累计比例	比例	累计比例
1	0.4999	0.4999	0.3821	0.3821
2	0.1024	0.6023	0.0557	0.4377
3	0.1016	0.7039	0.0265	0.4643
4	0.1378	0.8417	0.0173	0.4816
5	0.1306	0.9724	0.0029	0.4844

典型变量(V)	解释自己所在组的变量		解释对方组的变量	
	比例	累计比例	比例	累计比例
1	0.3960	0.3960	0.3027	0.3027
2	0.1537	0.5497	0.0836	0.3862
3	0.1201	0.6698	0.0313	0.4176
4	0.1424	0.8122	0.0179	0.4355
5	0.1878	1.0000	0.0041	0.4396

通过表7中对标准化方差对应结果的分析可以看出,第一典型变量U_1解释第一组变量,也就是形态学指标的方差的比例为0.4999,说明它对本组变量(形态学指标)有一定的预测能力;它解释对方组变量,即功能指标的方差的比例为0.3821,说明它不能很好地全面预测对方组变量;再考虑其他四个典型变量$U_2 \sim U_5$,解释本组变量标准方差的累计比例依次为0.6023、0.7039、0.8417、0.9724,而$U_2 \sim U_5$对于对方组变量几乎没有什么预测能力,解释其方差的比例分别0.0557、0.0265、0.0173、0.0029。第一典型变量V_1不能很好地全面预测两组变量,它解释两组变量标准方差的比例分别为0.3960和0.3027;此外,$V_2 \sim V_5$解释本组变量标准方差的累计比例依次为0.5497、0.6698、0.8122、1.0000,解释对方组方差的比例分别是0.0836、0.0313、0.0179、0.0041,说明它们对于形态学指标也没有什么预测能力。

综上所述,可给出专业结论:形态学指标中身高和体重对于第一典型相关变量的作用较大,功能指标中肺活量对于第一典型相关变量的影响较大,说明身高较高,体重较大者,其肺活量也较大。

参考文献

[1]　胡良平. 医学统计学:运用三型理论进行多元统计分析. 北京:人民军医出版社,2010:65-78.
[2]　孙振球. 医学统计学. 3版. 北京:人民卫生出版社,2010.375-379.

(马　骏　刘树仁)

曲线拟合

在医学研究中，常遇到两个变量间的关系不呈直线而是呈某种曲线关系，或在某范围内呈曲线关系。曲线拟合就是选择适当类型的曲线来拟合这些实测数据，并用拟合的曲线方程来分析两变量之间的关系。求曲线回归方程的过程及方法称曲线拟合（curve fitting）。医学中常用的曲线拟合大体上有两类：①频数分布可拟合正态分布曲线、Poisson 分布曲线等；②回归曲线可拟合幂函数曲线、指数函数曲线、多项式曲线、"S"形曲线（包括 logistic 曲线、Gompertz 曲线、logit 变换，Probit 变换）等。关于第一类曲线的拟合详见有关条目，这里仅介绍第二类。

1 曲线拟合的用途

与线性回归一样，主要有以下几方面用途：

1）修匀。根据观察点求出最可能的分布或趋势，以减少抽样误差的影响。

2）估计。即由较易获得的指标（自变量 X）推算较难获得的指标（因变量 Y）。

3）预测。用现有样本资料配合曲线回归方程后，将预报因子（自变量 X）代入方程对预报量（因变量 Y）进行估计。

2 医学上常见的曲线类型及方程

医学上常见的曲线有指数曲线，对数曲线、双曲线、抛物线及"S"形曲线等，这些曲线的示意图及其回归方程如下：

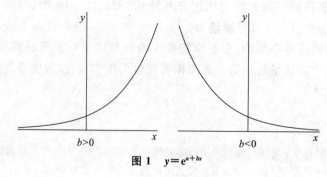

图 1 $y = e^{a+bx}$

1）指数曲线 $y = e^{a+bx}$。

2）幂函数 $y = k + ax^b$。

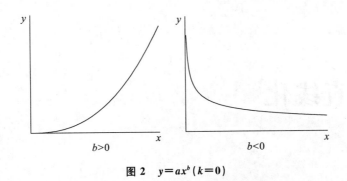

图 2　$y=ax^b\,(k=0)$

3）多项式函数 $y=a+b_1x+b_2x^2+\cdots+b_px^p$。最简单的是二次多项式，$y=a+b_1x+b_2x^2$，曲线如抛物线。$b_2>0$ 时，开口向上，有极小值；$b_2<0$ 时，开口向下，有极大值。

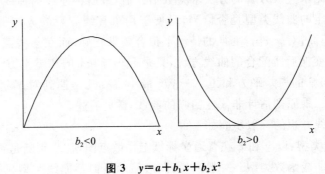

图 3　$y=a+b_1x+b_2x^2$

4）S 形曲线（包括 logistic 曲线、Gompertz 曲线、logit 变换，Probit 变换等）。

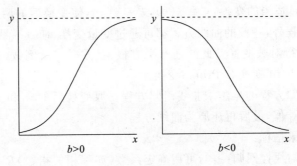

图 4　S 形曲线

3　曲线拟合的方法

主要有两种:曲线直线化后配合法和迭代配合法。

（林爱华　黄高明）

曲线直线化

先将 y 和/或 x 作适当变换，使变换后的 y' 和 x' 呈直线趋势，称为曲线直线化，然后再按最小二乘原则求直线方程的方法求参数估计值，最后再还原为曲线方程。曲线直线化既可验证所确定的曲线类型是否恰当，且便于用求直线方程的方法得到曲线方程，简单易行，但精度不高，对 x 进行变换的情况下拟合效果较好，而在某些情况下不合适。例如对 y 进行对数变换后所配合的曲线方程，只是 $\lg y$ 与 $\lg \hat{y}$ 的离差平方和 $\sum (\lg y - \lg \hat{y})^2$ 最小，而不是 y 与 $\hat{y}$ 的离差平方和 $\sum (y - \hat{y})^2$ 最小。故凡是遇到对 Y 进行变换的情形，最好直接按最小二乘原则估计非线性回归的参数，详见后述。

直线化求曲线方程的一般步骤如下：

1) 选定曲线类型：以 y 和 x 在普通坐标纸上作散点图，初步判断是否属曲线联系，曲线近似何种常用曲线函数类型。一般来说，图形显示近似某曲线类型只能说明该资料两个变量间可能呈该种曲线关系，但也可能实际上属其他类似的曲线关系。在实践中可尝试几种曲线类型进行拟合，以找到最佳的曲线方程。

2) 直线化：通过适当的变换，$y' = f(y)$，$x' = g(x)$，使变换后的两个变量之间呈直线关系。除多项式方程外，一般的曲线方程都可通过变量变换，使其直线化，最常用的变换是对 y 和（或）x 进行对数变换。此外还有平方根、立方根、幂、倒数、各种三角函数等变换，"S"形曲线常用 logit 变换和 Probit 变换。

3) 按求线性回归方程的方法求曲线回归方程。取变换后的 y' 和 x' 按最小二乘原则求回归方程参数估计值，最后再还原为曲线方程。

4) 评价回归效果指标：

①确定系数。与线性回归一样，可用确定系数（亦称相关指数）R^2 来评价回归效果。确定系数的计算公式如下：

$$R^2 = \frac{\left[\sum_{i=1}^{n} \frac{1}{b} (\hat{y}_i - \bar{y})(y_i - \bar{y}) \right]^2}{\sum_{i=1}^{n} \frac{1}{b^2} (\hat{y}_i - \bar{y})^2 \sum_{i=1}^{n} (y_i - \bar{y})^2} = \frac{\left[\sum_{i=1}^{n} (\hat{y}_i - \bar{y})(y_i - \bar{y}) \right]^2}{\sum_{i=1}^{n} (\hat{y}_i - \bar{y})^2 \sum_{i=1}^{n} (y_i - \bar{y})^2}$$

$$= \left[Corr(y, \hat{y}) \right]^2 = R_{y, \hat{y}}^2$$

即确定系数为观察值 y 与回归估计值 $\hat{y}$ 之间相关系数的平方。确定系数越接近于 1，回归效果越好。同一资料，尝试几种曲线类型，一般以确定系数最大者为优。

②计算残差平方和 $\sum(y-\hat{y})^2$，残差平方和小，拟合的方程效果就好；反之，效果就差。

③通过方差分析，还可进一步分析所配合的曲线方程减少的残差与其他方程比较有无统计学意义。例如，有一资料同时用线性回归和指数曲线回归，试分析其残差的差异有无统计学意义。方差分析表如表1。

表1　残差比较方差分析表

变异来源	残差平方和	自由度	均方(MS)	F值
线性回归(L)	$\sum(y-\hat{y})^2$	$n-2$	$\sum(y-\hat{y})^2/(n-2)$	MS_L/MS_E
指数曲线(E)	$\sum(y-\hat{y})^2$	$n-2$	$\sum(y-\hat{y})^2/(n-2)$	

如果 $P<0.05$，说明该资料配合曲线函数比配合直线回归改善明显，即曲线函数比直线回归为优。如果还尝试其他曲线配合，欲比较谁优谁劣，同理可比较各自的确定系数或做残差的方差分析来判断。

参考文献

[1]　郭祖超．医用数理统计方法．3版．北京：人民卫生出版社，1988.

[2]　杨树勤．中国医学百科全书·医学统计学．上海：上海科技出版社，1985.

[3]　方积乾．医学统计学与电脑实验．上海：上海科技出版社，1997.

（林爱华　黄高明）

迭代配合法

用迭代法直接配合曲线方程，不需对 y 和 x 作变换，直接按非线性回归的最小二乘原则估计参数。

一般的非线性回归模型可表示为：

$$y=f(x,b)+e \tag{1}$$

我们的目的是找到参数 b，使得残差平方和 $Q=\sum_{i=1}^{n}(y_i-\hat{y})^2$ 最小。

要达到这一目的，目前流行的统计软件包中可提供多种不同的迭代法。这里以最常用的 Newton-Raphson 迭代法加以说明。

1）设迭代步骤到 s 步，得 $b^{(s)}$。迭代开始时，s 等于 0，$b^{(0)}$ 是迭代的初始值。为了保证迭代顺利和尽可能少的迭代步数就能达到目的，初始值的选择很重要。一般可用曲线直线化的结果作初始值,或根据现有知识来估计。

2）对$b^{(s)}$作调整。通过对目标函数求待估参数b的一阶偏导数和二阶偏导数,二阶偏导数矩阵的负值的逆矩阵则为方差协方差矩阵,由一阶导数向量和方差协方差矩阵可求出参数的调整量$\Delta^{(s)}$。即$b^{(s+1)}=b^{(s)}+\Delta^{(s)}$,此过程完成一次迭代。

3）重复2）步,对$b^{(s)}$再进行迭代。如果$|b^{(s+1)}-b^{(s)}|\leqslant|b^{(s)}-b^{(s-1)}|\leqslant\varepsilon$,迭代结束,把$b^{(s+1)}$作为参数$b$的最优估计值。否则继续进行迭代。$\varepsilon$是迭代的精度,一般取一个很小的数,如$\varepsilon=0.0001$,根据要求不同可稍做调整。每种统计软件包都有其默认值,也可自行设置。

以上迭代过程计算量较大,一般都采用计算机运行完成。大多数统计软件包都输出以下结果(以下为指数函数曲线配合例子的主要结果,详见"指数函数曲线配合"条目):

首先输出方差分析表,然后再输出参数估计结果,包括参数的估计值、标准误以及95％置信区间等。

表1　方差分析结果

变异来源	自由度	离均差平方和	均方
回归	2	4702.10	2351.05
残差	8	100.06	12.51
总(未校正)	10	4802.16	
总(校正)	8	1873.95	

表2　参数估计结果

参数	参数估计值	标准误	95％置信区间
A	50.92	3.34	43.23～58.61
B	−0.832	0.075	−1.004～−0.660

确定系数的计算公式如下:

$$R^2=1-\frac{残差平方和}{校正总平方和} \tag{2}$$

本例

$$R^2=1-\frac{100.06}{1873.95}=0.947$$

参考文献

[1]　郭祖超. 医用数理统计方法. 3版. 北京:人民卫生出版社,1988.
[2]　杨树勤. 中国医学百科全书·医学统计学. 上海:上海科技出版社,1985.
[3]　方积乾. 医学统计学与电脑实验. 上海:上海科技出版社,1997.

（林爱华　黄高明）

指数函数曲线配合

指数曲线(exponential curve)亦称指数生长曲线。在医学、人口学、生态学上常存在这样的资料：当 x 值越增大，y 值增加得越快。它的特点是：①变化趋势始终是一致的；②变化的速度始终是加大的。例如在细菌培养中，细菌的数目与开始的基数成正比，在一定的条件下，培养时间(x)越长，细菌的数目(y)不但越多，而且单位时间内所增加的细菌数也越多。这种资料可以配合指数曲线，并用拟合的指数方程来描述两变量之间的关系。

指数曲线的一般形式如下：

$$y = ae^{bx} \text{ 或 } y = a\exp(bx) \tag{1}$$

$$k \pm y = ae^{bx} \tag{2}$$

式(1)中，$b > 0$ 时，例如，$y = 3e^{2x}$，y 随 x 值增加而上升，称正指数函数；$x \to -\infty$，$y \to 0$，故以 x 轴的负侧为渐近线(图1(a))。$b < 0$ 时，例如 $y = 3e^{-x}$，y 随 x 值增加而下降，称负指数函数；$x \to \infty$ 时，$y \to 0$，故以 x 轴的正侧为渐近线(图1(b))。在配合时，若采用直线化法，一般先把式(1)直线化，如果 x 与 y 尚未达到直线化，表示 x 与 $\ln y$ 并非直线关系，此时需要将变量再进行适当变化，常用的方法是取 $y \pm k$ 作校正。k 的作用在于使曲线的渐近线移动 k 个单位，从而改变曲线的弯曲程度。k 取值要经多次尝试，以使各观察点逐步逼进直线趋势。

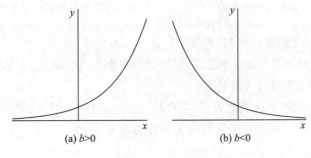

(a) $b > 0$　　　　(b) $b < 0$

图1 $y = ae^{bx}$

直线化方法：对式(1)两边取对数，得

$$\ln y = \ln a + bx \tag{3}$$

如果以 $\ln y$ 和 x 在普通坐标纸上绘制的散点图呈直线趋势时，可考虑采用指数函数

描述 y 与 x 间的非线性关系。

例 某市 1997～2006 年肠道蠕虫感染率持续下降(表 1),试用曲线拟合方法分析蠕虫感染率下降趋势,预测今后蠕虫感染率变化。

表 1   1997～2006 年某市肠道蠕虫感染率   单位:%

年 份	1997	1998	1999	2000	2001	2002	2003	2004	2005	2006
感染率	48.38	32.07	26.09	15.87	14.88	12.28	8.02	5.78	4.39	3.36

直线化后最小二乘估计的步骤如下:

1)定曲线类型。将资料在普通坐标纸上绘制散点图。如图 2 所示呈曲线趋势,且与图 1(b)相似,试选择指数函数。

2)直线化。设年份 x' 取值为 1～10,对感染率做变换 $y' = \ln y$,以 y' 和 x' 作散点图,如图 3 所示,已呈直线趋势,说明选择指数函数尚可。

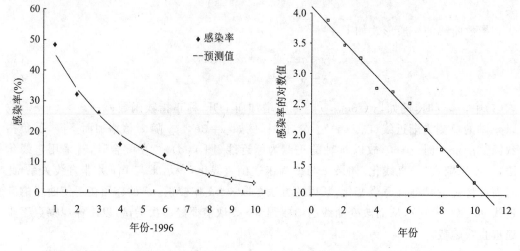

图 2   年份与肠道蠕虫感染率的关系   图 3   年份与肠道蠕虫感染率对数值的关系

3)作 y' 关于 x' 的线性回归,得方程:$\hat{y} = 4.101 - 0.289x'$。

方差分析表明回归具有统计学意义,其确定系数为 0.991,表明 x' 解释了 $y'(=\ln y)$ 的变异的 99% 以上,线性回归效果甚佳。

4)以 $y' = \ln y$ 代入上述线性方程,得曲线方程:$\hat{y} = 60.401 e^{-0.289x'}$。

5)作图:求 y 值。用原自变量回代入曲线方程求 y 值。以各 $(x、y)$ 值绘点,连成曲线,见图 2。

6)拟合优度比较。如果要了解本曲线方程的拟合是否比直线回归或其他类型曲线好,可通过比较:①确定系数 R^2,R^2 大拟合效果就好;反之,效果差。本例直线回归的确定系数为 0.854,比指数函数曲线的确定系数小,故指数函数曲线效果比直线回归好。②计算残差平方和 $\sum(y - \hat{y})^2$,残差平方和小,拟合的方程效果就好;反之,效果就差。另外,通过方差分析,我们还可进一步分析所配合的曲线方程减少的残差量与其他方程比较有无统计学意义。本例方差分析结果列于表 2。

表 2　方差分析表

变异来源	残差平方和	自由度	均方(MS)	F 值	P 值
线性回归	273.938	8	34.242	2.738	>0.05
指数曲线	100.06	8	12.507		

表 2 结果表明，该资料配合指数函数曲线比配合直线回归改善无统计学意义。同理可比较相应的确定系数或做残差的方差分析来判断其他曲线配合的优劣。

这种将曲线直线化成 $\ln y = a + bx$ 后用最小二乘法来配合仅表示 $\ln y$ 与 $\ln \hat{y}$ 的离差平方和 $\sum (\lg y - \lg \hat{y})^2$ 最小，而不是 y 与 y 的离差平方和 $\sum (y - \hat{y})^2$ 最小。因此，最好采用迭代法直接求其曲线方程。

迭代法配合：本例资料用统计软件包计算，参数 a、b 的初始值可选用直线化法 a、b 的估计值。主要结果见表 3、表 4。

表 3　方差分析结果

变异来源	自由度	离均差平方和	均方
回归	2	4702.10	2351.05
残差	8	100.06	12.51
总(未校正)	10	4802.16	
总(校正)	8	1873.95	

表 4　参数估计结果

参数	参数估计值	标准误	95％置信区间
a	50.92	3.34	43.23～58.61
b	−0.832	0.075	−1.004～−0.660

得曲线方程：$\hat{y} = 50.92 e^{-0.832x}$。

确定系数：$R^2 = 1 - 4702.10/100.06 = 0.947$。

结果表明该例曲线直线化估计的结果与迭代法估计结果比较接近。

参考文献

[1]　郭祖超. 医用数理统计方法. 3 版. 北京：人民卫生出版社,1988.

[2]　杨树勤. 中国医学百科全书·医学统计学. 上海：上海科技出版社,1985.

[3]　方积乾. 医学统计学与电脑实验. 上海：上海科技出版社,1997.

[4]　SAS Institute Inc. SAS/STAT guide for personal computers. 6th ed. North Carolina：SAS Institute Inc, 1987.

[5]　陈平雁. "研究生教学用书"配套教材：SPSS13.0 统计软件应用教程. 北京：人民卫生出版社, 2005.

[6] 黄文明,郭加春,贺玉川,等. 泰州市肠蠕虫病流行趋势指数曲线分析. 现代预防医学,2010,37 (6):1141—1142.

(林爱华　黄高明)

幂函数曲线配合

幂函数曲线(power curve)的公式为:

$$y = ax^b \text{ 或 } y = k + ax^b \quad (a > 0, x > 0) \tag{1}$$

$b > 0$ 时,例如 $y = x^{2.15}$,$y = x^{15}$ 等,y 随 x 值增加而上升,无渐近线;$b < 0$ 时,如 $y = x^{-1.5}$,$y = x^{-3.65}$ 等,y 随 x 下降,以 x 轴和 y 轴为渐近线。

曲线直线化:对函数式(1)两边取对数,得

$$\ln y = \ln a + b \ln x \tag{2}$$

故当以 $\ln y$ 和 $\ln x$ 绘制的散点图呈直线趋势时,可考虑采用幂函数描述 y 与 x 间的非线性关系。

指数函数曲线只有一条渐近线,由于幂函数直线化时对 y 和 x 都取对数,则幂函数曲线有两条渐近线,医学资料中幂函数曲线的形状与相应的指数函数曲线是相似的,但幂函数曲线由于有两条渐近线,故曲线的弯度更大。配合曲线方程的方法也有直线化法和迭代法,与指数函数曲线类似,由于也对 y 进行变换,故最好采用迭代法。

例 上海生物制品研究所观察了接种麻疹减毒疫苗的队列,经 24 年随访,抗体效价与时间的关系如表 1。试配合幂函数曲线。

表 1　麻疹减毒疫苗接种后抗体效价(GMT)与时间关系

时间(月)	1	24	48	84	96	120	288
GMT	88.35	14.32	6.18	6.08	7.03	5.56	4.20

1)直线化后最小二乘估计的步骤如下:

①定曲线类型。将资料在普通坐标纸上绘制散点图,如图 1 所示,其弯度较大,考虑拟合幂函数曲线。

②曲线直线化。作变换 $y' = \ln y$ 和 $x' = \ln x$,以 y' 和 x' 作散点图,各观察点基本呈直线化。见图 2。

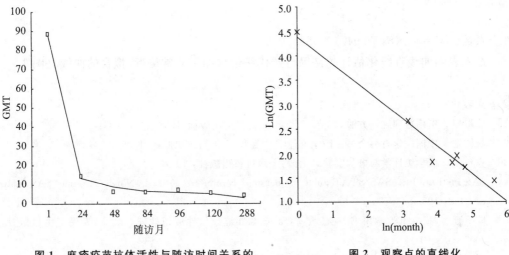

图 1　麻疹疫苗抗体活性与随访时间关系的
　　　　散点及曲线图

图 2　观察点的直线化

③ 作 y' 关于 x' 的线性回归,得方程 $\ln y = 4.382 - 0.559 \ln x$。

方差分析表明,回归具有统计学意义。确定系数为 0.963,表明由 x' 解释了 y' 变异的 96% 以上,回归效果甚好。

④ 以 $\ln y$ 和 $\ln x$ 代入上述线性方程,得曲线方程:$\hat{y} = 79.998 x^{-0.559}$。

⑤ 作图。以各 $(x, \hat{y})$ 值绘制散点图,用曲线板将各点连成光滑曲线。

⑥ 拟合优度比较。目的、方法和意义与指数函数曲线相同,详细请参阅"指数函数曲线配合"条目。

2)迭代法配合。参数 a、b 的初始值可选用直线化法 a、b 的估计值。主要结果见表 2、表 3。

表 2　方差分析结果

变异来源	自由度	离均差平方和	均方
回归	2	8172.94	4086.47
残差	5	10.98	2.20
总(未校正)	7	8183.92	
总(校正)	6	5705.32	

表 3　参数估计结果

参数	参数估计值	标准误	95%置信区间
a	88.341	1.481	$84.534 \sim 92.147$
b	-0.594	0.021	$-0.657 \sim -0.541$

得曲线方程:

$$\hat{y} = 88.341 x^{-0.594}$$

确定系数: $R^2 = 1 - (8172.94/10.98) = 0.998$。

结果表明曲线直线化估计的结果与迭代法估计结果非常接近,拟合的曲线见图1。

参考文献

[1] 郭祖超. 医用数理统计方法. 3版. 北京:人民卫生出版社,1988.

[2] 杨树勤. 中国医学百科全书·医学统计学. 上海:上海科技出版社,1985.

[3] 方积乾. 医学统计学与电脑实验. 上海:上海科技出版社,1997.

[4] SAS Institute Inc. SAS/STAT guide for personal computers. 6th ed. North Carolina: SAS Institute Inc, 1987.

[5] 陈平雁. "研究生教学用书"配套教材:SPSS13.0统计软件应用教程. 北京:人民卫生出版社, 2005.

[6] 罗凤基,赵伟,张菁. 麻疹减毒疫苗抗体衰减趋势的幂曲线模型拟合及抗体持久性预测研究. 中国计划免疫,2007,43(2):130-131.

(林爱华　黄高明)

多项式曲线配合

多项式曲线(polynomial curve)配合就是对双变量实测数据用多项式曲线来拟合,并用拟合的曲线方程来分析两变量之间的关系。对于曲线趋势,如果无法确定其曲线函数类型,都可通过多项式曲线来拟合。但如果多项式的阶数过高,需要估计的参数过多而样本量又不大时,由于自由度太小而无实际意义。

1 多项式的一般形式

多项式的一般形式为:

$$\hat{y} = b_0 + b_1 x + b_2 x^2 + b_3 x^3 + \cdots + b_m x^m \tag{1}$$

等式右侧只有第一、第二项时,为直线方程,加上 $b_2 x^2$ 项为二次曲线方程,再加上 $b_3 x^3$ 项为三次曲线方程,余类推。

图1是常见的几种多项式曲线。(a)和(b)是二次多项式曲线,亦称二次抛物线。当 $b_2 > 0$ 时,有一极小值,$b_2 < 0$ 时有极大值。配合所取的一般曲线中也可能不包括极大值

或极小值,所以指数函数曲线和幂函数曲线可看成是多项式曲线的特例。(c)和(d)是三次多项式曲线,亦称三次抛物线。当 $b_3 > 0$ 时,依次有一极大值和一极小值;$b_3 < 0$ 时,依次有一极小值和一极大值。配合所取的一段曲线不一定都包括曲线的全部特征。(e)和(f)是三次多项式曲线的消退型,无极大值和极小值,只有一个拐点。随着多项式中 x^m 幂的升高,曲线的形状越趋复杂。在配合时,可采用逐步多项式配合,即逐步增加其幂,通过其确定系数或残差平方和来判断,直至配合到最优为止。

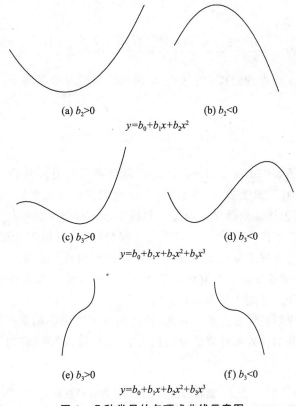

$$(a)\ b_2 > 0 \qquad\qquad (b)\ b_2 < 0$$
$$y = b_0 + b_1 x + b_2 x^2$$

$$(c)\ b_3 > 0 \qquad\qquad (d)\ b_3 < 0$$
$$y = b_0 + b_1 x + b_2 x^2 + b_3 x^3$$

$$(e)\ b_3 > 0 \qquad\qquad (f)\ b_3 < 0$$
$$y = b_0 + b_1 x + b_2 x^2 + b_3 x^3$$

图 1   几种常见的多项式曲线示意图

配合多项式曲线时,常将多项式作下列变换:

令:$x_1 = x$, $x_2 = x^2$, $x_3 = x^3$, $\cdots$, $x_m = x^m$,从而将多项式改写为:

$$\hat{y} = b_0 + b_1 x_1 + b_2 x_2 + b_3 x_3 + \cdots + b_m x_m$$

利用多元回归的方法可求出上述参数的最小二乘估计。由于没有对 y 作变换,可通过多元线性回归的方差分析来判断回归的统计学意义和计算确定系数。由于配合多项式的计算量比较大,尤其是幂次较高时,故一般多用电脑软件计算。

2   多项式极值点和拐点的求法

求因变量 y 极值所在点的自变量 x 值的方法是利用数学中关于极值的定理,即极值所在点的函数一阶导数必等于零。所以,对函数 y 求自变量的一阶导数并令其等于 0 后解出方程即得到极值点 x 的值。其计算公式为：

1）二次多项式极值点的公式为

$$\frac{dy}{dx} = b_1 + 2b_2 x = 0, \quad x = \frac{-b_1}{2b_2}$$

2）三次多项式极值点的公式为

$$\frac{dy}{dx} = b_1 + 2b_2 x + 3b_3 x^2 = 0$$

极值点的公式为：$x = \dfrac{-2b_2 \pm \sqrt{(2b_2)^2 - 4(3b_3)(b_1)}}{6b_3}$

3）三次多项式 y 拐点的公式为求 y 对 x 的二阶导数并令其等于 0，然后解这个二阶导数方程即得。即

$$\frac{d^2 y}{dx^2} = 2b_2 + 6b_3 x = 0, \quad x = \frac{-2b_2}{6b_3}$$

一般的多项式函数中 $x, x^2, x^3, \cdots, x^m$ 等项间常高度相关。为避免这一点，对于二阶多项式，可通过对 x 作变量变换，一般取 $x - \bar{x}, x$ 可取四舍五入整数。如果 x 是等间隔取值时，有些统计软件包还能根据样本均数 $\bar{x}$ 和样本量 n 构造出互不相关的 x 的各阶多项式，称为正交多项式，依次用各阶正交多项式来配合曲线，可得到正交多项式回归方程，而后一方程只在前一方程的基础上增加一项。软件包可提供参数 $b_0, b_1, b_2, \cdots, b_m$ 及其标准误的估计值，检验参数是否具有统计学意义的 t 统计量以及残差的均方，据此可判断采用 n 阶的正交多项式来配合效果最佳。

例 某试验研究制备紫杉醇亚微乳剂，评价制备工艺中影响紫杉醇亚微乳剂质量的因素。紫杉醇亚微乳剂体外累计释放率数据见表 1，试拟合"时间"与"累计释放率"二者之间的曲线关系。

表 1 紫杉醇亚微乳剂体外累计释放率

时间	0	5	10	17	23	26	33
累积释放率(%)	7	12.5	22	39	51	54	56

绘制本资料的散点图（见图 2），可发现散点前期近似直线，后期平稳趋缓，但总体趋势不太明朗。故对本资料同时拟合直线、二项式曲线和三项式曲线，以选取较为合适的曲线模型。需要注意的是，多项式次数越高，模型的误差项自由度就越小，结果也就越不稳定。所以，在样本量不是很大的情况下，一般不宜拟合过高次数的多项式曲线。

解：1）变量变换，使资料对称化。如果各观察点趋势呈明显不对称，需对 x 或 y 进行变量变换，使其达到较好的对称性。本例观察点趋势基本对称，不需进行变量变换。

2）求方程。以时间值为 x_1，时间值的平方作 x_2，时间值的立方作 x_3，累积释放率为 y，用多元线性回归的方法求多项式曲线方程。结果见表 2。

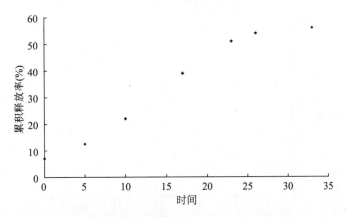

图 2　紫杉醇亚微乳剂体外累计释放率与时间关系

表 2　紫杉醇亚微乳剂体外累计释放率与时间关系的多项式曲线拟合结果

模　型	b_0	b_1	b_2	b_3	R^2
线　性	7.004	1.688*			0.959
二次项	3.541	2.483*	0.025		0.976
三次项	6.907	0.571*	0.127*	−0.003*	1.000

注：* 回归系数的假设检验 $P<0.05$。

结果表明三次多项式曲线最好地描述了紫杉醇亚微乳剂体外累积释放率与时间的关系，且假设检验有统计学意义，故选择三次多项式曲线。

$$\hat{y}=6.907+0.571x+0.127x^2-0.003x^3$$

经方差分析，三次项回归方程有统计学意义（见表 3）。

表 3　残差比较方差分析表

变异来源	残差平方和	自由度	均方(MS)	F 值
线性回归	104.513	5	20.903	1.384[a]
二次项回归	60.395	4	15.099	45.616[b]
三次项回归	0.993	3	0.331	63.150[c]

注：a：线性与二次比较，b：二次与三次比较，c：线性与三次比较。

3）求 $\hat{y}$。取 x 值代入方程，算出与各 x 值对应的 $\hat{y}$。将各 $(x,\hat{y})$ 点连成光滑曲线，即得图 3 的曲线。

4）求确定系数。即以 $(y,\hat{y})$ 作相关分析，其相关系数的平方即为确定系数。本例

$$R^2=1.000$$

迭代法配合结果与直线结果完全一致。

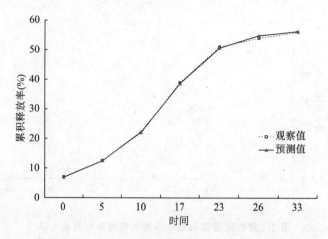

紫杉醇亚微乳剂体外累计释放率与时间关系三次多项式曲线

参考文献

[1] 郭祖超. 医用数理统计方法. 3 版. 北京:人民卫生出版社,1988.

[2] 杨树勤. 中国医学百科全书·医学统计学. 上海:上海科技出版社,1985.

[3] 方积乾. 医学统计学与电脑实验. 上海:上海科技出版社,1997.

[4] SAS Institute Inc. SAS/STAT guide for personal computers. 6th ed. North Carolina:SAS Institute Inc,1987.

[5] 陈平雁. "研究生教学用书"配套教材:SPSS13.0 统计软件应用教程. 北京:人民卫生出版社,2005.

（柳　青　黄高明）

Gompertz 曲线配合

　　Gompertz 曲线配合就是对呈"S"形分布的双变量实测数据用 Gompertz 函数来配合,并用配合的曲线方程来分析两变量之间的关系。Gompertz 曲线又称 Gompertz 增长曲线,由 B. Gompertz 于 1925 年所创用,主要作为描述生物群体有限增长的模型。多用于分析人口变动趋势和生物学研究等方面。

　　Gompertz 曲线函数的一般式如下:

$$y = KG^{a^x} \tag{1}$$

$$\lg y = \lg K + a^x \lg G \tag{2}$$

其中 x 为自变量，y 为因变量，其他均为配合曲线的参数。曲线的相对增长率（或缩减率）按固定速度递减（或递增）。将 x 和 y 在普通坐标纸上绘散点图呈不对称的"S"形或反"S"形，如图1。上渐近线的纵坐标是 k，下渐近线为0。令 $\lg y=y'$，$\lg K=k$，$\lg G=b$，$a^x=x'$，则有直线方程：$y'=k+bx'$。

配合 Gompertz 曲线的近似方法为选点法。如果有条件用统计软件包处理时可采用迭代法直接配合曲线。以下介绍选点法的计算。

式（2）中各常数可由下式计算：

$$a=\left(\frac{C-B}{B-A}\right)^{\frac{1}{n}} \tag{3}$$

$$\lg G=\frac{(B-A)(a-1)}{(a^n-1)^2} \tag{4}$$

$$\lg K=\frac{1}{n}\left(A-\frac{(a^n-1)\lg G}{a-1}\right) \tag{5}$$

其中 A、B、C 为观察值 y 经对数转换后 $\lg y$ 分别合并成三个组时的各组合计数，见表1中第（5）栏；n 为各组包含的观察值的个数（即各分组内的组段数）。

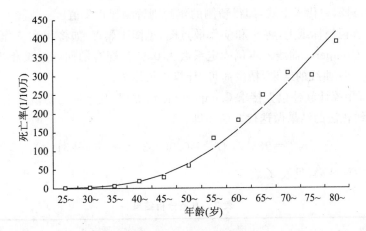

图1　某县胃癌年龄别死亡率及拟合 Gompertz 曲线

例　某县胃癌年龄别死亡率如表1，试配合 Gompertz 曲线以描述胃癌的年龄变化趋势。

为简化计算，将各年龄用缩减值 $x'=(x/5)-5$ 代替，见表1中第（2）栏。将第（3）栏数据作对数变换再合并，见第（4）栏，本例 $n=4$。按式（3），（4），（5）得：

$$a=\left(\frac{9.95301-7.6161}{7.6161-2.5186}\right)^{\frac{1}{4}}=0.823108$$

$$\lg G=\frac{(7.6161-2.5186)(0.823108-1)}{(0.823108^4-1)^2}=-3.081021$$

$$\lg K=\frac{1}{4}\left(2.5186-\frac{(0.823108^4-1)\times(-3.081021)}{0.823108-1}\right)=2.985301$$

表1 某县胃癌年龄别死亡率 　　　　　　　单位:1/10万

年龄(岁)x	x'	死亡率 y	lgy	
25~30	0	1.31	0.1173	2.5186(A)
30~35	1	2.07	0.3160	
35~40	2	6.44	0.8089	
40~45	3	18.9	1.2765	
45~50	4	28.72	1.4582	7.6161(B)
50~55	5	59.52	1.7747	
55~60	6	133.33	2.1249	
60~65	7	181.26	2.2583	
65~70	8	248.56	2.3954	9.95301(C)
70~75	9	308.23	2.4889	
75~80	10	301.50	2.4793	
80 以上	11	391.12	2.5923	

将上述参数代入式(1)或式(2)得:

$$\hat{y} = 966.7203822 \times 0.00082981^{0.823108^x} \quad \text{或} \quad \lg\hat{y} = 2.985301 - 3.081021 \times 0.823108^x$$

以 $x = 0, 1, 2, \cdots$ 代入上式,即得预测的年龄别胃癌死亡率值。

作图:在普通坐标纸上,将 x 和 y 作散点图,见图1黑点,如将 x 和 $\hat{y}$ 作图,见图1曲线,即配合的 Gompertz 曲线。本例确定系数为 0.973,配合的回归效果相当满意。直线化配合 Gompertz 曲线的结果,精度尚可,计算也较简单。

本例也可用统计软件包直接求 Gompertz 曲线方程,其运算的初值及主要结果如下:

1) 以直线化法的结果做迭代初值。即:

$$K^{(0)} = 966.7, \quad G^{(0)} = 0.00083, \quad a^{(0)} = 0.8231$$

2) 运算主要结果(见表2、表3)。

表2 方差分析结果

变异来源	自由度	离均差平方和	均方
回归	3	45389.82	151276.61
残差	9	2239.32	248.81
总(未校正)	12	456069.14	
总(校正)	11	220600.26	

表3 参数估计结果

参数	参数估计值	标准误	95%置信区间
K	468.6	55.2	343.8~593.4
G	0.000019	0.000063	-0.000012~0.000161
a	0.7044	0.0442	0.6043~0.8044

曲线方程：$\hat{y}=468.6\times0.000019^{0.7044^x}$

确定系数：$R^2=0.990$

结果表明该例曲线直线化估计的结果与迭代法估计结果比较接近。

参考文献

[1] 郭祖超．医用数理统计方法．3 版．北京：人民卫生出版社，1988.

[2] 杨树勤．中国医学百科全书·医学统计学．上海：上海科技出版社，1985.

[3] 方积乾．医学统计学与电脑实验．上海：上海科技出版社，1997.

[4] SAS Institute Inc. SAS/STAT guide for personal computers. 6th ed. North Carolina：SAS Institute Inc，1987.

[5] 陈平雁．"研究生教学用书"配套教材：SPSS13.0 统计软件应用教程．北京：人民卫生出版社，2005.

[6] 张祥浩，徐遵海．莒县胃癌年龄别死亡率 Gompertz 曲线拟合的探讨．临沂医专学报，1992，14（33）：229－232.

（柳　青　黄高明）

Logistic 曲线配合

Logistic 曲线由比利时数学家 P. F. Verhulst 于 1844 年首次使用，1923 年美国 R. Pearl 与 L. J. Reed 用于人口研究，故亦称 Pearl-Reed 曲线。Logistic 曲线配合就是对双变量实测数据用 logistic 曲线来配合，并用配合的曲线方程来描述两变量之间的关系。此曲线呈拉长的"S"形或"乙"字形，其形状及特点是只升不降（正"S"形）或只降不升（反"S"形）。曲线对称于拐点（平移以后拐点为原点），上下各有一条渐近线。多用于发育、繁殖、动态率、剂量反应及人口等方面的研究。

Logistic 曲线公式：

$$y=L+\frac{K}{1+e^{a+bx}} \tag{1}$$

式中，y 为原资料的因变量；x 为曲线方程的自变量，a、b 为配合曲线的参数；L 为下渐近线的纵坐标；K 为上下两条平行的渐近线间的距离；e 是自然对数的底（2.71828）。由于可以对 y 作平移使 $L=0$ 而不改变曲线形态，可以将 L 忽略。得 logistic 曲线公式为：

$$y=\frac{K}{1+e^{a+bx}}$$

此曲线在横轴 $x=-a/b$ 处为极值点，即曲线上升最快点。在 $x=(a\pm1.317)/b$ 处分别有两个拐点,即曲线由缓慢上升转为迅速上升,由迅速上升转为缓慢上升的两个变化点。

由式(1)移项和取对数,可得式(2):

$$\ln\frac{K-y}{y}=a+bx \qquad\qquad (2)$$

设 $y'=\ln(K-y)/y,y'=a+bx$,logistic 曲线转换为直线。公式表示自变量 x 与因变量 y 的函数 $\ln(K-y)/y$ 呈线性关系。式中 a 是截距,b 是斜率。求得 K、a、b 后代入式(1)即得曲线方程。

例 某地从 1990 年开始发现某新发传染病,至 2000 年历年报告病例数见表 1,试拟合 logistic 曲线,预测今后该传染病的发病趋势。

表 1 用直线化配合 Logistic 曲线

年份	1990	1991	1992	1993	1994	1995	1996	1997	1998	1999	2000
发病数	7	14	28	28	35	60	73	99	141	173	236
Y'	3.88	3.17	2.43	2.43	2.19	1.57	1.32	0.92	0.38	0.01	−0.75

用直线化方法配合步骤如下:

1) K 值的估计方法:一般采用三点法估计,公式为:

$$K=\frac{2y_1 y_2 y_3-y_2^2(y_1+y_3)}{y_1 y_3-y_2^2}=\frac{2\times7\times60\times236-60^2\times(7+236)}{7\times236-60^2}=347.31$$

公式中 y_1,y_2 和 y_3 分别是初始观测值、中点观测值和终点观测值。在本例中分别是 7,60 和 236。根据 K 估计值,计算 y' 值(见表 1 中的第三行)。

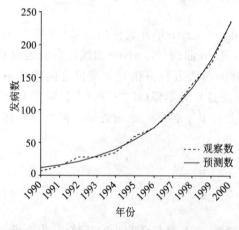 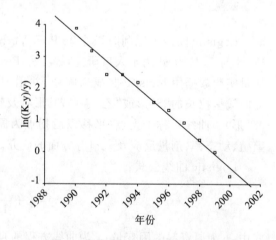

图 1　1990～2000 年某地某新发传染病报告数　　　　图 2　直线化方法拟合 Logistic 曲线
　　　　　及 logistic 曲线拟合

2)以 (x,y') 在普通坐标纸上绘图,见图 2,各观察点呈直线趋势。

3)为计算方便,将年份减去 1989 得到 x' 为 $1,2,\cdots,11$。用一般线性回归方法估计 x' 与 y' 的线性方程参数 a 和 b,得 $a=4.099$ 和 $b=-0.471$。

4)将 $K=347.31, a=4.099, b=-0.417$,代入式(1)得

$$\hat{y}=\frac{347.31}{1+e^{4.099-0.417x}}$$

迭代法配合 logistic 曲线:

在曲线直线化过程中,参数的估计误差较大,最好采用迭代法直接求曲线方程。同理,可用上述直线化法的结果作迭代法参数估计的初始值。结果见表2、表3,拟合情况见图2。

表2　方差分析结果

变异来源	自由度	离均差平方和	均方
回归	3	126906.27	42302.09
残差	8	200.79	25.10
总(未校正)	11	127107.06	
总(校正)	10	54548.60	

表3　参数估计结果

参数	参数估计值	标准误	95%置信区间
K	1292.326	1092.402	$-1226.757 \sim 3811.409$
a	5.049	0.706	$3.422 \sim 6.677$
b	-0.3220	0.031	$-0.2513 \sim -0.3926$

得曲线方程: $\hat{y}=\dfrac{1292.326}{1+e^{5.049-0.322x}}$

决定系数: $R^2=0.996$

参考文献

[1] 郭祖超. 医用数理统计方法. 3版. 北京:人民卫生出版社,1988.

[2] 杨树勤. 中国医学百科全书·医学统计学. 上海:上海科技出版社,1985.

[3] 方积乾. 医学统计学与电脑实验. 上海:上海科技出版社,1997.

[4] SAS Institute Inc. SAS/STAT guide for personal computers. 6th ed. North Carolina: SAS Institute Inc, 1987.

[5] 陈平雁. "研究生教学用书"配套教材:SPSS13.0 统计软件应用教程. 北京:人民卫生出版社,2005.

(柳　青　黄高明)

Logit 曲线配合

    Logit 曲线配合,亦称 logit 变换。当自变量 x 与应变量百分数 P 之间呈"S"形曲线关系时,取 P 值的 logit 变换值 y,则 x 与 y 就化为直线关系。通过变换使"S"形曲线达到直线化,这是一种简便的"S"形曲线配合方法。

    Logit 变换的公式为:

$$y = \ln \frac{P}{1-P} \tag{1}$$

按式(1)由 y 值计算 P 值用的公式:

$$P = \frac{\exp(y)}{1+\exp(y)} \tag{2}$$

    例 用放射免疫法测定血清胰岛素浓度,为建立试剂的标准曲线,用试剂测定 6 种浓度的标准样品,结果见表1。试配合试剂的标准曲线。

表1 6种标准浓度胰岛素样品的放射免疫测量结果

胰岛素浓度 X	放射免疫测定值(%) P	$y = \ln \frac{P}{1-P}$	$\ln x$	预测值 $\hat{P}$
2	74.33	1.06	0.69	0.7845
10	58.64	0.35	2.30	0.5560
20	47.89	−0.08	3.00	0.4416
40	31.17	−0.79	3.69	0.3331
80	21.75	−1.28	4.38	0.2398
160	15.95	−1.66	5.08	0.1661

    1)直线化法配合曲线的步骤。

    ①定曲线类型。由于原变量 x 呈等比数列,故取其对数值 $\lg x$ 作自变量 x',以 $\lg x$ 和放射免疫测定值 P 在普通坐标纸上绘散点图,呈反"S"形,故可试用 Logit 变换法配合曲线。

    ②曲线直线化。用式(1)对各 P 值作 logit 变换,然后以 $\lg x$ 与 y 在普通坐标纸上作图,各观察点的趋势已不是"S"形,说明 logit 变换有效,已达到直线化(图3)。

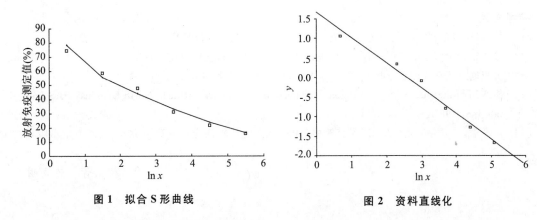

图 1　拟合 S 形曲线　　　　　　　　图 2　资料直线化

③以 $\lg x$ 和 y 用最小二乘法求线性回归方程,得

$$\hat{y}=1.677-0.652\lg x$$

④将 x 代入上式求 $\hat{y}$,$\hat{P}$ 和确定系数,得 $\hat{P}$ 见表 1 第(5)栏。确定系数 $R^2=0.980$,表明由 x' 解释了 y 的总变异的 98%,配合的曲线效果甚佳。

⑤作图。以 $\lg x$ 和 P 在普通坐标纸上画点并依次连成光滑曲线,即为所拟合的曲线(图 1)。如以此图为标准曲线,就可以从已知放射免疫测定值估计出胰岛素浓度。

2)迭代法配合结果见表 2、表 3。

表 2　方差分析结果

变异来源	自由度	离均差平方和	均方
回归	2	1.29067	0.64533
残差	4	0.00501	0.00125
总(未校正)	6	1.29568	
总(校正)	5	0.25621	

表 3　参数估计结果

参数	参数估计值	标准误	95％置信区间
a	1.7518	0.1951	$1.2102\sim2.2934$
b	-0.6631	0.0598	$-0.8290\sim0.4972$

曲线方程

$$\hat{P}=\frac{\exp(1.7518-0.6631\ln x)}{1+\exp(1.7518-0.6631\ln x)}$$

确定系数 $R^2=0.980$。

参考文献

［1］ 郭祖超. 医用数理统计方法. 3 版. 北京：人民卫生出版社,1988.

［2］ 杨树勤. 中国医学百科全书·医学统计学. 上海：上海科技出版社,1985.

［3］ 方积乾. 医学统计学与电脑实验. 上海：上海科技出版社, 1997.

［4］ SAS Institute Inc. SAS/STAT guide for personal computers. 6th ed. North Carolina：SAS Institute Inc, 1987.

［5］ 陈平雁. "研究生教学用书"配套教材：SPSS13.0 统计软件应用教程. 北京：人民卫生出版社, 2005.

（柳　青　黄高明）

Probit 曲线配合

Probit 是 probability unit 的缩写,亦称正态概率单位,即以累积正态曲线对应为反应率(％)时,其横轴上相应的标准离差就是概率单位。

Probit 的定义如下：

$$\text{Probit} = \frac{x-\mu}{\sigma} + 5 \tag{1}$$

其中 μ 为均数,是正态曲线面积下相当于 50% 时在轴上的值,$(x-\mu)/\sigma$ 为标准正态离差,加 5 是为了消除负数便于计算。在实际应用时可直接查阅百分数与概率单位换算表。Probit 曲线配合与 logit 曲线配合类似,亦可称 Probit 变换。

在医学研究中,常作半数致死量、半数效量、半数耐受量、半数抑制量的研究。此类资料如果以剂量作 x,反应率 $P(\%)$ 作 y 在普通坐标纸上绘制散点图,两者不呈直线关系而呈长尾的"S"形曲线,如将剂量 x 换成对数剂量 $\ln x$ 和 P 绘图,则成一条对称的"S"形曲线。如果反应率 P 作概率单位变换,则 $\ln x$ 与 y 就成为直线关系。这类资料可考虑用 Probit 曲线配合。

Probit 曲线配合也有直线化法和迭代法。由于剂量 x 与反应率(P)不呈直线关系而要对反应率作概率单位变换,故直线化法有局限性,最好采用迭代法,直线化法的结果可作为迭代法参数估计的初始值。

例　为分析铊对小鼠的半数致死剂量,将 60 只小鼠分成 6 组,每组 10 只。毒理实验数据如表 1,试配合 Probit 曲线。

表 1 某有机剂半数致死量计算表

剂量(mg/kg)	死亡数	死亡率(%)*	Probit	预测值
15	0	1	2.6737	3.1544
21	3	30	4.4756	3.9503
30	5	50	5.0000	4.7942
42	7	70	5.5244	5.5904
61	9	90	6.2816	6.4734
87	10	99	7.3263	7.3133

＊为方便示范计算,分别将第 1 组和最后 1 组的死亡率定为:1% 和 99%。

1 直线化法的方法步骤

1) 直线化。对 x 作对数变换 $\lg x$,死亡率 P 作概率单位变换 y(查百分数与概率单位换算表),见表 1 第(4)栏。

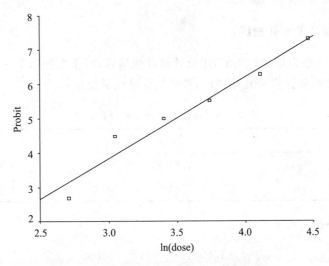

图 1 铊的小鼠半数致死剂量实验数据直线化

2) 作 y 关于 $\lg x$ 的线性回归,得方程:

$$\hat{y} = -3.253 + 2.366 \ln x$$

3) 将各 x 代入方程求 $\hat{y}$ 及确定系数。$\hat{y}$ 见表 1 第(5)栏。确定系数 $R^2 = 0.954$,表明由 $\ln x$ 解释 y 总变异的 95% 以上,曲线回归效果尚可。

4) 求半数致死量 LD_{50}:50% 死亡率的概率单位 $y=5$,代入方程:$\hat{y} = -3.253 + 2.366 \ln x$

移式,得:

$$\ln x = \ln LD_{50} = 3.4882$$

$$LD_{50} = \ln^{-1} 3.4882 = 32.7259 (\text{mg/kg})$$

5）求 LD_{50} 时数值的标准差：

$$S = 1/b \qquad (2)$$

本例，$S = 1/b = 1/2.366 = 0.4227$。

6）求 LD_{50} 对数值的标准误：

$$S_m = S/\sqrt{N'/2} \qquad (3)$$

N' 为 $y = 4$ 到 $y = 6$ 范围内所供实验的动物数，本例 $N' = 30$，$S = 0.4227$，代入式（3），得

$$S_m = 0.4227/\sqrt{30/2} = 0.1091$$

7）求 LD_{50} 95％可信限：

$$\ln LD_{50} \pm 1.96\ S_m \qquad (4)$$

本例：$\ln LD_{50}$ 95％可信限 $= 3.4882 \pm 1.96 \times 0.1091 = 3.2744 \sim 3.7020$
则 LD_{50} 95％可信限 $= \exp(3.2744 \sim 3.7020) = 26.43 \sim 40.53 (\text{mg/kg})$

2　迭代法配合 Probit 曲线

以直线化法结果为迭代初始值，用统计软件包运算，可依次得以下主要结果：
1）输出参数的估计值及其标准误，参数与标准误的比值：

表 2　迭代法配合 Probit 曲线参数值

参数	估计值	标准误
a	2.14598	0.46481
b	−7.36997	1.62434

2）进行拟合优度检验

$$\chi^2 = 1.605, DF = 4, P = 0.808$$

3）输出从 1％～99％（即 $LD_1 \sim LD_{99}$）的值及其 95％可信限（以下为简略结果）。

表 3　不同死亡概率的预测致死剂量及 95％置信区间

死亡概率	对数致死剂量	95％置信区间
0.01	2.3503	1.4904～2.7196
⋮	⋮	⋮
0.45	3.3758	3.1410～3.5709
0.50	3.4343	3.2170～3.6378
0.55	3.4929	3.2886～3.7090
⋮	⋮	⋮
0.99	4.5184	4.1657～5.3338

综上结果：

剂量反应曲线方程为：$\hat{y} = -7.36997 + 2.14598\ln x$，经 χ^2 检验 $P = 1.605$，按 $\alpha = 0.05$ 水准，不拒绝 H_0，可以认为此曲线拟合效果好。

参考文献

[1]　郭祖超. 医用数理统计方法. 3 版. 北京：人民卫生出版社,1988.

[2]　杨树勤. 中国医学百科全书·医学统计学. 上海：上海科技出版社,1985. 　.

[3]　方积乾. 医学统计学与电脑实验. 上海：上海科技出版社,1997.

[4]　SAS Institute Inc. SAS/STAT guide for personal computers. 6th ed. North Carolina：SAS Institute Inc，1987.

[5]　陈平雁. "研究生教学用书"配套教材：SPSS13.0 统计软件应用教程. 北京：人民卫生出版社, 2005.

（柳　青　黄高明）

样条函数

曲线拟合（curve fitting）是用连续曲线（函数）近似地刻画平面上离散数据组所表示的坐标之间的函数关系。它仅限于揭示一个自变量与一个应变量间的关系，如年龄与血压、吸烟量与肺癌发病率的关系等，在医学统计学中，通常用直线回归关系来表达，而曲线拟合则更广泛。多个自变量与一个应变量的关系亦属此范畴，最简单情形当属多重线性回归模型（multiple linear regression）$\hat{y} = \beta_0 + \beta_1 x_1 + \beta_2 x_2 + \cdots + \beta_{p-1} x_{p-1}$，若 $p = 3$ 时，对应于三维空间的一张平面，$p > 3$ 时，对应于一张超平面（抽象的）；若变量间并非全为线性关系，则拟合为一个曲面或超曲面。总之，在实践中获得的现实数据组通常不能直接准确和充分地体现出对应物理问题和统计问题固有的规律，这种不足正可用适当的曲线拟合来弥补，多项式函数（polynomial function）则是众多曲线中最常见的。然而，对于一组现实数据 $(x_{(k)}, y_{(k)})$，$k = 1, 2, \cdots, n$，无论抽样过程是如何准确，有时也很难用一个完整的经验公式（曲线）来统一表达，尤其在探索性研究中为甚。对此，自然联想到将现实数据组按自变量 x_k 由小到大划分成比邻的区间，并逐段拟合不同阶数的多项式函数，即分段多项式曲线拟合法，样条函数（spline function）就是其中的一种。

1　样条函数的背景

什么是样条函数？简单地说，就是一类逐段光滑、且各段的交接处具有一定光滑性的函数。它起源于在船体放样时,画光滑曲线的机械样条——弹性的细长条,因此,样条函数最早用于解决工业制造中的几何设计。其次,在处理离散数据时,由于高阶多项式拟合的不稳定性,自然由低阶分段多项式函数拟合取而代之,即样条函数;后来又作为计算数学中的数值解法的有力工具。1964 年起,样条的概念已扩展到非多项式样条,并与更广泛的数学、物理及工程计算问题紧密结合在一起,近十几年来,又活跃在统计数据分析中,甚至被誉为现代统计学的新分支。

2 常见的样条函数

1)三次样条函数

这是应用十分广泛的一类样条函数。对于一组假定已对自变量排序的现实数据 $(x_{(k)}, y_{(k)})$,$k=1,2,\cdots,n$,即 $x_{(1)} \leqslant x_{(2)} \leqslant \cdots \leqslant x_{(n)}$,若函数 $f(x)$ 在每个小区间 $[x_{(i)}, x_{(i+1)}]$($i=1,2,\cdots,n-1$)上是三次多项式,且在各分界点 $x_{(2)}, x_{(3)}, \cdots, x_{(n-1)}$ 处存在二阶连续的导数,称 $f(x)$ 为定义在区间 $[x_{(1)}, x_{(n)}]$ 上关于给定现实数据组的三次样条函数,简称三次四阶样条,各分界点称为样条结点。此时,三次函数可表示为:

$$f(x) = a_0 + a_1 x + a_2 x^2 + a_3 x^3 + \sum_{i=1}^{n} \beta_i (x - x_{(i)})_+^3 / 3! \tag{1}$$

其中 $(x - x_{(i)})_+ = \max\{(x - x_{(i)}), 0\}$,式(1)中前一部分(三次多项式)对给定的现实数据组均使用,即公共部分,而最后求和部分实际仅涉及自变量落在某具体的区间,我们称该部分为区间修正,它表明拟合三次样条函数模型体现了"分段"的思想。

2)多项式样条

如果函数 $f(x)$ 在区间 $[x_{(i)}, x_{(i+1)}]$($i=0,1,\cdots,k$)上是 $m-1$ 次多项式,在 x_i 处有直到 $m-r_i-1$ 阶的连续导数。而 $m-r_i$ 阶导数在 x_i 处有跳跃性间断,此处有 $0 \leqslant r_i \leqslant m$($i=1,2,\cdots,k$)称 $f(x)$ 为以 x_i 为 r_i 重结点的 $m-1$ 次(或 m 阶)样条函数。结点 x_i 的重数不超过 r_i 的 $m-1$ 次样条函数可表达成

$$f(x) = a_0 + a_1 x + \cdots + a_{m-1} x^{m-1} + \sum_{i=1}^{k} \sum_{j=0}^{r_i-1} \beta_{ij} (x - x_i)_+^{m-j-1} / (m-j-1)!$$

特别地,当 $m=3$,$r_1=r_2=\cdots=r_k=1$ 时,上式为二次样条函数,即抛物样条。它是偶次样条函数的代表,有许多不同于三次样条的性质,用这种样条作插值时,通常是用样条结点 $\eta_i = (x_i + x_{i+1})/2$ 的中点作插值结点。

3)多项式 B 样条

设 $\{\zeta_i\}_1^{n+m}$ 为单调不减的序列,且满足 $\zeta_i < \zeta_{i+m}$($i=1,2,\cdots,n$)。将函数 $(t-x)_+^{m-1}$ 关于 t 以 $\zeta_i, \zeta_{i+1}, \cdots, \zeta_{i+m}$ 为结点作 m 阶差商再乘以 $\zeta_{i+m} - \zeta_i$ 所得的函数记为 $B_{i,m}(x)$,称此为以 $\zeta_i, \zeta_{i+1}, \cdots, \zeta_{i+m}$ 为结点的 m 阶 B 样条函数。它可以看成是 δ 函数

$$\delta(t-x) = \begin{cases} 1 & t-x > 0 \\ 0 & t-x \leqslant 0 \end{cases}$$

关于 t 积分 m 次,再对 t 作 m 阶差商并乘以 $\zeta_{i+m} - \zeta_i$ 所得。B 样条在样条理论和计

算中,特别是在构造平滑函数中起着最基本的作用。

4)基样条

若以整数或半整数(=整数+1/2)的点为样条单结点的 m 阶样条函数,则称为 m 阶基样条,它在函数插值中十分有用。其基本形式可表达为

$$f(x) = \sum_{j=-\infty}^{\infty} C_j M_m(x-j)$$

其中 $M_m(x) = \delta x_+^{m-1}/(m-1)!$,δ 为以 1 为步长的对称差分算子。

除上述几种基本样条外,在 B 样条和基样条的基础上还发展了切比契夫样条、L 样条或微分算子样条、指数样条及圆弧样条、有理样条等样条函数,这些样条函数在许多实际工程计算中也非常重要。

参考文献

[1] 华罗庚,苏步青. 中国大百科全书:数学. 北京:中国大百科全书出版社,1988.

[2] 中国科学院计算中心概率统计组. 概率统计计算. 北京:科学出版社,1979.

[3] 徐士良. 常用算法程序集. 北京:清华大学出版社,1994.1.

[4] 韦博成. 近代非线性回归分析. 南京:东南大学出版社,1989.

[5] Nicholas P. Jewell, Klaus Dietz, Vernon T. Farewell, AIDS Epidemiology: Methodological Issues. Quinn-Wood-bine, Woodbinr. NJ, 1992.

[6] Carsten Heuer. Modeling of Time Trends and Interactions in Vital Rates Using Restricted Regression Spline. Biometrics, 1997, 53, 161—177.

(柳　青　王建琼)

简单线性回归

在医学研究中,常常需要对两个变量间的线性关系进行分析,甚至需要通过可测或易测的变量对未知或难测的变量进行估计,以达到预测的目的。例如,用身高或体重这些容易测量的指标来估计体表面积等相对难测的指标等。简单线性回归(simple linear regression)分析就是研究一个变量与另一个变量之间的线性依存关系的统计方法。通常情况下,不容易测量的、需要被估计或预测的变量称为因变量(dependent variable),或反应变量(response variable),用 Y 表示;容易测量的、Y 所依存的变量称为自变量(independent variable),或解释变量(explanatory variable),或预测因子(predictor),常用 X

表示。

1　简单线性回归模型

简单线性回归模型为：

$$Y=\alpha+\beta X+\varepsilon \tag{1}$$

式(1)左边的 Y 是因变量，右边的 X 是自变量，ε 为随机误差。α 为截距(intercept)，是当 $X=0$ 时，Y 的均值；β 为回归系数(regression coefficient)，是回归直线的斜率，表示当 X 改变一个单位时，Y 的平均值的改变量。若 $\beta>0$，则表示 Y 与 X 是同向变化的趋势；若 $\beta<0$，则表示 Y 与 X 是反向变化的趋势；若 $\beta=0$，则表示 Y 与 X 没有线性趋势。

若不考虑随机误差，则式(1)可表示为：$\mu_{Y|X}=\alpha+\beta X$，等式的左边为给定 X 时，Y 的总体均值。

α、β 为总体参数，在实际应用中往往是未知的，可根据样本观察资料求出 α、β 的估计值 a 及 b，从而建立回归方程：

$$\hat{Y}=a+bX \tag{2}$$

2　模型参数的估计方法

模型参数估计即是求(2)式中 a、b 的方法，在简单线性回归中最简单也最常用的参数估计方法为最小二乘估计，但是最小二乘估计的条件比较严格，作为最小二乘估计的补充，可有加权最小二乘估计和极大似然估计。这里仅介绍最小二乘估计。

2.1　最小二乘估计的含义

它是以误差的平方和 $\sum(Y-\hat{Y})^2$ 最小为准则根据观测数据估计线性模型中未知参数的一种基本参数估计方法。

1794 年德国数学家高斯在解决行星轨道预测问题时首先提出最小二乘估计。它的基本思路是选择估计量使模型(包括静态或动态的，线性或非线性的)输出与实测输出之差的平方和达到最小。这种求误差平方和的方式可以避免正负误差相抵，而且便于数学处理(例如用误差的绝对值就不便于处理)。

2.2　最小二乘估计的前提条件

最小二乘估计的前提条件为：各个 ε 是独立同分布的，且 $\varepsilon\sim N(0,\sigma^2)$。

由于给定 X 时，Y 的总体均数为 $\mu_{Y|X}=\alpha+\beta X$。这样最小二乘估计的使用条件就可解释为：

1)独立：各观察个体相互独立；

2)正态：给定 X 时，Y 的取值服从正态分布；

3)等方差：不同 X 所对应的 Y 的方差相等(如图 1)；

4)对 X 没有任何限制：X 可以是随机变量，也可以是非随机变量；X 可以是定量变量，也可以是定性变量。

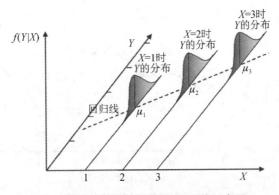

图1　最小二乘估计前提假设立体示意图

2.3　最小二乘估计值及回归方程

根据微积分中求极值的方法,要得到 $Q = \sum (Y - \hat{Y})^2$ 达到最小时 a 和 b 的值,对 Q 分别求关于 a 和 b 的偏导数,并令其等于 0,这样就得到关于 a 和 b 的二元方程组,求解方程组,得到:

$$b = \frac{\sum (X - \overline{X})(Y - \overline{Y})}{\sum (X - \overline{X})^2} = \frac{\sum XY - \sum X \sum Y / n}{\sum X^2 - (\sum X)^2 / n}$$

$$a = \overline{Y} - b\overline{X}$$

例1　某研究者为了研究血红蛋白与红细胞计数的关系,收集了 20 名健康成年男性的红细胞计数和血红蛋白含量资料(见表1)。

表1　20名健康成年男性的血红蛋白含量和红细胞计数

编号	血红蛋白(g/L)	红细胞计数 (10^{12}/L)	编号	血红蛋白(g/L)	红细胞计数 (10^{12}/L)
1	156	5.77	11	137	4.05
2	153	5.18	12	165	5.45
3	136	4.90	13	143	4.67
4	135	4.00	14	132	4.14
5	100	4.43	15	135	4.79
6	134	4.54	16	110	3.75
7	126	4.31	17	117	4.29
8	116	3.64	18	138	4.79
9	139	4.64	19	120	3.85
10	91	4.08	20	119	4.32

1)先绘制散点图如下:

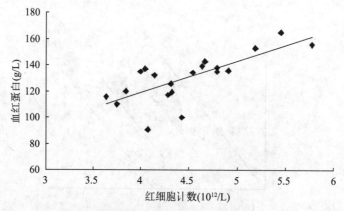

图2　血红蛋白含量和红细胞计数的散点图

2) 计算回归系数

$$n = 20, \sum Y = 2602, \sum Y^2 = 344842, \overline{Y} = 130.1, \sum X = 89.59,$$

$$\sum X^2 = 407.2667, \overline{X} = 4.4795, \sum XY = 11798.53$$

$$b = \frac{\sum XY - \sum X \sum Y/n}{\sum X^2 - (\sum X)^2/n} = 24.0188$$

$$a = \overline{Y} - b\overline{X} = 130.1 - 24.0188 \times 4.4795 = 22.5078$$

3) 写出估计的回归方程：

$$\hat{Y} = 22.5078 + 24.0188X$$

3　简单线性回归模型的假设检验

根据样本所得的直线回归方程是对总体回归方程的一个点估计,属于统计描述的范畴,由于存在抽样误差,对应的总体是否存在直线回归关系还需要进行假设检验。对于简单线性回归,可从两个方面进行检验:直线回归模型是否成立(model test)和总体回归系数是否为零(parameter test)。

3.1　回归模型的假设检验

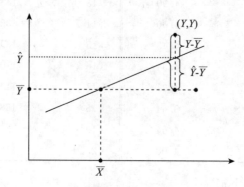

图3　Y 的总变异的分解

由图 3 可以看出，Y 偏离其均值的程度 $Y-\bar{Y}$，被回归直线截成了两段：$Y-\hat{Y}$，$\hat{Y}-\bar{Y}$，即 $Y-\bar{Y}=(Y-\hat{Y})+(\hat{Y}-\bar{Y})$。容易推导出下面的等式是成立的：

$$\sum(Y-\bar{Y})^2 = \sum(Y-\hat{Y})^2 + \sum(\hat{Y}-\bar{Y})^2 \tag{3}$$

按照（3）式可以对 Y 的总离均差平方和进行分解，即总变异的分解。

1）$\sum(Y-\bar{Y})^2$：表示因变量 Y 的离散程度，可称为总平方和，即 $SS_{总}=\sum(Y-\bar{Y})^2$。

2）$\sum(\hat{Y}-\bar{Y})^2$：表示 $\hat{Y}$ 的离散程度，由于 $\hat{Y}=a+bX$，也就是说 $\hat{Y}$ 是由 X 与 Y 的回归关系所决定的，所以 $\sum(\hat{Y}-\bar{Y})^2$ 可解释为 X 与 Y 的回归关系所解释的那部分变异，亦称为回归平方和，即 $SS_{回}=\sum(\hat{Y}-\bar{Y})^2$。

3）$\sum(Y-\hat{Y})^2$：为残差平方和，反映样本数据偏离直线的程度，亦反映自变量 X 以外因素（如随机变异）对 Y 的变异的影响，即在总变异中无法用 X 与 Y 的回归关系所解释的那部分变异，即 $SS_{残}=\sum(Y-\hat{Y})^2$。

（3）式可表示为：$SS_{总}=SS_{回}+SS_{残}$，可见 $SS_{回}$ 和 $SS_{残}$ 是跷跷板的关系，$SS_{回}$ 越大，$SS_{残}$ 越小，说明回归效果越好。

自由度可进行相应的分解，即

$$\nu_{总}=\nu_{回}+\nu_{残} \qquad \nu_{总}=n-1 \qquad \nu_{回}=1 \qquad \nu_{残}=n-2$$

欲检验模型是否有统计学意义，建立假设如下：

H_0：回归模型没有统计学意义；H_1：回归模型有统计学意义。

根据方差分析的基本原理，可构造检验统计量为：

$$F=\frac{SS_{回}/\nu_{回}}{SS_{残}/\nu_{残}}=\frac{MS_{回}}{MS_{残}}$$

根据 F 分布确定 P 值，按预先设定的检验水准做出推断。

将以上结果列成方差分析表（见表 2）。

表 2　回归模型检验的方差分析表

变异来源	离均差平方和(SS)	自由度(ν)	均方(MS)	F	P
回归	$SS_{回}=\sum(\hat{Y}-\bar{Y})^2$	1	$MS_{回}=SS_{回}/\nu_{回}$	$F=\dfrac{MS_{回}}{MS_{残}}$	
残差	$SS_{残}=\sum(Y-\hat{Y})^2$	$n-2$	$MS_{残}=SS_{残}/\nu_{残}$		
总	$SS_{总}=\sum(Y-\bar{Y})^2$	$n-1$			

例 2　对例 1 资料拟合简单线性回归后进行方差分析，并将结果列成方差分析表，见表 3。

表3　回归模型检验的方差分析表

变异来源	离均差平方和(SS)	自由度(ν)	均方(MS)	F	P
回归	3431.5922	1	3431.5922	21.3717	0.0002
残差	2890.2078	18	160.5671		
总	6321.8000	19			

$P=0.0002$，在 $\alpha=0.05$ 水平上拒绝无效假设，认为 Y 对 X 的线性回归关系具有统计学意义。在 Y 的总变异中，归因于 X 所引起的变异占 $3431.5922/6321.8=0.5428=54.28\%$。

3.2　回归系数的假设检验

由样本所得的回归系数 b 是总体回归系数 β 的一个估计值，因此也需要对其进行假设检验。对 β 的假设检验包括两个方面：(1) $\beta=0$，(2) $\beta=\beta_0$。

1) $\beta=0$ 的假设检验

检验假设为：$H_0:\beta=0$，$H_1:\beta\neq0$。

检验统计量为：$t_b=b/S_b$。其中，$S_b=\sqrt{MS_{残}\big/\sum(X-\bar{X})^2}$。

在 H_0 成立的前提下，t_b 服从自由度为 $n-2$ 的 t 分布，若 $t_b\geq t_{\alpha/2,n-2}$，则拒绝 H_0，否则不拒绝 H_0。

例3　对例1进行 $\beta=0$ 的假设检验。

$H_0:\beta=0$，$H_1:\beta\neq0$，$\alpha=0.05$

$$S_b=\sqrt{\frac{MS_{残}}{\sum(X-\bar{X})^2}}=\sqrt{\frac{MS_{残}}{\sum X^2-(\sum X)^2/n}}=\sqrt{\frac{160.5671}{407.2667-89.59^2/20}}$$
$$=5.1955$$
$$t_b=b/S_b==24.0188/5.1955=4.6230,\ \nu=n-2=18$$

查 t 分布界值表（附表2）得，$t_{0.001/2,18}=3.9217<t_b$，$P<0.001$，按 $\alpha=0.05$ 的检验水准，拒绝 H_0，可以认为总体回归系数不为0，X 与 Y 有线性趋势关系。

对于简单线性回归分析而言，对回归模型的假设检验等价于总体回归系数等于0的假设检验，并且不难证明：$F=t_b^2$。

2) $\beta=\beta_0$ 的假设检验

检验假设为：$H_0:\beta=\beta_0$，$H_1:\beta\neq\beta_0$。

检验统计量为：$t_b=(b-\beta_0)/S_b$。

在 H_0 成立的前提下，t_b 服从自由度为 $n-2$ 的 t 分布，若 $t_b\geq t_{\alpha/2,n-2}$，则拒绝 H_0，否则不拒绝 H_0。

例4　对例1进行 $\beta=1$ 的假设检验。

$H_0:\beta=1$，$H_1:\beta\neq1$，$\alpha=0.05$

$$t_b=\frac{b-\beta_0}{S_b}=\frac{24.0188-1}{5.1955}=4.4305,\ \nu=n-2=18$$

查 t 分布界值表（附表 2）得，$t_{0.001/2,18}=3.9217<t_b$，$P<0.001$，按 $\alpha=0.05$ 的检验水准，拒绝 H_0，可以认为总体回归系数不为 1。

3.3　k 条回归直线的比较

有 k 条回归直线，其模型：

$$Y_i=\alpha_i+\beta_iX_i+\varepsilon_i \qquad i=1,2,\cdots,k \tag{4}$$

其中 ε_i 相互独立，且均服从总体均数为 0，总体方差为 σ^2 的正态分布，即 $\varepsilon_i\sim N(0,\sigma^2)$。经检验，$k$ 个回归方程 $\hat{Y}_i=a_i+b_iX_i$ 均有统计学意义。

当研究在不同实验中所得到的各回归方程是否来自具有相同回归关系的总体、这些回归方程是否反映出相同的规律性（斜率相同、截距相同），就需要对这些回归直线进行比较，包括重合性检验、平行性检验和等高性检验。

1）重合性（相等性）检验

检验假设为：$H_0:\alpha_1=\alpha_2=\cdots=\alpha_k$，$\beta_1=\beta_2=\cdots=\beta_k$；

$\qquad\quad H_1:\alpha_1,\alpha_2,\cdots,\alpha_k$ 不全相等，$\beta_1,\beta_2,\cdots,\beta_k$ 不全相等。

检验统计量为：$F_{重}=\dfrac{(SS_{e重}-\sum SS_{ei})/2(k-1)}{\sum SS_{ei}/(N-2k)}$。

在 H_0 成立的前提下，$F_{重}\sim F(2(k-1),N-2k)$。

其中，$SS_{e重}$ 为所有数据放在一起拟合回归方程 $Y_i=\alpha+\beta X_i+\varepsilon_i$，$i=1,2,\cdots,k$ 时的残差平方和，$\sum SS_{ei}$ 为 k 个回归方程的残差平方和的和。

若 $F_{重}\geqslant F_{\alpha(2(k-1),N-2k)}$，则拒绝 H_0，并进一步地进行平行性检验和等高性检验。否则不拒绝 H_0。

2）平行性检验

检验假设为：$H_0:\beta_1=\beta_2=\cdots=\beta_k$；

$\qquad\quad H_1:\beta_1,\beta_2,\cdots,\beta_k$ 不全相等。

检验统计量为：$F_{平}=\dfrac{(SS_{e平}-\sum SS_{ei})/(k-1)}{\sum SS_{ei}/(N-2k)}$。

在 H_0 成立的前提下，$F_{平}\sim F(k-1,N-2k)$。

其中，$SS_{e平}$ 为所有数据放在一起拟合回归方程 $Y_i=\alpha_i+\beta X_i+\varepsilon_i$，$i=1,2,\cdots,k$ 时的残差平方和，$\sum SS_{ei}$ 为 k 个回归方程的残差平方和的和。

若 $F_{平}\geqslant F_{\alpha(2(k-1),N-2k)}$，则拒绝 H_0，否则不拒绝 H_0。

3）等高性（等截距性）检验

检验假设为：$H_0:\alpha_1=\alpha_2=\cdots=\alpha_k$；

$\qquad\quad H_1:\alpha_1,\alpha_2,\cdots,\alpha_k$ 不全相等。

检验统计量为：$F_{截距}=\dfrac{(SS_{e截距}-\sum SS_{ei})/(k-1)}{\sum SS_{ei}/(N-2k)}$。

在 H_0 成立的前提下，$F_{截距}\sim F(k-1,N-2k)$。

其中，$SS_{e截距}$ 为所有数据放在一起拟合回归方程 $Y_i = \alpha + \beta_i X_i + \varepsilon_i$，$i=1,2,\cdots,k$ 时的残差平方和，$\sum SS_{ei}$ 为 k 个回归方程的残差平方和的和。

若 $F_{截距} \geqslant F_{\alpha(k-1,N-2k)}$，则拒绝 H_0，否则不拒绝 H_0。

例5 四只健康猴，胸腔压力 $X(\mathrm{cmH_2O})$ 和肺容量 $Y(\mathrm{ml})$ 资料如表4，试检验四条回归直线间有无差别。

表4 健康猴的胸腔压力和肺容量

猴1		猴2		猴3		猴4	
X	Y	X	Y	X	Y	X	Y
2.00	45.00	3.20	57.00	2.50	60.00	1.40	33.00
1.80	47.00	1.50	30.00	0.60	22.00	3.00	60.00
3.90	72.00	1.00	28.00	1.50	40.00	4.00	66.00
2.50	49.00	1.80	31.00	2.10	55.00	5.00	87.00
$a_1=20.309$		$a_2=10.176$		$a_3=9.707$		$a_4=13.595$	
$b_1=12.919$		$b_2=14.039$		$b_3=20.623$		$b_4=14.300$	
$SS_{e1}=27.842$		$SS_{e2}=39.226$		$SS_{e3}=5.596$		$SS_{e4}=39.284$	

1）重合性检验

应用软件拟合方程 $Y_i = \alpha + \beta X_i + \varepsilon_i$，$i=1,2,3,4$，并得残差平方和，即 $SS_{e重} = 445.130$，$\sum SS_{ei} = 27.842 + 39.226 + 5.956 + 39.284 = 112.308$。

$$F_{重} = \frac{(SS_{e重} - \sum SS_{ei})/2(k-1)}{\sum SS_{ei}/(N-2k)} = \frac{(445.130 - 112.308)/2(4-1)}{112.308/(16-2\times4)} = 3.951$$

$F_{重} > F_{0.05(6,8)} = 3.581$，故拒绝 H_0，可以认为各回归直线不重合。

（2）平行性检验

应用软件拟合方程 $Y_i = \alpha_i + \beta X_i + \varepsilon_i$，$i=1,2,3,4$，并得残差平方和，即 $SS_{e平} = 194.448$，$\sum SS_{ei} = 112.308$。

$$F_{平} = \frac{(SS_{e平} - \sum SS_{ei})/(k-1)}{\sum SS_{ei}/(N-2k)} = \frac{(194.448 - 112.308)/(4-1)}{112.308/(16-8)} = 1.950$$

$F_{平} < F_{0.05(3,8)} = 4.066$，故不拒绝 H_0，尚不能认为各回归直线不平行。

3）等高性检验

应用软件拟合方程 $Y_i = \alpha + \beta_i X_i + \varepsilon_i$，$i=1,2,3,4$，并得残差平方和，即 $SS_{e截距} = 144.033$，$\sum SS_{ei} = 112.308$。

$$F_{截距} = \frac{(SS_{e截距} - \sum SS_{ei})/(k-1)}{\sum SS_{ei}/(N-2k)} = \frac{(144.033 - 112.308)/(4-1)}{112.308/(16-8)} = 0.753$$

$F_{截距} < F_{0.05(3,8)} = 4.066$，故不拒绝 H_0，尚不能认为各回归直线不等高。

注意：在进行多条回归直线的比较时，应满足各个回归直线的残差方差相等的条件。

4　区间估计

根据样本数据得到的回归方程，受抽样误差的影响，而存在不确定性，因此必须对总体回归方程进行区间估计。即 $\hat{Y}$ 是 $\mu_{Y|X}$ 的一个点估计，需要对 $\mu_{Y|X}$ 进行区间估计。给定 $X = X_i$ 时，对应 Y 的总体均数为 $\mu_{Y|X_i}$，其点估计为 $\hat{Y}_i = a + bX_i$。根据中心极限定理，$\hat{Y}_i \sim N(\mu_{Y|X_i}, S_{\hat{Y}_i}^2)$，可根据正态分布原理求出 $\mu_{Y|X_i}$ 的 $100(1-\alpha)\%$ 置信区间为：$\hat{Y}_i \pm t_{\alpha/2, n-2} S_{\hat{Y}_i}$。

$$S_{\hat{Y}_i} = \sqrt{MS_{残}\left[\frac{1}{n} + \frac{(X_i - \overline{X})^2}{\sum(X - \overline{X})^2}\right]}$$

例 1 中，$X_2 = 5.18$，$\hat{Y}_2 = 22.5078 + 24.0188 \times 5.18 = 146.9252$

$$S_{\hat{Y}_2} = \sqrt{160.5671\left(\frac{1}{20} + \frac{(5.18 - 4.4795)^2}{407.2667 - 89.59^2/20}\right)} = 4.6124$$

取 $\alpha = 0.05$，则 $t_{0.05/2, 18} = 2.1009$。

$$\hat{Y}_2 \pm t_{0.05/2, 18} S_{\hat{Y}_2} = 146.9252 \pm 2.1009 \times 4.6124 = (137.2350, 156.6154)$$

即当 $X = 5.18$ 时，血红蛋白含量的总体均数的 95% 置信区间为 $(137.2350, 156.6154)$。

将例 1 中的所有 X 对应的 Y 的总体均数的置信区间均算出来，然后以 X 为横坐标，以 Y 为纵坐标，将所有的置信区间的上下限分别连起来形成的两条弧形曲线间的区域，称为回归直线的置信带，见图 4，可视为总体回归直线的置信区间。

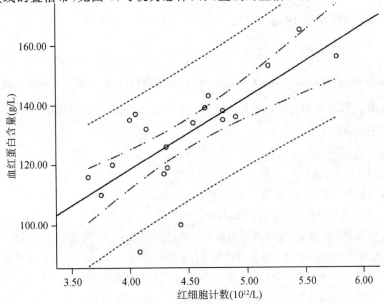

图 4　回归直线的 95% 置信区间和个体的 95% 的预测区间

5 简单线性回归模型的应用

5.1 预测

预测是回归分析的重要应用之一,医学上需要在给定 X 值时,计算个体 Y 值的情况,即计算个体 Y 值的预测区间。所谓个体 Y 值的预测区间是指总体中 X 为某给定值时,个体 Y 值的波动范围。

给定 $X = X_i$ 时,对应 Y 的总体均数为 $\mu_{Y|X_i}$,其点估计为 $\hat{Y}_i = a + bX_i$。根据模型的前提假设有:$Y_i \sim N(\mu_{Y|X_i}, S_{Y_i}^2)$,则在 $X = X_i$ 的总体中,一个 Y 值的 $100(1-\alpha)\%$ 的范围为:$\hat{Y}_i \pm t_{\alpha/2, n-2} S_{Y_i}$。其中 $S_{Y_i} = \sqrt{MS_{\text{残}}\left(1 + \dfrac{1}{n} + \dfrac{(X_i - \bar{X})^2}{\sum (X - \bar{X})^2}\right)}$ 为个体 Y 值的条件标准差。

例 1 中,$X_2 = 5.18$,$\hat{Y}_2 = 22.5078 + 24.0188 \times 5.18 = 146.9252$,

$$S_{Y_2} = \sqrt{160.5671\left(1 + \frac{1}{20} + \frac{(5.18 - 4.4795)^2}{407.2667 - 89.59^2/20}\right)} = 13.4849$$

取 $\alpha = 0.05$,则 $t_{0.05/2, 18} = 2.1009$。

$$\hat{Y}_2 \pm t_{0.05/2, 18} S_{Y_2} = 146.9252 \pm 2.1009 \times 13.4849 = (118.5948, 175.2556)$$

即当 $X = 5.18$ 时,血红蛋白含量的 95% 个体预测区间为 $(118.5948, 175.2556)$。

将例 1 中的所有 X 对应的 Y 的个体预测区间均算出来,然后以 X 为横坐标,以 Y 为纵坐标,将所有的预测区间的上下限分别连起来形成的两条弧形曲线见的区域,称为个体值的预测带(见图 4)。

5.2 控制

控制是预测的反问题,即利用回归方程进行逆估计。若要求 Y 值有 $100(1-\alpha)\%$ 的可靠性在 $[a, b]$ 上取值,应把 X 控制在什么范围? 由于 Y 的 $100(1-\alpha)\%$ 波动范围为 $\hat{Y}_i \pm t_{\alpha/2, n-2} S_{Y_i}$,故若 $a \leqslant \hat{Y}_i - t_{\alpha/2, n-2} S_{Y_i}$,$\hat{Y}_i + t_{\alpha/2, n-2} S_{Y_i} \leqslant b$,即可保证 Y 值有 $100(1-\alpha)\%$ 的可靠性在 $[a, b]$ 上取值。则解方程 $a = \hat{Y}_1 - t_{\alpha/2, n-2} S_{Y_1}$,$\hat{Y}_2 + t_{\alpha/2, n-2} S_{Y_2} = b$ 得到的 X_1、X_2,即为 X 应该控制在的范围 $[X_1, X_2]$。

参考文献

[1] 袁志发,周静芋. 多元统计分析. 北京:科学出版社,2002.

[2] 张润楚. 多元统计分析. 北京:科学出版社,2006.

[3] 吴诚鸥,秦伟良. 近代实用多元统计分析. 北京:气象出版社,2007.

[4] 朱道元,吴诚鸥,秦伟良. 多元统计分析与软件 SAS. 南京:东南大学出版社,1999.

[5] 余锦华,杨维权. 多元统计分析与应用. 广州:中山大学出版社,2005.

[6] 徐天和,柳青. 中国医学统计百科全书. 多元统计分册. 北京:人民卫生出版社,2004.

（方 亚 柳 青）

通过原点的直线回归

在生物医学研究中,特别是在药物试验中,当药物浓度 $X=0$ 时,药物的某种反应 $Y=0$,即 $\mu_{Y|X=0}=0$,则要求简单线性回归模型 $Y=\alpha+\beta X+\varepsilon$ 中的 $\alpha=0$,这时方程就简化为:$Y=\beta X+\varepsilon$,即为通过原点的直线回归。根据样本观察资料可以求出总体回归系数 β 的估计值 b,从而建立回归方程为:$\hat{Y}=bX$。

1　回归系数的最小二乘估计

参数估计即求 $\hat{Y}=bX$ 中的 b 的方法,同简单线性回归分析,最简单也最常用的为最小二乘估计。下面仅介绍最小二乘估计的使用条件和估计值。

1)使用条件

各个 ε 是独立同分布的,且 $\varepsilon \sim N(0,\sigma^2)$。

2)估计值及回归方程

根据微积分中求极值的方法,要得到 $Q=\sum (Y-bX)^2$ 达到最小时 b 的值,对 Q 求关于 b 的偏导数,并令其等于 0,这样就得到关于 b 的方程,求解方程,得到:

$$b=\sum XY / \sum X^2$$

例1　研究测定甲醛溶液浓度结果如表1所示,试求光密度 Y 依溶液浓度 X 的回归方程。

表1　甲醛溶液浓度与光密度的测定值表

甲醛浓度 X	0.1	0.3	0.5	0.6	0.7
光密度 Y	0.086	0.269	0.445	0.538	0.626

资料来源:董时富. 生物统计学,2002.

当甲醛浓度为 0 时,理论上光密度值应该为 0,因此要拟合通过原点的直线方程。

$$b=XY / \sum X^2 = 1.0728/1.2 = 0.894$$

即回归方程为:$\hat{Y}=0.894X$。

2　回归系数的假设检验

对于通过原点的线性回归分析,所得的回归模型也只是根据样本的估计,同样存在抽样误差,也需要对回归模型和回归系数进行假设检验。对回归模型的假设检验可参照简单线性回归分析中的方法进行。对回归系数的假设检验包括两方面：①$\beta=0$，②$\beta=\beta_0$。

1）$\beta=0$

检验假设为：$H_0:\beta=0,H_1:\beta\neq0$。

检验统计量为：$t_b=b/S_b$。其中 $S_b=\sqrt{MS_{残}\Big/\sum X^2}$，$MS_{残}=\sum(\hat{Y}-Y)^2\Big/(n-1)$。在 H_0 成立的前提下，t_b 服从自由度为 $n-1$ 的 t 分布，若 $t_b\geq t_{\alpha/2,n-1}$，则拒绝 H_0，否则不拒绝 H_0。

例2 对例1进行 $\beta=0$ 的假设检验。

$$H_0:\beta=0,H_1:\beta\neq0,\alpha=0.05$$
$$S_b=\sqrt{MS_{残}\Big/\sum X^2}=0.002$$
$$t_b=b/S_b=451.730,\nu=n-1=4$$

查 t 分布界值表（附表2）得，$t_{0.001/2,4}=8.610<t_b$，$P<0.001$，按 $\alpha=0.05$ 的检验水准，拒绝 H_0，可以认为总体回归系数不为 0，X 与 Y 有线性趋势关系。

2）$\beta=\beta_0$

检验假设为：$H_0:\beta=\beta_0,H_1:\beta\neq\beta_0$。

检验统计量为：$t_b=(b-\beta_0)/S_b$。

在 H_0 成立的前提下，t_b 服从自由度为 $n-1$ 的 t 分布，若 $t_b\geq t_{\alpha/2,n-1}$，则拒绝 H_0，否则不拒绝 H_0。

例3 对例1进行 $\beta=1$ 的假设检验。

$$H_0:\beta=1,H_1:\beta\neq1,\alpha=0.05$$
$$t_b=\frac{b-\beta_0}{S_b}=\frac{0.894-1}{0.002}=-53,\nu=n-1=4$$

查 t 分布界值表（附表2）得，$t_{0.001/2,4}=8.610<t_b$，$P<0.001$，按 $\alpha=0.05$ 的检验水准，拒绝 H_0，可以认为总体回归系数不为1。

3 区间估计

在通过原点的线性回归中，设计的区间估计有两个：(1)回归系数的区间估计；(2)回归方程的区间估计。

1）回归系数的区间估计

前已述及回归系数 b 的标准误为：$S_b=\sqrt{MS_{残}\Big/\sum X^2}$，且 $\dfrac{b}{S_b}\sim t(n-1)$，据此可对总体回归系数 β 进行区间估计：$b\pm t_{\alpha/2,n-1}S_b$。

例4 对例1所得回归系数进行区间估计，总体回归系数 β 的 95% 区间估计为：$b\pm t_{0.05/2,4}S_b=(0.877,0.911)$

2）回归方程的区间估计

即对 $\mu_{Y|X}$ 进行区间估计。给定 $X=X_i$ 时，对应 Y 的总体均数为 $\mu_{Y|X_i}$，其点估计为

$\hat{Y}_i = bX_i$。根据中心极限定理，$\hat{Y}_i \sim N(\mu_{Y|X_i}, S_{\hat{Y}_i}^2)$，可根据正态分布原理求出 $\mu_{Y|X_i}$ 的 $100(1-\alpha)\%$ 置信区间为：$\hat{Y}_i \pm t_{\alpha/2, n-1} S_{\hat{Y}_i}$。

$$S_{\hat{Y}_i} = \sqrt{MS_{\text{残}} X_i^2 / \sum X^2}$$

例5　利用例1所得回归方程估计当甲醛溶液浓度为 $0.8 \text{mg}\%$ 时，光密度的 95% 置信区间。

$$S_{\hat{Y}_i} = \sqrt{\frac{MS_{\text{残}} X_i^2}{\sum X^2}} = \sqrt{\frac{4.7 \times 10^{-6} \times 0.8^2}{1.2}} = 1.58 \times 10^{-3}$$

$$\hat{Y} = 0.894X = 0.894 \times 0.8 = 0.715$$

$$\hat{Y}_i \pm t_{0.05/2, n-1} S_{\hat{Y}_i} = 0.715 \pm 8.610 \times 1.58 \times 10^{-3} = (0.7014, 0.7286)$$

4　应用

对于需要进行通过原点的线性回归的数据，应首先进行简单线性回归，并进行截距是否为 0 的假设检验。若 H_0 被拒绝，说明实验中存在系统误差，需要重新进行试验。若 H_0 不被拒绝，就可以进行通过原点的直线回归。

参考文献

[1]　董时富. 生物统计学. 北京：科学出版社，2002.
[2]　袁志发，周静芋. 多元统计分析. 北京：科学出版社，2002.
[3]　张润楚. 多元统计分析. 北京：科学出版社，2006.
[4]　吴诚鸥，秦伟良. 近代实用多元统计分析. 北京：气象出版社，2007.
[5]　朱道元，吴诚鸥，秦伟良. 多元统计分析与软件 SAS. 南京：东南大学出版社，1999.
[6]　余锦华，杨维权. 多元统计分析与应用. 广州：中山大学出版社，2005.
[7]　徐天和，柳青. 中国医学统计百科全书. 多元统计分册. 北京：人民卫生出版社，2004.

（方　亚　柳　青）

多元线性回归

简单线性回归是研究一个反应变量与一个自变量之间的线性依存关系，然而在生物医学中，变量间的关系往往是错综复杂的，有时候需要研究一个反应变量与多个自变量之间的线性依存关系，更复杂的甚至需要研究多个反应变量与多个自变量之间的线性依存关系。

多个反应变量与多个自变量间的线性依存关系称为多元线性回归(multivariate linear regressin),一个反应变量与多个自变量的线性依存关系称为多重线性回归(multiple linear regression)。可以看出,简单线性回归和多重线性回归都可以被认为是多元线性回归的特例,而简单线性回归又可以被认为是多重线性回归的特例。本章简单介绍多元线性回归,并重点介绍它的特例之一:多重线性回归。

1 多元线性回归模型

设有 m 个反应变量 $Y_1, Y_2, \cdots, Y_m$ 与 r 个自变量 $X_1, X_2, \cdots, X_r$,假定每个自变量都有自己的回归模型:

$$
\begin{aligned}
Y_1 &= \beta_{01} + \beta_{11}X_1 + \cdots + \beta_{r1}X_r + \varepsilon_1 \\
Y_2 &= \beta_{02} + \beta_{12}X_1 + \cdots + \beta_{r2}X_r + \varepsilon_2 \\
&\cdots \\
Y_m &= \beta_{0m} + \beta_{1m}X_1 + \cdots + \beta_{rm}X_r + \varepsilon_m
\end{aligned} \tag{1}
$$

误差项 ε 为列向量,即 $\varepsilon = (\varepsilon_1, \varepsilon_2, \cdots, \varepsilon_m)'$,不同反应变量的误差项可以是不独立的。当式(1)中只有一个反应变量时,即化简为:

$$
Y = \beta_0 + \beta_1 X_1 + \cdots + \beta_r X_r + \varepsilon \tag{2}
$$

根据多元线性回归的定义,式(1)即为多元线性回归模型,式(2)即为多重线性回归模型。以下仅讨论多重线性回归模型。

式(2)中 β_0 为截距,表示当所有的自变量 X 均取 0 时 Y 的总体均数;$\beta_j(j=1,2,\cdots,r)$ 称为偏回归系数,表示当控制其他自变量不变时,X_j 改变一个单位,Y 的总体均值的改变量。

根据样本数据,可求出式(2)中 $\beta_j(j=1,2,\cdots,r)$ 的估计值 $b_j(j=1,2,\cdots,r)$,从而建立回归方程如下:

$$
\hat{Y} = b_0 + b_1 X_1 + \cdots + b_r X_r \tag{3}
$$

2 参数估计

求式(3)中的 $b_j(j=0,1,2,\cdots,r)$ 的方法,即为参数估计的方法。同简单线性回归一样,最简单也最常用的方法为最小二乘估计,其他还有极大似然估计和加权最小二乘估计等复杂的方法。本章仅介绍最小二乘估计,其他的方法参阅相关文献。

根据最小二乘原理,求使下式

$$
Q = \sum (Y - \hat{Y})^2 = \sum [Y - (b_0 + b_1 X_1 + \cdots + b_r X_r)]^2 \tag{4}
$$

为最小值的 $b_j(j=0,1,2,\cdots,r)$ 即为参数的最小二乘估计值。

对式(4)求关于 $b_j(j=0,1,2,\cdots,r)$ 的一阶偏导数得到一个正规方程组:

$$\begin{cases} nb_0 + b_1 \sum X_1 + b_2 \sum X_2 + \cdots + b_r \sum X_r = \sum Y \\ b_0 \sum X_1 + b_1 \sum X_1^2 + b_2 \sum X_1 X_2 + \cdots + b_r \sum X_1 X_r = \sum X_1 Y \\ \cdots \\ b_0 \sum X_r + b_1 \sum X_r X_1 + b_2 \sum X_r X_2 + \cdots + b_r \sum X_r^2 = \sum X_r Y \end{cases} \tag{5}$$

对式(5)用矩阵的算法得到参数估计值 $b_j (j=0,1,2,\cdots,r)$。

$$令 B = \begin{bmatrix} b_0 \\ b_1 \\ \vdots \\ b_r \end{bmatrix}, X = \begin{bmatrix} 1 & x_{11} & \cdots & x_{1r} \\ 1 & x_{21} & \cdots & x_{2r} \\ \vdots & \vdots & & \vdots \\ 1 & x_{n1} & \cdots & x_{nr} \end{bmatrix}, Y = \begin{bmatrix} y_1 \\ y_2 \\ \vdots \\ y_n \end{bmatrix}$$

其中，$x_{ij}(i=1,2,\cdots,n,j=1,2,\cdots,r)$ 为第 i 个个体的第 j 个自变量的观察值。$y_i(i=1,2,\cdots,n)$ 为第 i 个个体的反应变量的观察值。

则式(5)可表示为

$$(X'X)B = X'Y \tag{6}$$

其中，X' 是 X 的转置矩阵，$X'X$ 是各自变量取值的平方和与交叉乘积和矩阵，即

$$X'X = \begin{bmatrix} n & \sum X_1 & \cdots & \sum X_r \\ \sum X_1 & \sum X_1^2 & \cdots & \sum X_1 X_r \\ \vdots & \vdots & & \vdots \\ \sum X_r & \sum X_r X_1 & \cdots & \sum X_r^2 \end{bmatrix}$$

$X'Y$ 是各自变量取值与反应变量 Y 的交叉乘积和向量，即

$$X'Y = \begin{bmatrix} \sum Y \\ \sum X_1 Y \\ \vdots \\ \sum X_r Y \end{bmatrix}$$

对式(6)的等式两边各左乘 $X'X$ 的逆矩阵$(X'X)^{-1}$ 得到：
$(X'X)^{-1}(X'X)B = (X'X)^{-1}X'Y$，化简后为，

$$B = (X'X)^{-1}X'Y$$

B 为回归系数向量，即 $B=(b_0,b_1,\cdots,b_r)$。

3 假设检验

对于多重线性回归方程的假设检验，往往需要检验两个问题：①模型的假设检验；②各个总体回归系数是否为零（各个自变量对反应变量是否有贡献）。

3.1 模型的假设检验

模型的假设检验,即整个回归方程的假设检验,有时又称为回归模型的适合度检验。通常采用方差分析的方法检验整个回归方程是否有统计学意义。检验假设为:

H_0:回归模型没有统计学意义,即 $\beta_1 = \beta_2 = \cdots = \beta_r = 0$;

H_1:回归模型有统计学意义,即 $\beta_1, \beta_2, \cdots, \beta_r$ 不全为零。

同简单线性回归,按照方差分析的思想,将总变异($SS_{总}$)和总的自由度($\nu_{总}$)分成两部分:回归关系解释的变异($SS_{回}$)和回归关系不能解释的变异(残差变异,$SS_{残}$)。总的自由度($\nu_{总} = n-1$)也分为两部分:回归自由度($\nu_{回} = r$,r 为方程中自变量的个数)和残差自由度($\nu_{残} = n-r-1$)。

$$SS_{总} = SS_{回} + SS_{残}, \quad \nu_{总} = \nu_{回} + \nu_{残}$$

统计量 $F = \dfrac{SS_{回}/\nu_{回}}{SS_{残}/\nu_{残}} = \dfrac{MS_{回}}{MS_{残}}$,在 H_0 成立的前提下,F 服从 $F(\nu_{回}, \nu_{残})$ 分布,因此,可根据 F 分布确定 P 值,从而得出推断结论。

这一分析过程往往列成方差分析表,格式见表1。

表1 回归方程假设检验的方差分析表

变异来源	自由度	离均差平方和(SS)	均方(MS)	F	P
回归模型	r	$SS_{回}$	$MS_{回} = SS_{回}/\nu_{回}$	$MS_{回}/MS_{残}$	
残差	$n-r-1$	$SS_{残}$	$MS_{残} = SS_{残}/\nu_{残}$		
总	$n-1$	$SS_{总}$			

3.2 回归系数的假设检验及各自变量贡献的大小

如果总体偏回归系数为零,则说明相应的自变量对反应变量没有影响。由于抽样误差的存在,即使总体偏回归系数为零,也可能得到一个不为零的偏回归系数,因此需要进行总体偏回归系数为零的假设检验。另外,对于总体偏回归系数不为零的自变量,则需进一步评价它们对 Y 的变异的贡献及其大小。

1)总体偏回归系数为零的假设检验

检验假设为:$H_0: \beta_j = 0$,$H_1: \beta_j \neq 0$。

检验统计量为:$t_{b_j} = b_j / S_{b_j}$。其中 $S_{b_j} = \sqrt{MS_{残} \, c_{jj}}$,$c_{jj}$ 为矩阵 $(X'X)^{-1}$ 中对角线的第 j 个元素。

在 H_0 成立的前提下,t_{b_j} 服从自由度为 $n-r-1$ 的 t 分布,若 $t_{b_j} \geqslant t_{\alpha/2, n-r-1}$,则拒绝 H_0,否则不拒绝 H_0。

2)各自变量相对贡献的比较

在简单线性回归中,回归系数的大小只能说明 Y 随 X 变化而变化的快慢,不能说明 X 对 Y 的贡献的大小,而相关系数的绝对值可以说明 X 对 Y 的贡献的大小。在简单线性回归中,若对 X 与 Y 进行标准化变换($X' = (X-\bar{X})/S_X$,$Y' = (Y-\bar{Y})/S_Y$),计算 X' 与 Y' 的简单线性回归系数,称为 X 与 Y 的标准化回归系数。不难证明,X 与 Y 的简单线性相关系数等于标准化回归系数。

同理,在多重线性回归中,偏回归系数也不能说明该自变量对 Y 的贡献的大小,由于单位不同更不能在不同自变量间进行比较。若对所有的自变量和因变量进行标准化变换,并建立新的回归方程为:

$$\hat{Y}' = b_1' X_1' + b_2' X_2' + \cdots + b_r' X_r'$$

其中 b_j' 为标准化偏回归系数,它没有单位,且表示自变量对 Y 的贡献的大小,从而可用以比较自变量对 Y 的贡献的大小。标准化偏回归系数绝对值大的自变量对 Y 的贡献大。

例 为研究年龄(age)、体重(weight)、跑 1.5 英里所用的时间(runtime)、休息时的脉搏数(rstpulse)、跑步时的脉搏数(runpulse)、跑步时的最大脉搏数(maxpulse)与肺活量(Oxy)的关系,测量了 31 人的数据。具体数据见表 2,试进行多重线性回归分析。

表 2　肺活量相关数据

ID	age (X_1)	weight (X_2)	runtime (X_3)	rstpulse (X_4)	runpulse (X_5)	maxpulse (X_6)	Oxy (Y)
1	44	89.47	11.37	62	178	182	44.609
2	40	75.07	10.07	62	185	185	45.313
3	44	85.84	8.65	45	156	168	54.297
4	42	68.15	8.17	40	166	172	59.571
5	38	89.02	9.22	55	178	180	49.874
6	47	77.45	11.63	58	176	176	44.811
7	40	75.98	11.95	70	176	180	45.681
8	43	81.19	10.85	64	162	170	49.091
9	44	81.42	13.08	63	174	176	39.442
10	38	81.87	8.63	48	170	186	60.055
11	44	73.03	10.13	45	168	168	50.541
12	45	87.66	14.03	56	186	192	37.388
13	45	66.45	11.12	51	176	176	44.754
14	47	79.15	10.60	47	162	164	47.273
15	54	83.12	10.33	50	166	170	51.855
16	49	81.42	8.95	44	180	185	49.156
17	51	69.63	10.95	57	168	172	40.836
18	51	77.91	10.00	48	162	168	46.672
19	48	91.63	10.25	48	162	164	46.774
20	49	73.37	10.08	67	168	168	50.388
21	57	73.37	12.63	58	174	176	39.407
22	54	79.38	11.17	62	156	165	46.080
23	52	76.32	9.63	48	164	166	45.441
24	50	70.87	8.92	48	146	155	54.625
25	51	67.25	11.08	48	172	172	45.118
26	54	91.63	12.88	44	168	172	39.203
27	51	73.71	10.47	59	186	188	45.790
28	57	59.08	9.93	49	148	155	50.545
29	49	76.32	9.40	56	186	188	48.673
30	48	61.24	11.50	52	170	176	47.920
31	52	82.78	10.50	53	170	172	47.467

资料来源:高惠璇编译,SAS 系统 SAS/STAT 软件使用手册,中国统计出版社,1997。

1)应用软件得到多重线性回归方程为:

$$\hat{Y} = 102.934 - 0.227X_1 - 0.074X_2 - 2.629X_3 - 0.022X_4 - 0.370X_5 + 0.303X_6$$

2)对回归方程的检验见表3。

表3　回归方程假设检验的方差分析表

变异来源	离均差平方和(SS)	自由度	均方(MS)	F值	P值
回归模型	722.544	6	120.424	22.433	<0.0001
残差	128.838	24	5.368		
总	851.382	30			

$P < 0.0001$,回归方程有统计学意义,总的来讲,6个自变量与肺活量有关系。

3)偏回归系数的假设检验和各自变量贡献的大小,见表4。

表4　偏回归系数的 t 检验与标准化偏回归系数

变量	自由度	回归系数	标准误	t值	P值	标准化偏回归系数
X_1(age)	24	−0.227	0.100	−2.273	0.032	−0.222
X_2(weight)	24	−0.074	0.055	−1.359	0.187	−0.116
X_3(runtime)	24	−2.629	0.385	−6.835	0.000	−0.685
X_4(rstpulse)	24	−0.022	0.066	−0.326	0.747	−0.031
X_5(runpulse)	24	−0.370	0.120	−3.084	0.005	−0.711
X_6(maxpulse)	24	0.303	0.136	2.221	0.036	0.522

对各个偏回归系数的假设检验,除了 weight 和 rstpulse 外,其他4个自变量的 P 值均小于0.05,对肺活量有影响的自变量为 age、runtime、runpulse、maxpulse。标准化偏回归系数的绝对值最大的是 runpulse,最小的为 rstpulse,说明与肺活量关系最大的为 runpulse,最小的为 rstpulse。

参考文献

[1] 袁志发,周静芋. 多元统计分析. 北京:科学出版社,2002.
[2] 张润楚. 多元统计分析. 北京:科学出版社,2006.
[3] 吴诚鸥,秦伟良. 近代实用多元统计分析. 北京:气象出版社,2007.
[4] 朱道元,吴诚鸥,秦伟良. 多元统计分析与软件 SAS. 南京:东南大学出版社,1999.
[5] 余锦华,杨维权. 多元统计分析与应用. 广州:中山大学出版社,2005.
[6] 徐天和,柳青. 中国医学统计百科全书. 多元统计分册. 北京:人民卫生出版社,2004.
[7] 高惠璇. 应用多元统计分析. 北京:北京大学出版社,2005.

(方　亚　董时富)

确定系数与校正确定系数

线性回归分析包括简单线性回归和多元线性回归,回归模型是否有统计学意义可以通过方差分析来完成,若结果为拒绝 H_0,则可以认为自变量与因变量有回归关系,但是不能确定回归方程对 Y 的意义有多大,因变量各个个体间的变异有多大程度上与 X 的变异有关,或者说回归方程可以解释的变异量,即求 $SS_{回}/SS_{总}$。

1 确定系数

定义 $R^2 = SS_{回}/SS_{总} = 1 - SS_{残}/SS_{总}$ 为确定系数。

R^2 越大表示回归效果越好。R^2 取值在 0、1 之间。$R^2 = 0$,表示 Y 的变异与回归方程没有关系,$R^2 = 1$,表示 Y 的变异完全由回归方程确定。

在简单线性回归中,确定系数等于相关系数的平方;在多重线性回归中,确定系数等于复相关系数的平方。

2 校正确定系数

前已述及,用确定系数可以判断回归方程回归效果的好坏。R^2 大的回归方程回归效果好。由确定系数的定义知,在原有回归方程的基础上再增加一个自变量,不管新引入的自变量对 Y 是否有贡献,R^2 总会增大,这样不利于我们判断是否将这个新引入的自变量保留在方程中。而校正的确定系数则可以克服这个缺点。

$$R_a^2 = 1 - \frac{MS_{残}}{MS_{总}} = 1 - \frac{SS_{残}/(n-r-1)}{SS_{总}/(n-1)} = 1 - (1-R^2)\frac{n-1}{n-r-1}$$

其中,n 为样本含量,r 为模型中自变量的个数。

由上式可见,校正确定系数是对 $SS_{总}$ 和 $SS_{残}$ 按自由度进行的加权调整,使 R_a^2 不仅适合于特殊情况的数据,而且也适合于两个或两个以上完全不同的数据情况下所拟合的回归方程间的比较。相对于 R^2,R_a^2 的优点为当新引入方程中的自变量对因变量的贡献没有统计学意义时,R_a^2 值不增,甚至有时候会降低。

3 实例

对"多元线性回归"条目中例子做进一步分析。以肺活量为因变量,以 age、weight、runtime、rstpulse、runpulse、maxpulse 为自变量,建立各种自变量组合的线性回归方程,并计算确定系数和校正确定系数,部分结果见表1。

表1　各种自变量组合的确定系数与校正确定系数

模型编号	R^2	R_a^2	模型中的自变量				
1	0.7434	0.7345			X_3			
2	0.7449	0.7267		X_2	X_3			
3	0.7708	0.7454	X_1	X_2	X_3			
4	0.7462	0.7179		X_2	X_3			X_6
5	0.8158	0.7875		X_2	X_3		X_5	X_6
6	0.7862	0.7533	X_1	X_2	X_3			X_6
7	0.7462	0.7071		X_2	X_3	X_4		X_6

　　模型2与模型1相比,多了一个自变量 X_2,确定系数增加了,但是校正确定系数却下降了;模型3与模型2相比,多了一个自变量 X_1,确定系数和校正确定系数均增加;模型4与模型2相比,多了一个自变量 X_6,确定系数增加,校正确定系数下降;模型5与模型4相比,多了一个自变量 X_5,确定系数和校正确定系数均增加;模型7与模型4相比,多了一个自变量 X_4,确定系数不变,校正确定系数下降。可见,在原有模型的基础上,增加一个自变量,确定系数通常会增加,而校正确定系数有时增加,有时下降。

参考文献

[1] 袁志发,周静芋. 多元统计分析. 北京:科学出版社,2002.
[2] 张润楚. 多元统计分析. 北京:科学出版社,2006.
[3] 吴诚鸥,秦伟良. 近代实用多元统计分析. 北京:气象出版社,2007.
[4] 朱道元,吴诚鸥,秦伟良. 多元统计分析与软件 SAS. 南京:东南大学出版社,1999.
[5] 余锦华,杨维权. 多元统计分析与应用. 广州:中山大学出版社,2005.
[6] 徐天和,柳青. 中国医学统计百科全书. 多元统计分册. 北京:人民卫生出版社,2004.

（方　亚　董时富）

残差分析

　　所谓残差(residuals)是指实测值与回归方程估计值的差值,即 $e=Y-\hat{Y}$,也可以认为是回归模型 $Y=X'\beta+\varepsilon$ 中 ε 的估计值。残差分析(residual analysis)就是对残差及其函数实施信息的提取,根据残差及其函数的分布特征等信息来评价实际资料是否符合回归模型假设,深入了解数据与模型之间的关系,以评价模型对数据的拟合程度,识别异常点及高杠杆点。

1 残差的种类

残差可分为最小二乘残差,极大似然残差、Anscoinbe 残差。在此仅讨论常用的最小二乘残差,并限于线性回归模型。

1.1 普通残差 $e = Y - \hat{Y}$

普通残差即实测值与模型预测值之差。

设回归模型为 $Y = X'\beta + \varepsilon$,根据样本数据所建立的回归方程为 $\hat{Y} = X'B$,且回归方程有统计学意义,则可以认为残差 e 是回归模型中误差项 ε 的估计值。对 e 的统计性质进行分析,就可以评价数据是否满足最小二乘估计的条件,即 $\varepsilon \sim N(0,\sigma^2)$。也就是判断 e 之间是否独立、是否为正态分布,不同 Y 的残差是否等方差。

普通残差的方差与反应变量的单位及帽子矩阵 $H = X(X'X)^{-1}X'$ 的主对角线的元素 h_{ii} 的大小有关,而不同资料方差齐性的条件不同,也就不宜直接比较。

1.2 标准化残差(standardized residuals),

为避免普通残差因测量单位不同所致的缺点,对 e 进行标准化处理,即得标准化残差。

$$ZRE_i = e_i/\sigma = e_i/\sqrt{MS_E}$$

其中,MS_E 为残差均方。

标准化残差使残差具有可比性,$|ZRE_i| > 3$ 的相应观测值即判定为异常值,相对于普通残差,简化了判断,但是 ZRE_i 仍然受 h_{ii} 的影响,而不能判断方差是否不等。

1.3 学生化残差(studentized residuals)

$$SRE_i = e_i/\hat{\sigma}\sqrt{1-h_{ii}} = e_i/\sqrt{MS_E(1-h_{ii})}$$

其中,h_{ii} 为帽子矩阵 $H = X(X'X)^{-1}X'$ 的主对角线的元素。学生化残差解决了方差不等的问题,因而在寻找异常值时,用学生化残差优于普通残差和标准化残差。

1.4 删除残差(deleted residuals)

在计算第 i 个观测值的残差时,用删除掉这第 i 个观测值的其余 $n-1$ 个观测值拟合回归方程,计算出第 i 个观测值的删除预测值 $\hat{y}_{(i)}$,这个删除拟合值与第 i 个观测值无关,不受第 i 个观测值是否为异常值的影响,这样,第 i 个删除残差为

$$e_{(i)} = y_i - \hat{y}_{(i)}$$

删除残差较普通残差更能如实反映第 i 个观测值的异常性,可以证明

$$e_{(i)} = e_i/(1-h_{ii})$$

1.5 学生化删除残差(studentized deleted residuals)

$$SRE_{(i)} = e_{(i)}/\sqrt{MS_{E(i)}(1-h_{ii})}$$

其中，$MS_{E(i)}$ 为删除第 i 个观测值，用剩余 $n-1$ 个观测值建立回归方程的残差均方。

$$SRE_{(i)} = SRE_i \sqrt{(n-r-2)/(n-r-1-SRE_i^2)}$$

其中，r 为回归方程中自变量的个数，n 为观察个体数。

2 残差图

在残差分析中，最简单且直观的方法是绘制残差图。以上文介绍的各种残差为纵坐标，以因变量或预测值为横坐标绘制的散点图称为残差图。典型的残差散点图由图 1 所示。

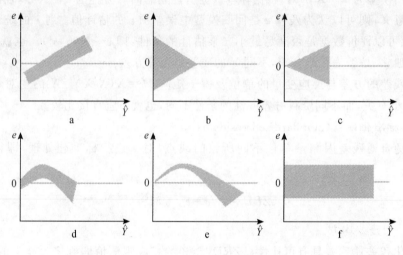

图 1　几种典型的残差图

（a）由于残差对预测值的依赖性，模型是不适合的，模型还应包含更多的自变量，或者需要做变换，或者两者都需要。

（b、c）方差不是常数（方差不等），残差呈漏斗状，预测值增大时，残差也增大，预测值减小时，残差也减小，这时，残差方差不是常数，要求做适当的变换或采用加权最小二乘法，也可二者同时采用。

（d、e）散点呈现曲线趋势，提示不满足线性条件。

（e）除了提示曲线趋势外，还不满足方差齐的条件。

（f）残差图形成一个水平条带，这意味着等方差齐且残差与预测值无关。

3 实例

对"多元线性回归"条目中例子做进一步分析。对肺活量与各个自变量进行多重线性回归后，计算各种残差如表 1 所示。

从表 1 可见，第 15 和第 17 号个体的普通残差、标准化残差、学生化残差、删除残差和删除学生化残差均远大于其他个体。肺活量与学生化残差和学生化删除残差的残差图分别见图 2 和图 3。两个残差图也均显示这两个个体远离数据主体。

表 1　肺活量的残差

ID	肺活量	普通残差	删除残差	标准化残差	学生化残差	学生化删除残差
1	44.609	0.1291	0.1505	0.0557	0.0602	0.0589
2	45.313	−2.8824	−3.6587	−1.2441	−1.4016	−1.4320
3	54.297	−1.8549	−2.4533	−0.8006	−0.9207	−0.9177
4	59.571	2.7669	3.7987	1.1942	1.3993	1.4293
5	49.874	−1.1970	−1.6108	−0.5166	−0.5993	−0.5911
6	44.811	1.7978	1.9621	0.7759	0.8106	0.8046
7	45.681	0.8566	1.1641	0.3697	0.4310	0.4236
8	49.091	0.1707	0.2162	0.0737	0.0829	0.0812
9	39.442	−0.7777	−0.9757	−0.3357	−0.3760	−0.3691
10	60.055	1.9757	3.8858	0.8527	1.1959	1.2072
11	50.541	1.7648	2.2694	0.7617	0.8637	0.8590
12	37.388	−0.2113	−0.3643	−0.0912	−0.1198	−0.1177
13	44.754	−1.0205	−1.2669	−0.4404	−0.4907	−0.4828
14	47.273	−0.0947	−0.1108	−0.0409	−0.0442	−0.0433
15	51.855	5.3847	6.1818	2.3241	2.4901	2.8307
16	49.156	−1.7055	−2.3104	−0.7361	−0.8567	−0.8518
17	40.836	−5.4026	−5.8858	−2.3318	−2.4338	−2.7453
18	46.672	−2.6483	−2.8457	−1.1430	−1.1849	−1.1954
19	46.774	−0.3395	−0.4555	−0.1465	−0.1697	−0.1662
20	50.388	3.1142	4.3185	1.3441	1.5828	1.6373
21	39.407	0.2503	0.3174	0.1080	0.1217	0.1191
22	46.080	−0.3815	−0.5273	−0.1646	−0.1938	−0.1897
23	45.441	−3.3972	−3.8065	−1.4662	−1.5521	−1.6019
24	54.625	−0.2556	−0.3310	−0.1103	−0.1256	−0.1230
25	45.118	0.3293	0.3902	0.1421	0.1547	0.1515
26	39.203	0.0706	0.1130	0.0305	0.0386	0.0378
27	45.790	0.4372	0.5800	0.1887	0.2173	0.2130
28	50.545	−0.2057	−0.3051	−0.0888	−0.1081	−0.1060
29	48.673	0.1826	0.2493	0.0788	0.0921	0.0902
30	47.920	1.2427	1.6902	0.5363	0.6255	0.6174
31	47.467	1.9011	2.1192	0.8205	0.8663	0.8616

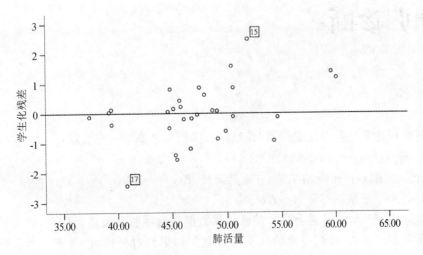

图 2　肺活量的学生化残差图

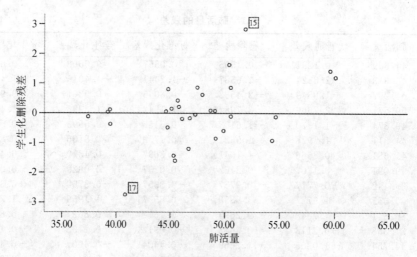

图3 肺活量的学生化删除残差图

参考文献

[1] 袁志发,周静芋.多元统计分析.北京:科学出版社,2002.
[2] 张润楚.多元统计分析.北京:科学出版社,2006.
[3] 吴诚鸥,秦伟良.近代实用多元统计分析.北京:气象出版社,2007.
[4] 朱道元,吴诚鸥,秦伟良.多元统计分析与软件 SAS.南京:东南大学出版社,1999.
[5] 余锦华,杨维权.多元统计分析与应用.广州:中山大学出版社,2005.
[6] 徐天和,柳青.中国医学统计百科全书.多元统计分册.北京:人民卫生出版社,2004.

（方 亚 董时富）

回归诊断

在前面讨论简单与多元线性回归问题中,我们作了如下一些假定:

$E(Y)$是 $x_1, x_2, \cdots, x_r$ 的线性函数;

随机误差 $\varepsilon_1, \varepsilon_2, \cdots, \varepsilon_n$ 相互独立,并且满足:$E(\varepsilon_i) = 0, D(\varepsilon_i^2) = \sigma^2$;

$\varepsilon_1, \varepsilon_2, \cdots, \varepsilon_n$ 服从正态分布。

在实际中这些假定是否合理? 如果实际数据与这些假设偏离比较大,那么前面讨论的有关参数的区间估计,假设检验就不再成立。如果经过分析,已经确认对所研究的具体问题,上面的假设不成立,那么我们又希望探讨对数据作怎样的修正后,能使它们满足或近似满足这些假设。这些就是回归诊断中所要解决的第一个问题。回归诊断的另一个研究的问题是对数据的诊断，探查是否存在异常点、强影响点及高杠杆点以及是否需要对数据进行变换以及应用何种变换。

回归诊断主要通过残差分析，影响分析和数据变换来实现。在此仅对异常点、高杠杆点和强影响点的概念给予描述，其他请参考残差分析，影响函数和数据变换等条目。

1　异常点

1.1　概念

在回归模型中，异常点是指对既定模型偏离很大的数据点。但究竟偏离达到何种程度才算是异常，这就必须对模型误差项的分布作一定的假设（通常假定为正态分布）。目前对异常点有以下两种较为流行的看法：

1）把异常点看成是那些与数据的主体明显不协调，使得研究者大感惊讶的数据点。这时异常点可解释为所假定分布中的极端点，即落在分布的单侧或双侧 α 分位点以外的点，而 α 通常取很小的值（如 0.005），致使观察者对数据中出现如此极端的点感到意外。

2）把异常点视为杂质点。它与数据的主体不是来自同一分布，是在绝大多数来自某一共同分布的数据点中掺入的来自另一分布的少量"杂质"。

Beckman 和 Cook 把异常点看作是这两种情况的总称。综合而言，异常点的"异常"之处总是相对于数据的主体或所假定的模型而言的。

1.2　诊断

对于异常点的识别是通过对测量偏离的指标作检验来测定。

1）标准化残差诊断

若标准化残差满足 $|ZRE_i| \geqslant t_{a/2, n-r-1}$，则认为该点为异常点，若为大样本资料，满足 $|ZRE_i| \geqslant 3$，应用中可借助残差图来找出异常点。

该方法的缺点是没有解决异方差的问题。

2）删除残差诊断

若删除残差满足 $|e_{(i)}| \geqslant t_{a/2, n-r-2} \sqrt{MS_{残(i)}}$，则认为该点为异常点，若为大样本资料，满足 $|e_{(i)}| \geqslant 3 \sqrt{MS_{残(i)}}$。

与标准化残差相比，尽管删除残差也存在异方差问题，但是，在诊断异常点时，标准化残差需要用包括异常点在内的所有观测值来获得，所以很难发现异常点。而删除残差是用其他观测值拟合来获得，更容易发现异常点。

3）学生化残差诊断

若学生化残差满足 $|SRE_i| \geqslant t_{a/2, n-r-1}$，则认为该点为异常点，若为大样本资料，满足 $|SRE_i| \geqslant 3$，应用中可借助残差图来找出异常点。与删除残差相比，学生化残差不存在异方差的问题。因而，通过直接比较学生化残差的大小来诊断异常点更科学，更有说服力。

4）学生化删除残差诊断

若学生化删除残差满足 $|SRE_{(i)}| \geqslant t_{a/2, n-r-2}$，则认为该点为异常点，若为大样本资料，满足 $|SRE_{(i)}| \geqslant 3$，应用中可借助残差图来找出异常点。

该方法既解决了异方差的问题,又是用其他观测值拟合来获得的,因而更容易发现异常点。

2　强影响点

数据中的强影响点是指那些对统计量的取值有非常大的影响力的点。在考虑强影响点时,有几个基本问题需要考虑:首先必须明确"是对哪个统计量有影响"。例如,对线性回归模型所考虑的是对回归系数的估计量的影响;不是对误差方差的估计影响;或是对拟合优度统计量的影响等。分析目标不同,所考虑的影响亦有所不同。其次,必须确定"度量影响的尺度是什么"。为了定量地刻画影响的大小,迄今为止已提出多种尺度,如置信域的尺度,似然函数的尺度等。在每一种类型中又可能有不同的统计量,例如基于影响函数就已提出多种"距离"来度量影响,有 Cook 距离、Welsch-Kuh's 距离、Welsch 距离等。每一种度量都是着眼于某一方面的影响,并在某种具体场合下较为有效。这一方面反映了度量影响问题的复杂性,另一方面也说明了影响分析的研究在统计诊断中是一个甚为活跃的议程,还有大量有待解决的问题。

强影响点通常是数据中更为重要的数据点,它往往能提供比一般数据点更多的信息,因此需引起特别注意。

强影响点和异常点是两个不同的概念,它们之间既有联系也有区别。强影响点可能同时又是异常点也可能不是;反之,异常点可能同时又是强影响点也可能不是。

影响点的具体诊断方法见"影响函数"条目。

3　高杠杆点

3.1　概念

在自然变量空间 R^r 中,x_i 远离数据中心 $\bar{x}$,于是在 R^{r+1} 空间中,该数据点 (x_i, y_i) 通常把回归线拉向自己,而且该数据点对回归参数的最小二乘估计有很大影响,把这样的点称为高杠杆点。

3.2　诊断

设自变量数据 $X_i = (1, x_{1i}, x_{2i}, \cdots, x_n)$,并定义矩阵 H 为

$$H = X(X'X)^{-1}X'$$

该矩阵为 $n \times n$ 的对称幂矩阵,具有 $H' = H, H^2 = H$ 的特性,称为帽子矩阵。其矩阵的第 i 个对角元素记为 h_{ii}。

若将原始数据 X 实施中心化处理,即中心化后的自变量矩阵 X^* 为:

$$X^* = \begin{pmatrix} x_1 - \bar{x} \\ x_2 - \bar{x} \\ \vdots \\ x_n - \bar{x} \end{pmatrix}$$

其中 $\bar{x}$ 为均值向量,则帽子矩阵的对角元素可定义为:

$$h_{ii} = \frac{1}{n} + (x_i - \overline{x})'(x^{*\prime}x^*)^{-1}(x_i - \overline{x})$$

h_{ii} 表达式中,等式右侧第二项表示在自变量空间中,第 i 个观测数据点 x_i 到样本数据中心 $\overline{x}$ 的 Mahalanobis 距离。因此,h_{ii} 的大小刻画了第 i 个观测数据点离数据中心 $\overline{x}$ 的远近。因为 $0 \leqslant h_{ii} \leqslant 1$,所谓 h_{ii} 很大是指 h_{ii} 接近 1。有一种判断高杠杆点的方法是首先计算如下函数:

$$f(h_{ii}) = \frac{n-r-1}{r} \frac{h_{ii} - 1/n}{1 - h_{ii}}$$

因 $f(h_{ii})$ 是 h_{ii} 的单调增函数,且 $f(h_{ii})$ 服从 $F(r, n-r-1)$ 分布,所以,当由某个 h_{ii} 算得的 $f(h_{ii}) > F_{a,(r,n-r-1)}$ 时,就认为 h_{ii} 很大,判断相应的数据点 (x_i, y_i) 为高杠杆点。

需要注意的是,异常点是从样本点所处假设模型分布位置出发,严重偏离既定模型的样本点;高杠杆点是从样本点到自变量数据空间的中心距离出发,远离数据主体的样本点;而强影响点是从样本点对回归分析的统计量的影响力出发,具有很大影响力的样本点。异常点、高杠杆点都可能是强影响点,但又不一定都是强影响点。

4 实例

某研究者对 21 名儿童进行儿童智能测试实验,寻找月龄与智能是否有一定规律:X 代表儿童月龄,Y 代表某智能指标,数据见表 1。

表 1 儿童智能测试数据

序号	月龄	智能	序号	月龄	智能
1	15	95	12	9	96
2	26	71	13	10	83
3	10	83	14	11	84
4	9	91	15	11	102
5	15	102	16	10	100
6	20	87	17	12	105
7	18	93	18	42	57
8	11	100	19	17	121
9	8	104	20	11	86
10	20	94	21	10	100
11	7	113			

建立回归方程为 $\hat{Y} = 109.874 - 1.127X$,$P = 0.002$,$R^2 = 0.410$,即儿童月龄越大,智能越低,与现实相违背,对数据进行回归诊断,结果见表 2。

其中,第 18 号个体的杠杆值远大于其他点,故可视为高杠杆点,而第 19 号个体的学生化删除残差大于 3,故可视为异常点。

表 2 异常点和高杠杆点分析

序号	学生化残差	学生化删除残差	杠杆值
1	0.18883	0.18397	0.00030
2	−0.94441	−0.94158	0.10689
3	−1.46226	−1.51081	0.01520
4	−0.82158	−0.81426	0.02293
5	0.83966	0.83286	0.00030
6	−0.03147	−0.03063	0.02500
7	0.31892	0.31125	0.01037
8	0.23567	0.22972	0.00905
9	0.29716	0.28991	0.03224
10	0.62797	0.61766	0.02500
11	1.04798	1.05085	0.04314
12	−0.35108	−0.34283	0.02293
13	−1.46226	−1.51081	0.01520
14	−1.25882	−1.27978	0.00905
15	0.42248	0.41315	0.00905
16	0.13083	0.12739	0.01520
17	0.80601	0.79828	0.00449
18	−0.85154	−0.84511	0.60399
19	2.82337	3.60698	0.00543
20	−1.07201	−1.07648	0.00905
21	0.13083	0.12739	0.01520

参考文献

[1] 袁志发,周静芊. 多元统计分析. 北京:科学出版社,2002.
[2] 张润楚. 多元统计分析. 北京:科学出版社,2006.
[3] 吴诚鸥,秦伟良等. 近代实用多元统计分析. 北京:气象出版社,2007.
[4] 朱道元,吴诚鸥,秦伟良. 多元统计分析与软件 SAS. 南京:东南大学出版社,1999.
[5] 余锦华,杨维权. 多元统计分析与应用. 广州:中山大学出版社,2005.
[6] 徐天和,柳青. 中国医学统计百科全书. 多元统计分册. 北京:人民卫生出版社,2004.

（方　亚　董时富）

自变量选择

应用回归方法解决实际问题时,研究者往往会根据专业知识和经验收集有关反应变量(Y)和多个自变量的信息,其中有的自变量对反应变量无影响或影响甚微,若把它们都引入方程,不但计算量大,信息成本高,而且会使参数估计和预测的精度降低;另外,若未把对反应变量有重要作用的自变量包含在模型中时,所估计的回归参数往往是有偏差的。另一方面,在探索性研究中,往往需要在多个自变量中找出对反应变量有影响的变量,即危险(保护)因素的筛选。在回归分析中,确保把所有对反应变量有影响的自变量都包含在方程中,而把对反应变量没有影响或影响甚微的自变量都排除在方程外,即为自变量的选择(筛选)。而经过自变量选择后的模型称为最优模型。

目前,已有许多自变量选择的准则和方法,不同的准则和方法所产生的最优模型也不尽相同。在实际应用中,应结合专业实际和理论,确定最终的最优模型。

1　自变量选择的准则

若一个多重线性回归中有 r 个可供选择的自变量,那么所有可能的回归方程有 2^{r-1} 个,下面给出一些自变量选择的准则,希望能从 2^{r-1} 个回归方程中选择一个最优的方程。先给出一些记号:

记所有 r 个自变量都在方程中的模型为全模型,其残差平方和为 SS_E,确定系数为 $R^2=1-SS_E/SS_T$,记模型中只包含 p 个特定自变量的模型为选模型,其残差平方和为 $SS_{E.p}$,确定系数为 $R_p^2=1-SS_{E.p}/SS_T$。

下面从不同的角度给出自变量选择的准则。

1)残差平方和减小与确定系数增大

在当前模型中引入一个新的自变量后,会使模型的残差平方和减小,同时使确定系数增大。若新引入一个自变量使模型的残差平方和减小很多,可以认为该自变量对 Y 的影响较大,应将其保留在方程内;反之,则说明其对 Y 的作用较小,应将其从方程中剔除。

由于 $R_p^2=1-SS_{E.p}/SS_T$,残差平方和减小等价于确定系数增大。

但是在实际应用中,残差平方和减小多少算大,很难有统一的标准。因此,在自变量选择时残差平方和减小与确定系数增大不是一个很好的准则。

2)残差均方减小与校正确定系数增大

残差均方为 $MS_{E.p}=SS_{E.p}/(n-p-1)$。在当前模型中引入一个新的自变量后,会使模型的残差平方和减小,同时模型中的自变量个数也增加 1 个,从而残差的自由度也减少 1,即残差均方中分子、分母均减小,所以,残差均方有可能减小、不变,甚至有可能增大。因此可将残差均方越小的模型越好作为自变量筛选的标准。

$SS_{E.p}$ 随 p 的增加而减少,但 $n-p$ 也随 p 的增加而减少。当 x_i 对 y 的作用较大时,使 $SS_{E.p}$ 减少得较快,能使 $MS_{E.p}$ 随 p 的增加而减少,但当 x_i 对 y 的作用不大或没有作用时,随着 p 的增加,$SS_{E.p}$ 减少的很慢,而 $n-p$ 随 p 的增加继续减少,这就使 $MS_{E.p}$ 随 p 的增加而增加,所以 $SS_{E.p}$ 取最小值所对应的模型为最优模型。

由于校正确定系数 $R_{a.p}^2=1-MS_{E.p}/MS_T$,残差均方减小等价于校正确定系数增大。

3)AIC 和 BIC 信息统计量

由 Akaike 提出并加以修正以适合于作为一般回归模型选择的准则称为 Akaike 信息量准则(Akaike information criterion),简记为 AIC。而由 Bayes 提出的准则称为 Bayes 信息量准则(Bayes information criterion),简记为 BIC。

$$\text{AIC} = -2\ln likelihood + 2p = n\ln(SS_{E.p}/n) + 2p$$
$$\text{BIC} = -2\ln likelihood + p\ln n = n\ln(SS_{E.p}/n) + p\ln n$$

AIC、BIC 小的模型为较优模型。

相对于 AIC，用 BIC 更容易选择自变量个数较少的模型。

4) C_p 统计量

由 Mallows CL 于 1996 年提出的 C_p 统计量近年来受到了广泛的重视，其定义为：

$$C_p = SS_{E.p}/MS_{E.r} + 2p - n$$

其中，p 为选模型中包含的自变量个数，r 为全模型中自变量的个数。C_p 统计量是从预测的角度出发，基于残差平方和的一个准则。如果含有 p 个自变量的选模型是合适的，则其残差平方和的期望 $E(SS_{E.p}) = (n-p)\sigma^2$。假定全模型的残差均方估计的期望 $E(\hat{\sigma}^2) = \sigma^2$ 为真，则 $SS_{E.p}/\hat{\sigma}^2 = SS_{E.p}/MS_{E.r}$ 近似等于 $(n-p)$，故此 C_p 的期望值近似等于选模型中的自变量个数，即 $E(C_p) = p$。

用 C_p 值对自变量个数做散点图，将显示其为"较优模型"的散点都接近 $C_p = p$ 直线附近，拟合不佳的模型将远离此线。结合考虑实际 C_p 的大小，以选择既具有较小 C_p 值，在 C_p 图中又接近 $C_p = p$ 直线的模型作为"最优模型"的准则。

5) 预测残差方差 JJ_p 达到最小

$$JJ_p = (n+r+1)MS_{E.p}$$

6) 平均预测均方误差 S_p 达到最小

$$S_p = \frac{1}{n-r-2}MS_{E.p}$$

7) 预测残差平方和 PRESS 达到最小

由 Allen DM 于 1971 年提出的 PRESS(prediction error sum of square)统计量考虑了观测点 $(Y^{(i)}, X^{(i)})$ 在自变量空间中的位置差异。

设 n 个观测点的回归模型为 $Y = X\beta + \varepsilon$。现考虑在建立回归方程时删去第 i 个观测点后的回归模型为 $Y^{(i)} = X^{(i)}\beta + \varepsilon$。此时 β 的最小二乘估计为 $\hat{\beta}^{(i)} = (x^{(i)\prime}x^{(i)})^{-1}x^{(i)\prime}y^{(i)}$，用 $\hat{\beta}^{(i)}$ 去预测第 i 个观测点，此时的预测偏差为 $e^{(i)}$

$$e^{(i)} = y_i - x_i'\hat{\beta}^{(i)}$$

定义预测残差平方和为 $PRESS = \sum (e^{(i)})^2$。

记 h_{ii} 为 $H = X(X'X)^{-1}X'$ 的第 i 个对角元即 $h_{ii} = x_i'(X'X)^{-1}x_i$，可以证明 $e^{(i)} = \dfrac{e_i}{1-h_{ii}}$。

选模型的预测残差平方和记为 $PRESS_p = \sum (e_p^{(i)})^2$，且 $e_p^{(i)} = \dfrac{e_{ip}}{1-h_{iip}}$，其中 e_{ip} 为选模型的对应的第 i 个观测点残差，h_{iip} 相应为 $H_p = X_p(X_p'X_p)^{-1}X_p'$ 的第 i 个对角元。

应用时选择 $PRESS_p$ 达到最小时的自变量组合为最优模型。

8)F 统计量

自变量选择的过程实质上是检验选模型是否适合的问题,可用 F 检验来完成。

$$F_p = \frac{(SS_{E.p} - SS_E)/(r-p)}{(SS_E)/(n-r-1)} \sim F(r-p, n-r-1)$$

以上 F 检验又称为偏 F 检验(partial F test),若 $F_p \geqslant F_\alpha(r-p, n-r-1)$,则认为全模型好,否则认为选模型好。

2 自变量选择的方法

以上介绍了几种常用的自变量选择的准则,无论采用哪一种准则都需要对包含不同自变量的模型进行比较,常用的自变量选择的方法有:最优子集法,向前法,后退法,逐步法,R^2 最大增量法和 R^2 最小增量法。

1)最优子集法

最优子集法又称为所有可能子集法(all possible subsets selection)。对于有 r 个自变量的线性回归问题,所有可能的自变量组合数有($r + C_r^2 + C_r^3 + \cdots + C_r^r = 2^r$)个。根据某种或某几种变量的选择准则,通过比较各子集符合准则的程度,从中选择出一个或几个较优的模型。该方法计算量比较大,适合于自变量个数不多的情况。当自变量个数较多时,即使借助统计软件也很难实施。在统计分析软件 SAS 中,可以输出所有可能的子集,及被指定的准则的统计量值。在 SAS 中,还可以事先指定出现在子集中的最小(或最大)自变量个数,然后在限定所有可能的自变量子集范围内实施"最优"子集的选择,在自变量个数较多时,可以降低计算量。

2)向前法(forward)

若在已有 p 个自变量的回归方程中判断是否引入某个特定的自变量,用 F 检验,为以后方便,将其统计量定义为 F_{in},

$$F_{in} = \frac{SS_{E.p} - SS_{E.p+1}}{SS_{E.p+1}/(n-p-2)} \cdot F(1, n-p-2)$$

先从仅含截距的模型开始,计算分别引入每个自变量的 F_{in},这样 r 个自变量。就有 r 个 F_{in},找出其中最大的 F_{in},并定义为 $F_{in.max}$,按事先规定的 α,判断 $F_{in.max} \geqslant F_{\alpha(1, n-p-2)}$(注:第一步时 $p=0$)是否成立,若不等式成立,则方程中引入第一个自变量($F_{in.max}$ 对应的自变量),否则程序停止。然后在有一个自变量的基础上,分别引入剩余的 $r-1$ 个自变量,计算出 $r-1$ 个 F_{in},找出其中的 $F_{in.max}$,按事先规定的 α,判断 $F_{in.max} \geqslant F_{\alpha(1, n-p-2)}$(注:第二步时 $p=1$)是否成立,若不等式成立,则方程中引入第二个自变量($F_{in.max}$ 对应的自变量),否则程序停止。重复以上过程,每次在方程中增加一个自变量,直到 $F_{in.max} \geqslant F_{\alpha(1, n-p-2)}$ 不成立,即方程外的自变量不能再引入方程为止。

3)后退法(backward)

若在已有 p 个自变量的回归方程中判断是否剔除某个特定的自变量,用 F 检验,为以后方便,将其统计量定义为 F_{out}:

$$F_{out} = \frac{SS_{E.p-1} - SS_{E.p}}{SS_{E.p}/(n-p-1)} \cdot F(1, n-p-1)$$

先从含 r 个自变量的模型开始,计算分别剔除每个自变量的 F_{out},这样 r 个自变量就有 r 个 F_{out},找出其中最小的 F_{out},并定义为 $F_{out.min}$,按事先规定的 α,判断 $F_{out.min} < F_{\alpha(1,n-p-1)}$(注:第一步时 $p=r$)是否成立,若不等式成立,则方程中剔除第一个自变量($F_{out.min}$ 对应的自变量),否则程序停止。然后在有 $r-1$ 个自变量的基础上,分别剔除剩余的 $r-1$ 个自变量,计算出 $r-1$ 个 F_{out},找出其中的 $F_{out.min}$,按事先规定的 α,判断 $F_{out.min} < F_{\alpha(1,n-p-1)}$(注:第二步时 $p=r-1$)是否成立,若不等式成立,则方程中剔除第二个自变量($F_{out.min}$ 对应的自变量),否则程序停止。重复以上过程,每次在方程中剔除一个自变量,直到 $F_{out.min} < F_{\alpha(1,n-p-1)}$ 不成立,即方程内的自变量不能再剔除方程为止。

4)逐步法(stepwise)

逐步法又称为逐步回归,其基本思想是前进法与后退法的结合,即每引入一个新的变量后,都要对方程中的变量进行考察,找出一个可以剔除的变量,如此反复进行,直到没有变量可引入也没有变量可剔除为止。最后对入选的变量建立线性回归方程。

在逐步回归中,需要注意进入方程的 α_{in} 要比剔除方程的 α_{out} 小,例如 $\alpha_{in} = 0.05$,$\alpha_{out} = 0.10$。

5)R^2 最大增量法

先从仅仅包含常数项的模型 $Y = \beta_0 + e$ 开始,找出能产生最大 R^2 的具有一个自变量的模型,然后把能产生最大 R^2 的另一个自变量引入模型,获得两变量的模型。在此基础上开始对模型中的每个变量与模型外的每个变量进行比较,以确定是否用模型外的一个变量替换模型内的一个变量能使 R^2 产生增益。通过所有可能的比较后,把其中一个能使 R^2 产生最大增益的情况确定下来,并实施这种替换过程,得到一个新的两个自变量的模型。接着又开始以上的替换比较过程,直到再也找不到新的替代变量能使 R^2 产生增益为止。于是,最后的模型就视为"最优"两个自变量的模型。然后再引入变量,重复以上比较-替换过程,找到"最优"三个自变量的模型。

6)R^2 最小增量法

R^2 最小增量法的选择过程与 R^2 最大增量法完全相似,只是在实施模型内、外变量的替换时,是以其中一个能使 R^2 产生最小增益的情况为标准。对于一个给定自变量个数的模型而言,R^2 最大增量法与 R^2 最小增量法通常都获得相同的"最优"模型,但是用 R^2 最小增量选择时所考虑的模型数量要比用 R^2 最大增量选择所考虑的模型更多。

对于同一份数据,以上六种方法选中的自变量未必相同,也未必是"最佳子集"。自变量很多时,用统计方法选择变量只是一种粗筛,不能作为定论,更不能代替与问题有关的专业知识。在进行回归前必须凭专业知识梳理自变量,区分直接因素与间接因素,主要因素与次要因素,以及弄清变量间的相互联系,切忌眉毛胡子一把抓,一股脑儿往电脑送。通过模型的筛选和专业知识的解释,可以找到一个既满足统计学要求,又能够被专业知识较好解释的模型,这才是实际工作者希望的"最优模型"。

3 实例

对"多元线性回归"条目中例子做进一步分析。试选择最优模型,即进行自变量的选择。

1)最优子集法结果

表 1 所有可能子集回归的统计量

模型编号	R^2	R_a^2	$C(p)$	AIC	BIC	$J(p)$	MSE	$S(p)$	SSE	模型中的变量
1	0.7434	0.7345	13.70	64.5341	65.4673	8.0199	7.5338	0.2691	218.4814	X_3
2	0.1595	0.1305	106.30	101.3131	99.0654	26.2678	24.6758	0.8813	715.5987	X_4
3	0.1584	0.1294	106.48	101.3537	99.1038	26.3022	24.7082	0.8824	716.5368	X_5
4	0.0928	0.0615	116.88	103.6807	101.3115	28.3526	26.6343	0.9512	772.3933	X_1
5	0.0560	0.0235	122.71	104.9111	102.4819	29.5005	27.7126	0.9897	803.6651	X_6
6	0.0265	−0.0071	127.39	105.8669	103.3925	30.4242	28.5803	1.0207	828.8297	X_2
7	0.7642	0.7474	12.39	63.9050	64.8212	7.8621	7.1684	0.2655	200.7158	$X_1 X_3$
8	0.7614	0.7444	12.84	64.2740	65.1245	7.9563	7.2543	0.2687	203.1194	$X_3 X_5$
9	0.7452	0.7270	15.41	66.3109	66.8057	8.4966	7.7469	0.2869	216.9141	$X_3 X_6$
10	0.7449	0.7267	15.45	66.3458	66.8346	8.5062	7.7556	0.2873	217.1578	$X_2 X_3$
11	0.7435	0.7252	15.67	66.5157	66.9754	8.5529	7.7983	0.2888	218.3513	$X_3 X_4$
12	0.3760	0.3314	73.96	94.0795	91.0157	20.8100	18.9738	0.7027	531.2660	$X_1 X_5$
13	0.3003	0.2503	85.97	97.6302	94.2675	23.3353	21.2763	0.7880	595.7370	$X_1 X_4$
14	0.2894	0.2387	87.70	98.1072	94.7067	23.6972	21.6063	0.8002	604.9751	$X_5 X_6$
15	0.2600	0.2071	92.36	99.3656	95.8674	24.6789	22.5014	0.8334	630.0379	$X_1 X_6$
16	0.2350	0.1804	96.32	100.3936	96.8182	25.5110	23.2600	0.8615	651.2807	$X_4 X_5$
17	0.1806	0.1221	104.95	102.5241	98.7958	27.3260	24.9149	0.9228	697.6163	$X_2 X_4$
18	0.1740	0.1150	105.99	102.7716	99.0261	27.5450	25.1146	0.9302	703.2077	$X_4 X_6$
19	0.1669	0.1073	107.13	103.0401	99.2761	27.7846	25.3330	0.9383	709.3240	$X_2 X_5$
20	0.1506	0.0900	109.71	103.6378	99.8332	28.3255	25.8262	0.9565	723.1334	$X_1 X_2$
21	0.0675	0.0009	122.89	106.5321	102.5404	31.0975	28.3536	1.0501	793.8998	$X_2 X_6$
22	0.8111	0.7901	6.96	59.0373	61.3127	6.7253	5.9567	0.2291	160.8307	$X_1 X_3 X_5$
23	0.8100	0.7889	7.14	59.2183	61.4463	6.7647	5.9916	0.2304	161.7723	$X_3 X_5 X_6$
24	0.7817	0.7575	11.62	63.5163	64.6587	7.7707	6.8826	0.2647	185.8309	$X_1 X_3 X_6$
25	0.7708	0.7454	13.35	65.0270	65.8071	8.1587	7.2263	0.2779	195.1106	$X_1 X_2 X_3$
26	0.7673	0.7415	13.90	65.4943	66.1646	8.2827	7.3361	0.2822	198.0744	$X_1 X_3 X_4$
27	0.7619	0.7354	14.76	66.2123	66.7156	8.4767	7.5080	0.2888	202.7152	$X_3 X_4 X_5$
28	0.7618	0.7354	14.77	66.2213	66.7226	8.4792	7.5102	0.2889	202.7744	$X_2 X_3 X_5$
29	0.7462	0.7179	17.26	68.1971	68.2515	9.0372	8.0044	0.3079	216.1191	$X_2 X_3 X_6$
30	0.7452	0.7169	17.41	68.3102	68.3396	9.0703	8.0337	0.3090	216.9092	$X_3 X_4 X_6$
31	0.7451	0.7168	17.42	68.3243	68.3505	9.0744	8.0373	0.3091	217.0075	$X_2 X_3 X_4$
32	0.4666	0.4074	61.59	91.2133	87.3425	18.9881	16.8180	0.6469	454.0857	$X_1 X_4 X_5$
33	0.4223	0.3581	68.63	93.6908	89.5219	20.5679	18.2173	0.7007	491.8657	$X_1 X_5 X_6$
34	0.4091	0.3435	70.71	94.3884	90.1392	21.0359	18.6318	0.7166	503.0596	$X_1 X_2 X_5$
35	0.3900	0.3222	73.74	95.3755	91.0154	21.7166	19.2347	0.7398	519.3370	$X_1 X_4 X_6$
36	0.3568	0.2854	79.00	97.0165	92.4788	22.8971	20.2803	0.7800	547.5683	$X_1 X_2 X_4$
37	0.3538	0.2820	79.49	97.1644	92.6111	23.0066	20.3773	0.7837	550.1867	$X_4 X_5 X_6$
38	0.3208	0.2453	84.72	98.7080	93.9957	24.1812	21.4176	0.8238	578.2760	$X_2 X_5 X_6$

续表

模型编号	R^2	R_a^2	$C(p)$	AIC	BIC	$J(p)$	MSE	$S(p)$	SSE	模型中的变量
39	0.2902	0.2113	89.57	100.0726	95.2255	25.2694	22.3815	0.8608	604.3000	$X_1 X_2 X_6$
40	0.2447	0.1607	96.80	102.0012	96.9726	26.8915	23.8182	0.9161	643.0901	$X_2 X_4 X_5$
41	0.1882	0.0980	105.74	104.2343	99.0078	28.9001	25.5972	0.9845	691.1242	$X_2 X_4 X_6$
42	0.8368	0.8117	4.88	56.4995	60.3996	6.2053	5.3435	0.2137	138.9300	$X_1 X_3 X_5 X_6$
43	0.8165	0.7883	8.10	60.1386	62.7817	6.9782	6.0090	0.2404	156.2349	$X_1 X_2 X_3 X_5$
44	0.8158	0.7875	8.21	60.2471	62.8540	7.0027	6.0301	0.2412	156.7827	$X_2 X_3 X_5 X_6$
45	0.8117	0.7827	8.87	60.9427	63.3187	7.1616	6.1669	0.2467	160.3406	$X_1 X_3 X_4 X_5$
46	0.8104	0.7812	9.07	61.1510	63.4585	7.2099	6.2085	0.2483	161.4216	$X_3 X_4 X_5 X_6$
47	0.7862	0.7533	12.90	64.8714	66.0002	8.1292	7.0002	0.2800	182.0047	$X_1 X_2 X_3 X_6$
48	0.7834	0.7501	13.35	65.2737	66.2803	8.2354	7.0916	0.2837	184.3819	$X_1 X_3 X_4 X_6$
49	0.7750	0.7404	14.68	66.4532	67.1075	8.5548	7.3667	0.2947	191.5329	$X_1 X_2 X_3 X_4$
50	0.7623	0.7257	16.71	68.1662	68.3244	9.0408	7.7852	0.3114	202.4139	$X_2 X_3 X_4 X_5$
51	0.7462	0.7071	19.26	70.1942	69.7894	9.6521	8.3115	0.3325	216.0989	$X_2 X_3 X_4 X_6$
52	0.5034	0.4270	57.76	91.0001	86.2008	18.8843	16.2615	0.6505	422.7980	$X_1 X_2 X_4 X_5$
53	0.5025	0.4259	57.91	91.0592	86.2505	18.9203	16.2925	0.6517	423.6042	$X_1 X_4 X_5 X_6$
54	0.4717	0.3904	62.78	92.9171	87.8233	20.0889	17.2988	0.6920	449.7681	$X_1 X_2 X_5 X_6$
55	0.4256	0.3372	70.10	95.5114	90.0440	21.8424	18.8088	0.7524	489.0275	$X_1 X_2 X_4 X_6$
56	0.3858	0.2913	76.41	97.5888	91.8416	23.3563	20.1124	0.8045	522.9212	$X_2 X_4 X_5 X_6$
57	0.8480	0.8176	5.11	56.2986	61.5667	6.1782	5.1763	0.2157	129.4085	$X_1 X_2 X_3 X_5 X_6$
58	0.8370	0.8044	6.85	58.4590	62.7723	6.6241	5.5499	0.2313	138.7485	$X_1 X_3 X_4 X_5 X_6$
59	0.8176	0.7811	9.93	61.9584	64.8047	7.4157	6.2132	0.2589	155.3294	$X_1 X_2 X_3 X_4 X_5$
60	0.8161	0.7793	10.17	62.2077	64.9533	7.4756	6.2634	0.2610	156.5837	$X_2 X_3 X_4 X_5 X_6$
61	0.7887	0.7464	14.51	66.5101	67.5997	8.5886	7.1958	0.2998	179.8960	$X_1 X_2 X_3 X_4 X_6$
62	0.5541	0.4649	51.72	89.6640	84.2929	18.1257	15.1864	0.6328	379.6600	$X_1 X_2 X_4 X_5 X_6$
63	0.8487	0.8108	7.00	58.1616	64.0748	6.5804	5.3683	0.2334	128.8379	$X_1 X_2 X_3 X_4 X_5 X_6$

按照自变量选择的统计学标准,较优的两个模型见表2。

表 2 较优两个模型的统计量

模型编号	R^2	R_a^2	$C(p)$	AIC	BIC	$J(p)$	MSE	$S(p)$	SSE	模型中的变量
42	0.8368	0.8117	4.88	56.4995	60.3996	6.2053	5.3435	0.2137	138.9300	$X_1 X_3 X_5 X_6$
57	0.8480	0.8176	5.11	56.2986	61.5667	6.1782	5.1763	0.2157	129.4085	$X_1 X_2 X_3 X_5 X_6$

除了 SSE 和 R^2,这两个模型的拟合指标很接近,但是模型 42 包含 4 个自变量,而模型 57 包含 5 个自变量,依据简约模型原则,选择模型 42 为最优模型,即选择的自变量为 X_1、X_3、X_5 和 X_6。

2)向前法结果(表 3)

表 3 向前法选择自变量的结果

Step	基础模型	预进入变量						F_{in}	入选变量
		X_1	X_2	X_3	X_4	X_5	X_6		
1	常数项	2.97	0.79	84.01	5.50	5.46	1.72	$F_{0.05(1,29)}$	X_3
2	常数项+Runtime	2.48	0.17	—	0.02	2.12	0.20	$F_{0.05(1,28)}$	—

向前法选择自变量时,若定义进入方程的 $\alpha=0.05$,第一步 X_3 进入方程,第二步没有符合入选条件的自变量,因此向前法选择的自变量为 X_3。

3)后退法结果(表 4)

表 4　后退法选择自变量的结果

Step	基础模型	预剔除变量						F_{out}	剔除变量
		X_1	X_2	X_3	X_4	X_5	X_6		
1	常数项+X_1+X_2+X_3+X_4+X_5+X_6	5.17	1.85	46.72	0.11	9.51	4.93	$F_{0.10(1,24)}$	X_4
2	常数项+X_1+X_2+X_3+X_5+X_6	5.29	1.84	61.89	—	10.16	5.18	$F_{0.10(1,25)}$	X_2
3	常数项+X_1+X_3+X_5+X_6	4.27	—	66.05	—	8.78	4.10	$F_{0.10(1,26)}$	—

后退法选择自变量时,若定义剔除方程的 $\alpha=0.10$,第一步 X_4 被剔除方程,第二步 X_2 被剔除方程,第三步没有符合剔除条件的自变量,因此后退法选择的自变量为 X_1、X_3、X_5 和 X_6。

4)逐步法结果(表 5)

表 5　逐步法选择自变量的结果

Step	基础模型	预剔除变量					F_{out}
		X_1	X_2	X_3	X_4	X_5	
1	常数项						
2	常数项+X_3						
3	常数项+X_3+X_1	2.48	—	79.75	—	—	$F_{0.20(1,28)}$
4	常数项+X_3+X_1+X_5	7.1	—	62.19	—	6.7	$F_{0.20(1,27)}$
5	常数项+X_3+X_1+X_5+X_6	4.27	—	66.05	—	8.78	4.1	$F_{0.20(1,26)}$

Step	剔除变量	预进入变量						F_{in}	入选变量
		X_1	X_2	X_3	X_4	X_5	X_6		
1		2.97	0.79	84.01	5.50	5.46	1.72	$F_{0.15(1,29)}$	X_3
2		2.48	0.17	—	0.02	2.12	0.20	$F_{0.15(1,28)}$	X_1
3		—	0.78	—	0.36	6.7	2.16	$F_{0.15(1,27)}$	X_5
4		—	0.76	—	0.08	—	4.1	$F_{0.15(1,26)}$	X_6
5		—	1.84	—	0.03	—	—	$F_{0.15(1,25)}$	

经过逐步法选择自变量,当进入的水准为 $\alpha_{in}=0.15$,剔除的水准为 $\alpha_{out}=0.20$,最终选择的自变量为 X_1、X_3、X_5、X_6。

四种选择方法选择的自变量不尽相同,读者需要注意的是,在向前法、后退法和逐步法中,选择自变量的结果与 α_{in} 和 α_{out} 的选择有很大关系。对于本实例若在逐步法中选择

$\alpha_{in}=0.05$、$\alpha_{out}=0.10$,则入选的自变量只有 X_3。

参考文献

[1] Burnham KP, Anderson DR. Model Selection and Multimodel Inference：A Practical-Theoretic Approach, 2nd ed. Springer-Verlag,2002.
[2] 高惠璇. 应用多元统计分析. 北京:北京大学出版社,2005.

（方　亚　董时富）

影响函数

　　影响函数(influence function, IF)又称为影响曲线(influence curve, IC),最早由 Vonmises(1947)为了确定一个估计值的渐进性而提出;其后 Hampel FR(1968)和 Andrews DF(1972)用来比较估计值对模型扰动(perturbation)的敏感性并用于对现有估计方法作稳定性修正。Hampel(1974)应用 IF 并引入崩溃点(breakdown point)概念成功地对稳健性给予精确描述;随后启发了 Devlin、Gnanadesikan 与 Kettenring(1975),Pregibon(1979),Cook 与 Weisberg(1980)等人用影响函数探查样本点对估计量的影响,成为统计诊断的一种有效方法。

　　线性回归的影响分析包括两个方面:数据点的影响分析和广义影响分析。数据点的影响分析主要是研究删除某一个(几个)数据点后对回归参数估计以及对预测值的影响。广义影响分析是把以上对数据的影响分析拓展到更广阔的范围,研究当模型的某一个或几个因素(如均数、方差、自变量等)有微小改变(称扰动)时,对统计推断的影响。如果把删除一个或几个数据点也视为一种特殊的扰动方式,则数据点的影响分析可以看成为广义影响分析的一部分,所以本节只涉及数据点对回归模型的影响分析内容。

　　设有模型:

$$\begin{cases} y_i=\beta_0+\beta_1 x_{i1}+\cdots+\beta_r x_{ir}+\varepsilon_i & i=1,2,\cdots n \\ \varepsilon_i \sim N(0,\sigma^2),独立同分布 \end{cases}$$

记:$IF_i=\hat{\beta}(i)-\hat{\beta}$,其中:$\hat{\beta}$ 为模型的最小二乘估计,$\hat{\beta}(i)$ 为剔除第 i 个观测点后由剩下的 $n-1$ 个观测点所得的最小二乘估计。IF_i 为数据$(x_{i1},x_{i2},\cdots,x_{ir},y_i)$回归估计影响大小的一种重要统计量,称为经验影响函数。

　　可见 IF_i 就是第 i 个观测点对回归系数估计值影响大小的一种度量,但由于 $\hat{\beta}(i)-\hat{\beta}$

为一向量,不便于比较,于是需要考虑选择 IF_i 函数作为影响的测度。基于 $\hat{\beta}(i)-\hat{\beta}$ 所定义的影响函数很多,这里仅仅介绍 Cook's 距离、DFFITS、子集参数影响函数、协方差比统计量和 AP 统计量。

1 Cook's 距离

Cook DF 于 1977 年提出对第 i 个观测点的 Cook's 距离为:

$$D_i(M,c) = \frac{(\hat{\beta}(i)-\hat{\beta})'M(\hat{\beta}(i)-\hat{\beta})}{c} \tag{1}$$

其中,$M=X'X,c=(r+1)\hat{\sigma},\hat{\sigma}$ 为误差均方估计值,r 为模型中的自变量个数。

$D_i(M,c)$ 越大表明了第 i 个观测点被剔除后,$\hat{\beta}$ 移动的距离越大。$D_i(M,c)$ 度量了第 i 个观测点对 $\hat{\beta}$ 影响的大小。

经推导,式(1)可变换为

$$D_i(M,c) = r_i^2 \frac{1}{r+1} \frac{h_{ii}}{(1-h_{ii})}$$

其中:h_{ii} 为矩阵 $H=X(X'X)^{-1}X'$ 的对角线第 i 个元素,r_i 为学生化残差。

可见 D_i 的大小取决于学生化残差和帽子矩阵对角元素的大小,前者度量模型对第 i 个观测点拟合的优劣;后者刻画第 i 个观测点在自变量空间中距离数据中心的远近程度。即是说,数据点对参数估计的影响大小既与模型在该点的拟合好坏有关,又与该点的所处位置有关,若 D_i 很大例如大于 1,则称其对应点为强影响点。

2 DFFITS

设观测点 (x'_i, y_i) 删除前后所建立回归方程对该点预测值分别为 $\hat{y}_i = x'_i\hat{\beta}$ 与 $\hat{y}_{(i)} = x'_i\hat{\beta}_{(i)}$,二者之差 $x'_i(\hat{\beta}-\hat{\beta}_{(i)})$ 可作为第 i 个观测点对预测值影响大小的度量。为了消除尺度的影响,还应除以预测值的均方误差,得

$$DFFITS_i = \frac{\hat{y}_i - \hat{y}_{(i)}}{\hat{\sigma}_{(i)}\sqrt{h_{ii}}} = \frac{x'_i(\hat{\beta}-\hat{\beta}_{(i)})}{\hat{\sigma}_{(i)}\sqrt{h_{ii}}} \tag{2}$$

其中,$\hat{\sigma}_{(i)}$ 为删除第 i 个观测点所建立模型的误差均方估计值。

经推导,(2)式可变换为:$DFFITS_i = t_i\sqrt{h_{ii}/(1-h_{ii})}$,其中 t_i 为学生化删除残差。

可见 DFFITS 也可以作为 $\hat{\beta}(i)$ 与 $\hat{\beta}$ 之间差异的度量。DFFITS 是一个没有单位的量,DFFITS 大于 $2\sqrt{(r+1)/n}$ 的被认为是强影响点。DFFITS 又称为 W-K 统计量。

3 子集参数影响函数

为了度量第 i 个观测点删除后对第 j 个参数估计 $\hat{\beta}_j$ 的影响大小,Beiseley A 等人提

出了相应的 Cook's 距离 $D_i(\beta_j)$ 与 DFFITS 统计量 DFBETAS。

$$DFBETAS = (b_j - b_{(i)j}) / (\hat{\sigma}_{(i)} \sqrt{(X'X)_{jj}})$$

其中 $(X'X)_{jj}$ 是矩阵 $X'X$ 第 j 个对角线的元素。$DF(\beta_j) > 2/\sqrt{n}$ 的点被认为是强影响点。

4 协方差比统计量

参数估计的方差 $Var(\hat{\beta}) = \sigma^2 (x'x)^{-1}$ 是度量其优良性的重要统计量,而且广义方差 $Var(\hat{\beta}) = \sigma^2 (X'X)^{-1}$ 亦具有类似的性质。协方差比统计量定义为:

$$CR_i = |\sigma_{(i)}^2 X'_{(i)} X_{(i)})^{-1}| / |\hat{\sigma}^2 (X'X)^{-1}| \tag{3}$$

其中,$\hat{\sigma}_{(i)}^2$ 为删除第 i 个观测点的残差均方估计;$X_{(i)}$ 为删除第 i 观测点后的观测值矩阵。$|a|$ 表示行列式。

经推导,式(3)可变换为 $CR_i = \dfrac{n-r-r_i^2}{n-r-1}(1-h_{ii})^{-1}$。

可见,CR_i 综合了模型在第 i 观测点的拟合优劣和第 i 个观测点到数据中心的距离,CR_i 越大,说明第 i 个观测点的影响越大。$|CR_i - 1| > 3r/n$ 为强影响点。

5 AP 统计量

AP 统计量是由 Andrews DF 和 Pregibon D 1978 年提出的,是在协方差比统计量的基础上进一步考虑了数据点对 $\hat{\sigma}^2$ 的影响,AP 统计量定义为:

$$AP_i = \frac{SS_{E(i)} |X'_{(i)} X_{(i)}|}{SS_E |X'X|} \tag{4}$$

其中,$SS_{E(i)}$ 为删除第 i 个观测点的残差平方和,SS_E 为全数据的残差平方和。

经推导,式(4)可变换为 $AP_i = \dfrac{n-r-r_i^2}{n-r-1}(1-h_{ii})$。

6 实例

对"回归诊断"条目中实例做进一步分析。建立回归方程为 $\hat{Y} = 109.874 - 1.127X$,$P = 0.002$,$R^2 = 0.410$,即儿童月龄越大,智能越低,与现实相违背,对数据点进行影响分析,结果见表 1。

表 1 影响分析统计量

序号	Cook's D	Dffits	Dfbetas(b_0)	Dfbetas(b_1)	CR
1	0.00090	0.04127	0.01664	0.00328	1.16589
2	0.08150	−0.40252	0.18862	−0.33480	1.19700
3	0.07166	−0.39114	−0.33098	0.19239	0.93635
4	0.02562	−0.22433	−0.20004	0.12788	1.11510

续表

序号	Cook's D	Dffits	Dfbetas(b_0)	Dfbetas(b_1)	CR
5	0.01774	0.18686	0.07532	0.01487	1.08504
6	0.00004	−0.00857	0.00113	−0.00503	1.20132
7	0.00313	0.07722	0.00447	0.03266	1.17016
8	0.00167	0.05630	0.04430	−0.02250	1.17424
9	0.00383	0.08541	0.07907	−0.05427	1.19967
10	0.01544	0.17284	−0.02283	0.10141	1.15209
11	0.05481	0.33200	0.31560	−0.22889	1.08784
12	0.00468	−0.09445	−0.08422	0.05384	1.18326
13	0.07166	−0.39114	−0.33098	0.19239	0.93635
14	0.04760	−0.31367	−0.24681	0.12536	0.99233
15	0.00536	0.10126	0.07968	−0.04047	1.15905
16	0.00057	0.03298	0.02791	−0.01622	1.18674
17	0.01786	0.18717	0.13328	−0.05493	1.09644
18	0.67811	−1.15578	0.83112	−1.11275	2.95868
19	0.22329	0.85374	0.14348	0.27317	0.39643
20	0.03452	−0.26385	−0.20761	0.10544	1.04257
21	0.00057	0.03298	0.02791	−0.01622	1.18674

其中,第 18 号个体的各项指标的绝对值均远远大于其他个体,故可视为强影响点,删除该个体后,重新建立回归方程为:$\hat{Y}=105.630-0.779X$,$P=0.149$,$R^2=0.114$。结论为尚不能认为该智能测试实验结果与月龄有关。

参考文献

[1] Belsley David A. Edwin Kuh, Roy E Welsch. Regression diagnostics: identifying influential data and sources of collinearity. Wiley series in probability and mathematical statistics. New York: John Wiley & Sons, 1980.

[2] Montogomery, Douglas C, Elizabeth A Peck. "Appendix C. 4". Introduction to Linear Regression Analysis(2nd ed. ed.). New York: John Wiley & Sons, 1992:504−505.

[3] Cook R, Dennis. "Detection of Influential Observations in Linear Regression". Technometrics (American Statistical Association),1997,19 (1): 15−18.

[4] Cook R, Dennis. "Influential Observations in Linear Regression". Journal of the American Statistical Association (American Statistical Association),1979,74 (365): 169−174.

[5] Lorenz, Frederick O. "Teaching about Influence in Simple Regression". Teaching Sociology (American Sociological Association),1987,15 (2): 173−177.

[6] Chatterjee S, Hadi AS. Regression analysis by example. John Wiley and Sons,2006.

（方　亚　董时富）

多重共线性

多重线性回归模型

$$Y_i = \beta_0 + \beta_1 X_{1i} + \beta_2 X_{2i} + \cdots + \beta_r X_{ri} + \varepsilon_i$$

中的重要假定之一是 r 个自变量间相互独立或线性无关,也就是说,自变量 $X_1, X_2, \cdots, X_r$ 中的任何一个都不能是其他自变量的线性组合,即对于自变量 X_i,不可能存在一组不全为零的数 C 使下式成立:

$$C_1 X_{1i} + C_2 X_{2i} + \cdots + C_r X_{ri} = 0$$

如果违背这一假定,即线性回归模型中某一个自变量与其他自变量间存在线性关系,就称线性回归模型中存在多重共线性。在实际应用中,若回归模型中存在两个或两个以上自变量高度相关,即认为存在多重共线性。

1 多重共线性的种类

1.1 完全多重共线性

完全多重共线性是指线性回归模型中至少有一个自变量可以被其他自变量线性表示,存在严格的线性关系。

如对于多重线性回归模型

$$Y_i = \beta_0 + \beta_1 X_{1i} + \beta_2 X_{2i} + \cdots + \beta_r X_{ri} + \varepsilon_i \tag{1}$$

存在不全为零的数 $\lambda_1, \lambda_2, \cdots, \lambda_r$,使得下式成立:

$$\lambda_1 X_{1i} + \lambda_2 X_{2i} + \cdots + \lambda_r X_{ri} = 0$$

则可以说自变量 $X_1, X_2, \cdots, X_r$ 之间存在完全的线性相关关系,即存在完全多重共线性。

从矩阵形式来看,就是 $|X'X| = 0$,即 $\mathrm{rank}(X) < r - 1$,观测值矩阵是降秩的,表明在向量 X 中至少有一个列向量可以由其他列向量线性表示。

1.2 不完全多重共线性

不完全多重共线性是指线性回归模型中自变量间存在不严格的线性关系,即近似线性关系。

如对于多重线性回归模型(1)存在不全为零的数 $\lambda_1, \lambda_2, \cdots, \lambda_r$,使得下式成立:

$$\lambda_1 X_{1i} + \lambda_2 X_{2i} + \cdots + \lambda_r X_{ri} + u_i = 0$$

其中 u_i 为随机误差项,则可以说自变量 $X_1, X_2, \cdots, X_r$ 之间存在不完全多重共线性。随机误差项的存在表明上述线性关系是一种近似的关系式,大体上反映了自变量间的相关程度。

完全多重共线性与完全非线性都是极端情况,在实际应用中,自变量之间完全相关或相互独立的情况是很少见的,不完全多重共线性现象难以避免,问题在于其多重共线性程度的强弱。如果多重共线性程度较弱,线性回归仍然不失为解决实际问题的有效工具。但当多重共线性强度较强时,将会导致一系列错误的结论。

2 多重共线性的危害

由前述可知,多重共线性分完全多重共线性和不完全多重共线性两种情况,两种情况对模型进行最小二乘估计都会产生严重后果。

2.1 完全多重共线性产生的后果

在完全多重共线性条件下,普通最小二乘法估计的参数值不能确定,并且估计值的方差为无穷大。

2.2 不完全多重共线性产生的后果

参数估计值很不稳定,参数估计量的方差很大,并且自变量间的共线性程度越大,方差越大,直至无穷。

综上所述,线性回归模型解释变量间存在多重共线性可能产生如下后果:增大最小二乘估计量的方差;参数估计值不稳定,甚至符号改变,对样本变化敏感,当样本数据有略微改变或在模型中增加或删除某个自变量时,将使其他自变量的回归系数估计值发生较大变化,从而使回归参数估计值失去意义;检验可靠性降低,产生弃真错误。由于参数估计量方差增大,在进行统计学检验时,t 检验值将会变小,可能使某些本该有意义的检验结果变得没有统计学意义,从而将重要变量舍弃。

3 多重共线性的诊断

多重共线性是较为普遍存在的现象,较高程度的多重共线性会对最小二乘估计产生严重后果,因此,在运用最小二乘法进行多重线性回归时,不但要检验解释变量间是否存在多重共线性,还要检验多重共线性的严重程度。

3.1 不显著系数法

情况 1:R^2 很大,t 小

不显著系数法是利用多重线性回归模型的拟合结果进行检验。如果拟合优度 R^2 的值很大(一般来说在 0.8 以上),然而模型中的全部或部分参数值估计值经检验却不显著,那么解释变量间有可能存在较严重的多重共线性。

情况 2:理论性强,检验值弱

如果从专业理论或常识来看某个解释变量对被解释变量有重要影响,但是从线性回归模型的拟合结果来看,该解释变量的参数估计值经检验却没有统计学意义,那么可能是解释变量间存在多重共线性所导致的。

情况 3:新引入变量后,偏回归系数的方差增大

在多重线性回归模型中新引入一个变量后,发现模型中原有参数估计值的方差明显

增大,则说明解释变量间可能存在多重共线性。

3.2 拟合优度 R_i^2 检验

对多重线性回归模型中各个自变量相互建立回归方程,分别求出各回归方程的拟合优度,如果其中最大的一个接近 1,F_i 显著大于临界值,该变量可以被其他变量线性解释,则其所对应的自变量与其余自变量间存在多重共线性。

如设某多重线性回归模型中原有 k 个解释变量 $X_1, X_2, \cdots, X_k$,将每个解释变量对其他解释变量进行回归,得到 k 个回归方程:

$$X_1 = f(X_2, X_3, \cdots, X_k)$$
$$X_2 = f(X_1, X_3, \cdots, X_k)$$
$$\vdots$$
$$X_k = f(X_1, X_2, \cdots, X_{k-1})$$

分别求出上述各个方程的拟合优度 $R_1^2, R_2^2, \cdots, R_k^2$,如果其中最大的一个 R_i^2 接近于 1,则它所对应的解释变量 X_i 与其余解释变量间存在多重共线性。

3.3 相关系数矩阵法

考察多重线性回归模型

$$Y = \beta_0 + \beta_1 X_1 + \cdots + \beta_k X_k$$

其自变量之间的相关系数矩阵为:

$$R = \begin{bmatrix} r_{11} & r_{12} & \cdots & r_{1k} \\ r_{21} & r_{22} & \cdots & r_{2k} \\ \vdots & \vdots & & \vdots \\ r_{k1} & r_{k2} & \cdots & r_{kk} \end{bmatrix} = \begin{bmatrix} 1 & r_{12} & \cdots & r_{1k} \\ r_{21} & 1 & \cdots & r_{2k} \\ \vdots & \vdots & & \vdots \\ r_{k1} & r_{k2} & \cdots & 1 \end{bmatrix}$$

因为 $r_{ij} = r_{ji}$,所以上面相关阵为对称阵,$r_{jj} = 1$,只需考察主对角线元素上方(或下方)某个元素绝对值是否很大(一般在 0.8 以上),就可以判断两个解释变量间是否存在多重共线性。

另外需要特别注意的是,如果相关系数很大,则一定存在多重共线性,但如果相关系数很小,不一定没有多重共线性。

3.4 Frisch 综合分析法

Frisch 综合分析法也叫逐步分析估计法,其基本思想是先将因变量对每个自变量作简单回归方程,称为基本回归方程。再对每一个基本回归方程进行统计检验,并根据专业理论分析选出最优基本方程,然后再将其他解释变量逐一引入,建立一系列回归方程,根据每个新加的自变量的标准差和复相关系数来考察其对每个回归系数的影响,一般根据如下标准进行分类判别:

1)如果新引进的自变量使 R^2 得到提高,而其他自变量的偏回归系数在统计上和专业理论上仍然合理,则认为这个新引入的变量对回归模型是有利的,可以作为解释变量予以保留。

2)如果新引进的解释变量对 R^2 改进不明显,对其他偏回归系数也没有太大影响,则不必保留在回归模型中。

3）如果新引进的解释变量不仅改变了 R^2，而且对其他偏回归系数的数值或符号具有明显影响，则可认为引进新变量后，回归模型解释变量间存在严重多重共线性。这个新引进的变量如果从理论上分析是十分重要的，则不能简单舍弃，而是应研究改善模型的形式，寻找更符合实际的模型，重新进行估计。如果通过检验证明存在明显线性相关的两个解释变量中的一个可以被另一个解释，则可略去其中对被解释变量影响较小的那个变量，模型中保留影响较大的那个变量。

3.5　指标判断法

1）容忍度（tolerance）：某个自变量的容忍度等于 1 减去以该自变量为反应变量，以其他自变量为解释变量所得回归模型的确定系数。

记 R_j 为第 j 个自变量 X_j 对其余 $r-1$ 个自变量的复相关系数，则第 j 个自变量的容忍度为：

$$T_j = 1 - R_j^2$$

容忍度越小，多重共线性越严重。有学者提出，容忍度小于 0.1 时，存在严重的多重共线性。

2）方差膨胀因子（variance inflation factor，VIF）：等于容忍度的倒数。一般而言 VIF 超过 10 的自变量就存在某种复共线性。

3）特征根（eigenvalue）：假定自变量间存在多重共线性，则 $X'X$ 的特征根中至少有一个非常接近于零。并且在 $X'X$ 中多少个特征根接近于零，则自变量矩阵 X 就有多少个复共线性关系存在，而且这些复共线性关系的系数向量就是那些接近于零的特征根所对应的特征向量。然而困难在于 $X'X$ 的特征根究竟达到多少才算是"非常接近于零"没有一个公认的标准。

4）条件指数（condition index）：记方阵 $X'X$ 的 r 个特征根为 $\lambda_1 \geqslant \lambda_2 \geqslant \cdots \geqslant \lambda_r$，则把最大特征根（$\lambda_1$）与其他各个特征根（$\lambda_j, j = 1, 2, \cdots, r$）的比值的平方根定义为条件指数，即 $K_j = \sqrt{\lambda_1/\lambda_j}$。

条件数 K 在直观上测度 $X'X$ 特征根的离散程度，用以诊断复共线性的存在与否以及严重程度。据经验，若 $0 < K < 10$，则一般认为无多重共线性（或较弱）；若 $10 \leqslant K \leqslant 100$，则认为存在中等强度的多重共线性；若 $K > 100$，则认为有较严重的共线性存在，并将会导致参数估计值错误，失去其实际意义。

4　多重共线性的处理

4.1　先验信息法

先验信息法是指根据专业理论或者其他已有研究成果事前确定回归模型参数间的某种关系，将这种约束条件与样本信息综合考虑，进行最小二乘估计。运用参数间的先验信息可以消除多重共线性。

如对 Cobb-Douglas 生产函数进行回归估计

$$Y = AL^\alpha K^\beta$$

其中 Y、L、K 分别表示产出、劳动力和资本。

由先验信息可知劳动投入量 L 与资金投入量 K 之间通常是高度相关的,如果按照经济理论"生产规模报酬不变"的假定,则

$$\alpha + \beta = 1$$

则
$$Y = AL^\alpha K^\beta = AL^{1-\beta} K^\beta e^u = AL \left(\frac{K}{L} \right)^\beta$$

$$\frac{Y}{L} = \Lambda \left(\frac{K}{L} \right)^\beta$$

两边取对数

$$\ln \frac{Y}{K} = \ln A + \beta \ln \frac{L}{K}$$

此时上式为一元线性回归模型,不存在多重共线性问题。

4.2 改变变量的定义形式

在进行回归模型共线性处理时,有时要根据所分析的具体问题及模型的形式对解释变量重新调整,一般有如下几种方法:

1)用相对数变量替代绝对数变量

如设需求函数为

$$Y = \beta_0 + \beta_1 X + \beta_2 P + \beta_3 P_1 + u$$

其中 Y、X、P、P_1 分别代表需求量、收入、商品价格与替代商品价格,由于商品价格与替代商品价格往往是同方向变动,该需求函数模型可能存在多重共线性。

考虑用两种商品价格之比作解释变量,代替原模型中商品价格与替代商品价格两个解释变量,则模型为如下形式:

$$Y = \beta_0 + \beta_1 X + \beta_2 \left(\frac{P}{P_1} \right) + u$$

原模型中两种商品价格变量之间的多重共线性得以避免。

2)删去模型中次要的或可替代的解释变量

如果回归模型解释变量间存在较严重的多重共线性,根据专业理论、实践经验、相关系数检验、统计分析等方法鉴别变量是否重要及是否可替代,删去那些对被解释变量影响不大,或认为不太重要的变量,则可减轻多重共线性。

3)差分法

对回归模型中所有变量作差分变换也是消除多重共线性的一种有效方法。

如设原回归模型为

$$Y_t = \beta_0 + \beta_1 X_{1t} + \beta_2 X_{2t} + u_t$$

模型中解释变量 X_{1t} 与 X_{2t} 间存在多重共线性，X_{1t} 与 X_{2t} 都是时间序列资料，对于 $t-1$ 期

$$Y_{t-1} = \beta_0 + \beta_1 X_{1,t-1} + \beta_2 X_{2,t-1} + u_{t-1}$$

$$Y_t - Y_{t-1} = \beta_1(X_{1t} - X_{1,t-1}) + \beta_2(X_{2t} - X_{2,t-1}) + u_t - u_{t-1}$$

得到原模型 t 期与 $t-1$ 期的一阶差分形式，令一阶差分为

$$\begin{cases} \Delta Y_t = Y_t - Y_{t-1} \\ \Delta X_{1t} = X_{1t} - X_{1,t-1} \\ \Delta X_{2t} = X_{2t} - X_{2,t-1} \\ \Delta u_t = u_t - u_{t-1} \end{cases}$$

可以得到一阶差分模型：

$$\Delta Y_t = \beta_1 \Delta X_{1t} + \beta_2 \Delta X_{2t} + \Delta u_t$$

这里的解释变量不再是原来的解释变量而是解释变量的一阶差分，即使原模型中存在严重的多重共线性，变换后的一阶差分模型一般也可以解决此类问题。

值得注意的是，差分变换法也有一定的负面作用。由于 $\Delta u_t = u_t - u_{t-1}$，$\Delta u_{t-1} = u_{t-1} - u_{t-2}$，$\cdots$，而 Δu_t 与 Δu_{t-1}，Δu_{t-2} 等必然相关，因此差分变换法在减少多重共线性的同时，却带来了随机扰动项序列相关问题。

4.3 主成分回归

主成分回归的基本原理是将解释变量转换成若干个主成分(详见"主成分分析"条目)，这些主成分从不同侧面反映解释变量的综合影响，并且互不相关。因此，可以将因变量关于这些主成分进行回归，再根据主成分与解释变量之间的对应关系，求得原回归模型的估计方程。

4.4 岭回归估计

岭回归分析实际上是一种改良的最小二乘法，是一种专门用于共线性数据分析的有偏估计回归方法(详见"岭回归分析"条目)。

4.5 逐步回归法

逐步回归法是一种常用的选择自变量的方法(详见"自变量选择"条目)，如果某两个自变量间存在较强的共线性关系，其中的一个自变量进入方程后，另一个自变量则无法再进入方程，因而可用来处理共线性的问题。

5 实例

实例采用余松林和向惠云搜集的 17 所医院人力资源利用和医院任务资料，其解释变量和反应变量分别为：每月住院人数 X_1；每月 X 线照光人数 X_2；每月占用病床日数 X_3；服务范围内人口数(千人) X_4；每名患者平均住院日数 X_5；每月使用人力(h) Y (见表1)。

表1　17所医院人力资源利用和医院任务资料

编号	X_1	X_2	X_3	X_4	X_5	Y
1	15.57	2463	472.92	18.0	4.45	566.52
2	44.02	2048	1339.75	9.5	6.92	596.82
3	20.42	3940	620.25	12.8	4.28	1033.15
4	18.74	6505	568.33	36.7	3.90	1603.62
5	49.20	5723	1497.60	35.7	5.50	1611.37
6	44.92	11520	1365.83	24.0	4.60	1613.27
7	55.48	5779	1687.00	43.3	5.63	1854.17
8	59.28	5869	1639.92	46.7	5.15	2160.55
9	94.39	8461	2872.33	78.7	6.18	230.58
10	128.02	20106	3655.08	180.5	6.15	3505.93
11	96.00	13313	2912.00	60.9	5.88	3571.89
12	131.42	10771	3921.00	103.7	4.88	3741.40
13	127.21	15543	3865.67	126.8	5.50	4026.52
14	252.90	36194	7684.10	157.7	7.00	10343.81
15	409.20	34703	12446.33	169.4	10.78	11732.17
16	463.70	39204	14098.40	331.4	10.78	15414.94
17	510.21	86533	15524.00	371.6	6.35	18854.45

以 Y（每月使用人力）为因变量,以每月住院人数 X_1,每月 X 线照光人数 X_2,每月占用病床日数 X_3,服务范围内人口数（千人）X_4,每名患者平均住院日数 X_5,为自变量建立回归方程如下:

$$Y = 1167.001 - 22.211X_1 + 0.048X_2 + 1.764X_3 - 0.354X_4 - 287.397X_5$$

确定系数为 0.975,回归模型的假设检验 $P < 0.0001$,然而各个偏回归系数假设检验的 P 值均大于 0.4,出现了矛盾现象;且 X_1、X_4、X_5 的偏回归系数为负值,专业上无法解释（每月使用人力与每月住院人数、服务范围内人口数、每名患者平均住院日数成负相关。）,出现以上现象,提示可能存在多重共线性,下面进行多重共线性诊断。

5.1　共线性诊断

1）分别以 X_1、X_2、X_3、X_4、X_5 为因变量,建立回归方程,所得确定系数见表2。

表2　各个自变量关于其他自变量的确定系数

因变量	自变量	R^2
X_1	X_2、X_3、X_4、X_5	1.000
X_2	X_1、X_3、X_4、X_5	0.948
X_3	X_1、X_2、X_4、X_5	1.000
X_4	X_1、X_2、X_3、X_5	0.932
X_5	X_1、X_2、X_3、X_4	0.890

最大的确定系数为 1.000,说明存在多重共线性。

2)X_1、X_2、X_3、X_4、X_5 的相关系数矩阵为

$$R=\begin{matrix} & X_2 & X_3 & X_4 & X_5 \\ X_1 & 0.907 & 1.000 & 0.936 & 0.773 \\ X_2 & & 0.907 & 0.910 & 0.477 \\ X_3 & & & 0.933 & 0.773 \\ X_4 & & & & 0.620 \end{matrix}$$

相关系数大于 0.8 的有 r_{12}、r_{13}、r_{14}、r_{23}、r_{24}、r_{34},说明 X_1、X_2、X_3、X_4 间存在多重共线性。

3)指标法

共线性诊断指标之一特征根为 $\lambda_1=5.238$、$\lambda_2=0.626$、$\lambda_3=0.091$、$\lambda_4=0.040$、$\lambda_5=0.005$、$\lambda_6=0.00003$,得条件数 $K=390.405$,认为存在较严重的多重共线性。

表 3 共线性诊断指标(容忍度和方差膨胀因子)

变量	容忍度	方差膨胀因子
X_1	0.000	7908.344
X_2	0.052	19.376
X_3	0.000	7473.106
X_4	0.068	14.679
X_5	0.110	9.127

容忍度小于 0.1,方差膨胀因子大于 10 的自变量有 X_1、X_2、X_3、X_4,说明 X_1、X_2、X_3、X_4 间存在多重共线性。

5.2 共线性处理

1)改变变量的定义形式

一般来讲,X_1(每月住院人数)与 X_5(每名患者平均住院日数)的乘积应该接近 X_3(每月占用病床日数),因此,可用一个新变量 X_{135}($X_1 * X_5 + X_3$)代替 X_1、X_3、X_5,建立回归方程如下:

$$\hat{Y}=-141.632+0.105X_2+0.227X_4+0.545X_{135}$$

即 $\hat{Y}=-141.632+0.105X_2+0.227X_4+0.545X_1 * X_5+0.545X_3$,该方程的确定系数为 0.975。

2)主成分法

对 X_1、X_2、X_3、X_4、X_5 建立主成分,前两个主成分解释了总变异的 87.98%。

第一个主成分为:$Z_1=0.230X_1'+0.211X_2'+0.230X_3'+0.220X_4'+0.178X_5'$

第二个主成分为:$Z_2=0.021X_1'-0.649X_2'+0.023X_3'-0.319X_4'+1.106X_5'$

其中,X_1' 为 X_1 标准化变换后的变量,即 $X_1'=(X_1-\overline{X}_1)/S_{X_1}$,其余同。

以 Y 关于 Z_1、Z_2 的回归方程如下:

$$\hat{Y}=4850.656+5513.192Z_1-658.978Z_2$$

确定系数为 0.966。

3)岭回归

当 $k=0.07$ 时,各标准化偏回归系数趋于稳定,此时,得到岭回归方程为:

$$\hat{Y}'=0.28638X_1'+0.28537X_2'+0.29365X_3'+0.10837X_4'+0.02299X_5'$$

其中,$\hat{Y}'$ 为 Y 的标准化预测值。

4)逐步回归

用逐步法筛选自变量得到回归方程为:

$$\hat{Y}=-240.913+0.081X_2+0.810X_3$$

所得回归方程的确定系数为 0.974。

此回归方程可用来预测 Y,但不能说明 X_1、X_2、X_4、X_5 对 Y 没有贡献。

参考文献

［1］ 余松林,向惠云. 线性回归分析中异常点的诊断统计量. 中国卫生统计,1993,(3):19—22.
［2］ 高惠璇. 应用多元统计分析. 北京北京大学出版社,2005.

（方　亚　董时富）

回归模型的失拟合检验

在回归分析中,有统计学意义的备选模型可能不止一个,如图 1 所示的直线和二次曲线都有意义,那么相比较而言哪一个回归函数更适合于现有数据呢? 除了可通过一些拟合优度指标来比较之外,当自变量固定取值所对应的应变量不止一个观察值时,可进行失拟(lack of fit)检验来对模拟拟合优度进行评价。

在 X 处无重复观测的简单线性回归 $\hat{Y}=a+bx$ 中,假定了 X 固定时 Y 的样本条件均数恰好是回归线或既定回归模型上应变量的条件均数 $\hat{Y}$。

而对于 X 处有重复观测的情况(如图 2),X 固定时 Y 的样本条件均数不一定恰好是 $\hat{Y}$,假定这个条件样本均数为 $\bar{Y}$,那么如果模型指定正确,则 X 固定时 Y 的样本条件均数 $\bar{Y}$ 就会很接近或等于既定模型所对应的样本条件均数 $\hat{Y}$(总体中这两个条件均数是相等的)。根据这一想法就可以进行平方和与自由度的分解并构造其相应的 F 统计量来检验

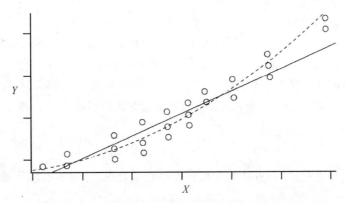

图 1　同一个散点图对应的两条备选回归线

这两个均数的差别是否说明模型拟合是不足的,也就是说模型指定的均数 $\hat{Y}$ 是否离实际均数 $\tilde{Y}$ 太远从而提示有更好的模型可以拟合数据。

以下假设数据中有不同的 n 个 X 点,每个固定的点 $X_i(i=1,2,\cdots,n)$ 处假设有 k 个不同的因变量值 $Y_{ij}(i=1,2,\cdots,n,j=1,2,\cdots,k)$,共有 $N=nk$ 个数据。

$$SS_{总} = \sum_{i=1}^{n} \sum_{j=1}^{k} (Y_{ij} - \bar{Y})^2 \qquad df_{总} = nk - 1 = N - 1$$

$$SS_{残} = \sum_{i=1}^{n} \sum_{j=1}^{k} (Y_{ij} - \hat{Y}_i)^2 \qquad df_{残} = nk - 2 = N - 2$$

$$SS_{回} = \sum_{i=1}^{n} \sum_{j=1}^{k} (\hat{Y}_i - \bar{Y})^2 \qquad df_{回} = 2 - 1 = 1$$

从以上变异分解可以得到 $F_{回} = \dfrac{SS_{回}/df_{回}}{SS_{残}/df_{残}}$ 来检验总体回归系数是否等于 0。

而失拟检验主要是对以上残差平方和与自由度的再分解来进行(如图 2 所示):

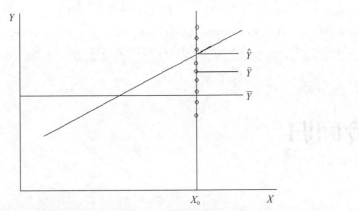

图 2　残差平方和分解为失拟部分与纯随机误差部分示意

$$SS_{失} = \sum_{i=1}^{n} \sum_{j=1}^{k} (\tilde{Y}_i - \hat{Y}_i)^2 \qquad df_{失} = k - 2$$

$$SS_{随} = \sum_{i=1}^{n} \sum_{j=1}^{k} (Y_{ij} - \tilde{Y}_i)^2 \qquad df_{随} = nk - k = N - k$$

其中，$SS_残 = SS_失 + SS_随$，$df_残 = df_失 + df_随$。

对于固定的 X 值，由于 $\tilde{Y}$ 为相应 k 个 Y 值的样本均数，所以 $SS_随/df_随$ 在这里表示纯随机误差，而 $SS_失/df_失$ 表示模型拟合值 $\hat{Y}$ 与该条件均数 $\tilde{Y}$ 的偏离程度。如果模型指定正确，则失拟部分的误差不会很大，当其大于随机误差到一定程度时，可认为模型拟合欠佳。当 H_0 表示模型指定正确时，这两部分误差的比值服从 F 分布如下：

$$F_失 = \frac{SS_失/df_失}{SS_随/df_随}, \quad df_失 = k-2, \quad df_随 = nk-k = N-k$$

若 $F_失$ 大于相应界值，即可认为当前模型存在拟合不足，提示有较当前拟合更好的模型存在。

从以上介绍不难看出，对于两个组的数据进行均数比较的方差分析时，失拟部分的离均差平方和总是等于 0，不存在失拟，对回归系数的假设检验就等价于均数间差别的检验；而对于多个组的情形则通常不是如此，因为几个组的均数 $\tilde{Y}$ 即使不相等，也不一定恰好在一条线上。在实际应用中有时可以见到多个组均数比较的方差分析有统计学意义时，有人仅根据几个组的样本均数有着逐渐增高或降低的趋势，就判断随自变量变化应变量呈"线性关系"，而事实上这种关系用线性回归和失拟检验来确认更为合适。如图 1 的情况，虽然两变量存在线性关系（假设检验得到直线回归的总体回归系数不等于 0），但如果失拟检验结果有统计学意义，则提示可能存在拟合效果更好的模型，例如一个含二次项的回归模型，可能拟合效果会更好。

从线性回归模型出发，失拟检验也可推广到其他情况，如 logistic 回归中的 Hosmer-Lemeshow 检验等。

参考文献

[1] Hosmer DW, Lemeshow S. Applied Logistic Regression, Second Edition, New York: John Wiley & Sons, 2000.

[2] Su JQ, Wei LJ. A lack-of-fit test for the mean function in a generalized linear model. Journal of the American Statistical Association, 1991, 86:420－426.

（王 彤）

岭回归

对于一般的线性回归模型

$$Y = X\beta + \varepsilon$$

其回归参数 β 可通过普通最小二乘求解得到：$\hat{\beta}_{LS} = (X'X)^{-1}XY$，此估计是总体参数的无偏估计。从最小二乘估计的计算式上看，需要求矩阵 $X'X$ 的行列式 $|X'X|$ 不为零，即矩

阵 $X'X$ 非奇异。然而当自变量之间有较强的线性相关存在,或者自变量数据的变异程度很小时,行列式 $|X'X|$ 会变得比较小甚至趋近于 0,这种情况下 $X'X$ 常被称为病态矩阵,此时最小二乘法估计到的回归系数会很不稳定,表现为估计值的方差 $Var(\hat{\beta})$ 会很大。

针对于此,Hoerl 和 Kennard 于 1970 年提出岭回归(ridge regression)估计来解决多重共线性导致的问题,即将 $X'X$ 加上一个正的常数矩阵 λI 来限制 $(X'X)^{-1}$ 的过大从而防止参数估计的方差过大,这时候 $X'X+\lambda I$ 的奇异性就会比 $X'X$ 有所改善,有效解决了矩阵 $X'X$ 在多重共线性下求逆的不稳定问题,降低了估计方差,提高了估计的稳定性。但由于这里对系数的估计引入了偏移量,所以岭回归不再是无偏估计。

如果将普通最小二乘估计的残差平方和表示为

$$RSS(\beta)_{LS} = \sum_{i=1}^{n}(Y_i - \beta_0 - \sum_{j=1}^{p}X_{ij}\beta_j)^2 \tag{1}$$

那么岭回归定义的残差平方和被称为 L_2 惩罚残差平方和:

$$PRSS(\beta)_{L_2} = \sum_{i=1}^{n}(Y_i - \beta_0 - \sum_{j=1}^{p}X_{ij}\beta_j)^2 + \lambda\sum_{j=1}^{p}\beta_j^2 \tag{2}$$

求导后得到 $\frac{\partial PRSS(\beta)_{L_2}}{\partial \beta} = -2X'(Y-X\beta)+2\lambda\beta$,令其等于 0 进一步求解得到 $\hat{\beta}_{ridge} = (X'X+\lambda I)^{-1}X'Y$。

或者也可以将(2)式写成

$$PRSS(\beta)_{L_2} = \sum_{i=1}^{n}(Y_i - \beta_0 - \sum_{j=1}^{p}X_{ij}\beta_j)^2 + \sum_{j=1}^{p}(0-\sqrt{\lambda}\beta_j)^2$$

这样 L_2 惩罚可以看做是另一个数据集的最小二乘问题。该数据集为

$$X_{\lambda} = \begin{bmatrix} X_{1,1} & X_{1,2} & \cdots & X_{1,p} \\ \vdots & \vdots & & \vdots \\ X_{n,1} & X_{n,2} & \cdots & X_{n,p} \\ \sqrt{\lambda} & 0 & \cdots & 0 \\ \vdots & \vdots & & \vdots \\ 0 & 0 & \cdots & \sqrt{\lambda} \end{bmatrix}, \quad y_{\lambda} = \begin{bmatrix} y_1 \\ \vdots \\ y_n \\ 0 \\ \vdots \\ 0 \end{bmatrix}$$

因此 $X_{\lambda} = \begin{pmatrix} X \\ \sqrt{\lambda}I_p \end{pmatrix}, y_{\lambda} = \begin{pmatrix} y \\ 0 \end{pmatrix}$。

这个数据集的最小二乘解为

$$(X_{\lambda}'X_{\lambda})^{-1}X_{\lambda}'y_{\lambda} = \left[(X',\sqrt{\lambda}I_p)\begin{pmatrix} X \\ \sqrt{\lambda}I_p \end{pmatrix}\right]^{-1}(X',\sqrt{\lambda}I_p)\begin{pmatrix} y \\ 0 \end{pmatrix} = (X'X+\lambda I_p)^{-1}X'y$$

按照岭回归估计的定义计算 $\hat{\beta}_{j(\lambda)}$ 就得首先在每一个固定的 λ 下进行一次求逆运算,即求 $(X'X+\lambda I)^{-1}$,这样计算量相当大,于是有人提出利用奇异值分解求解:

$$X = UDV^T$$

其中 $U = (u_1, u_2 \cdots, u_p)$ 是一个 $n \times p$ 的正交阵,V 是 $p \times p$ 的正交阵,$r = \min(n, p)$ 是 X 的秩,D 是一个以奇异值 d_j 为对角元素的 $p \times p$ 的对角阵,其中非零奇异值的数目与 X 矩阵的秩相等,$d_1 \geqslant d_2 \geqslant \cdots d_p \geqslant 0$。这样就有:

$X'X = (UDV')'(UDV') = VD'U'UDV' = VD'DV' = VD^2V'$,可得到

$$\hat{\beta}_{ridge} = (X'X + \lambda I)^{-1} X'Y = \sum_{j=1}^{p} \frac{1}{k_j + \lambda} V_j'V_j X'Y = \sum_{j=1}^{p} \frac{1}{k_j + \lambda} d_j V_j$$

其中,k_j, V_j 分别是矩阵 $X'X$ 的第 j 个特征根与相对应的特征向量,$d_j = V_j'X'Y$。这样,一旦获得了 $X'X$ 的特征根与特征向量,利用上式就容易计算出给定 λ 下的岭估计值。

理论上可以证明,存在 $\lambda > 0$,使得 $\hat{\beta}_{ridge}(\lambda)$ 的均方误差比 $\hat{\beta}_{LS}$ 的均方误差小,但使得均方误差达到最小的 λ 值依赖于未知参数和 $\hat{\beta}_{ridge}$ 方差 σ^2,因此 λ 值的确定是岭回归分析中关键。

岭回归估计中的调整参数 λ 的选择有岭迹图法,方差扩大因子法,C_p 准则,H-K 公式法,M-G 法等等。Hoerl 和 Kennard 指出如果 λ 的取值与样本数据 y 无关,则岭回归的系数估计值 $\hat{\beta}_{(\lambda)}$ 为线性估计,否则为非线性估计。对于每一个不同的 λ,都有对应的唯一的一组解 $\hat{\beta}_{(\lambda)}$,因此用不同的 λ 可以描绘出岭回归的解得轨迹即岭迹图。岭迹图中岭参数 λ 一般是从 0 开始步长为 0.01 或者 0.1 逐渐取值,分别求出不同的 λ 条件下 $\hat{\beta}_{j(\lambda)}$ 估计值,然后分别将 $\hat{\beta}_{j(\lambda)}$ 作为 λ 的函数,在同一个平面坐标系内作出各个 $\hat{\beta}_{j(\lambda)}$ 随 λ 变化的图像,就是所谓的岭迹。根据岭迹图的特征,选择各个回归参数的岭估计大体稳定,回归系数符号合理,残差平方和上升不太多等特征的 λ 值所对应的 $\hat{\beta}_{j(\lambda)}$ 估计值。当 $\lambda = 0$ 时,$\hat{\beta}_{(\lambda)}$ 等价于最小二乘估计。当 $\lambda \to \infty$ 时,$\hat{\beta}_{(\lambda)}$ 就趋近于 0,因此 λ 不能太大。

例 在某药物实验中,分析药物反应率(Y)与实验温度(X_1),药物成分比(X_2)和接触时间(X_3)的关系,实验数据见表 1,分析结果见表 2 和图 1。

表 1 某药物实验数据

X_1	X_2	X_3	Y	X_1	X_2	X_3	Y	X_1	X_2	X_3	Y
1300	7.5	0.012	49.0	1300	9.0	0.0120	50.2	1300	11	0.0115	50.5
1300	13.5	0.013	48.5	1300	17.0	0.0135	47.5	1300	23	0.0120	44.5
1200	5.3	0.040	28.0	1200	7.5	0.0380	31.5	1200	11	0.0320	34.5
1200	13.5	0.026	35.0	1200	17.0	0.0340	38.0	1200	23	0.0410	38.5
1100	5.3	0.084	15.0	1100	7.5	0.0980	17.0	1100	11	0.0920	20.5
1100	17.0	0.086	29.5								

表2　某药物实验数据的岭回归分析结果

变量	DF	b	SE(b)	t 值	P 值
Intercept	1	390.53822	211.52287	1.85	0.0946
x_1	1	−0.77676	0.32448	−2.39	0.0377
x_2	1	10.17351	0.94301	10.79	<.0001
x_3	1	−121.62608	69.01749	−1.76	0.1085
$x_1 x_2$	1	−0.00805	0.00077209	−10.43	<.0001
$x_1 x_1$	1	0.00039831	0.00012528	3.18	0.0098

注：$R^2 = 0.9937$。

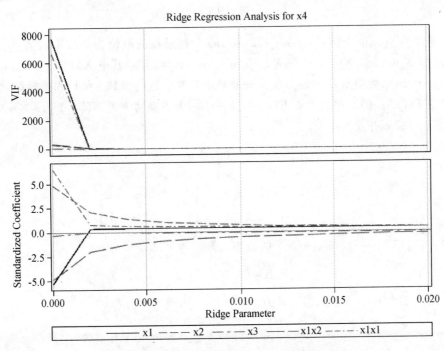

图1　某药物实验数据的岭回归分析的岭迹图

参考文献

［1］ Hoerl AE, Kennard RW. Ridge regression：Biased estimation for nonorthogonal problems. Technometrics, 1970, 12：55—67.

［2］ Hoerl A E, Kennard R W, Baldwin K F(1975). Ridge regression：some simulations, communications in Statistics—Theory and Methods, 1975, 4：105—123.

（王　彤　柳　青）

线性回归模型的加权最小二乘法

假定如下线性回归模型

$$y_i = X_i'\beta + \varepsilon_i \tag{1}$$

样本中含有 n 个个体,第 $i(i=1,2,\cdots,n)$ 个观察点的取值为 (y_i,X_i),y_i 为反应变量,自变量 $X_i=(X_{i0},X_{i1},X_{i2},\cdots,X_{ip})'$ 为 $n\times(p+1)$ 维矩阵,其中 $X_{i0}=1$,$\beta=(\beta_0,\beta_1,\cdots,\beta_p)'$ 是 $p+1$ 维参数向量,ε 为误差项。普通最小二乘法进行参数 β 估计和推断时,假定 ε_i $\rightarrow N(0,\sigma^2 I)$,即 ε_i 的期望值为 $0(E(\varepsilon_i)=0)$,$\sigma^2 I$ 称为方差协方差矩阵。I 为 $n\times n$ 单位矩阵,将 $\sigma^2 I$ 写成展开式为

$$\sigma^2 I = \sigma^2 \begin{bmatrix} 1 & & & 0 \\ & 1 & & \\ & & \ddots & \\ 0 & & & 1 \end{bmatrix} = \begin{bmatrix} \sigma^2 & & & 0 \\ & \sigma^2 & & \\ & & \ddots & \\ 0 & & & \sigma^2 \end{bmatrix}$$

参数估计值 $B=(b_0,b_1,\cdots,b_p)'$ 的最小二乘解为

$$B = (X'X)^{-1}X'Y \tag{2}$$

这时的 B 为最小方差无偏估计值,即 $E(B)=\beta$,残差平方和

$$\sum \varepsilon_i^2 = \sum (y_i - \hat{y}_1)'(y_i - \hat{y}_1) = \sum (y_i - X_i'B)'(y_i - X_i'B) \tag{3}$$

可达到最小。

但实际数据有时候并不满足以上 $\sigma^2 I$ 假定的结构,例如:

(1) 方差为 $\sigma_i^2 I$,这表示不同的观察点的误差方差不等,但是相互独立。例如当 y 的方差随相应 X 的取值不同而发生变化时,这时候可将 $\sigma_i^2 I$ 展开为:

$$\sigma_i^2 I = \begin{bmatrix} \sigma_1^2 & & & 0 \\ & \sigma_2^2 & & \\ & & \ddots & \\ 0 & & & \sigma_n^2 \end{bmatrix}$$

(2)误差的方差相等,但是协方差不为 0。这表示各次观察值之间具有相关性。此时用 V 代替 I,方差协方差矩阵可以写成 $\sigma^2 V$,V 的对角元素为 1,非对角元素全不或者不全

为 0。将 $\sigma^2 V$ 展开为：

$$\sigma^2 V = \begin{pmatrix} \sigma^2 & v_{12} & \cdots & v_{1n} \\ v_{21} & \sigma^2 & & v_{2n} \\ \vdots & \vdots & \ddots & \vdots \\ v_{n1} & v_{n2} & \cdots & \sigma^2 \end{pmatrix}$$

$$v_{it} = v_{ti} \qquad i,t = 1,\cdots,n$$

(3)各次观察的误差方差不等，误差之间存在相关性。即同时出现(1)(2)两种情况。此时方差协方差矩阵可以写成：

$$\sigma_i^2 V = \begin{pmatrix} \sigma_{11}^2 & v_{12} & \cdots & v_{1n} \\ v_{21} & \sigma_{22}^2 & & v_{2n} \\ \vdots & \vdots & \ddots & \vdots \\ v_{n1} & v_{n2} & \cdots & \sigma_{nn}^2 \end{pmatrix}$$

在以上情况下，用普通最小二乘法得到的回归系数 β 的估计值 $B=(b_0,b_1,\cdots,b_p)$ 虽然仍保持无偏估计量的性质($E(B)=\beta$)，但不具有残差平方和最小的性质，即对(3)式来说，并不满足极小化的要求。这时就需要用加权最小二乘法进行参数估计，继续保持其无偏估计量的性质，同时要满足(3)式的残差平方和最小的要求。

在误差方差不齐但是相互独立的情况下，如已知方差为 σ_i^2，则可将其分解为 $\sigma_i^2 = \sigma^2 / w_i$，这时的方差协方差矩阵可以表示为：

$$\sigma_i^2 I = \sigma^2 \begin{pmatrix} 1/w_1 & 0 & \cdots & 0 \\ 0 & 1/w_2 & \cdots & 0 \\ \vdots & \vdots & \ddots & \vdots \\ 0 & 0 & \cdots & 1/w_n \end{pmatrix} = \begin{pmatrix} \sigma^2/w_1 & & & 0 \\ & \sigma^2/w_2 & & \\ & & \ddots & \\ 0 & & & \sigma^2/w_n \end{pmatrix}$$

对变量作加权变换：

$$y_i^* = y_i \sqrt{w_i}, x_{ik}^* = x_{ik} \sqrt{w_i} \qquad i=1,2,\cdots,n, k=1,2,\cdots,p$$

再进行反转换得：

$$y_1 = y_i^* / \sqrt{w_i}, x_{ik} = x_{ik}^* / \sqrt{w_1}$$

代入式(1)得：

$$\frac{y_i^*}{\sqrt{w_i}} = \frac{X_i^*}{\sqrt{w_1}}\beta + e_i \Rightarrow y_i^* = X_i^* \beta + e_i^* \tag{4}$$

故可用普通的最小二乘法进行参数估计。用矩阵表示为：

$$B^* = (X^{*'}X^*)^{-1}X^{*'}Y^* = (X'WX)^{-1}X'WY \tag{5}$$

称 B^* 为加权最小二乘法估计得到的值，残差平方和为：

$$E^{*'}E^* = (Y^* - \hat{Y}^*)'(Y^* - \hat{Y}^*) = (Y^* - X^{*'}B^*)'(Y^* - X^{*'}B^*) = (Y - X'B^*)'W(Y - X'B^*)$$

式中 $E^* = (e_1^*, \cdots, e_n^*)'$ 是残差向量,残差方差 σ^2 的估计值为

$$\sigma^{*2} = \frac{E^{*'}E^*}{n - p - 1}$$

参数估计值的方差计算公式为:

$$Var(B^*) = \sigma^{*2}(X'WX)^{-1}$$

在一个自变量的情形下,求解参数 $\beta = (\beta_0\beta_1)'$ 的加权最小二乘估计值 $B^* = (b_0^* b_1^*)$ 的加权最小二乘法估计值的公式为:

$$b_1^* = \frac{\sum w_i(y_i - \bar{y})(x_i - \bar{x})}{\sum w_i(x_i - \bar{x})^2}, \quad b_0 = \frac{\sum w_i y_i}{\sum w_i} - b_1^* \frac{\sum w_i x_i}{\sum w_i}$$

残差平方和的计算公式为:

$$\sum e_i^2 = \sum w_i(y_i - \hat{y}_i^*)^2 = \sum w_i(y_i - b_0^* - x_i b_i^*)^2$$

参考文献

[1] Draper N, Smith H. Applied Regression Analysis, 3rd ed. Wiley-Blackwell, 1998.

(王 彤)

稳健回归

稳健回归(robust regression)是将稳健估计方法用于回归模型,以拟合大部分数据存在的结构,同时可识别出潜在可能的离群点、强影响点或与模型假设相偏离的结构。当误差服从正态分布时,其估计几乎和最小二乘估计一样好,而最小二乘估计条件不满足时,其结果优于最小二乘估计。

1 稳健性测度指标

稳健性测度常用影响函数 IF(influence function)及其扩展概念和崩溃点 BP(breakdown point)。

1.1 影响函数

也称影响曲线(influence curve),它表示给出分布为 F 的一个(大)样本,在任意点 x

处加入一个额外观测后对统计量 T 的(近似或标准化的)影响。如 x 以 $1-\delta(0 \leqslant \delta \leqslant 1)$ 的概率来自于既定分布 F,则其来自于另一个任意污染分布 Δx 的概率为 δ,此时的混合分布为:

$$F_{x,\delta} = (1-\delta)F + \delta \Delta x \tag{1}$$

统计量 T 的影响函数就定义为:

$$IF(x;T,F) = \lim_{\delta \to 0} \frac{T(F_{x,\delta}) - T(F)}{\delta} = \lim_{\delta \to 0} \frac{T((1-\delta)F + \varepsilon \Delta x) - T(F)}{\delta} \tag{2}$$

粗略地说,影响函数 $IF(x;T,F)$ 是统计量 T 在一个既定分布 F 下的一阶导数,其中点 x 是有限维数的概率分布空间的坐标。如果某个统计量的 IF 有界,我们就称此统计量具有极微小稳健性。从 IF 推导出的还有"过失误差敏感度"GES(gross error sensitivity)γ^*,它作为主要的局部稳健性尺度,可用以度量固定大小的极微小污染对统计量导致的最大偏差,即 F 的微小扰动下 T 的稳定性。如果一个稳健统计量的渐近偏差其上界是有限的,即 $\gamma^*(T,F)$ 有界,此时称 T 满足 B-robust(B 表示偏差 bias);另外一个从 IF 推导出的概念是 IF 的 L_2 范数,即 T 的渐近方差 $V(T,F) = \int IF^2 dF$,可作为基本的估计效率尺度。这两个范数都依赖于 F,于是可视之为新的泛函,其微小变化下的稳定性(经恰当的标准化后)可由"偏差改变函数"CBF(change of bias function 或 change of bias curve)和"方差改变函数"CVF(change of variance function 或 change of variance curve)来度量。这两个函数的上确界范数又可以作为简单的总结量,分别称为"偏差改变敏感度"CBS(change of bias sensitivity)和"方差改变敏感度"CVS(change of variance sensitivity)。如果 CVS 有界,可称 T 满足 V-robust(V 表示方差 variance)。从概念上讲,V-robust 要强于 B-robust。

1.2　崩溃点

崩溃点是一个全局稳健性尺度。其起初的定义由 Hodges 针对于单变量情况下位置参数的估计提出,后由 Hampel 将其推广到更一般情形,回归分析中相对较为实用的概念是 Donoho 和 Huber 所提出的它在有限样本条件下的表达:

$$\varepsilon_n^*(\hat{\beta}, Z) = \min\{\frac{m}{n}; bias(m;\hat{\beta},Z) \to \infty\} \tag{3}$$

其中 Z 为自变量与因变量组成的观测值空间,$\hat{\beta}$ 为回归估计向量,偏差函数 bias 表示从 Z 空间的 n 个观测中任意替换任意大小的 m 个值以后(即考虑最坏情况下的离群数据),回归估计 $\hat{\beta}$ 所发生变化的上确界。不太严格地讲,回归估计的崩溃点就表示可使估计值 $\hat{\beta}$ 越过所有边界的过失误差最小比例。稍准确一点,它是距离模型分布的一个距离,超过此距离统计量就变得完全不可靠,且其值越小估计值越不稳健。

2　常见稳健回归方法

稳健回归估计主要包括基于似然估计的 M 类、基于残差顺序统计量某些线性变换的

L 类、基于残差秩次的 R 类及其广义估计和一些高崩溃点 HBP(high breakdown point) 方法。

2.1　R 估计

R 估计是 Jackel 等学者提出一种非参数回归方法。该方法不将残差取平方,而是将残差的秩次的某种函数作为离群点的降权函数引入估计模型,这样可以减小离群点对估计量的影响,从而达到稳健性要求。

R 估计函数如下定义:

$$D_R(\hat{\beta}) = \sum a(R(r_i))r_i \tag{4}$$

其中 $r_i = y_i - x_i\hat{\beta}$ 为残差,$R(r_i)$ 为残差的秩次,$a(R(r_i))$ 为残差秩次的得分函数。得分函数 $a(i) = \varphi(i/(n+1))$,其中最常用的是 Wilcoxon 得分函数:$\varphi(u) = \sqrt{12}(u-1/2)$。代入上面定义式,得到此估计的目标函数为:

$$D_R(\hat{\beta}) = \frac{\sqrt{12}}{n+1} \sum \left[R(r_i) - \frac{n+1}{2}\right]r_i \tag{5}$$

对其求极小,可得到相应回归系数的 Wilcoxon R 估计值。数值计算上其回归系数可采用梯度法实现,截距可由估计值残差的中位数得到。经证明此估计量是渐近无偏的,且满足位置、尺度同变性。

2.2　M 估计

在稳健估计理论方面具有里程碑意义的是 Huber 引进的一类 M 估计,因其数学性质优良,并且经过 Huber、Hampel 等学者的不断探索在其基础上逐渐构建出关于稳健性的基础理论,已成为最经典的一种稳健估计方法,其后所发展出的其他估计都与之溯源较深,其优化原则是大样本情况下极小化最大可能方差。对其中的权函数取不同定义可得到几种不同的估计,通过确定这些方法中所取的一些常数大小,可得到它们各自 IF 的边界。

Huber 提出的 M 估计函数形式为:

$$\underset{\hat{\beta}}{\text{Minimize}} \sum_{i=1}^{n} \rho(y_i - x_i\hat{\beta}) \tag{6}$$

其中 ρ 是一些关于残差的偶函数,且满足"非负、非降"要求。如 Huber 提议的 ρ 函数为:

$$\rho(t) = \begin{cases} t^2 & |t| \leqslant c \\ 2c|t| - c^2 & |t| > c \end{cases} \tag{7}$$

令其导函数为 0 时求解得到回归估计值 $\hat{\beta}$。即令 $\rho' = \psi, r_i = y_i - x_i\hat{\beta}$,得到:

$$\sum \psi(r_i)x_i = 0 \tag{8}$$

为了使 M 估计满足"尺度同变性"(scale equivariance),即:

$$\hat{\beta}_M(x_i, ay_i) = a\hat{\beta}_M(x_i, y_i)$$

其中 a 为任意常数,它意味着回归估计值与因变量的观察单位无关。这样在估计回归参数时需要将残差 r_i 除以某个恰当的尺度估计 s。这个尺度估计值也应是稳健的,一般取值为 Hampel 提出的"绝对离差中位数"MAD(median absolute deviation),其定义为:

$$MAD = b \times \text{med}_i |r_i - \text{med}_j(r_j)| \tag{9}$$

式中的 med 表示中位数运算,常数 b 通常取为 1.4826,是当误差服从正态分布时保持估计一致性的校正因子。

将式(8)中的残差 r_i 变成标准化残差 $\frac{r_i}{s}$ 后作以下变换得到:

$$\sum \psi(r_i/s)x_i = \sum \frac{\psi(r_i/s)}{r_i/s}x_i r_i/s = \sum \frac{\psi(r_i/s)}{r_i}x_i r_i = \sum w_i x_i r_i = 0 \tag{10}$$

注意到上式可采用"广义最小二乘估计"(generalized least squares solution)求解,得到:

$$\beta_w = (X'WX)^{-1}X'WY \tag{11}$$

广义最小二乘估计可用于解决设计阵不满秩的情况,而假定各误差项相互独立时,矩阵 W 是一个对角阵,其主对角线取值为 $w_i = \psi(r_i/s)/r_i$,此时采用迭代再加权最小二乘估计 IRLS (iteratively reweighted least squares)算法即可求解。

常用的 M 估计函数有十多种,如 Huber、Hampel、Andrew、Tukey 等估计函数。当 ρ 函数取为平方函数时得到 L_2 估计,而取为绝对值函数时得到 L_1 估计,所以说 M 估计是相当广泛的一类估计。这些函数的曲线形状不同,但都对残差较大的观测值进行了"平滑"的降权处理(这里的平滑意味着各自原始的 ρ 函数存在连续的一阶导数),其中的常数大多对应于拒绝离群点的能力及估计效率之间的折中,如 Huber 估计函数中 $c = 1.345$ 时的渐近估计效率为 95%,而取 $c = 1.5$ 时效率为 96%,为使其估计显得更稳健,常取为 1.345。以下给出 Huber's 估计函数:

Huber's ψ 函数: $\psi(r) = \begin{cases} r & |r| \leq c \\ c \times \text{sgn}(r) & |r| > c \end{cases}$

Huber's 权函数: $w(r) = \begin{cases} 1 & |r| \leq c \\ c/|r| & |r| > c \end{cases}$

尽管此类估计具有一些较好的估计性质,但遗憾的是它们对 X 方向的离群却仍然很敏感,所以它主要适用于设计后实验的回归分析中,也就是不存在 X 方面的离群点的情况下。对于回归这类不平衡设计模型,存在有强影响点的问题,此时仅考虑残差是不够的,尚需考虑对 X 方向离群点的降权处理,这样就得到又一类"影响约束回归"(bounded influence regression),有时也称为广义 M(即 GM)估计,对其中的权函数也有不同的几种选择,可得到不同的估计,主要有 Mallows,Schweppe,Krasker,Welsch 估计等。其影响函数有界,崩溃点最高达 $1/p$(p 为自变量个数加 1)。对于 R 估计也存在类似问题,Tableman 等人提出一类 GR (Generalized R) 估计方法,也属于影响约束回归。

2.3 HBP 回归

常见的高崩溃点回归包括最小平方中位数（least median of squares）LMS 回归、LTS（least trimmed squares）回归、S 估计、GS 估计、MM 估计和 τ 估计等。

1）LMS 与 LTS 估计

考虑到经典 LS 估计的目标函数定义为使得各残差的平方和最小也就相当于使各残差平方的算术均数最小，而算术均数对于偏离正态分布的情况其估计显然是不稳健的，但在此情况下中位数却非常稳健，于是将 LS 估计的目标函数改为使各残差平方的中位数最小，得到的"最小平方中位数"估计应该是稳健的，即定义：

$$\hat{\beta}_{LMS} = \min(\mathrm{med}(r_i^2)) \tag{12}$$

类似地，由于在单变量情况下的"调整均数"（trimmed mean）是稳健的，所以考虑在回归情形下如果把残差较大的点弃去不计，目标函数是使排序在前一部分较小的残差平方合计最小，可定义 LTS 估计如下：

$$\hat{\beta}_{LTS} = \min(\sum_{i=1}^{h} r_{(i)}^2) \tag{13}$$

式中的 $r_{(i)}^2$ 由各残差从小到大排序后得到，即 $r_{(1)}^2 < r_{(2)}^2 < \cdots < r_{(n)}^2$，$n/2+1 < h < (3n+p+1)/4$。可以注意到该估计方法的崩溃点大小与 h 值的设定有关，其值越小，崩溃点越大，一般情况下取为 $(3n+p+1)/4$ 时可兼顾崩溃点与估计效率。

这两种估计方法刚提出时均采用的是重复抽样算法（resampling algorithm），之后的讨论和改进主要是考虑如何在尽量减少运算量的情况下得到近似或确切的估计值，如基于 Chebyshev 拟合的对偶型线性规划算法寻找可行解集（feasible set algorithm）等，目前多采用的是改进的快速算法。

遗憾的是由于其残差分布未知，所以其估计值的标准误没有显解式，此情况下可以考虑使用 Bootstrap 方法作统计推断。而多数情况下由于这两种估计具有较高的崩溃点，它被用来作离群点诊断或得到其他稳健估计方法的初值。例如提出这类方法的 Rousseeuw 等人建议可以在 LTS 或 LMS 估计基础上进行"再加权最小二乘估计"（reweighted least sum of squares），即弃去那些残差较大的点，对剩余数据进行普通最小二乘估计，或等价地将权重定义为：

$$W_i = \begin{cases} 1 & r_i/s < k \\ 0 & r_i/s \geq k \end{cases}$$

进行加权最小二乘估计，其中 r_i 为根据 LTS 或 LMS 估计得到的各点残差，s 为残差的标准差估计值：

$$s = 1.4826(1+5/(n-p)) \times \mathrm{med}|r_i|$$

常数 k 与前述 M 估计中的 1.345 一样，对应于稳健性与估计效率的折中，一般建议取 2.5。

2）S 估计

该法也由 Rousseeuw 和 Yohai 提出，定义为：

$$\hat{\beta}_S = \min(\hat{S}_n(\beta)) \tag{14}$$

其中 $\hat{S}_n$ 为以下估计方程中尺度参数 $S(r_i)$ 的 M 估计：

$$\frac{1}{n-p}\sum \rho(\frac{r_i}{S(r_i)}) = \beta \qquad \beta = E_\Phi(\rho)$$

ρ 函数可取前述 M 估计中的 Tukey 函数或 Yohai 提出的函数：

$$\text{Tukey 函数 } \rho(s) = \begin{cases} 3(s/k)^2 - 3(s/k)^4 + (s/k)^6 & |s| \leqslant k \\ 1 & |s| > k \end{cases}$$

$$\text{Yohai 函数 } \begin{cases} s^2/2 & |s| \leqslant 2k \\ k^2[b_0 + b_1(s/k)^2 + b_2(s/k)^4 + b_3(s/k)^6 + b_4(s/k)^8] & 2k < |s| \leqslant 3k \\ 3.25k^2 & |s| > 3k \end{cases}$$

Tukey 函数中，$k = 2.9366$。Yohai 函数中，$k = 0.7405$，$b_0 = 1.792$，$b_1 = -0.972$，$b_2 = 0.432$，$b_3 = -0.052$，$b_4 = 0.002$。

Croux 等人还提出一类广义 S 估计，其目标函数与 S 估计相同，都是使残差尺度的 M 估计最小化，但是这里的残差尺度 $\hat{S}_n$ 定义为成对残差差值的尺度，其中最为典型的一种 GS 估计称为"最小分位数差"LQD(least quartile difference)回归，可以得到更高的估计效率。而且由于无论残差分布本身是否对称，成对残差差值的分布总是对称的，所以此估计还有一个优点就是亦可用于误差分布不对称情况。

3) MM 估计

Yohai 提出的 MM 估计是 S 估计的进一步发展，估计过程分为三步实现：①得到一个高崩溃点估计作为进一步运算的初值，如 LTS 或 S 估计。②在此基础上选用一个 ρ 函数得到残差尺度的 M 估计，通过指定 ρ 函数中的常数使其保持较高的崩溃点（如 Tukey 或 Yohai 函数中的 k 值和 S 估计相同时，崩溃点达 25%）。③再选用另一个估计效率较高的 ρ 函数在上一步求出固定尺度估计的基础上求出回归系数的 M 估计，通过本次 ρ 函数中有关常数的确定使最终的估计效率尽可能高（又如 Tukey 或 Yohai 函数中的 k 值分别取为 3.440 和 0.868 时可得到正态误差下 85% 的估计效率）。由于后两步分别对尺度参数参数和回归参数都进行了 M 类估计（尺度参数估计侧重控制稳健性，回归参数估计侧重控制估计效率），故称为 MM 估计。

Yohai 还提出 τ 估计，其基本思路与 MM 估计非常类似，只是将 MM 估计后两步运算合并为求一个新的残差尺度 τ 的最小值，其中它将两个 ψ 函数（ρ 的导函数）作了加权平均得到一个新的 ψ 函数，τ 估计就是在这个新的 ψ 函数基础上进行尺度参数的 M 估计得到的，这两种估计都是高崩溃点方法和高效率估计方法的综合。

通过控制高崩溃点方法估计函数中的一些常数项，理论上 HBP 方法都可以达到 50% 的崩溃点。如 LTS 估计崩溃点为 $(n-h)/n$，S 估计的崩溃点为 $\beta/\sup(\rho(s))$，通过控制其中 h 的大小或 S 估计中 ρ 函数中常数的大小可得到不同的崩溃点（如 S 估计中，Tukey 函数常数 $k = 2.9366$ 时可得到 25% 的崩溃点和 75.9% 的估计效率，而 $k = 1.547$

时可得到 50% 的崩溃点和 29% 的渐近估计效率）。如前所述，一个好的实用方法可以在稳健性与估计的有效性这对矛盾之中进行折中，优化的折中估计可称为"稳健最大似然估计"。高崩溃点方法以及在此基础上结合最小二乘法进行两步估计都可以实现这种折中，如 MM 估计在对尺度参数和在此基础上对回归参数分别进行 M 估计时在估计函数中选用不同的 k 值，可得到不同的崩溃点和估计效率让应用者来折中。

上述这些方法的渐近正态性、一致性都分别得到了证明，并且均满足尺度同变性及仿射同变性（affine equivariant）。

多数稳健回归方法都可视作加权最小二乘来进行近似的稳健推断，可以得到稳健的 F 检验和稳健的 R^2 等统计量。

另外还有一些较早的稳健回归技术，如 Edgeworth 提出将"残差绝对值之和极小化"的原则，得到 L_1 估计（相应地普通最小二乘估计称为 L_2 估计），也称为最小绝对离差 LAD 回归（least absolute deviations regression）或"最小一乘回归"。还有一些只针对简单回归的稳健估计技术，即"抗差线"（resistant line）的求法。如 Tukey 提出可以先将所有数据按照自变量 x 由小到大的顺序等分为样本含量相等的三组，所求回归系数对应于使自变量较小一组的残差中位数与自变量较大一组的残差中位数相等，但其崩溃点仅为 1/6。Brown 和 Mood 提出的方法与 Tukey 法基本类似，只是它将原数据分成了两组，崩溃点为 1/4。也是基于中位数的还有 Andrews 方法，它在对自变量 x 由小到大排序后，弃去了部分 x 值最大、最小和位于 x 值中位数附近的观测，再分别计算出剩余两组数据各自的 x 值中位数、y 值中位数，以两个 y 值中位数之差比上两个 x 值中位数之差作为回归估计值，其崩溃点也是 1/4。较上述方法估计效率稍高一些的是 Theil 回归，此法不对数据分组，直接计算 n 对观测中每两个点共 C_n^2 条连线的斜率，将所有斜率值的中位数作回归系数。Sen 将该法推广到可以处理 x 的持平（tie）值，其崩溃点约为 29.3%。将直线回归估计的崩溃点提高到 50% 的是 Siegel 的重复中位数（repeated median）回归，该法对两点间斜率进行了两个阶段的中位数运算，且本身可用于多元回归情况，但仅当误差对称同分布时它才具有无偏性及一致性。而上述某些抗差线估计方法后来经采用一种"扫描运算"（sweep operator），即通过在每步迭代时调整因变量数值以后可外推到多元回归，但估计效率还是不令人满意。

考虑到一维情形下选取某个恰当的百分位数作位置或尺度估计可抵抗某些极端值的影响（称为 L 估计），Koenker 和 Bassett 将其外推到二维以上的回归模型中，即用自变量来估计因变量的某个百分位数，可得到"分位数回归"（regression quantile），当分位点取为 0.5 时，得到的方程称"中位数回归"（median regression），其解恰好退化为最小一乘回归。而取其他分位点，如 0.05 和 0.95 时，该法很容易得到回归估计值的双侧置信区间。其具体的求解可用线性规划方法。

例 设模拟产生 1000 个观察数据，前 900 个 X_1 和 X_2 与 Y 为正常的线性关系（$y=10+5x_1+3x_2+0.5\varepsilon$），而后 100 个则为偏倚关系（$y=100+\varepsilon$）。分别用一般线性回归和稳健回归分析，结果见表 1。从结果可以看出，线性回归受异常值影响较大，参数估计偏离真值较远。而稳健回归基本不受异常值影响，参数估计值与真值非常接近。

表 1 模拟数据的一般线性回归和稳健回归分析的结果

变量	DF	b	$SE(b)$	t 值、χ^2 值	P 值
线性回归					
Intercept	1	19.06712	0.86322	22.09	<0.0001
x_1	1	3.55485	0.86892	4.09	<0.0001
x_2	1	2.12341	0.83039	2.56	0.0107
稳健回归					
Intercept	1	10.0024	0.0174	331908	<0.0001
x_1	1	5.0077	0.0175	82106.9	<0.0001
x_2	1	3.0161	0.0167	32612.5	<0.0001
Scale	1	0.5780			

参考文献

[1] Rousseeuw PJ. Tutorial to robust statistics. Journal of Chemometrics. 1991;5,1—20

[2] Rousseeuw PJ, Leroy AM. Robust regression and outlier detection. New York, John Wiley & Sons, 1987

[3] 饶克勤. 卫生统计方法与应用进展,第二卷. 北京:人民卫生出版社,2008;77—88

（王 彤 柳 青）

Tobit 模型

1 基本概念

Tobit 模型(tobit model)是指因变量虽然在正值上大致连续分布,但包含一部分以正概率取值为 0 的观察值的一类模型。比如,在任一给定年份,有相当数量家庭的医疗保险费用支出为 0,因此,虽然年度家庭医疗保险费用支出的总体分布散布于一个很大的正数范围内,但在数字 0 上却相当集中。它也被称为截尾回归模型或删失回归模型(censored regression model),属于受限因变量(limited dependent variable)回归的一种。受限因变量指因变量的观测值是连续的,但是受到某种限制,得到的观测值并不完全反映因变量的实际状态。主要包括断尾回归模型(truncated regression model)、Tobit 模型(tobit model)和样本选择模型(sample selection model)等。

经典的 Tobit 模型是 James Tobin 在分析家庭耐用品的支出情况时对 Probit 回归进

行的一种推广（Tobit 一词源自 Tobin's Probit），其后又被扩展成多种情况，Amemiya 将其归纳为 I 型到 V 型 Tobit 模型。标准的 I 型 Tobit 回归模型如下：

$$
\begin{aligned}
y^* &= \beta' x_i + u_i \\
y_i^* &= y_i \quad \text{if } y_i^* > 0 \\
y_i^* &= 0 \quad \text{if } y_i^* \leqslant 0
\end{aligned}
\tag{1}
$$

式（1）中，y_i^* 是潜在应变量，潜变量大于 0 时被观察到，取值为 y_i，小于等于 0 时在 0 处截尾，x_i 是自变量向量，β 是系数向量，误差项 u_i 独立且服从正态分布：$u_i \sim N(0, \sigma^2)$。该模型也可以作如下简化表达：

$$
y = \max(0, \beta' x_i + u_i) \tag{2}
$$

用最小二乘法估计含有截尾数据的模型参数会产生偏差，且估计量是不一致的。在一定假设下可通过最大似然法估计其参数。

2　Tobit 模型的最大似然估计

当 Tohit 模型的误差项满足正态性和方差齐性时，即式（1）中，$y_i \sim N(x_i\beta, \sigma)$，潜变量 y^* 满足经典线性模型假定，服从具有线性条件均值的等方差正态分布。在该假设条件下，Tobit 模型中对于正值即 $y > 0$，给定 x 下 y 的密度与给定 x 下 y^* 的密度一样；对于 $y = 0$ 的观测值，由于 u/σ 服从标准正态分布并独立于 x，则

$$
p(y=0 \mid x) = p(y^* < 0 \mid x) = p(u/\sigma < -x\beta/\sigma) = 1 - \Phi(x\beta/\sigma) \tag{3}
$$

因此如果 (x_i, y_i) 是来自总体的一次随机抽取，则在给定 x_i 下 y_i 的密度为：

$$
(2\pi\sigma^2)^{-\frac{1}{2}} \exp\left[-\frac{(y-x_i\beta)^2}{(2\sigma^2)}\right] = \frac{1}{\sigma}\varphi\left(\frac{y-x_i\beta}{\sigma}\right) \quad y > 0
$$

$$
p(y_i = 0 \mid x_i) = 1 - \Phi\left(\frac{x_i\beta}{\sigma}\right) \qquad\qquad y = 0
$$

式中，φ 是标准正态密度函数。从中得到每个观测 i 的对数似然函数：

$$
l_i(\beta, \sigma) = l(y_i = 0)\ln\left[1 - \Phi\left(\frac{x_i\beta}{\sigma}\right)\right] + l(y_i > 0)\ln\left[\frac{1}{\sigma}\varphi\left(\frac{y_i - x_i\beta}{\sigma}\right)\right]
$$

通过将上式对 i 求和，就可以得到容量为 n 的一个随机样本的对数似然函数，即

$$
l = \sum_{y_i \mid y_i = 0} \ln\left[1 - \Phi\left(\frac{x_i\beta}{\sigma}\right)\right] + \sum_{y_i \mid y_i > 0}\left[\ln\frac{1}{\sqrt{2\pi\sigma^2}} - \frac{1}{2}\frac{(y_i - x_i\beta)^2}{\sigma^2}\right] \tag{4}
$$

该式由两部分组成，一部分对应于没有限制的观测值，是经典回归模型部分；一部分对应于受到限制的观测值。这是一个非标准的似然函数，它实际上是离散分布与连续分布的混合。通过对上式极大化，就可以得到 β 和 σ 的最大似然估计值。该对数似然函数的求解比较棘手，因为 Tobit 模型的对数似然函数对原参数 β 和 σ^2 不是全局凹的（global concavity）。对该似然函数进行再参数化，可使得估计过程更为简单，并且再参数化后的对

数似然函数是全局凹的。令 $\gamma=\beta/\sigma$ 和 $\theta=1/\sigma$ 对数似然函数变为

$$\ln L = \sum_{y_i>0} -\frac{1}{2}\left[\ln(2\pi)-\ln\theta^2+(\theta y_i-x'_i\gamma)^2\right]+\sum_{y_i=0}\ln\left[1-\Phi(x'_i\gamma)\right]$$

对上式极大化,由于 Hessian 矩阵始终是负正定的,所以不管初始值是什么,只要迭代过程有一个解,则这个解就是似然函数的全局最大化解。应用牛顿法求解时较为简单,且收敛速度快,得到 γ 和 θ 的估计量后,再利用 $\sigma=1/\theta$ 和 $\beta=\gamma/\theta$ 求得原参数估计量。这些估计量的渐近协方差矩阵可以从估计量 $[\gamma,\theta]$ 中得到。

3　Tobit 模型的半参数估计

Tobit 模型最大似然估计的一致性依赖于其潜变量模型中误差项的正态性和方差齐性,在误差项存在序列相关(serial correlation)的情况下最大似然估计仍可以保持一致性,但其异方差和非正态分布会导致 β 和 σ 的不一致估计。检验 Tobit 模型中误差项是否服从正态分布的方法有 Hausman 检验、拉格朗日乘数检验和条件矩检验等。不满足正态分布时可选用替代的其他分布,如指数分布、对数正态分布和威布尔分布。但是假定一些其他的特定分布并不能有效的解决问题而且有可能使问题更糟,此时可采用一些稳健的半参数方法。

删失最小绝对离差估计 CLAD(censored least absolute deviations)是 Tobit 模型的一种半参数估计方法,该方法假定 u_i 的中位数为 0,即 $med(u_i|x_i)=0$,这也意味着 $med(y_i^*|x_i)=x'_i\beta_0$,如果额外假设误差项有关于 0 为中心的对称分布,那么条件中位数和均数就是一致的。对于经典线性模型,最小绝对离差估计 LAD(Least Absolute Deviations)通过最小化误差项的绝对值之和来获得回归系数的估计值(最小一乘估计)。在 Tobit 模型中只能观测到截取的因变量 y,所以要对经典的 LAD 估计作一些改进。对任何连续随机变量 Z,可以通过选择合适的 b 作为 Z 分布的中位数从而最小化函数 $E(|Z-b|-|Z|)$。如果 y_i 的中位数是回归自变量和未知参数的已知函数 $m(x_i,\beta_0)$,那么 y_i 的样本条件中位数可以通过选择适当的 $\hat\beta_0$ 来获得,而这个 $\hat\beta_0$ 使得函数 $\frac{1}{N}\sum|y_i-m(x_i,\beta)|$ 在 $\beta=\hat\beta_0$ 处最小化。对于截取回归模型来说,很容易证明 y_i 的中位数函数 $m(x_i,\beta)=\max(0,x'_i\beta_0)$,所以 CLAD 估计的目标函数为

$$\min\frac{1}{N}\sum_{i=1}^N|y_i-\max(0,x'_i\beta_0)| \tag{5}$$

由于该函数是连续的,最小值总是存在,但最小化可能产生不唯一的 $\hat\beta$ 值。

CLAD 估计具有一致性,并且有渐近的正态分布,由于最小化的函数不是连续可微的,所以该估计量的计算较复杂。Buchinsky 建议用迭代线性规划算法 ILPA(the iterative linear programming algorithm)来获得 CLAD 的估计量。由于 CLAD 估计允许误差项可以为更广泛的分布,包括非对称分布,当 Tobit 模型的某些有关分布的假设不成立时,蒙特卡罗模拟证据表明它表现良好,对异方差也稳健。Deaton 指出当有异方差性时,小样本情况下,CLAD 估计有大的标准差,而似然估计在小样本中尽管有偏倚,但它的标

准差较小。所以对于小样本来说似然估计是比较好的,而 CLAD 估计随着样本含量的增大比较适用。

4　Tobit 模型回归系数的含义

在实际应用中,Tobit 回归系数的解释和一般线性模型的回归系数不同。它与 Tobit 模型中三个重要的条件期望(conditional expectation)$E(y^*|x),E(y|x),E(y|x,y>0)$ 有关,具体应该是哪个解释取决于实际应用的目的,将这些条件期望对协变量进行求导后就是想要得到的边际效应(marginal effects)。

$E(y^*|x)=x\beta$ 是潜变量 y^* 的条件期望,尽管数据有截取如果仍对潜在总体的条件均值函数感兴趣时可以求得 $E(y^*|x)$。其相应的边际效应为

$$\partial E(y^*|x)/\partial x=\beta$$

这个边际效应不适用于因变量截取值为零的情况。但在其他形式的截取回归模型中可能有意义。期望值 $E(y|x,y>0)$ 是对于给定的 x 值,y 是在 y 为正值的子总体中的期望值。例如,如果想研究在医疗保险上有投资的这个亚总体中,医疗保险的平均费用支出受哪些因素影响,这时 $E(y|x,y>0)$ 就是感兴趣的期望。给定的 x_j 对 $E(y|y>0,x)$ 的边际效应为:

$$\partial E(y|y>0,x)/\partial x_j=\beta_j\{1-\lambda(x\beta/\sigma)[x\beta/\sigma+\lambda(x\beta/\sigma)]\}$$

其中 $\lambda(c)=\varphi(c)/\Phi(c)$,被称为逆米尔斯比(inverse Mills ratio),它是标准正态概率密度函数和标准正态累积分布函数在 c 处的值之比。该方程表明 x_j 对 $E(y|y>0,x)$ 的边际效应并非仅由 β_j 决定。大括号中是调整因子,这个调整因子取决于 x 的一个非线性函数 $x\beta/\sigma=(\beta_0+\beta_1 x_1+\cdots+\beta_k x_k)/\sigma$。可以证明这个调整因子严格介于 0、1 之间。实践中可以通过代入 β_j 和 σ 的 MLE 估计值来估计偏效应,代入 x_j 的值通常是它的均值或其他有意义的值。若 x_j 是一个二值变量,则 $E(y|y>0,x)$ 在 $x_j=1$ 与 $x_j=0$ 时的差就给出了要求的影响,其他离散变量也可以类似处理。

$E(y|x)$ 是可观测到的变量 y 的条件期望。例如,当研究总体人群中在医疗保险上的平均支出以及这个平均支出随着协变量是如何变化的,这时需要的期望就是 $E(y|x)$。McDonald 和 Mofitt 对 $\partial E(y_i|x_i)/\partial x_i$ 进行了分解,将其写成:

$$\frac{\partial E(y_i|x_i)}{\partial x_i}=\text{Prob}(y_i>0)\frac{\partial E(y_i|x_i,y_i>0)}{\partial x_i}+E(y_i|x_i,y_i>0)\frac{\partial \text{Prob}(y_i>0)}{\partial x_i}$$

这样看来 y 对 x 的改变有两部分的影响,它既与 y_i^* 在正值范围内分布的条件均值有关也与正值的概率有关。其意义是一个效应通过改变 y 的条件均值而起作用,另一个效应通过改变观测值为正值的概率而起作用。

5　Tobit 模型的假设检验

在 Tobit 模型中可以用似然比检验检验回归系数,既适合单个自变量的假设检验又适合多个自变量的同时检验。

似然比检验基于不受约束模型和受约束模型的对数似然函数之差。其思想是,由于似然估计最大化了对数似然函数,所以去掉变量一般会导致一个较小的对数似然函数值。对数似然函数值的下降程度是否大到足以断定去掉的变量是重要的,可以通过似然比统计量和一系列临界值做出判断。似然比统计量是对数似然值之差的 2 倍即 $LR = 2(L_{ur} - L_r)$,L_{ur} 为不受约束模型即含有待检因素的 Tobit 模型的对数似然值,L_r 为受约束模型即不包含待检因素的 Tobit 模型的对数似然值。似然比统计量在 H_0 下服从渐近 X^2 分布,自由度为待检参数的个数 q。

以上介绍中将截尾点设为 0,这并不使得该模型失去一般性,事实上截尾临界点可以为 c_i,c_i 可以对所有的 i 都是一样的,但在多数情况下随着 i 的特征而变化,并且 c_i 既可以从左边截尾也可以从右边截尾还可以两边同时截尾。事实上,当误差项指定为生存时间经常服从的指数分布且为右删失时,起源于计量经济学中的 Tobit 模型就是医学统计学领域常用的生存分析中的一种加速失效模型(accelerated failure model)。

例　某地疾病预防控制中心测量了空气中细菌数,观察在不同的楼层(level)不同暴露时间(time)的平板培养的菌落数(num)见表 1,由于较多平板菌落数为 0,不适宜直接用线性回归,试用 Tobit 模型分析该资料。

表 1　空气中细菌数与楼层和暴露时间的关系数据

Level	9	9	8	7	6	6	5	5	4	4	3	3	2	2	2	1	1
Time	9	12	10	15	4	6	1	29	3	36	11	38	14	3	19	7	15
Num	0	0	0	0	0	0	1000	1960	0	2100	3686	1920	0	1728	1568	1316	0

分析结果见表 2。

表 2　空气中细菌数与楼层和暴露时间关系的 Tobit 模型分析结果

参数	DF	b	$SE(b)$	95%CI		χ^2 值	P 值
Intercept	1	1206.16	1067.28	−885.68	3297.99	1.28	0.2584
level	1	−444.77	224.99	−885.74	−3.81	3.91	0.0481
time	1	58.81	37.66	−15.00	132.62	2.44	0.1184
Scale	1	1559.96	435.12	903.00	2694.87		

参考文献

[1] Jack Johnston, John Dinardo. Ecnomatric Methods, 4th edition. McGraw-Hill/Irwin, 1996: 436—446.

[2] Greene, William. Econometric Analysis, 3rd ed. New York: Macmillan, 1997.

[3] Amemiya T. Tobit models: a survey. Econometrics, 1984, 24: 3—61.

[4] 饶克勤. 卫生统计方法与应用进展,第二卷. 北京:人民卫生出版社,2008:88—98.

（王　彤　柳　青）

非参数回归

非参数回归(nonparametric regression)是为了描述一个解释变量 x 和一个反应变量 Y 的关系,同时对这种关系的函数形式只做出最一般形式的假设(如二阶连续可微)。当两变量散点图无法表明 Y 依赖于 x 的任何简单形式时,允许数据自己决定哪种函数最适合它们。面对这种数据时,非参数回归为探索性分析提供了一种有用的工具。由此产生的拟合曲线也许会提示一种简单的参数模型,而且当无法给出简单参数模型时仍可以提供一种预测方法。

非参数回归的优点有:①回归函数形式自由,受约束少,适应能力强,对数据的分布可以不做指定,回归模型完全由数据驱动;②模型的精度高;③对于非线性、非齐次问题,有非常好的效果。缺点是:①不能进行外推运算;②估计的收敛速度慢;③一般只有在大样本的情况下才能得到很好的效果,而小样本的效果较差;④某些方法在高维情况下计算困难,光滑参数的选取一般较复杂。

如果观察到有 n 对数据 $(x_1, Y_1), \cdots, (x_n, Y_n)$,那么它们的关系就可以用模型表示为

$$Y_i = m(x_i) + \varepsilon_i \qquad i = 1, \cdots, n \tag{1}$$

模型中 ε_i 是均数为 0 的误差项,函数 $m(x)$ 是条件期望 $E(Y|x)$。例如,在参数回归中,函数可定义为 $m(x) = \alpha + \beta x$,在这里,α 和 β 都是未知参数。而非参数回归法只假设 $m(x)$ 为形式未知的光滑函数(smooth function)。非参数回归的目的就是找到一种自动的方法从数据中构造一个 $m(x)$ 的估计值。有许技术可以实现这种平滑修匀,其中最普遍的方法是核回归(kernel regression)和样条平滑(spline smoothing)。

核回归中最简单的方法来源于 Nadaraya 和 Watson。他们通过对应变量值的加权平均来估计 $E(Y|x)$,也就是 $m(x)$。如果 x_i 接近 x,则令相应 Y_i 取得对平均值起较大作用的权重,反之,则选取使 Y_i 对平均值起较小作用的权重。具体地讲,Nadaraya-Watson 估计值可定义为:

$$\hat{m}(x) = \sum_{i=1}^{n} K(x - x_i) Y_i \Big/ \sum_{i=1}^{n} K(x - x_i)$$

在这个方程中,K 即核函数,它通常是正的,关于 0 对称且合计为 1。通常选择抛物线形式的核,函数如下:

$$K(u) = \begin{cases} \dfrac{3}{4} h^{-1} \left[1 - \left(\dfrac{u}{h} \right)^2 \right] & -h < u < h \\ 0 & \text{其他} \end{cases}$$

这个核根据被称为带宽（bandwidth）的测度参数 h（也称为窗宽 window width）来定义。应用中，应选取 h 值以使核函数的范围适合数据的规模。这一点有点类似于频率密度直方图中对组距的选取。例如使用上述的核函数，随着相对距离 $|x - x_i|/h$ 的增加，权重 $K(x - x_i)$ 将取到更小的值。

核估计属于局部多项式回归（local polynomial regression）这类模型。这种方法通过拟合一个自由度假设为 r 的加权多项式回归来估计在 x_i 局部的 $E(Y|x)$，权重即由核函数来定义，如 Nadaraya-Watson 估计对应的 $r = 0$。

样条平滑是非参数回归中常用的另一类方法。其基本思想如下：在根据散点图拟合一条曲线时，有两个相互矛盾的关注点：首先，回归函数应该尽可能接近数据点。因此，如果 $\widehat{m}(x)$ 是 $m(x)$ 的一个函数估计值，那么我们希望残差平方和 $\sum_{i=1}^{n} [Y_i - \widehat{m}(x)]^2$ 很小。然而，还有一些充分的理由应该使函数 $m(x)$ 是相对平滑的（例如为了减少模型中的自由度得到更节俭的模型和更好地预测），所以估计值 $\widehat{m}(x)$ 也应该反映这一点。$\widehat{m}(x)$ 的平滑性（如二阶连续可微）可以由 $\int \widehat{m}''(x)^2 dx$ 来衡量，其值越大表示越粗糙。因此，可用以下表达式来做为一个惩罚准则：

$$\sum_{i=1}^{n} [Y_i - \widehat{m}(x_i)]^2 + \lambda \int \widehat{m}''(x)^2 dx$$

如果 $\widehat{m}(x)$ 拟合数据很差或者粗糙到不可接受的程度，那么其取值就会很大。例如，最小化这个标准的特定估计值，$\widehat{m}(x)$，可以是一个三次样条（cubic spline）函数——也就是一个分段三次多项式。数据的拟合优度和函数的平滑性之间的平衡可以用光滑参数 λ 来控制，λ 值越大，$\widehat{m}(x)$ 越平滑。λ 的最优选择会得到一个可揭示数据中的真正的趋势同时又忽略了数据中随机变异的估计值 $\widehat{m}(x)$，因此选择一个合适的 λ 在样条平滑的实际应用中是非常重要的。

非参数回归方法可以推广到处理多个解释变量，尽管由此产生的方法往往使计算变得复杂。如果有 P 个解释变量，x_{ij} 定义为第 i 个个体的第 j 个变量观察值，那么式（1）的一个自然扩展就是：

$$Y_i = \sum_{i=1}^{n} m_j(x_{ij}) + \varepsilon_i \qquad i = 1, \cdots, n$$

这种模型被称为加法模型（additive model）。

例 Bates 等 1987 年分析一组数据，x_1 和 x_2 为在空间中均匀分布在 $[-1,1] \times [-1,1]$ 正方平面两解释变量，y 为观察值在空间高度的结局变量（图 1）。部分数据显示在表 1。试用部分样条法拟合模型 $y = b_0 + b_1 x_1 + b_2 x_1^2 + f(x_2)$。模型中有参数成分（与 x_1 变量有关）和非参数成分（与 x_2 变量有关）。拟合结果见表 2 和图 1。

表1 拟合非参数模型的部分原始数据

编号	x_1	x_2	y	编号	x_1	x_2	y
1	−1.0	−10.0	15.54483570	6	−1.0	−1.0	15.76312613
2	−0.5	−1.0	18.67397826	7	−0.5	−1.0	18.49722167
3	.0	−1.0	19.66086310	8	0.0	−1.0	19.80231311
4	.5	−1.0	18.59838649	9	0.5	−1.0	18.51904737
5	1.0	−1.0	15.86842815	10	1.0	−1.0	16.03913832
…	…	…	…	…	…	…	…

表2 拟合模型的的统计量

统计量	估计值
lg(n * lambda)	−2.2374
样条惩罚	205.3461
残差 SS	8.5821
tr(I−A)	43.1534
模型自由度	6.8466
标准离差	0.4460

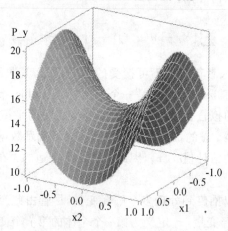

图1 拟合模型结果

参考文献

[1] Hardle W. Applied Nonparametric Regression. Cambridge：Cambridge University Press，1990.

[2] Armitage P, Colton T. Encyclopedia of biostatistics. 2nd ed. John Wiley & Sons，2005：4015−4016.

[3] Bates D，Lindstrom M，Wahba G and Yandell B. GCVPACK-Routines for Generalized Cross Validation. Comm Statist B-Simulation Comput. ，1987，16：263−297.

（王 彤 柳 青）

广义加法模型

1 概念

广义加法模型 GAM(generalized additive model)是一类可灵活应用于多种非线性关系下的模型,可视为非参数回归的推广,也可视为广义线性模型的推广,最初由 Hastie 和 Tibshirani 以及 Stone 提出。该模型一共包括三个部分:

1)随机部分(random component),或因变量部分。

该模型假定应变量 Y 的期望为 μ,其中 y 服从指数族分布。它的概率密度函数(对连续变量)或概率函数(对离散变量)为:

$$f_{y_i}(y_i;\theta_i,\phi)=\exp\left\{\frac{\theta_i y_i-b(\theta_i)}{a_i(\phi)}+c_i(y_i,\phi)\right\}$$

其中,θ 称为典型参数或自然参数;ϕ 称为离散参数,通常假定固定已知。很多常用的分布都属于指数分布族,如正态分布,逆正态分布,Gamma 分布,Possion 分布,二项分布,负二项分布等。

2)可加部分(additive component),或自变量部分。即模型等号右边的部分:

$$\eta = f_0 + \sum_{i=1}^{n} f_i(x_i)$$

其中,$f_i(\cdot)$ 为针对每一个预测变量 x_i 的任意单变量函数。

3)连接函数(link function),将模型等号左边部分因变量期望与等号右边部分满足可加性的自变量连接成:

$$\eta=g(\mu)$$

$g(\cdot)$ 为连接函数。对于因变量分布不同的资料,连接函数的形式也不同。对应关系如下:

表 1　几种常见分布的典型连接

分布	符号	均数	方差	典型连接
正态分布	$N(\mu,\sigma^2)$	μ	σ^2	恒等
Poisson 分布	$P(\mu)$	μ	μ	log
二项分布	$B(m,\pi)/m$	$m\pi$	$\mu(1-\mu)$	logit

注意到可加部分的函数 $f_i(\cdot)$ 可以具有任意非参数形式,这就使得其应用上非常灵活。当连接函数为恒等式,右边的任意函数 $f_i(\cdot)$ 仅针对一个自变量时,这就是传统的非参数回归(nonparametric regression),将其推广到允许有多个自变量时,这就是加法模型(additive model),各回归项的可加性条件是为了能够在应用中保留和经典回归模型同样的解释。另外,加法模型等号右边也可以不仅限于非参数光滑项,它可以是参数项和非参数项的混合,成为半参数相加模型。尤其是当研究者为了结果解释的方便而要把主要感兴趣的因素估计为参数部分,而把其他混杂因素作为非参数部分来控制,或者模型中包含有分类变量时,通常可以把分类变量作为参数部分而把连续变量作为非参数部分。例如以下模型形式:

$$g(\mu) = X'\beta + \alpha_k + f(z)$$

上式就是一个半参数模型,X 是用于线性预测的自变量,α_k 是一个分类因素第 k 个水平上的效应,$f(z)$ 是自变量 z 的非参数效应。

可加项还可以替代到其他一些模型中进行推广,例如对于带有删失数据的 Cox 回归,将其中自变量的参数部分用非参数项来替代,就可得到如下形式的模型:

$$h(x,t) = h_0(x,t)\exp[f_1(x_1) + f_2(x_2) + \cdots + f_p(x_p)]$$

2 GAM 模型的估计

因为 GAM 所处理的因变量是指数分布族,于是可借助最大似然理论来解释 GAM 模型的估计方法。非参数光滑样条的惩罚最小二乘解等同于惩罚最大似然解,使用类似于广义线性模型中的迭代再加权最小二乘算法 IRLS (iteratively reweighted least squares algorithm) 可以对加权惩罚最大似然求解,又由于其中的光滑可加项可利用反向拟合算法(backfitting algorithm)计算,所以 GAM 求解使用的是由 IRLS 与反向拟合过程合并而成的局部记分过程(local scoring procedure)。局部记分算法名称的由来是基于此算法在 Fisher 记分算法中整合了局部光滑方法,其中外部的 Fisher 记分过程用于连接函数的估计,而内部的反向拟合过程用于估计光滑可加项,局部记分具体计算过程如下:

1)首先进行初始化赋值:

$$\alpha^0 = g\left(\sum_{i=1}^{n} y_i/n\right); f_1^0 = \cdots = f_p^0 = 0。$$

2)迭代运算:构建一个校正的函数

$$z_i = \eta_i^0 + (y_i^0 - \mu_i^0)\frac{\partial \eta_i^0}{\partial \mu_i^0}$$

其中,$\eta_i^0 = \alpha^0 + \sum_{j=1}^{p} f_j^0(x_{ij})$,$\mu_i^0 = g^{-1}(\eta_i^0)$。

构建权重:

$$w_i = \left(\frac{\partial \mu_i^0}{\partial \eta_i^0} \right)^2$$

将反向拟合过程应用于 z_i^0 对 x 的加权可加回归,把 w_i^0 作为权重,可以求出新的 α 值和光滑项 $f_1, \cdots, f_p$。然后在新值的基础上计算出 η_i^1 来替代 η_i^0,μ_i^1 替代 μ_i^0,继而得出 z_i^1 和 w_i^1 来替代初始值。

(3)重复迭代过程,直到 α 值和光滑项稳定为止。其收敛与否可用收敛准则来判断:$\Delta(\eta^1, \eta^0) = \sum_{j=1}^{p} \| f_j^1 - f_j^0 \| \Big/ \sum_{j=1}^{p} \| f_j^0 \|$,在 $\Delta(\eta^1, \eta^0)$ 低于某个域值时,可认为收敛。

对于该模型中的非参数部分,一般采用光滑样条函数来进行控制。对于该函数还有一个很重要的内容就是确定自由度 df。可通过定义自由度来选择光滑参数的值。若事先给定一个光滑矩阵 S_λ,就可以简单的定义 $df = \mathrm{tr}(S_\lambda)$,它可以表示 S_λ 拟合的程度。对于光滑参数的选择,一般采用广义交叉验证 GCV(generalized cross-validation)准则,取 GCV 较小时所对应的光滑参数:

$$GCV(\lambda) = \frac{1}{n} \sum_{i=1}^{n} \left\{ \frac{y_i - \hat{f}_\lambda(x_i)}{1 - \frac{\mathrm{tr}(S_\lambda)}{n}} \right\}^2$$

它的基本思想为:去掉一个点 (x_i, y_i) 后,用剩余的 $n-1$ 个 x_i 与 y_i 重新拟合,求得新模型的解。其中 $\hat{f}_\lambda(x_i)$ 是在点 x_i 处的拟合值。

3　GAM 模型的假设检验

与参数回归一样,非参数回归模型建立之后还要判断模型和引入的预测变量是否有统计学意义,以及进行多个模型的比较。

1)似然比检验(likelihood-ratio test)

似然比统计量也叫偏差(deviance)统计量,它是饱和模型(saturated model)与估计模型(estimated model)的最大对数似然值之差的 2 倍,

$$D(y; \hat{\mu}) = 2[l(\mu_{\max}; y) - l(\hat{\mu}; y)]$$

$\mu_{\max}$ 是在所有的解空间中使对数似然函数 $l(\mu; y)$ 最大时的解,对于广义模型,偏差的角色类似于残差平方和(residual sum of squares,RSS)。

广义线性模型中似然比统计量渐近服从于 χ^2 分布,而对于 GAM 模型,由于模型由多个非参光滑函数相加的特殊结构以及所用迭代"反向拟合"算法的复杂性,该统计量的渐近分布理论性质还不清楚,但 Hastie 和 Tibshirani 用模拟实验证明 χ^2 分布是可用的,可作为模型检验和比较的一种经验的非正式方法。

2)自由度

使用上述似然比统计量进行假设检验时需要确定其自由度。基于模型的非参数性质,该统计量的自由度并不像参数回归模型的自由度那样可以明显的确定。为定义非参数回归的自由度,需要借助光滑子矩阵。回忆线性参数回归模型,有如下的等式

$$\hat{y}=x(x^Tx)^{-1}x^Ty=Hy$$

其中线性算子 H 称为帽子矩阵,该矩阵的迹 $M=\text{tr}(H)$ 给出了投影空间的维数,是参与模型拟合的参数个数。与此类似,非参数光滑函数的光滑子矩阵与线性参数回归的帽子矩阵有着相似的性质,可以类推地定义非参数光滑函数的有效参数个数——有效自由度(effective degrees of freedom)为

$$df_\lambda=\text{tr}(S_\lambda)$$

此时自由度 df_λ 是矩阵 S_λ 的特征值之和,它给出了 S_λ 拟合的程度。从自由度的定义可以看出,自由度是光滑参数和解释变量的函数,而与因变量 Y 无关,它主要由光滑参数决定,解释变量取值的大小对其影响较光滑参数要小,所以自由度反映了回归光滑程度。自由度与光滑程度之间的数量关系是:自由度越大,光滑程度越低。同样,由残差平方和的期望等式

$$E(RSS_\lambda)=\{n-\text{tr}(2S_\lambda-S_\lambda S_\lambda^T)\}\sigma^2+b_\lambda^Tb_\lambda$$

可以定义误差的自由度(degrees of freedom for error)为

$$df^{err}(\lambda)=n-\text{tr}(2S_\lambda-S_\lambda S_\lambda^T)$$

相应地,广义可加模型的自由度定义为

$$df_\lambda=\text{tr}(R_\lambda)$$
$$df^{err}(\lambda)=n-\text{tr}(2R_\lambda-R_\lambda^TWR_\lambda W^{-1})$$

其中 R_λ 为局部记分过程收敛时最后一步迭代的光滑子矩阵,$W=-\partial^2 l/\partial ff^T$。对于可加模型要得到上述自由度的数值其计算量是非常大的,为此 Hastie 和 Tibshirani 建议采用近似的计算方法以降低计算量。他们用 $df_j=\text{tr}(S_j)-1$ 近似地代表每一个预测变量光滑函数的自由度,于是误差的自由度可以近似为 $df^{err}=n-1-\sum_{j=1}^{p}\{\text{tr}(S_j)-1\}$。

3)模型拟合优度检验(goodness of fit test)

模型拟合优度检验回答的是模型是否成立的问题,采用似然比统计量进行假设检验

$$D(\hat{\eta}_{\max};\hat{\eta}_{null})=D(y;\hat{\eta}_{null})-D(y;\hat{\eta}_{\max})=2[l(\eta_{\max};y)-l(\hat{\eta}_{null};y)]$$

其中 $\hat{\eta}_{null}$ 使只拟合常数项时模型对数似然函数最大。该统计量的分布可以用 χ^2 分布来近似,其自由度为 $df=df^{err}_{null}-df^{err}_{\max}=n-1-df^{err}$。

4)模型比较和选择

假设有两个广义可加模型 η_1 和 η_2,η_1 为 η_2 的降阶模型。比较两模型是否存在差异,可以构造如下似然比统计量

$$D(\hat{\eta}_2;\hat{\eta}_1)=D(y;\hat{\eta}_1)-D(y;\hat{\eta}_2)$$

该统计量的分布可以用自由度为两模型自由度之差 $df=df^{err}_1-df^{err}_2$ 的 χ^2 分布来近似。

在模型构建时,存在最优模型选择问题,与线性参数模型一样,其策略是依次分析所

有可能模型,逐步地达到最优模型。借助上述两模型比较的似然比检验方法,可以采用后退法和前进法或逐步法来对各自变量进行筛选。值得注意的是,对于非参数回归模型,模型的选择过程中还要考虑光滑参数选择的问题,选择不同的光滑函数对应于不同的模型,因此,广义可加模型的模型选择问题比线性模型复杂的多。为此 Friedman,Hastie 等提出 TURBO 和 BRUTO 自适应选择方法。

另外还可以定义模型的赤池信息量 AIC 统计量

$$AIC = D(y;\hat{\mu})/n + 2df\varphi/n$$

其中 $df = \mathrm{tr}(R)$,φ 为离散参数。AIC 最小的模型即为最优模型。

(5)逐点方差和置信区间

对于非参数回归,非参数光滑函数 $\hat{f}_i$ 是逐点估计的,所以其方差也称逐点方差(pointwise variance)。由于 $\hat{f} = S_\lambda y$,因此光滑函数的方差

$$Cov(\hat{f}) = SS^T\sigma^2$$

对于广义可加模型,由于 $\hat{\eta} = R\tilde{y}$,而 $\tilde{y}$ 的方差为 Fisher 信息矩阵 W^{-1},因此 $\hat{\eta}$ 的方差为

$$Cov(\hat{\eta}) = RW^{-1}R^T\varphi$$

类似地,可以定义 $\hat{f}_j$ 的方差为

$$Cov(\hat{f}_j) = R_jW^{-1}R_j^T\varphi$$

在满足某些适当的条件下,$\hat{\eta}$ 渐近地服从于正态分布,即 $\hat{\eta} \sim N(\eta_0, RW^{-1}R^T\varphi)$。

由以上结果,逐点方差可以用于构造光滑函数 $\hat{f}_j$ 的置信区间,这样的置信区间在非参数回归图示中非常有用,可以避免不合理的解释。但当 n 很大的时候,上述计算量是非常大的。

例 Bell 等(1994)在研究多椎体胸腰板切除(脊椎矫形)术的效果时,分析与驼背发生有关的危险因素,回归性分析了 83 例做该手术的儿童,数据见表 2。

拟合广义加法模型,采用样条光滑法拟合参数,设 Y 分布为二项分布,连接函数为 logit 函数。结果见表 3~5。

表 2　83 例行脊椎矫形手术的病例数据

编号	驼背 Y	年龄(月) X_1	手术椎体开始数 X_2	牵涉椎体数 X_3
1	0	71	5	3
2	0	2	1	5
3	0	61	17	2
4	1	59	12	6
…	…	…	…	…
83	0	120	13	2

表 3　广义加法模型的极大似然参数估计和假设检验结果

参数	b	$SE(b)$	t 值	P 值
Intercept	−2.01533	1.45620	−1.38	0.1706
Linear(X_1)	0.01213	0.00794	1.53	0.1308
Linear(X_2)	−0.18615	0.07628	−2.44	0.0171
Linear(X_3)	0.38347	0.19102	2.01	0.0484

表 4　模型光滑分析的光滑成分拟合结果

成分	参数	DF	GCV	观察数
Spline(X_1)	0.999996	2.000000	328.512831	66
Spline(X_2)	0.999551	2.000000	317.646685	16
Spline(X_3)	0.921758	2.000000	20.144056	10

表 5　模型光滑分析的离差分析

Source	DF	SS	χ^2 值	P 值
Spline(X_1)	2.00000	10.494369	10.4944	0.0053
Spline(X_2)	2.00000	5.494968	5.4950	0.0641
Spline(X_3)	2.00000	2.184518	2.1845	0.3355

　　从图 1 可见年龄和手术椎体开始数与驼背发生的关系呈二次曲线关系,而手术牵涉椎体数与驼背的关系则更复杂。

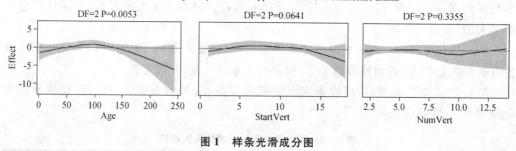

图 1　样条光滑成分图

参考文献

[1] Kotz S. Encyclopedia of statistical sciences, 2nd edtion, 2006, vol9: 2687−2695.

[2] 饶克勤. 卫生统计方法与应用进展, 第二卷. 北京:人民卫生出版社, 2008: 107−117.

（王　彤　柳青）

多项式回归

多项式回归(polynomial regression)是一类曲线模型,用来描述一个自变量与一个反应变量之间的关系。设自变量为 X,反应变量为 Y,多项式的阶数为 p,则 p 阶多项式回归模型为:

$$Y=\beta_0+\beta_1 x+\beta_2 x^2+\cdots+\beta_p x^p+e \tag{1}$$

$\beta_k(k=1,\cdots,p)$ 称多项式回归系数,根据一组实际观测资料可求得回归方程为:

$$\bar{Y}=b_0+b_1 x+b_2 x^2+\cdots+b_p x^p \tag{2}$$

b_k 为 β_k 的估计值。设有 n 对观察值,令观察号 i 的一对取值为 (x_i,y_i)。当方程阶数 $p=n-1$ 时,则所配合的多项式曲线可以精确地通过每一个观察点而使误差为 0,当 p 值太大时(例如 $\geqslant 6$),各不同阶次的 x 之间发生共线性问题,造成计算上的困难。故通常取 p 不大于 5。

1 多项式回归系数的求解方法

令式中的 $x^k=x_k$ 就可以就可变化成多元线性回归模型,用通常的最小二乘法即可求出模型的参数估计值 $b_k(k=1,2,\cdots,p)$。

由(1)式可见,当 $p=1$ 时,是简单直线回归;当 $p=2$ 时,是抛物线回归。假设方程为(2)式,则残差平方和为:

$$\begin{aligned}
SS_e &= \sum_{i=1}^{n} e_i^2 = \sum_{i=1}^{n}(Y_i-\hat{Y}_i)^2 \\
&= \sum_{i=1}^{n}(Y_i-b_0-b_1 x_i-b_2 x_i^2-\cdots-b_p x_i^p)^2
\end{aligned} \tag{3}$$

为使(3)式的 SS_e 最小,对(3)式求关于 b_p 的一阶偏导数,并同时等于 0 的解。共有 $p-1$ 个偏导数方程为:

$$\frac{\partial SS_e}{\partial b_0}=\sum_{i=1}^{n}2(Y_1-\beta_0-\beta_1 x_1-\beta_2 x_i^2-\cdots-\beta_p x_i^p)(-1)=0$$

$$\frac{\partial SS_e}{\partial b_1}=\sum_{i=1}^{n}2(Y_1-\beta_0-\beta_1 x_1-\beta_2 x_i^2-\cdots-\beta_p x_i^p)(-x_i)=0$$

$$\cdots$$

$$\frac{\partial SS_e}{\partial b_p}=\sum_{i=1}^{n}2(Y_1-\beta_0-\beta_1 x_1-\beta_2 x_i^2-\cdots-\beta_p x_i^p)(-x_i^p)=0$$

对每个方程除以 -2 并重新整理,将 $\sum\limits_{i=1}^{n}$ 简写为 $\sum$ 得到 $p+1$ 个正规方程为:

$$b_0 n + b_1 \sum x_i + b_2 \sum x_i^2 + \cdots + b_p \sum x_i^p = \sum Y_i$$

$$b_0 \sum x_i + b_1 \sum x_i^2 + \cdots + b_p \sum x_x^{p+1} = \sum x_i Y_i$$

$$b_0 \sum x_i^2 + b_1 \sum x_i^3 + \cdots + b_p \sum x_i^{p+2} = \sum x_i^2 Y_i$$

$$\cdots$$

$$b_0 \sum x_i^p + b_1 \sum x_i^{p+1} + \cdots + b_p \sum x_i^{p+p} = \sum x_i^p Y_i$$

2 多项式回归模型的配合步骤

对一组实际资料,总是由低阶开始配合起,逐步向高阶发展,当高一阶模型的配合效果无显著改善时,就停止配合。在配合适度分析中,用方差分析方法,具体配合步骤为:

1)检验每一特定 p 阶模型的总体配合适度

令总离均差平方和:$SS_{总} = \sum (Y_i - \bar{Y})^2$,$\bar{Y} = \sum Y_i / n$

回归平方和:$SS_R = \sum (\hat{Y} - \bar{Y})^2$

残差平方和:$SS_e = \sum (Y_i - \hat{Y})^2 = SS_{总} - SS_R$

检验统计量:$F = \dfrac{SS_R / p}{SS_e / (n-p-1)} \sim F_{(p, n-p-1)}$ (4)

当 $F \geqslant F_{\alpha(p, n-p-1)}$ 时,则在 α 水平上拒绝无效假设 $H_0: \beta_0 = \beta_1 = \cdots = \beta_p = 0$,接受备择假设 $H_1:$该阶模型配合实际资料有统计学意义。

2)将原已配合的 p 阶模型视为 $p-1$ 阶。

检验新增加的第 p 阶项有无统计学意义。将回归平方和 SS_R 分解为 $p-1$ 阶的回归平方和 $SS_R(X_{p-1})$ 及第 p 阶的回归平方和 $SS_R(X_p)$。$SS_R(X_{p-1})$ 由配合前一个 $p-1$ 阶模型得到。$SS_R(X_p) = SS_R(X_p) - SS_R(X_{p-1})$,$SS_R(X_p)$ 是配合 p 阶模型的回归平方和,$SS_R(x)$ 称为第 p 阶回归平方和增量。检验第 p 阶模型的回归平方和增量是否具有统计学意义所用统计量 F 为:

$$F = \dfrac{SS_R(x_p)/1}{SS_e/(n-p-1)} \sim F_{(1, n-p-1)} \tag{5}$$

$F \geqslant F_{\alpha(1, n-p-1)}$ 时,拒绝 $H_0: \beta_p = 0$,认为增加的第 p 阶具有统计学意义,否则不拒绝 H_0,配合终止。

3 配合欠佳检验(test for lack of fit)

这一检验方法用于评价当前配合的模型是否充分。适用于在同一自变量取值点上对多个观察对象的反应变量进行测定的资料。设在同一自变量取值 x_i 点上对 n_i 例观对

象的反应变量 Y 的测定值为 $Y_{i1}, Y_{i2}, \cdots, Y_{in}$，其平均值 $\bar{Y}_i = \dfrac{1}{n_i} \sum\limits_{j=1}^{n_i} Y_{ij}$，第 i 组内离均差平方和为 $SS_{pe(i)} = \sum\limits_{j=1}^{n_i} (Y_{ij} - \bar{Y}_i)^2$，如果 $\bar{Y}_i$ 落在所配合模型的回归线上，则 $SS_{pe(i)}$ 就完全反映了个体变异。设共有 m 组资料，则 $SS_{pe} = \sum\limits_{i=1}^{m} SS_{pe(i)}$ 称为纯误差平方和。纯误差平方和的自由度为 $\nu_{pe} = \sum\limits_{i=1}^{m} (n_i - 1)$。

当对全部观察资料配合回归模型之后，得到残差平方和 SS_e，则 $SS_{lack} = SS_e - SS_{pe}$ 就是配合欠佳的部分，称配合欠佳平方和，具有自由度 $\nu_{lack} = \nu_e - \nu_{pe}$。配合欠佳检验统计量为：

$$F = \frac{SS_{lack}/\nu_{lack}}{SS_{pe}/\nu_{pe}} \sim F_{(\nu_{lack}, \nu_{pe})} \tag{6}$$

若 $F \geqslant F_{a(\nu_{lack}, \nu_{pe})}$，则表示在 α 水平上当前模型未能充分解释资料的变异。若 $F < F_{a(\nu_{lack}, \nu_{pe})}$，则表示当前模型配合适当。

4　实例

例 1　美国 1790~2000 年的人口数见表 1，为分析人口增长趋势，试拟合线性回归和二次项回归，并分析残差。

表 1　美国 1790~2000 年人口数资料

年份	1790	1800	1810	1820	1830	1840	1850	1860	1870	1880	1890
人口	3.929	5.308	7.239	9.638	12.866	17.069	23.191	31.443	39.818	50.155	62.947

年份	1900	1910	1920	1930	1940	1950	1960	1970	1980	1990	2000
人口	75.994	91.972	105.71	122.775	131.669	151.325	179.323	203.211	226.542	248.71	281.422

分别拟合简单线性回归和二次项回归，方差分析表见表 2。虽然简单线性回归有统计学意义，但残差图显示残差有明显的曲线分布趋势（图 1），故进一步拟合二次项回归。拟合结果显示方差分析显著性进一步提高，确定系数接近 1。残差图显示残差分布为随机分布（图 2）。

表 2　例 1 资料的回归模型方差分析表

变异来源	DF	SS	MS	F 值	P 值
简单线性回归					
回归	1	146869	146869	228.92	<0.0001
误差	20	12832	641.58160		
总	21	159700		$R^2 = 0.9197$	
二次项回归					
回归	2	159529	79765	8864.19	<0.0001
误差	19	170.97193	8.99852		
总	21	159700		$R^2 = 0.9989$	

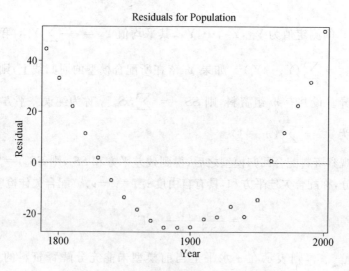

图1 例1资料拟合简单线性回归的残差图

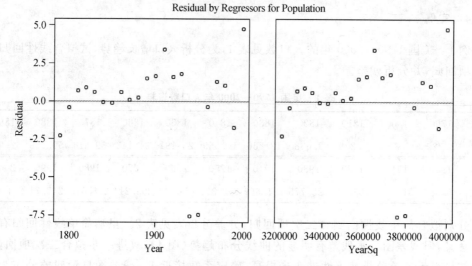

图2 例1资料拟合二次项回归的残差图

表3 例1资料的回归分析参数估计结果

变量	DF	b	SE(b)	t 值	P 值
简单线性回归					
Intercept	1	−2345.85498	161.39279	−14.54	<0.0001
Year	1	1.28786	0.08512	15.13	<0.0001
二次项回归					
Intercept	1	21631	639.50181	33.82	<0.0001
Year	1	−24.04581	0.67547	−35.60	<0.0001
Year * Year	1	0.00668	0.00017820	37.51	<0.0001

例2 配合欠佳检验实例：测得某药品经不同保存时间（天）后的氟含量结果列于表4中。

表 4　某药品经不同保存时间的氟含量　　　　　　　　　　　　μg/g

组号	保存天	样品数	测定值	组均值	自由度	SS
1	8	3	0.50 0.51 0.49	0.500	2	0.00200
2	10	4	0.48 0.47 0.48 0.47	0.475	3	0.00100
3	12	4	0.46 0.46 0.45 0.47	0.460	3	0.00200
4	14	3	0.45 0.43 0.43	0.437	2	0.00027
5	16	3	0.44 0.43 0.43	0.433	2	0.00007
6	18	2	0.44 0.42	0.430	1	0.00020
7	20	3	0.42 0.42 0.41	0.417	2	0.00007
8	22	3	0.41 0.41 0.41	0.410	2	0.00000
9	24	3	0.42 0.40 0.40	0.407	2	0.00027
10	26	3	0.41 0.40 0.41	0.407	2	0.00007
11	28	2	0.41 0.40	0.405	1	0.00005
12	30	3	0.39 0.39 0.38	0.387	2	0.00007
		36			24	0.00155

从该资料计算的组平均值列于表 4 的第 5 列中,每一组内的离均差平方和列于最后一列中,纯误差平方和 $SS_{pe}=0.00155$,相应自由度为 24。

配合简单线性回归的残差平方和 $SS_e=0.00515$,得到配合欠佳平方和 $SS_{lack}=0.00515-0.00155=0.00360$,残差平方和的自由度$=34$,得到拟合欠佳平方和的自由度$=34-24=10$,代入式(6)得到 F 统计量:

$$F=\frac{0.00360/10}{0.00155/24}=5.574$$

$5.574>F_{0.05(10,24)}=2.25$,故在 $\alpha=0.05$ 水平配合欠佳,尚需进一步改进模型。

配合二次项回归模型的残差平方和 $SS_e=0.00271$。相应自由度为 33,求得配合欠佳平方和为 $SS_{lack}=0.00271-0.00155=0.00116$,相应自由度$=33-24=9$,利用式(6)得 F 统计量:

$$F=\frac{0.00116/9}{0.00155/24}=1.996$$

$F=1.996<F_{0.05(9,24)}=2.30$,表明配合欠佳平方和无统计学意义,故只需配合到二次项回归为止。

参考文献

[1] Kleinbaum DG, Kupper LL. Applied Regression Analysis and the Multivariate Methods. Duxbury press,1978.

[2] Gerald CF,Wheatley PO. Applied Numerical Analysis：Third Edtion. Addison Wealey Publishing Company,1984.

[3] [美]G A F 塞伯. 线性回归分析. 方开泰等,译. 北京:科学出版社,1987.

[4] Edwards AL. An Introduction to Linear Regression and Correlation. WH Freeman and Company, 1978.

（王　彤　柳　青　余松林）

正交多项式回归

正交多项式(orthogonal polynomial)用于自变量 x 为单位等间距取值时,配合反应变量 Y 的曲线模型。设有一组观察值(x_i, y_i),一般多项式模型为:

$$Y = \beta_0 + \beta_1 x + \beta_2 x^2 + \cdots + \beta_p x^p + e$$

由于模型中各 x 之间的相关性,模型阶数 p 不能取得太高,而且模型每增加一项时,原已包含在模型中的所有参数估计值都随之发生变化,需重新计算。正交多项式不仅可以避免上述缺点,而且可以同时得到每一参数的回归平方和贡献量,给模型选择带来很大方便。

正交多项式模型为:

$$Y = \beta_0 \Phi_0(x) + \beta_1 \Phi_1(x) + \beta_2 \Phi_2(x) + \cdots + \beta_p \Phi_p(x) + e \tag{1}$$

式中 β_k 是待估计的正交多项式回归系数,β_0 是截距,等于 Y 的平均值;$\Phi_k(x)$ 是 x 的选定函数,称为正交多项式系数。这些系数满足下列正交性条件:

$$\begin{cases} \sum_{k=1}^{p} \Phi_k(x_i) = 0 & k = 1, \cdots, p \\ \sum_{i=1}^{n} \Phi_k(x_i)\Phi_l(x_i) = 0 & k \neq l \end{cases}$$

令
$$\Phi_k(x) = \lambda_k \times \Phi_k^r(x) \tag{2}$$

$\Phi_k^r(x)$ 的计算公式为:

$$\begin{cases} \Phi_0^r(x) = 1 \\ \Phi_1^r(x) = (x - \bar{x}) \\ \Phi_2^r(x) = (x - \bar{x})^2 - \dfrac{n^2 - 1}{12} \\ \Phi_3^r(x) = (x - \bar{x})^3 - \dfrac{3n^2 - 7}{20}(x - \bar{x}) \\ \Phi_4^r(x) = (x - \bar{x})^4 - \dfrac{(3n^2 - 13)}{14}(x - \bar{x})^2 + \dfrac{3(n^2 - 1)(n^2 - 9)}{560} \\ \Phi_5^r(x) = (x - \bar{x})^5 - \dfrac{5(n^2 - 7)}{18}(x - \bar{x})^3 + \dfrac{15n^4 - 230x^2 - 407}{1008}(x - \bar{x}) \\ \cdots\cdots \end{cases} \tag{3}$$

递推公式为：

$$\Phi_{k+1}^{\tau}(x) = \Phi_1^{\tau}(x)\Phi_k^{\tau}(x) - \frac{k^2(n^2-k^2)}{4(4k^2-1)}\Phi_{k-1}^{\tau}(x) \qquad k=2,3,\cdots,p-1$$

由(3)式可以看出，当 x 为正整数时，$\Phi_k^{\tau}(x)$ 不一定为整数，不便于计算。因此，赋予 λ_k 以适当值，以保证 $\Phi_k(x)$ 为整数。用 $\Phi_k(x)$ 所求得的回归方程与用 $\Phi'_k(x)$ 所求得的回归方程是完全一样的。但用 $\Phi_k(x)$ 计算要方便得多。

Fisher 与 Yates(1963)制作了样本含量 $3 \leqslant n \leqslant 75$ 的 $1 \sim 5$ 阶正交多项式系数 $\Phi_k(x)$，λ_k 及 $A_{kk} = \sum\limits_{i=1}^{n}[\Phi_k(x)]^2$ 的表。附表 6 摘录了 $3 \leqslant n \leqslant 13$ 的有关系数，该表中的值是 $\Phi_k(x) = \lambda_k \times \Phi_k^{\tau}(x)$、在表右侧列出了 λ_k 及 $A_{kk} = \sum\limits_{i=1}^{n}[\Phi_k(x)]^2$ 的值，供实际引用。

设样本含量为 n，第 $i(i=1,\cdots,n)$ 例的一堆观察值为 $(x_i,y_i)(x_{i0}\equiv 1)$，利用(3)式及(2)式得到 x_i 的函数即正交多项式系数 $\Phi_0(x_i),\Phi_1(x_i),\cdots,\Phi_p(x_i)$，排列成资料表的格式见表 1。

表 1 正交多项式分析用资料表格式

观察号	观察值			x 的函数（正交多项式系数）			
i	Y_i	(X_{io})	X_i	$\Phi_0(x_i)$	$\Phi_1(x_i)$	$\cdots$	$\Phi_p(x_i)$
1	y_1	1	x_1	$\Phi_0(x_1)$	$\Phi_1(x_1)$	$\cdots$	$\Phi_p(x_1)$
2	y_2	1	x_2	$\Phi_0(x_2)$	$\Phi_1(x_2)$	$\cdots$	$\Phi_p(x_2)$
$\vdots$	$\vdots$	$\vdots$	$\vdots$	$\vdots$	$\vdots$	$\vdots$	$\vdots$
n	y_n	1	x_n	$\Phi_0(x_n)$	$\Phi_1(x_n)$	$\cdots$	$\Phi_p(x_n)$

只要把 $\Phi_k(x_i)$ 看成一组新的自变量值，就成为一个多元线性回归模型。可以将变换后的新自变量的值写成矩阵形式如表 1 中右边部分。

由于 $\Phi_k(x)$ 的正交性质，它的离均差平方和与交叉乘积和矩阵为

$$\begin{bmatrix} \sum\limits_{i=1}^{n}\Phi_0^2(x_i) & & & & 0 \\ & \sum\limits_{i=1}^{n}\Phi_1^2(x_i) & & & \\ & & \sum\limits_{i=1}^{n}\Phi_2^2(x_i) & & \\ & & & \ddots & \\ 0 & & & & \sum\limits_{i=1}^{n}\Phi_p^2(x_i) \end{bmatrix} = \begin{bmatrix} A_{00} & & & & 0 \\ & A_{11} & & & \\ & & A_{22} & & \\ & & & \ddots & \\ 0 & & & & A_{pp} \end{bmatrix}$$

$$(5)$$

用最小二乘法解得到正规方程组为：

$$\begin{bmatrix} A_{00}\beta_0 & & & & 0 \\ & A_{11}\beta_1 & & & \\ & & A_{22}\beta_2 & & \\ & & & \ddots & \\ 0 & & & & A_{pp}\beta_p \end{bmatrix} = \begin{bmatrix} A_0Y \\ A_1Y \\ A_2Y \\ \vdots \\ A_PY \end{bmatrix}$$

式中 $A_{kk} = \sum_{i=1}^{n} [\Phi_k(x_i)]^2, A_kY = \sum_{i=1}^{n} \Phi_k(x_i)Y_i, k = 0,1,\cdots,p$。

从而得到正交多项式各阶的回归系数的计算公式：

$$b_k = \sum_{i=1}^{n} \Phi_k(x_i)Y_i \Big/ \sum_{i=1}^{n} [\Phi_k(x_i)]^2 = A_kY/A_{kk} \quad k=0,1,2,\cdots p \quad (6-1)$$

由于 $\Phi_0(x_i) \equiv 1, \sum_{i=1}^{n} [\Phi_0(x_i)]^2 = A_{00} = n$，故有

$$b_0 = \sum_{i=1}^{n} (1 \cdot Y_i)/n = \overline{Y} \quad (6-2)$$

各回归系数的回归平方和贡献量为：

$$SS(b_k) = (A_kY)^2/A_{kk} \quad k=1,2,\cdots,p \quad (7)$$

各回归系数的方差为：

$$Var(b_k) = \sigma^2/A_{kk} \quad (8)$$

配合 p 阶模型的回归平方和为：

$$SS_{回} = \sum_{k=1}^{p} SS(b_k) = \sum_{k=1}^{p} (A_kY)^2/A_{kk}，自由度 \nu_{回} = p \quad (9)$$

残差平方和为

$$SS_{残} = SS_{总} - SS_{回} \quad 自由度 \nu_{残} = n-p-1 \quad (10)$$

$$残差均方 MS_{残} = SS_{残}/\nu_{残} \quad (11)$$

用样本的残差均方 $MS_{残} = S^2$ 代替理论方差 σ^2，从而可以得到方差分析表的格式见表 2。

表 2 方差分析表格式

变异来源	离均差平方和 $SS_{总}$	自由度 ν	均方 MS
b_1	$SS(b_1)$	1	$SS(b_1)$
b_2	$SS(b_2)$	1	$SS(b_2)$
$\vdots$	$\vdots$	$\vdots$	$\vdots$
b_p	$SS(b_p)$	1	$SS(b_p)$
残差	$SS_{总} - \sum_{k=1}^{p} SS(b_k)$	$n-p-1$	$MS_{残} = S^2$
合计	$SS_{总} = \sum_{i=1}^{n} (y_i - \overline{Y})^2$	$n-1$	

　　当正交多项式的阶数 $p=n-1$ 时，理论曲线通过所有观察点，这时的残差平方和为 0。故通常所配合的阶数大大小于 n，当配合至某一阶（如第 k 阶）时的回归系数无显著贡献时就停止配合。

　　设第 i 个观察点的原自变量取值为 z_i。当有任意相邻两点的取值 z_i，z_{i+1} 都相等但非 l 单位尺度的间隔时，可用下列公式转化为 $x_1=1$，$x_2=2$，$\cdots$，$x_n=n$ 的有序列数列：

$$x_i=(z_i-c)/d \tag{12}$$

式中 $c=z_1-d$，系自变量观察序列 z_1，z_2，$\cdots$，z_n 中的最小值。$d=z_{i+1}-z_i$，为公共差距。例如有 $z_1=20$，$z_2=30$，$x_3=40$ 及 $x_4=50$，公共差距 $d=10$，$c=20-10=10$。经上式变换后的 x 序列为 $1,2,3,4$。在药理及毒理试验中，剂量组一般按等比级数配置，再用上述公式即可变为 $1,2,3,\cdots$，自然数有序数列。

　　例　某试验研究制备紫杉醇亚微乳剂，评价制备工艺中影响紫杉醇亚微乳剂质量的因素。紫杉醇亚微乳剂体外累计释放率数据见表 3，试拟合"时间"与"累计释放率"二者之间的曲线关系。由于时间的间隔都为 5，为计算方便，将时间转换为 $1,2,3,\cdots,9$ 的有序数列。根据正交多项式系数表（附表 6），查出 $n=9$ 的 $1\sim4$ 阶正交多项式系数 $\Phi_k(x_i)$，列于表 3。

表 3　紫杉醇亚微乳剂体外累计释放率

时间(x')	释放率(%)	$\Phi_0(x_i)$	$\Phi_1(x_i)$	$\Phi_2(x_i)$	$\Phi_3(x_i)$	$\Phi_4(x_i)$	预测值
0(1)	7	1	-4	28	-14	14	5.79
5(2)	12.5	1	-3	7	7	-21	13.83
10(3)	22	1	-2	-8	13	-11	24.81
15(4)	39	1	-1	-17	9	9	36.73
20(5)	51	1	0	-20	0	18	47.59
25(6)	54	1	1	-17	-9	9	55.39
30(7)	56	1	2	-8	-13	-11	58.13
35(8)	54	1	3	7	-7	-21	53.81
40(9)	41	1	4	28	14	14	40.43
A_{kk}		9	60	2772	990	2002	
A_kY		336.5	343.50	-1415.50	-391.50	172.50	
b_k		37.39	5.73	-0.51	-0.40	0.09	
$SS(b_k)$			1966.54	722.81	154.82	14.86	

　　经计算得到 A_{kk} 和 A_kY，以及回归系数，均列在表 3 的底部。进一步计算回归平方和和总离差平方和，可以看到 4 阶以上方差贡献已经很小，不用计算其他高阶回归系数。

表 4　方差分析表

变异来源	SS	DF	MS	F 值
第 1 阶	1966.54	1	1966.54	99.07
第 2 阶	722.81	1	722.81	36.41
第 3 阶	154.82	1	154.82	7.80
第 4 阶	14.86	1	14.86	0.75
残差	19.85	4		
总	2878.89	8		

查 F 分布界值表(附表 4), $\alpha=0.05$ 的 F 临界值 $F_{0.05(1,4)}=7.71$, 故第 1 阶、第 2 阶和第 3 阶的回归系数有统计学意义。3 阶的回归方程为:

$$\hat{y}=37.39+5.73\Phi_1(x_i)-0.51\Phi_2(x_i)-0.40\Phi_3(x_i)$$

将观察值代入方程, 得到预测值列于表 3 的最后一列, 从结果看预测效果较好。

进一步的参考文献: Robson DS, (1959): A simple method for constructing orthogonal polynomials when the independent variable is unequally spaced. Biometrics. 15, 187~191.

参考文献

[1] Seber GAF. Linear regression analysis. John Wiley&Sons, Inc, 1977.

[2] Snedecor GW. 应用于农学和生物学实验的数理统计方法. 杨纪柯, 汪安琦, 译. 北京: 科学出版社, 521~533.

[3] Draper NR, Smith H. Applied Regression Analysis. John Wiley&Sons, Inc, 1966: 150-162.

[4] Fisher RA, Yates F. Statistical Tables for Biological. Agricuture and Medica Research. 6th ed. Olver and Boyd, 1963.

[5] 方开泰, 金辉, 陈庆云. 实用回归分析. 北京: 科学出版社, 1988.

[6] Colton T, et al. Biostatistic in pharmacology. volume 2. perganxm press. Oxfor. New York. Toronto. Sydney. Braunschweig, 1973.

[7] 上海师范大学数学系概率统计教研组. 回归分析及其试验设计. 上海: 上海教育出版社, 1978.

(王彤 柳青 余松林)

趋势面分析

与地域分布有关的特征可以分解为两部分: 反映区域性总变化规律的趋势变化和反映局部变化与随机误差的偏差部分。趋势面分析(trend-surface analysis)是用回归分析技术来描述这种特征在地域上的分布趋势。它通过用一定的函数对这种特征在空间上的分布进行分析, 用该函数所代表的面来拟合此特征的区域性变化, 常用的模型为多项式回归模型, 数学证明任何函数都可用多项式逼近, 如果一个变量在某区域内的变化有一定规律, 则用多项式来逼近时, 拟合度一般很高, 否则就说明该变量不仅受区域因素控制, 局部异常因素的作用也很明显。

1 趋势面方程的建立

设经度 X、纬度 Y 为地理坐标, Z 表示特征观察值。记 Z_i 为在坐标 (x_i, y_i) 处的特征

观察值,$i=1,2,\cdots,n$,建立如下关系式:

$$Z(x_i,y_i)=\hat{Z}(x_i,y_i)+\varepsilon_i \tag{1}$$

其中 ε_i 是随机误差 $\varepsilon_i\sim N(0,\sigma^2)$,若上述关系成立,则称 $\hat{Z}(x_i,y_i)$ 为在 $Z(x_i,y_i)$ 处的趋势值,趋势函数 $\hat{Z}(x_i,y_i)$ 可用多项式表示。

1)一阶趋势面方程

$$\hat{Z}(x,y)=\beta_0+\beta_1 x+\beta_2 y \tag{2}$$

又称一阶趋势面,表示为一倾斜平面,它的等值线是一簇平行线,如图1。

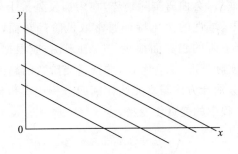

图1 一阶趋势面等值线图

2)二阶趋势面方程

$$\hat{Z}(x,y)=\beta_0+\beta_1 x+\beta_2 y+\beta_3 x^2+\beta_4 xy+\beta_5 y^2 \tag{3}$$

又称二阶趋势面,表示为椭圆面、抛物面或双曲面等,它的等值线是一簇二次曲线,如图2。

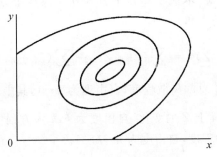

图2 二阶趋势面等值线图

3)三阶趋势面方程

$$\hat{Z}(x,y)=\beta_0+\beta_1 x+\beta_2 y+\beta_3 x^2+\beta_4 xy+\beta_5 y^2+\beta_6 x^3+\beta_7 x^2 y+\beta_8 xy^2+\beta_9 y^3 \tag{4}$$

表示一个三阶曲面,其等值线如图3。

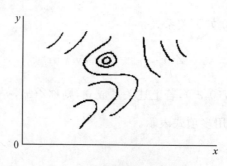

图 3　三阶趋势面等值线图

趋势面方程并不是阶数越高越好,虽然阶数越高的多项式逼近观察值效果越好,但它所表示的曲面有许多曲折,会偏离实际趋势,在内插及外推上效果反而不好,同时计算量也太大,故反映大面积区域性的变化特征通常取低阶趋势面,反映小范围内的变化特征取高阶趋势面,但高于三阶的趋势面很少。一般来说,应根据趋势面方程显著性检验结果、拟合优度等,结合实际情况,综合考虑,选择适当阶数的趋势面方程。

趋势面方程中的参数估计方法与多元线性回归分析中参数估计的原理、方法及步骤相同,如对一阶趋势面方程中的变量作变换,令 $y=z,x_1=x,x_2=y$ 即得二元回归方程

$$y=\beta_0+\beta_1 x_1+\beta_2 x_2+\varepsilon$$

根据最小二乘法解出待定系数 β_0、β_1、β_2 的估计值,将回归系数估计值代入方程即得趋势面方程。

2　趋势面方程的拟合优度

用 $\hat{Z}$ 预测 Z 是有误差的,因而有必要对所建立的趋势面方程作拟合优度评价。趋势面方程对观察值拟合得好坏,取决于回归平方和在总离差平方和所占的比重,统计学上称决定系数 R^2。设离差平方和

$$SS_{总} = \sum(Z_i - \overline{Z})^2 = \sum(\hat{Z}_i - \overline{Z})^2 + \sum(Z_i - \hat{Z}_i)^2 = SS_{趋} + SS_{剩}$$

$SS_{总}$ 反映观察值 Z 关于 $\overline{Z}$ 总的离散程度,自由度为 $n-1$,其中 n 为观察点数。$SS_{趋}$ 反映 (x,y) 的改变引起的趋势面上 $\hat{Z}$ 的变化,自由度为 k,k 为方程中自变量的项数。$SS_{剩}$ 反映观察值 Z 偏离趋势面的程度,自由度为 $n-k-1$。

$$R^2 = \frac{SS_{趋}}{SS_{总}} = \frac{\sum(\hat{Z} - \overline{Z})^2}{\sum(Z - \overline{Z})^2} = 1 - \frac{SS_{剩}}{SS_{总}} \tag{5}$$

R^2 越大,越接近 1,表明拟合程度越好;R^2 越小,表面拟合程度越差。用 C 表示趋面拟合优度,则

$$C = \frac{SS_{趋}}{SS_{总}} \times 100\% = R^2 \times 100\% \tag{6}$$

C 值越大,越接近 100,说明该阶趋势面对实际观测值的拟合程度越高。

3 趋势面方程的显著性检验

假设 $H_0:\beta_j=0,H_1:\beta_j\neq 0(j=1,2,\cdots,k)$。
计算统计量

$$F=\frac{SS_{趋}/k}{SS_{剩}/(n-k-1)} \tag{7}$$

如果 $F\geqslant F_{0.05(k,n-p-1)}$,则 $P\leqslant 0.05$,拒绝 H_0,说明可用该阶趋势面方程拟合实际资料;如果 $F<F_{0.05(k,n-p-1)}$,则 $P>0.05$,接受 H_0,说明不适宜用该阶趋势面方程拟合实际资料。

4 绘制趋势面分析图

在固定趋势值(等高)的条件下,设定 x_i,求出 y_i,按照 x_i 和 y_i 绘制趋势面分析图,见图1~3。

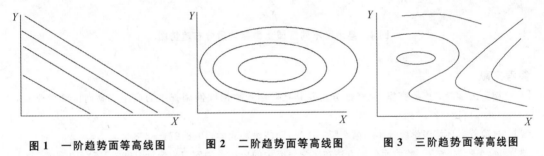

图1 一阶趋势面等高线图   图2 二阶趋势面等高线图   图3 三阶趋势面等高线图

例1 某地调查铬盐的污染状况,收集该地区不同区域土壤中铬的含量及区域的坐标见表1。试分析当地铬污染的分布趋势。

表1 某地区不同区域土壤铬含量及相应坐标值

编号	1	2	3	4	5	6	7	8	9	10	11	12
铬含量	27.6	38.4	24.0	24.7	32.0	55.5	40.4	37.5	31.0	31.7	53.0	44.9
x	0.00	1.10	1.80	2.95	3.40	1.80	0.70	0.20	0.85	1.65	2.65	3.65
y	1.00	0.60	0.00	0.00	0.20	1.70	1.30	2.00	3.35	3.15	3.10	2.55

经拟合二阶趋势面模型,结果见表2。

表2 二阶趋势面模型的参数估计值

参数	DF	b	$SE(b)$	t 值	P 值
截距项	1	6.00	10.02	0.60	0.572
y	1	29.79	9.13	3.26	0.017
x	1	17.44	6.82	2.56	0.043
$y*y$	1	-8.07	2.08	-3.87	0.008
$x*y$	1	0.36	1.61	0.22	0.832
$x*x$	1	-3.59	1.49	-2.41	0.053

经回归方程的方差分析，$F=6.24>F_{0.05(5,6)}=4.39$，$P<0.05$，模型有统计学意义。$R^2=0.8386$，$C=83.86\%$。趋势图见图 4。

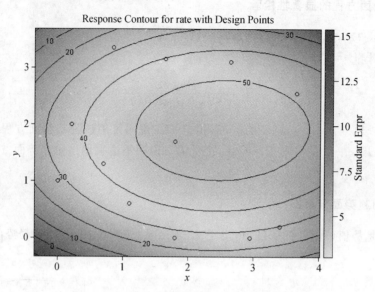

图 4　某地区不同区域土壤铬含量分布趋势图

参考文献

［1］ 湖南医学院肿瘤研究室. 趋势面分析及其在肿瘤死亡回顾性调查中的应用. 湖南医学院学报，1980，1:18－27.

［2］ 林琼芳. 环境医学统计学. 第 2 版. 武汉:同济医科大学，1988:274－278.

［3］ 陈红子，陆守曾. 趋势面分析方法在医学研究中的应用. 中国卫生统计，1990，7(5):10－16.

［4］ 温焕新，洪楠. 趋势面分析法在研究我国足月低体重儿地理特征. 中国卫生统计，1991，8(5):1－5.

［5］ 赵跃进. 趋势面分析法在疾病监测中的应用. 中国卫生统计，1988，5(3):7－8.

［6］ 郭祖超主编. 医用数理统计方法. 第 3 版. 北京:人民卫生出版社，1989.

［7］ 汤旦林. 医学统计学基础. 北京:人民卫生出版社，1989.

［8］ RE Blackith，RA Reyment. Trend-surface Analysis of Tranaformation Grids. Multivariate Morphometrics. Academic Press，London and New York，1971.

（柳　青　王　彤　方　亚）

Logistic 回归分析

logistic 回归又称 logit 回归，属于概率型非线性回归，它是研究反应变量为二项分类或多项分类观察指标与一些影响因素之间关系的一种多变量分析方法。logistic 回归模型于 20 世纪 60 年代初提出,由于这一方法用于流行病学研究有很多优点,从 70 年代开始广泛地用于流行病调查研究数据,并逐渐成为这一方面应用的主要统计方法。流行病学的基本任务之一是研究疾病发生的原因,其主要方式是通过观察在不同的"自然"暴露状态下人群的发病情况,分析各危险因素与疾病发生之间的定量关系,为了正确说明这种关系,要控制许多混杂因素,因而需要有相应的多因素分析方法来处理资料;虽然使用 Mantel-Haenszel 分层分析方法可以较好地解决这一问题,但这种方法有其局限性,即遇到混杂因素较多,每层内样本数据很少甚至为零的情况,会给分析带来一定的困难,而用 logistic 回归方法则仍能处理。此外,logistic 回归还可以用于实验研究中药物或毒物的剂量—反应分析以及临床试验评价等。由于 logistic 回归与普通的线性回归在分析问题思路上大致相同,以及这种模型本身所具有的一些特点,深受医学工作者的喜爱,现已成为处理二项分类反应数据的常用方法,国际上一些通用的统计软件如 SAS、SPSS、STATA、S-PLUS 等均有这种功能。多项分类反应与二项分类反应的情况除具体模型有些不同外,在参数估计和假设检验等问题上有许多共同之处,处理方法也十分接近,本条目拟以二项分类反应资料为例介绍 logistic 回归的一些基本的内容。

1　基本公式

设 Y 为二项分类反应变量,取值为 1 或 0 分别表示阳性结果的发生或不发生(如发病与不发病、死亡与存活、有效与无效等),另外有 p 个自变量(通常是一些可能影响 Y 变化的危险因素或干预措施),记为 $X=(X_1,X_2,\cdots,X_P)$,其中每一个自变量可以是定性、定量或等级的。现观察到 n 例数据,用 x_{ik} 表示第 i 例观察对象第 k 个自变量的值,则 logistic 回归原始资料格式如表 1。

表 1　logistic 回归原始观察资料的一般格式

例号	反应变量	自变量 X			
i	Y	X_1	X_2	$\cdots$	X_p
1	y_1	x_{11}	x_{12}	$\cdots$	x_{1p}
2	y_2	x_{21}	x_{22}	$\cdots$	x_{2p}
3	y_3	x_{31}	x_{32}	$\cdots$	x_{3p}
$\vdots$	$\vdots$	$\vdots$	$\vdots$	$\cdots$	$\vdots$
n	y_n	x_{n1}	x_{n2}	$\cdots$	x_{np}

现用 $P=P(Y=1|X)$ 表示在一组自变量为 X 时阳性结果发生概率,则 logistic 回归模型的基本形式为

$$P=\frac{1}{1+\exp[-(\alpha+\beta_1X_1+\beta_2X_2+\cdots+\beta_pX_p)]} \tag{1}$$

而阳性结果不发生的概率

$$1-P=\frac{\exp[-(\alpha+\beta_1X_1+\beta_2X_2+\cdots+\beta_pX_p)]}{1+\exp[-(\alpha+\beta_1X_1+\beta_2X_2+\cdots+\beta_pX_p)]} \tag{2}$$

两个概率比数的自然对数为

$$\ln \frac{P}{1-P} = \alpha + \beta_1 X_1 + \beta_2 X_2 + \cdots + \beta_p X_p \tag{3}$$

式中 $\ln[P/(1-P)]$ 习惯称为 logit(P)，公式（3）是 logistic 模型的线性化表达形式，称作 logit 模型，两种不同形式的模型等价。模型中的 α 和 $\beta_1, \beta_2, \cdots, \beta_p$ 分别是需要估计的常数项和各变量的偏回归系数（简称回归系数），由样本得到的参数估计值用 a 和 $b_1, b_2, \cdots, b_p$ 表示。

若记 $Z = \alpha + \sum \beta_k X_k$，$Z$ 与 P 之间关系的 logistic 曲线的图形如图 1。从图 1 可以看出，当 Z 值趋于 $+\infty$ 时，P 值渐近于 1；当 Z 值趋于 $-\infty$ 时，P 值渐近于 0；P 值的变化在 $0 \sim 1$ 范围之内，并且随着 Z 的增加或减少以 $(0, 0.5)$ 为中心呈对称 S 形变化。logistic 模型的这些特点常能够较好地配合生物学中的剂量-反应资料。

2 参数的最大似然估计

参数估计的方法有多种，如线性判别法、加权最小二乘法（WLS）、最大似然法（ML）等，各种方法应用的条件有所不同，其中最大似然法能适合各种类型的资料，是比较理想和最常用的一种方法。最大似然估计的基本思想是先建立似然函数 L，然后用非线性迭

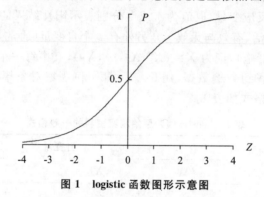

图 1　logistic 函数图形示意图

代方法使其对数似然函数达到极大值，此时参数的取值即为最大似然估计值。即求下列方程的解：

$$\begin{cases} \partial \ln L / \partial \alpha = 0 \\ \partial \ln L / \partial \beta_1 = 0 \\ \cdots \\ \partial \ln L / \partial \beta_p = 0 \end{cases} \tag{4}$$

常用的迭代算法是 Newton-Raphson 法，具体计算过程如下：

1）给出样本的似然函数

$$L = \prod_{i=1}^{n} P_i^{y_i} \cdot (1 - P_i)^{1-y_i} \tag{5}$$

式中 P_i 表示自变量取值为 $X_i = (x_{i1}, x_{i2}, \cdots, x_{ip})''$ 的第 i 个观察对象阳性结果发生的概率,如果实际出现的是阳性结果,取 $y_i = 1$,否则 $y_i = 0$。将式(1)引入似然函数中,形成要计算的目标函数 $\ln L$,即

$$\ln L = \sum_{i=1}^{n} \left[y_i \ln P_i + (1 - y_i) \ln(1 - P_i) \right] \tag{6}$$

2)给出各参数的初始试验值,一般可以设定 $\alpha^{(0)} = 0, \beta_1^{(0)} = 0, \beta_2^{(0)} = 0, \cdots, \beta_p^{(0)} = 0$(上角标括号中的 0 表示取迭代的初值)。

3)对目标函数求各参数试验值相应的一阶偏导数:

$$D(s) = \left(\frac{\partial \ln L}{\partial \alpha}, \frac{\partial \ln L}{\partial \beta_1}, \cdots, \frac{\partial \ln L}{\partial \beta_p} \right)_{\alpha = \alpha^{(s)}, \beta_1 = \beta_1^{(s)}, \cdots, \beta_p = \beta_p^{(s)}}^{n} \tag{7}$$

s 表示迭代进行到了第 s 步,最开始时 $s = 0$。

4)求各参数迭代值相应的 Fisher 信息矩阵:

$$I(s) = - \begin{pmatrix} \dfrac{\partial \ln L}{\partial \alpha^2} & \dfrac{\partial \ln L}{\partial \alpha \partial \beta_1} & \cdots & \dfrac{\partial \ln L}{\partial \alpha \partial \beta_p} \\ \dfrac{\partial \ln L}{\partial \beta_1 \partial \alpha} & \dfrac{\partial \ln L}{\partial \beta_1^2} & \cdots & \dfrac{\partial \ln L}{\partial \beta_1 \partial \beta_p} \\ \vdots & \vdots & & \vdots \\ \dfrac{\partial \ln L}{\partial \beta_p \partial \alpha} & \dfrac{\partial \ln L}{\partial \beta_p \partial \beta_1} & \cdots & \dfrac{\partial \ln L}{\partial \beta_p^2} \end{pmatrix}_{\alpha = \alpha^{(s)}, \beta_1 = \beta_1^{(s)}, \cdots, \beta_p = \beta_p^{(s)}} \tag{8}$$

5)对参数的迭代值进行修正,即第 $s + 1$ 步的迭代值为

$$\beta_A^{(s+1)} = \beta_A^{(s)} + [I^{(s)}]^{-1} \cdot D^{(s)} \tag{9}$$

其中 $\beta_A^{(s)} = (\alpha^{(s)}, \beta_1^{(s)}, \beta_2^{(s)}, \cdots, \beta_p^{(s)})$。

(6)判断计算是否结束。如果迭代结果未达到要求的精度,令 $s + 1 \Rightarrow s$ 返至第三步继续进行,直到最后收敛为止(如规定两次迭代的参数试验值的最大误差 $\leqslant 0.0001$)。

上述过程迭代到最后一步的 $\beta_A^{(s)}$ 即是参数的最大似然估计值 $b_A = (a, b_1, b_2, \cdots, b_p)$,信息阵的逆阵 $[I^{(s)}]^{-1}$ 是参数估计值的方差-协方差矩阵,其对角线元素开平方后为相应参数估计值的标准误 $SE(b_k)$。为了防止迭代不收敛无限循环下去,还应规定最大迭代次数(如 $s \leqslant 30$)。上述求解过程只能由计算机完成。

3 参数的假设检验

求出回归方程后,还需要对回归系数进行假设检验,以说明所研究的处理因素或暴露因素是否有作用。为此通常需要对模型中的一部分回归系数是否为 0 作出检验(不妨假设对 $d + 1$ 个相继的回归系数作检验),检验的原假设为

$$H_0 : \beta_k = \beta_{k+1} = \cdots = \beta_{k+d} = 0$$
$$H_1 : 回归系数不全等于 0$$

单个回归系数的检验假设为

$$H_0 : \beta_k = 0$$
$$H_1 : \beta_k \neq 0$$

常用的检验方法有以下几种：

1)似然比检验（likelihood ratio test）。基本思想是比较在两种不同假设条件下的对数似然函数值，计算其差别大小。具体作法是先拟合一个不包含准备检验因素在内的 logistic 模型，求出它的对数似函数值 $\ln L_0$，然后把需要检验的因素加入模型中去再进行拟合，得到一个新的对数似然函数值 $\ln L_1$，假设前后两个模型分别包含 l 个自变量和 p 个自变量（$p \geq l$），计算似然比统计量 G，即

$$G = 2(\ln L_1 - \ln L_0) \tag{10}$$

当样本含量较大时，在零假设下得到的 G 统计量近似服从自由度为 $p-l$ 的 χ^2 分布。

2)记分检验（score test）。对 $\beta_k = \beta_{k+1} = \cdots = \beta_{k+d} = 0$ 的假设检验，以不包含准备检验因素在内的模型作为基础，求出参数的最大似然估计，准备检验的回归系数则用 0 来代替，计算下面 S 统计量：

$$S = D' I^{-1} D \tag{11}$$

式中 D 是各参数在取值为 $a, b_1, b_2, \cdots, b_{k-1}, 0, 0, \cdots, 0$ 时，对数似然函数的一阶偏导数向量；I^{-1} 是在相同条件下得到的协方差矩阵。当样本含量较大时，在零假设下得到的记分统计量 S 渐近服从自由度为 $d+1$ 的 χ^2 分布。

（3）Wald 检验　这种方法比较简单，只需将各参数的估计值 b_k 与 0 比较，而用它们的标准误 $SE(b_k)$ 作为参照，为检验 $\beta_k = 0$ 是否成立，计算下面的统计量：

$$u = b_k / SE(b_k) \tag{12}$$

对于大样本资料，在零假设下 u 渐近服从标准正态分布。对 u 平方将成为自由度为 1 的 χ^2 统计量，即

$$\chi^2 = [b_k / SE(b_k)]^2 \tag{13}$$

Wald 检验可以推广，对 $\beta_k = \beta_{k+1} = \cdots = \beta_{k+d} = 0$ 的假设检验，由下面统计量给出

$$W = b_t' I_t b_t \tag{14}$$

其中 $b_t = (b_k, b_{k+1}, \cdots, b_{k+d})$，$I_t$ 为相应参数估计值的信息阵。当样本含量较大时，统计量 W 渐近服从自由度为附加参数数目为 $d+1$ 的 χ^2 分布。

在上述三种方法中，人们通常比较喜欢似然比检验，结果相对也比较可靠。计分检验有两个特点：一是在有些情况下，它与传统的 Mantel-Haenszel 分层检验方法所得的结果完全相同，二是在小样本情况下，S 的分布更接近 χ^2 分布，所以应用它导致 Ⅰ 类错误结论的可能性较小。Wald 检验在计算和使用上更容易一些，但是结果略偏于保守。实际中应注意使用的软件所用的统计量，采用不同的方法其结果可能有所不同，但通常在样本量较大的情况下使用三种方法得到的结果是一致的。

4　模型参数的意义

在流行病学研究中,如果把 logistic 模型中的 P 看作是在某一暴露状态下发病的概率,不难看出模型中的常数项 α 表示的是所有暴露剂量为 0 时发病与不发病概率之比的对数;回归系数 β_k 则表示当因素 X_k 改变一个单位时 $\mathrm{logit}(P)$ 的改变量(见式(3)),它与衡量危险因素作用大小的重要指标比数比(odds ratio, OR)有一个对应的关系。若 OR 值的总体参数用 ψ 表示,则对比某一危险因素的两组不同暴露水平 $X_k=x_k$(暴露组)与 $X_k=x_k^*$(对照组)的发病情况(假定其他因素水平不变),则该因素的比数比为

$$\ln\psi_k = \ln\frac{P/(1-P)}{P^*/(1-P^*)} = \mathrm{logit}(P) - \mathrm{logit}(P^*)$$
$$= \left(\alpha + \beta_k x_k + \sum_{l\neq k}\beta_l x_l\right) - \left(\alpha + \beta_k x_k^* + \sum_{l\neq k}\beta_l x_l\right)$$
$$= \beta_k(x_k - x_k^*) \tag{15}$$

即

$$\psi_k = \exp[\beta_k(x_k - x_k^*)] \tag{16}$$

式中 P 和 P^* 分别表示在 X_k 取值为 x_k 及 x_k^* 时的发病概率。特殊地,如果取暴露组水平 $x_k=1$,对照组水平 $x_k^*=0$,则暴露组与对照组发病的比数比为 $\psi_k=\exp(\beta_k)$。当 $\beta_k=0$ 时,$\psi_k=1$,说明 X_k 对疾病发生不起作用;当 $\beta_k>0$ 为正值时,$\psi_k>1$,说明 X_k 是一个危险因子;$\beta_k<0$ 为负值时,$\psi_k<1$,说明 X_k 是一个保护因子。

在多因素情况下两组不同暴露水平 $x_1,x_2,\cdots,x_p$ 和 $x_1^*,x_2^*,\cdots,x_p^*$ 的比数比为

$$\psi = \exp\left[\sum_{k=1}^{p}\beta_k(x_k - x_k^*)\right] = \prod_{k=1}^{P}\exp[\beta_k(x_k - x_k^*)] \tag{17}$$

样本比数比为

$$OR = \exp\left[\sum_{k=1}^{p}b_k(x_k - x_k^*)\right] = \prod_{k=1}^{P}\exp[b_k(x_k - x_k^*)] \tag{18}$$

即多变量的联合比数比为各变量比数比的乘积。

ψ 的假设检验和置信区间估计可以借助于 b_k 的抽样分布来进行,在实际样本并不是很大的情况下(如 $n<50$),它仍有可能较好地服从正态分布。$\beta_k=0$ 的假设检验相当于检验 $\psi_k=1$ 是否成立,因此可以利用似然比检验、记分检验或 Wald 检验之一来完成。ψ 的 $100(1-\alpha)\%$ 置信区间可利用下式估计

$$\exp[\ln OR \pm u_{1-\alpha/2}SE(\ln OR)] \tag{19}$$

其中 $u_{1-\alpha/2}$ 为标准正态分布曲线下右侧面积为 $\alpha/2$ 的 u 值,$\ln OR = \sum_{k=1}^{p}b_k(x_k - x_k^*)$,标准误

$$SE(\ln OR) = \sqrt{V}$$

$$V = \sum_{k=1}^{p} SE^2(b_k) \cdot (x_k - x_k^*)^2 + \sum_{k \neq l} \sum Cov(b_k, b_l) \cdot (x_k - x_k^*)(x_l - x_l^*) \quad (20)$$

其中 $Cov(b_k, b_l)$ 是任意两个参数估计值的协方差,可由信息阵的逆阵元素得到。

对任一自变量 X_k 在取值为 1 或 0 的特殊情况下,其比数比 ψ_k 的 $100(1-\alpha)\%$ 置信区间(CI)的估计为

$$\exp[b_k \pm u_{1-\alpha/2} SE(b_k)] \quad (21)$$

这是实际中常用的一个公式。

由于 ψ 值与模型中的常数项 α 无关,在危险因素分析中通常把 α 看作无效参数。实际中诸如心脑血管疾病、恶性肿瘤等慢性病在目标人群中所占比例很小,比数比的数值常可以作为相对危险度(relative risk,RR)的近似估计值,这是 logistic 回归用于流行病学调查资料分析的特点之一,即得到某一因素的 logistic 回归系数的估计值 b_k 后,很容易给出这一因素的相对危险度。

例 1 表 2 是一项研究吸烟、饮酒与食管癌关系的病例-对照资料,其中共调查了886 名患者和正常对照,试作 logistic 回归分析。

表 2　吸烟与食管癌关系的病例-对照调查资料

分层 K	吸烟 X_1	饮酒 X_2	观察例数 n_k	阳性数 d_k	阴性数 $n_k d_k$
1	0	0	199	63	136
2	0	1	170	63	107
3	1	0	101	44	57
4	1	1	416	265	151

各变量编码标准

$$X_1 = \begin{cases} 1 & 吸烟 \\ 0 & 不吸烟 \end{cases} \qquad X_2 = \begin{cases} 1 & 饮酒 \\ 0 & 不饮酒 \end{cases} \qquad Y = \begin{cases} 1 & 病例 \\ 0 & 对照 \end{cases}$$

将所有资料经 logistic 回归计算后得

参数估计值	$b_1 = 0.886$	$b_2 = 0.526$
标准误	$SE(b_1) = 0.150$	$SE(b_2) = 0.157$
协方差	$Cov(b_1, b_2) = -0.007$	

说明两个因素都是危险因子,吸烟与不吸烟的比数比为

$$OR_1 = \exp(b_1) = \exp(0.886) = 2.43$$

ψ_1 的 95% 置信区间

$$\exp[b_1 \pm u_{1-0.05/2} SE(b_1)] = \exp(0.886 \pm 1.96 \times 0.150) = (1.81, 3.25)$$

饮酒与不饮酒的比数比为

$$OR_2 = \exp(b_2) = \exp(0.526) = 1.69$$

ψ_2 的 95% 置信区间

$$\exp[b_2 \pm u_{1-0.05/2} SE(b_2)] = \exp[0.526 \pm 1.96 \times 0.157)] = (1.24, 2.30)$$

既吸烟又饮酒与没有这两种嗜好的比数比为

$$OR = \exp(b_1) \exp(b_2) = \exp(0.886) \exp(0.526) = 4.10$$

ψ 的 95% 置信区间

$$
\begin{aligned}
V &= SE^2(b_1) + SE^2(b_2) + 2Cov(b_1, b_2) \\
&= 0.150^2 + 0.157^2 + 2 \times (-0.007) = 0.033
\end{aligned}
$$

$$\exp[\ln OR \pm u_{1-0.05/2}\sqrt{V}] = (\ln 4.10 \pm 1.96 \times \sqrt{0.033}) = (2.87, 5.85)$$

5　变量取值与编码

作 logistic 回归首先要把各观察项目的内容用数值表示出来。对同一资料分析，自变量按不同方式取值，可能会使 b_k 的量及符号发生变化，甚至可能会对结果的解释产生影响。例如考虑吸烟因素（X）有吸与不吸两个水平，如果按照

$$X = \begin{cases} 0 & \text{不吸烟} \\ 1 & \text{吸烟} \end{cases} \qquad X = \begin{cases} 1 & \text{不吸烟} \\ 0 & \text{吸烟} \end{cases}$$

两种不同方式取值，则 ψ 的估计值分别是 $\exp(b)$ 和 $\exp(-b)$，即回归系数绝对值相同，正负符号相反；如果取

$$X = \begin{cases} -1 & \text{不吸烟} \\ 1 & \text{吸烟} \end{cases}$$

则比数比值为 $\exp(2b)$，即回归系数的符号与第一种取值方式相同，数值是前者的 $1/2$。由于上述三种取值方法的假设检验结果完全相同，所以在实际中都有使用。

以下是常用的一些自变量取值或编码方法：

1）直接使用连续变量，如年龄、血压、白细胞数等。此法用起来比较简单，能保持信息的完整性，多数情况下回归效果也较为理想。但是使用这种方法也有一些明显的缺陷，一是参数的实际意义不够明确，例如对年龄相对危险度估计，$\exp(b)$ 表示每增加一岁时的相对危险度，不一定有实际意义；如果是白细胞数就显得有些荒谬了。所以最好能够根据实际情况规定一常数 c，然后再计算比数比值 $\exp(cb)$，比如年龄因素规定 $c = 10$（岁），$\exp(10b)$ 表示年龄平均增加 10 岁发病的相对危险度。此外，这种方法较易受极端值的干扰，使分析结果出现偏差。

2）将连续变量离散化，对各等级按 $1, 2, \cdots, l$ 给分，然后再按连续变量处理。如把年龄变量 X 按如下年龄段分组：

$$X=\begin{cases} 1 & <40 \\ 2 & 40\sim50 \\ 3 & 50\sim60 \\ 4 & \geqslant60 \end{cases}$$

此时 $\exp(b)$ 表示平均增加一个年龄段发病的相对危险度。使用这种方法的关键是要正确地分组,把对发病率影响差别不大的观察对象分到同一组中,而对差别较大的则尽可能分开。为便于解释,一般应适当地限制分组的数目(如 $l\leqslant5$)。

3)将分类变量转化成哑变量(dummy variables)。如果是连续变量,可以在分组等级化基础上进行,即将有 l 个水平的分类变量转化成 $l-1$ 个哑变量。如对年龄分组可按表3两种不同的方法生成三个哑变量 $D_j(j=1,2,3)$。

表3 两种不同的哑变量生成方法

水平	年龄分组 X	哑变量(方式一)			哑变量(方式二)		
		D_1	D_2	D_3	D_1	D_2	D_3
1	<40	0	0	0	1	1	1
2	40~50	1	0	0	1	0	0
3	50~60	0	1	0	0	1	0
4	≥60	0	0	1	0	0	1

注意两种编码在使用上侧重点不同,方式一强调参数解释。由于第一水平三个哑变量编码为0,其他各水平对应的 $\exp(b_j)$ 恰好为相对第一水平的危险度,任意两组的相对危险度可以由它们的回归系数之差得到,如水平4相对水平2的危险度为 $\exp(b_3-b_1)$。方式二虽然也能获得这些量,但需要作一些换算,它采用的是方差分析编码的方法,便于分析交互作用,更注重的是假设检验,在使用软件时应对此有所了解。哑变量法理论上合理,并且能够做出更为细致的解释,它既可用于有序分组变量,也适用于无序分组变量;缺点是如果模型中哑变量过多,一些变量水平组合的例数过少,可能会产生计算上的困难(病态矩阵),反而得不出正确的结果,实际中应当尽量控制分组变量的水平数。此法适合样本量比较大的情形。

另外也要注意关于"阳性反应"的定义,因其涉及对 Y 的编码方式,同一资料编码方式不同,回归系数的估计值也不同。如定义阳性为 $Y=1$ 或 $Y=0$,b_k 的绝对值相等,正负符号相反。

6 单因素 logistic 回归

模型中只含有一个自变量,不考虑其他混杂因素的影响,它通常作为基础资料的分析对各个变量做初步的筛选。对于分类变量可以利用化哑变量的方法作 logistic 回归,并以列联表的形式显示原始数据。这样做一方面能够对各分类的差别做出较细致的检验,同时也能够检查样本数据中变量的水平设置是否合理,如果某一水平的观察例数很少甚至根本没有,则应考虑合并一些类别或重新划分。对于连续变量可以直接或者通过

lnX、X^2 等适当的变换后引入模型,但最好的办法还是离散化后按分类变量进行处理。为了不遗漏一些可能有意义的因素,一般在单因素分析中可以把显著性水平定得较宽一些(如 $P<0.20$),以便进一步作多因素分析。

7 多因素 logistic 回归

多因素 logistic 分析的目的是控制混杂因素,为此只要将混杂因素(变量)的效应直接并入回归模型,就可以达到目的。作为混杂因素在回归分析中应具有两个基本特征,一是该变量取不同的值会对反应变量产生影响,即相应的回归系数不等于零;二是它与所要分析的危险因素之间有一定的关系,表现在它可能会改变危险因素(变量)回归系数的大小,等同于改变相对危险度的大小。常用的分析方法有两种:

1)阶梯式配合。即围绕所要说明的问题,从最简单的模型开始,按照一定的顺序把要分析的因素逐个引入模型,必要时把交互影响项也纳入模型中,最后在其中选择一个最能说明问题的模型。以例 1 资料说明这一分析过程。对饮酒作单因素分析,$b_2=0.830$ ($P<0.01$),表明饮酒与食道癌有一定的联系,而从一般人们的生活习惯来看,饮酒与吸烟关系密切,从而推论饮酒可能是吸烟与食道癌关系研究中的一个混杂因素。分析可以按下面的思路进行:

$$\text{logit}(P)=\alpha$$

此模型表示食道癌发病的概率与吸烟、饮酒无关。

$$\text{logit}(P)=\alpha+\beta_1 X_1$$

表示食道癌发病的概率与吸烟有关。

$$\text{logit}(P)=\alpha+\beta_1 X_1+\beta_2 X_2$$

表示食道癌发病的概率与吸烟、饮酒有关

$$\text{logit}(P)=\alpha+\beta_1 X_1+\beta_2 X_2+\gamma(X_1 X_2)$$

表示食道癌发病的概率不仅与吸烟、饮酒有关,而且两个因素还有交互作用。表 4 给出了模型的配合结果。

表 4 logistic 模型的参数估计及似然比统计量

模型	常数项	X_1	X_2	$X_1 X_2$	$\ln L$	G
1	−0.037				−613.99	
2	−0.657	1.053			−585.33	57.32
3	−0.910	0.886	0.526		−579.71	11.24
4	−0.769	0.511	0.240	0.582	−578.00	3.42

表中似然比统计量 G 用来对新加入模型中的参数进行假设检验,如对新加入的 X_1 有

$$G=2(\ln L_2-\ln L_1)=2[-585.33-(-613.99)]=57.32$$

对新加入的 X_2 有

$$G=2(\ln L_3 - \ln L_2)=2[-579.71-(-585.33)]=11.24$$

从表 4 拟合结果可以看出,当饮酒(X_2)加入模型中后,吸烟(X_1)的回归系数由模型 2 的 1.053 降至 0.886,有较大的不同(降低 18.8%),提示饮酒具有混杂作用;交互项 X_1X_2 加入模型后,$G=3.42<\chi^2_{0.05,1}$,说明吸烟与饮酒之间的交互作用不明显。因此选择模型 3 作为最后的分析模型较为合适。

注意:该例加入交互项 X_1X_2 后,吸烟(X_1)的回归系数由 0.886 降至 0.511,不能用来说明交互项的混杂效应,其原因在于这样直接相乘有可能使主效应与交互效应的信息出现较大的重叠,尤其当交互项包含有连续变量时这种现象可能更为明显。为避免出现这一问题,一个实用的法则是利用不同的编码方法使它们尽可能地分开,如采用-1 和 1 的编码方式或者在相乘之前从各成分中减去一个均值,如交互项用($X_1-0.5$)($X_2-0.5$)或 $X_1(X_2-0.5)$ 代替 X_1X_2,0.5 是 0 到 1 的均值。

2)逐步回归。即按照事先规定的显著性水平,利用固定的程序(算法)把统计显著的变量逐步选入模型,而对于作用不显著的剔出在外,具体有前进法、后退法和逐步法。logistic 逐步回归的过程与线性逐步回归过程极为相似,但其中所用的检验统计量不再是线性回归分析中的 F 统计量,而是 logistic 回归参数检验中的似然比统计量 G、记分统计量 S 和 Wald 统计量之一。多数统计软件使用的是似然比统计量。需要注意的是,如果自变量中包含有分类变量(水平数 $l>2$),则应把相应的 $l-1$ 个哑变量作为一个整体进行筛选。一般在自变量数目较多问题较为复杂的情况下,使用逐步回归的方法筛选变量常能使问题得到简化,较快地得到结果。

8 标准化回归系数

由于模型中各自变量的取值单位或方式不同,比较各因素的重要性,一般不能直接根据回归系数 b_k 的大小判断,而应该计算标准化回归系数。标准化回归系数的计算,有两种不同的定义方法,一是直接用回归系数乘该变量的标准差,即

$$b_k^n=b_k \cdot S_k \tag{22}$$

或者对自变量标化后直接求得。另一种方法是根据 logistic 分布的原理,计算

$$b_k^n=b_k \cdot S_k/(\pi/\sqrt{3}) \tag{23}$$

式中 $\pi/\sqrt{3}$ 为标准 logistic 分布的标准差($\pi=3.1416$)。无论采用哪一种方法,它们之间仅仅差一个常数因子,对相互比较的分析结果没有影响。

例 2 为了探讨冠心病发生的有关危险因素,对 26 例冠心病病人和 28 例对照者进行病例-对照研究,调查记录了 8 个可能的危险因素,各因素的说明和资料见表 5 和表 6,试用 logistic 逐步回归分析方法筛选危险因素。

表 5 冠心病 8 个可能的危险因素与编码说明

因素	变量名	编码说明
年龄(岁)	X_1	"<45"=1,"45~54"=2,"55~64"=3,"≥65"=4
高血压史	X_2	无=0,有=1
高血压家族史	X_3	无=0,有=1
吸烟	X_4	不吸=0,吸=1
高血脂史	X_5	无=0,有=1
动物脂肪摄入	X_6	低=0,高=1
体重指数(BMI)	X_7	"<24"=1,"24~26"=2,"≥26"=3
A 型性格	X_8	是=0,否=1
冠心病	Y	对照=0,病例=1

表 6 冠心病危险因素病例-对照调查资料

序号	X_1	X_2	X_3	X_4	X_5	X_6	X_7	X_8	Y
1	3	1	0	1	0	0	1	1	0
2	2	0	1	1	0	0	1	0	0
3	2	1	0	1	0	0	1	0	0
4	2	0	0	1	0	0	1	0	0
5	3	0	0	1	0	1	1	1	0
6	3	0	1	1	0	0	2	1	0
7	2	0	1	0	0	0	1	0	0
8	3	0	1	1	1	0	1	0	0
9	2	0	0	0	0	0	1	1	0
10	1	0	0	1	0	0	1	0	0
11	1	0	1	0	0	0	1	1	0
12	1	0	0	0	0	0	2	1	0
13	2	0	0	0	0	0	1	0	0
14	4	1	0	1	0	0	1	0	0
15	3	0	1	1	0	0	1	1	0
16	1	0	0	0	0	0	3	1	0
17	2	0	0	1	0	0	1	0	0
18	1	0	0	1	0	0	1	0	0
19	3	1	1	1	1	0	1	0	0
20	2	1	1	1	1	0	2	0	0
21	3	1	0	1	0	0	1	0	0
22	2	1	1	0	1	0	3	1	0
23	2	0	0	0	1	0	1	1	0
24	2	0	0	0	0	0	1	0	0
25	2	0	1	0	0	0	1	0	0
26	2	0	0	0	1	0	1	1	0
27	2	0	0	0	0	0	1	0	0
28	2	0	0	0	0	0	2	1	0
29	2	1	1	1	0	1	2	1	1
30	3	0	0	1	1	1	2	1	1
31	2	0	0	1	1	1	1	0	1
32	3	1	1	1	1	1	3	1	1
33	2	0	0	1	0	1	1	1	1
34	2	0	1	0	1	1	1	1	1
35	2	0	0	1	0	1	1	0	1
36	2	1	1	1	1	0	1	1	1

续表

序号	X_1	X_2	X_3	X_4	X_5	X_6	X_7	X_8	Y
37	3	1	1	1	1	0	1	1	1
38	3	1	1	1	0	1	1	1	1
39	3	1	1	1	1	0	1	1	1
40	3	0	1	0	0	0	1	0	1
41	2	1	1	1	1	0	2	1	1
42	3	1	0	1	0	1	2	1	1
43	3	1	0	1	0	0	1	1	1
44	3	1	1	1	1	1	2	0	1
45	4	0	0	1	1	0	3	1	1
46	3	1	1	1	1	0	3	1	1
47	4	1	1	1	1	0	3	0	1
48	3	0	1	1	1	0	1	1	1
49	4	0	0	1	0	0	2	1	1
50	1	0	1	1	1	0	2	1	1
51	2	0	1	1	0	1	2	1	1
52	2	1	1	1	0	0	2	1	1
53	2	1	1	1	0	0	1	1	1
54	3	1	1	0	1	0	3	1	1

筛选变量用前进法,所有自变量均按连续变量处理,确定检验水准 $\alpha=0.10$。逐步回归各步骤的结果按选入变量的顺序列于表 7,到第 4 步在未选中的变量中检验概率值最小的变量 X_2 的似然比概率为 0.151,已不能进入方程,故最终进入方程的危险因素有 X_6,X_5,X_8 和 X_1 四个。

表 7 逐步回归过程及各变量的 P 值(似然比)

步骤	X_6	X_5	X_8	X_1	X_2	X_3	X_4	X_7
0	0.001*	0.006	0.008	0.014	0.014	0.028	0.034	0.020
1	0.001	0.005*	0.010	0.024	0.010	0.023	0.091	0.030
2	0.001	0.005	0.024*	0.082	0.066	0.253	0.244	0.183
3	0.001	0.012	0.024	0.041*	0.055	0.180	0.243	0.403
4	0.001	0.039	0.013	0.041	0.151*	0.194	0.493	0.505

注:* 待选变量中概率最小的变量。

表 8 进入方程中的自变量及有关参数的估计值

选入变量	回归系数	标准误	Wald χ^2	P 值	标准化回归系数	$OR(95\%CI)$
常数项	−4.705	1.543	9.30	0.002		
X_1	0.924	0.477	3.76	0.053	0.401	2.52(0.99,6.42)
X_5	1.496	0.744	4.04	0.044	0.406	4.46(1.04,19.19)
X_6	3.136	1.249	6.30	0.012	0.703	23.00(1.99,266.14)
X_8	1.947	0.847	5.29	0.022	0.523	7.01(1.33,36.86)

注:$\ln L=-23.112$。

由表 8 中的标准化回归系数可以看出,选入的四个危险因素按其影响大小排列的顺序为 X_6,X_8,X_5,X_1,它们分别是动物脂肪摄入量、A 型性格、高血脂史和年龄增高。由于这一资料的例数较少,故求得的参数估计值误差较大,如果需要较准确地估计各危险因素的 OR 值,必须适当增加样本含量。

需要指出，一般情况下 logistic 回归仅适合于非传染性疾病的危险因素研究，它要求各次观察是独立的。对一些依赖性观察资料如家族成员之间、重复观察等问题的处理可参阅文献[3,6]。另外，根据抽样方式，logistic 回归有非条件和条件两种不同形式的参数估计方法，非条件 logistic 回归多用于成组资料，而条件 logistic 回归则主要用于配对或按分层设计的资料，具体内容可参阅有关条目。

参考文献

[1] 余松林. 医学现场研究中的统计分析方法. 北京:同济医科大学出版社,1985.

[2] 张尧庭. 定性资料的统计分析. 桂林:广西师范大学出版社,1991:111−165.

[3] Bonney GE. Regressive logistic model for familial disease. Biometrics, 1986,42: 611−625.

[4] Cox DR. The Analysis of Binary Data. London:Chapman & Hall ,1970.

[5] Hosmer DW, Lemeshow S. Applied Logistic Regression. New York:John Wiley & Sons, 1989.

[6] Lipsitz SR, Kim K, Zhao L. Analysis of repeated categorical data using generalized estimating equations. Statistics in Medicine, 1994, 13:1149−1163.

[7] Lemeshow S, David W. Hosmer JR. Logistic Regression. Encyclopedia of biostatistics, 1999: 542.

[8] SAS/STAT® 9.1 User's Guide:the LOGISTIC Procedure, Cary, NC: SAS Institute Inc, 2004: 2281−2465.

（李 康）

非条件 logistic 回归分析

非条件 logistic 回归(unconditional logistic regression)亦称完全 logistic 回归，是 logistic 回归最基本的一种类型，主要用于成组资料的分析。非条件 logistic 回归数据格式、模型及用法与条目"logistic 回归分析"中介绍的内容相一致，其主要特点是在分析危险因素(或处理因素)时对所有的混杂效应同时做出估计。本条目拟以分组数据为重点介绍非条件 logistic 回归方法，此法的基本思想是将自变量相同的个体合并在一起(连续变量可以离散化)，并把它看作是一个"层"，然后以"层"作为基本单位构成似然函数去估计模型参数。

1 基本公式

设 Y 为二项分类反应变量，取值 1 或 0 分别表示某阳性结果的发生或不发生，另外有 p 个自变量记为 $X=(X_1,X_2,\cdots,X_p)$，表示相应的危险因素(定性、定量或有序变量)，若所有的危险因素为定性变量，共有 m 种组合，则原始数据可以归纳成表 1 的形式。

表 1　非条件 logistic 回归分组(层)资料的格式

分层	危险因素				观察例数	阳性数	阴性数
G	X_1	X_2	$\cdots$	X_p	ng	r_g	$n_g - r_g$
1	x_{11}	x_{12}	$\cdots$	x_{1p}	n_1	r_1	$n_1 - r_1$
2	x_{21}	x_{22}	$\cdots$	x_{2p}	n_2	r_2	$n_2 - r_2$
3	x_{31}	x_{32}	$\cdots$	x_{3p}	n_3	r_3	$n_3 - r_3$
$\vdots$	$\vdots$	$\vdots$		$\vdots$	$\vdots$	$\vdots$	$\vdots$
M	x_{m1}	x_{m2}	$\cdots$	x_{mp}	n_m	r_m	$n_m - r_m$

用 $P = P(Y=1|X)$ 表示在一组危险因素为 X 时阳性结果发生的概率,非条件 logistic 回归模型的基本形式为

$$P = \frac{1}{1 + \exp[-(\alpha + \beta_1 X_1 + \beta_2 X_2 + \cdots + \beta_p X_p)]} \tag{1}$$

或用线性化模型形式表示

$$\text{logit}(P) = \alpha + \beta_1 X_1 + \beta_2 X_2 + \cdots + \beta_p X_p \tag{2}$$

其中 $\text{logit}(P) = \ln[P/(1-P)]$,$\alpha$ 和 $\beta_1, \beta_2, \cdots, \beta_p$ 分别是需要估计的常数项和回归系数,参数的估计值用 a 和 $b_1, b_2, \cdots, b_p$ 表示,可用最大似然法求出。根据二项分布的原理,其似然函数为

$$L = \prod_{g=1}^{m} C_{n_g}^{r_g} P_g^{r_g} \cdot (1 - P_g)^{n_g - r_g} \tag{3}$$

式中 P_g 表示第 g 层阳性结果发生的概率,$C_{n_g}^{r_g}$ 为 n_g 个对象中取 r_g 个的组合数,由于它与参数估计无关,可以省略得到简化的似然函数

$$L = \prod_{g=1}^{m} P_g^{r_g} \cdot (1 - P_g)^{n_g - r_g} \tag{4}$$

对(4)式两边取自然对数得到 $\ln L$

$$\ln L = \sum_{g=1}^{m} [r_g \ln P_g + (n_g - r_g) \ln(1 - P_g)] \tag{5}$$

再对 $\ln L$ 求关于各参数的一阶及二阶混合偏导数,通过 Newton-Raphson 迭代运算,便可以得到参数的估计值 $a, b_1, b_2, \cdots, b_p$,同时得到参数估计值的方差—协方差矩阵。可以看出,当各层只有一个观察单位时($n_g = 1$),(4)式实质就是不分组的似然函数。

回归系数的检验及解释见条目"logistic 回归分析"。

2　拟合优度检验

目的是检验拟合模型的理论频数与实际观察频数的符合情况。检验方法有多种,常用以下两种统计量:

1）离差（deviance）

$$D = 2(\ln L^* - \ln L) = 2\sum_{g=1}^{m}\left[r_g \ln \frac{r_g}{n_g \hat{P}_g} + (n_g - r_g)\ln \frac{n_g - r_g}{n_g - n_g \hat{P}_g} \right] \quad (6)$$

特别地，当 $n_g - r_g \neq 0, r_g = 0$ 时，第 g 层的离差为

$$D_g = 2(n_g - r_g)\ln \frac{n_g - r_g}{n_g - n_g \hat{P}_g}$$

当 $n_g - r_g = 0, r_g \neq 0$ 时，第 g 层的离差为

$$D_g = 2r_g \ln \frac{r_g}{n_g \hat{P}_g}$$

式中 L^* 是饱和模型（模型与实际观察数据完全吻合）的似然值，L 是待检验模型的最大似然值，$\hat{P}_g$ 为各层概率的估计值，即

$$\hat{P}_g = 1 / \left\{ 1 + \exp\left[-\left(a + \sum_{k=1}^{p} b_k x_{gk} \right) \right] \right\}$$

2）Pearson χ^2

$$\chi^2 = \sum_{g=1}^{m} \frac{(r_g - n_g \hat{P}_g)^2}{n_g \hat{P}_g (1 - \hat{P}_g)} \quad (7)$$

对于大样本资料，在模型正确的假设下，上述两个统计量将给出近似相同的结果，并且近似服从自由度为 $\nu = m - p - 1$ 的 χ^2 分布。对给定的检验水准 α，如果 $D > \chi^2_{\alpha,\nu}$ 则说明数据与模型配合不好。需要注意的是，如果分层很多，会使一些层内观察数目过少（如 r_g 或 $n_g - r_g < 2$），此时计算出的统计量可能偏离 χ^2 分布，下结论时应慎重。通常的做法是用离差与自由度进行比较，如果 $D > \nu$ 则提示配合不够理想。

3）广义决定系数（generalized coefficient determination）

类似于线性回归模型中的决定系数，由它提供了模型拟合优度的一种综合性指标。这种方法由 Cox 和 Snell(1989)提出，计算公式为

$$R^2 = 1 - \left\{ \frac{L_0}{L_1} \right\}^{\frac{2}{n}} \qquad 0 \leqslant R^2 < 1 \quad (8)$$

其中 L_0 为不包含任何自变量的似然函数值，L_1 为包含所有自变量的似然函数值，R^2 值越接近 1 说明实际数据与模型拟合得越好。它的最大值 $R^2_{\max} = 1 - \{L_0\}^{2/n}$。为了使决定系数理论上能够等于 1，Neglkerke(1991)提出了最大调整系数（Max-rescaled, R-squre），即

$$R^2_{\text{res}} = \frac{R^2}{R_{\max}} \qquad 0 \leqslant R^2_{\text{res}} \leqslant 1 \quad (9)$$

使用 SPSS 和 SAS 统计软件可以直接计算出这一统计量。

进一步回归诊断的问题可参阅文献[3,4]。

3 适用范围

logistic 回归分析特点之一是参数意义清楚,即得到某一因素的 logistic 回归系数 b_k 后,可以很容易估计出这一因素的相对危险度,因此它非常适合流行病学研究。非条件 logistic 回归分析应用范围很广,它既适合于队列研究、病例－对照研究和现况调查的病因学研究,同样还适合于临床试验及实验研究。本条目中的基本公式(式 1)虽然是在队列研究条件下给出的,但它完全适合其他情况,按流行病学三种不同抽样方式作 logistic 回归,除病例－对照研究资料的常数项与另外两种不同外,回归系数的意义是相同的。对此可以通过下面的推导来说明。

设在病例－对照研究中,在已发病的总体中抽取 n_1 个病例,在未发病总体中抽取 n_0 个对照共同组成一个随机样本,用 $P^* = P(Y=1|X,s=1)$ 表示在现有样本中,自变量取值为 X 时发病的概率,$s=1$ 表示观察个体被抽中。由病例－对照资料得到的 logistic 回归模型为

$$P^* = \frac{1}{1+\exp[-(\alpha^*+\beta_1 X_1+\beta_2 X_2+\cdots+\beta_p X_p)]} \tag{10}$$

根据 Bayes 原理

$$P^* = \frac{P(s=1|X,Y=1)P(Y=1|X)}{P(Y=1|X)P(s=1|X,Y=1)+P(Y=0|X)P(s=1|X,Y=0)} \tag{11}$$

如果用 π_1 和 π_0 分别表示在病例和对照人群总体中各自抽样的比例,有

$$\pi_1 = P(s=1|X,Y=1)=P(s=1|Y=1)$$
$$\pi_0 = P(s=1|X,Y=0)=P(s=1|Y=0)$$

将各项代入式(9)得

$$P^* = \frac{\pi_1 P}{\pi_1 P+\pi_0(1-P)} \tag{12}$$

$$\ln\frac{P^*}{1-P^*} = \ln\frac{\pi_1}{\pi_0}+\ln\frac{P}{1-P} = \ln\frac{\pi_1}{\pi_0}+\alpha+\beta_1 X_1+\beta_2 X_2+\cdots+\beta_p X_p \tag{13}$$

可以看出,病例－对照研究的常数 α^* 与队列研究的常数项 α 之间仅差一个常数 $\ln(\pi_1/\pi_0)$,即 $\alpha^* = \ln(\pi_1/\pi_0)+\alpha$。

实际中还应注意以下几点:

1)三种抽样方式得到的资料虽然在处理方法上相同,但在解释上有些差别。由于病例－对照资料得不出真正的发病概率,所以只能获得 OR 值,在发病率较小的情况下与相对危险度 RR 值近似相等;另外两种则能同时获得 OR 和 RR 值。

2)拟合优度检验对于病例－对照研究资料仍然是适合的,公式(6)和公式(7)中的概率 $\hat{P}_g$ 用 $\hat{P}_g^*$ 代替。

3)模型中的自变量与反应概率之间的关系呈对称 S 形曲线关系,在 P 的变动范围较小的情况下,如流行病学研究中的发病概率 P 往往在较小的范围内变化,条件比较容易满足;

但是在有些实验研究中,如毒物的剂量和实验动物死亡率之间的剂量反应研究中,P 的变化范围很大,两者的关系虽然呈 S 形但并不对称,此时可以考虑作变量代换,如取对数变换。

4)非条件 logistic 回归模型也可以用于判别分析,在自变量为分组变量的情况下,其判别效果优于线性判别。由于病例—对照资料得不到模型的常数项 α 的估计值,在得到模型参数 α^* 的估计值 a^* 后,需要对常数项进行校正,即

$$a = a^* - \ln(\pi_1/\pi_0) = a^* - \ln\frac{n_1 q_0}{n_0 q_1} \tag{14}$$

其中 n_1 和 n_0 分别为病例和对照的样本含量,q_1 和 $q_0(q_0 = 1 - q_1)$ 为特定人群中发病和不发病的先验概率,可以根据经验做出估计,如果判别对象来自普通人群,q_1 则较小;判别对象来自医院就诊患者,q_1 则略大;判别对象来自某病的可疑患者,q_1 则更大。

例 为了研究少年儿童肥胖症与胆固醇、甘油三脂等因素之间的关系,在一次现况调查中对某地 7~18 岁年龄段的 1352 名中小学生的身体做了有关的检查。现把调查资料按性别分为 2 组,按年龄分为 4 组,按胆固醇含量分为 2 组,按甘油三脂分为 2 组,共分成 $2 \times 4 \times 2 \times 2 = 32$ 组(层),资料如表 2,试作非条件 logistic 回归分析。

表 2 少年儿童肥胖症危险因素调查资料表

分层 g	性别 S	年龄组 A	胆固醇 T	甘油三脂 G	观察例数 n_g	阳性数 r_g	阴性数 $n_g - r_g$
1	1	1	1	1	98	8	90
2	1	1	1	2	16	1	15
3	1	1	2	1	2	0	2
4	1	1	2	2	2	0	2
5	1	2	1	1	83	12	71
6	1	2	1	2	18	8	10
7	1	2	2	1	22	1	21
8	1	2	2	2	39	12	27
9	1	3	1	1	75	5	70
10	1	3	1	2	23	9	14
11	1	3	2	1	13	2	11
12	1	3	2	2	19	4	15
13	1	4	1	1	232	22	210
14	1	4	1	2	55	4	51
15	1	4	2	1	5	0	5
16	1	4	2	2	2	1	1
17	2	1	1	1	93	7	86
18	2	1	1	2	19	0	19
19	2	1	2	1	4	2	2
20	2	1	2	2	2	0	2
21	2	2	1	1	66	12	54
22	2	2	1	2	22	7	15
23	2	2	2	1	18	2	16
24	2	2	2	2	32	5	27
25	2	3	1	1	75	2	73
26	2	3	1	2	28	7	21
27	2	3	2	1	5	2	3
28	2	3	2	2	10	1	9
29	2	4	1	1	185	4	181
30	2	4	1	2	82	3	79
31	2	4	2	1	3	0	3
32	2	4	2	2	4	0	4

各因素的说明及编码方式如下（见表3）。

表 3　各因素的含义及编码方式说明表

分组号	性别	S	年龄 （岁）	A_1	A_2	A_3	胆固醇 (mmol/L)	T	甘油三酯 (mmol/L)	C
1	男	0	7	0	0	0	<5.18	0	<0.50	0
2	女	1	10	1	0	0	5.18	1	0.50	1
3			13	0	1	0				
4			16	0	0	1				

1）单因素分析，配合如下 logistic 模型：

性别：$\qquad \text{logit}(P) = \alpha + \tau S$

年龄：$\qquad \text{logit}(P) = \alpha + \tau_1 A_1 + \tau_2 A_2 + \tau_3 A_3$

胆固醇：$\qquad \text{logit}(P) = \alpha + \delta T$

甘油三脂：$\qquad \text{logit}(P) = \alpha + \beta C$

用最大似然法估计四种不同模型的参数，如对于年龄与肥胖发生概率之间的关系模型，表2的资料可以化成表4的格式。

表 4　配合模型的资料表格式

分层 g	A_1	A_2	A_3	观察例数 n_g	阳性数 r_g	阴性数 $n_g - r_g$
1	0	0	0	236	18	218
2	1	0	0	300	59	241
3	0	1	0	248	32	216
4	0	0	1	568	34	534

其似然函数可写成

$$L = \prod_{g=1}^{4} P_g^{r_g} \cdot (1 - P_g)^{n_g - r_g}$$

对数似然函数为

$$\ln L = \sum_{g=1}^{4} \left[r_g \ln P_g + (n_g - r_g) \ln(1 - P_g) \right]$$

对 $\ln L$ 求 $\alpha, \tau_1, \tau_2, \tau_3$ 的一阶及二阶混合偏导数，通过 Newton-Raphson 迭代运算，得到参数的估计值及其检验结果。类似可以给出另外三个因素的分析结果，见表5和表6。

表 5　各因素 logistic 回归参数估计值

变量	回归系数	标准误	Wald χ^2	P 值	OR
常数项	−1.933	0.113	290.50		
S	−0.465	0.182	6.53	0.011	0.63
常数项	−2.494	0.245	103.43	<0.001	

续表

变量	回归系数	标准误	Wald χ^2	P 值	OR
A_1	1.087	0.285	14.54	<0.001	2.97
A_2	0.585	0.310	3.56	0.059	1.79
A_3	−0.260	0.302	0.74	0.390	0.77
常数项	−2.256	0.100	511.14	<0.001	
T	0.711	0.219	10.55	0.001	2.04
常数项	−2.406	0.116	430.00	<0.001	
C	0.793	0.181	19.17	<0.001	2.21

表6 各因素的似然比检验

因素	自由度	似然比 G	P 值
S	1	6.69	0.010
A	3	40.00	<0.001
T	1	9.57	0.002
C	1	18.41	<0.001

可以看出,四个因素对肥胖的发生都有一定的影响,其中男性肥胖发生率高于女性($OR=0.63$),各年龄段的情况也有很大的不同($G=40.00$,$P<0.001$),第二年龄段即10~13岁的儿童出现肥胖的比例最高($OR=2.97$),随着年龄的增加比数比例又逐渐减小,第四年龄段即16岁以后降至最低水平($OR=0.77$),说明性别和年龄都可能对分析胆固醇和甘油三脂的作用构成混杂。

2)多因素分析,考虑如下几种模型:

① $$\text{logit}(P) = \alpha + \tau S + \sum_{j=1}^{3} \tau_j A_j$$

此模型表示肥胖症的发生只与性别和年龄有关,而与其他因素无关。用最大似然法求得各参数的估计值依次为 $a=-2.289$,$t=-0.455$,$t_1=1.075$,$t_2=0.576$,$t_3=-0.269$,目标函数值 $\ln L_1 = -433.301$。对比表5的结果可以看到,回归系数的估计值没有多大变化,这与不同性别的学生在各年龄组分布均衡是一致的。

② $$\text{logit}(P) = \alpha + \tau S + \sum_{j=1}^{3} \tau_j A_j + \delta T$$

在这个模型中又加入了胆固醇这一因素,表示肥胖症的发生除与性别和年龄有关外还与胆固醇的含量有关。参数的估计值分别为 $a=-2.295$,$t=-0.451$,$t_1=1.034$,$t_2=0.556$,$t_3=-0.267$,$d=0.123$,目标函数值 $\ln L_2 = -433.172$。对比单因素分析中胆固醇的回归系数,由0.711变为0.123发生了较大的变化,用似然比对 $\delta=0$ 进行假设检验,得到

$$G=2(\ln L_2-\ln L_1)=2[-433.172-(-433.301)]=0.26$$

$G<\chi^2_{0.05,1}=3.84$，故 T 没有纳入模型的必要。由此看出，在去除性别和年龄的影响后，胆固醇对肥胖症的发生几乎没有什么影响。

③ $$\mathrm{logit}(P)=\alpha+\tau S+\sum_{j=1}^{3}\tau_j A_j+\beta C$$

这一模型表示肥胖与性别、年龄和甘油三脂有关。参数的估计值为 $a=-2.416$，$t=-0.500$，$t_1=0.928$，$t_2=0.454$，$t_3=-0.335$，$b=0.703$，目标函数值 $\ln L_3=-426.479$。对 $\beta=0$ 作似然比检验。

$$G=2(\ln L_3-\ln L_1)=2[-426.479-(-433.301)]=13.64$$

$G>\chi^2_{0.05,1}=3.84$，模型③优于模型①。说明在去除性别和年龄的影响后，甘油三脂与肥胖的关系仍然是显著的。

④ $$\mathrm{logit}(P)=\alpha+\tau S+\sum_{j=1}^{3}\tau_j A_j+\beta C+\sum_{j=1}^{3}\gamma_j CA_j$$

这一模型是在模型③的基础上把甘油三脂与年龄的交互作用也考虑进来。参数的估计值依次为 $a=-2.147$，$t=-0.480$，$t_1=0.548$，$t_2=-0.307$，$t_3=-0.396$，$b=-1.259$，$g_1=2.175$，$g_2=2.895$，$g_3=1.240$，根据求得的目标函数值 $\ln L_4=-418.737$，对交互项作似然比检验

$$G=2(\ln L_4-\ln L_3)=2[-418.737-(-426.479)]=15.48$$

$G>\chi^2_{0.05,3}=7.81$，交互影响也是显著的。表7给出了部分参数的估计方差－协方差矩阵。

表 7　部分参数的估计方差－协方差矩阵

参数	b	g_1	g_2	g_3
b	1.0924			
g_1	−1.0923	1.1803		
g_2	−1.0923	1.0924	1.2552	
g_3	−1.0922	1.0926	1.0924	1.2668

由于模型中包含有甘油三脂(C)与年龄(A)的交互项，相对危险度分析应在不同情况下分别计算。四个不同年龄组中甘油三脂的 OR 值的对数为

$$\ln OR=\mathrm{logit}[P(G=1)]-\mathrm{logit}[P(G=0)]$$
$$=(a+tS+\sum_{j=1}^{3}t_jA_j+b\times1+\sum_{j=1}^{3}g_jA_j\times1)$$
$$-(a+tS+\sum_{j=1}^{3}t_jA_j+b\times0+\sum_{j=1}^{3}g_jA_j\times0)$$
$$=b+g_1A_1+g_2A_2+g_3A_3$$

其中 b 为 β 的估计值，$g_j(j=1,2,3)$ 为 γ_j 的估计值。

对于第一年龄组：

$$\ln OR_1 = b$$
$$OR_1 = \exp(b) = \exp(-1.259) = 0.28$$
$$\chi^2 = \frac{b^2}{SE^2(b)} = \frac{(-1.259)^2}{1.0924} = 1.45$$

95%置信区间

$$\exp[b \pm u_{1-0.05/2}SE(b)] = \exp(-1.259 \pm 1.96\sqrt{1.0924}) = (0.04, 2.20)$$

对于第二年龄组：

$$\ln OR_2 = b + g_1$$
$$OR_1 = \exp(b + g_1) = \exp(-1.259 + 2.175) = 2.50$$
$$SE^2(b+g_1) = SE^2(b) + SE^2(g_1) + 2Cov(b, g_1)$$
$$= 1.0924 + 1.1803 + 2 \times (-1.0923) = 0.0881$$
$$\chi^2 = \frac{(b+g_1)^2}{SE^2(b+g_1)} = \frac{(-1.259+2.175)^2}{0.0881} = 9.52$$

95%置信区间

$$\exp[(b+g_1) \pm u_{1-0.05/2}SE(b+g_1)] = \exp[(-1.259+2.175) \pm 1.96 \times \sqrt{0.0881}]$$
$$= (1.40, 4.47)$$

其他两个年龄组可用相同的方法计算（见表8）。

表 8　甘油三脂(G)在四个不同年龄组中对肥胖的影响

年龄组	$b+g$	$SE(b+g)$	Wald χ^2	P 值	OR(95%CI)
1	−1.259	1.045	1.45	0.229	0.28 (0.04, 2.20)
2	0.916	0.297	9.52	0.002	2.50 (1.40, 4.47)
3	1.636	0.404	16.42	<0.001	5.13 (2.33, 11.33)
4	−0.019	0.418	0.02	0.887	0.98 (0.43, 2.23)

分析结果表明，甘油三脂对肥胖的影响在第二和第三年龄组，其比数比值分别为2.50和5.13，在第三年龄组中影响最大。

为了进一步了解数据与模型的拟合程度，分别算出离差和 Pearson χ^2 统计量，它们在各组的分量分别列于表9的最后两列。最后得到离差 $D = 11.83$，Pearson $\chi^2 = 11.14$，两者的结果很接近，自由度 $\nu = 16 - 8 - 1 = 7$，$0.10 < P < 0.20$，配合尚可。

表 9 配合模型的资料整理表及配合适度检验

分层 g	性别 S	年龄组			甘油三酯 G	观察例数 n_g	阳性数 r_g	阴性数 $n_g - r_g$	估计概率 $\hat{P}_g$	离差 D_g	Pearson χ_g^2
		A_1	A_2	A_3							
1	0	0	0	0	0	100	8	92	0.1046	0.6977	0.6467
2	0	0	0	0	1	18	1	17	0.0321	0.2627	0.3184
3	0	1	0	0	0	105	13	92	0.1683	1.6039	1.4825
4	0	1	0	0	1	57	20	37	0.3358	0.0576	0.0580
5	0	0	1	0	0	88	7	81	0.0792	0.0002	0.0002
6	0	0	1	0	1	42	13	29	0.3062	0.0022	0.0022
7	0	0	0	1	0	237	22	215	0.0729	1.2897	1.3927
8	0	0	0	1		57	5	52	0.0716	0.2082	0.2221
9	1	0	0	0	0	97	9	88	0.0674	0.8948	0.9924
10	1	0	0	0	1	21	0	21	0.0201	0.8534	0.4311
11	1	1	0	0	0	84	14	70	0.1113	2.3042	2.6086
12	1	1	0	0	1	54	12	42	0.2383	0.0782	0.0769
13	1	0	1	0	0	80	4	76	0.0505	0.0004	0.0004
14	1	0	1	0	1	38	8	30	0.2145	0.0036	0.0036
15	1	0	0	1	0	188	4	184	0.0464	3.3317	2.6814
16	1	0	0	1	1	86	3	83	0.0456	0.2447	0.2256
总计						1352	143	1209	—	11.8332	11.1428

参考文献

[1] 余松林. 医学现场研究中的统计分析方法. 北京:同济医科大学出版社,1985.

[2] 郭祖超. 医用数理统计方法. 第 3 版. 北京:人民卫生出版社,1988:718—726.

[3] Hosmer DW,Lemeshow S. Applied Logistic Regression. New York:John Wiley & Sons,1989.

[4] Pregibon D. Logistic Regression Diagnostics, Annals of Statistics. 1981,9:705—724.

[5] Lemeshow S, David W, Hosmer JR. Logistic Regression. Encyclopedia of biostatistics,1999:542.

[6] SAS/STAT 9.1 User's Guide:the LOGISTIC Procedure, Cary, NC:SAS Institute Inc,2004:2281—2465

（李　康）

条件 logistic 回归分析

条件 logistic 回归(conditional logistic regression) 由 Breslow 和 Day 在 1978 年提

出。为了正确分析危险因素与疾病之间的关系,需要控制混杂因素的作用。对混杂因素的控制可以有两种方案:其一是在设计阶段对可能构成混杂的因素加以控制,如把病例和对照按照年龄、性别配对,即配对研究方法;其二是在分析资料的阶段控制,即采用分层分析的方法。通常情况下,非条件 logistic 回归适合于用第二种方案收集的资料,而条件 logistic 回归适合于用第一种方案收集的资料。采用配对或配比方法研究危险因素,是流行病学广泛采用的一种研究方法,从原理上讲各配比组的病例数和对照人数可以是任意的,但最常用的是每组中有一个病例和若干个对照(通常是 $1:5$),即 $1:M$ 配比研究。从统计学角度我们可以把配对研究看作是一个分层的病例—对照研究(每一匹配组为一层),作 logistic 回归分析,需要把相应的分层变量引入回归方程,如果有 m 层,则对应 $m-1$ 个哑变量。非条件 logistic 回归模型之所以适用于非配对的病例—对照研究资料,是因为这类资料常能保证每一层内有相当数量的观察例数,m 是一个固定的值;而对于配对研究 m 的大小是由样本含量决定的。为了避免估计这些无效的参数,提高资料的利用率,在构造似然函数时利用适当的条件分布把它们消去,而只保留有用的参数,这就是所谓的条件 logistic 回归。

1 基本公式

设 Y 为二项分类反应变量,取值为 1 或 0 分别表示病例和对照,另外有 p 个自变量记为 $X = (X_1, X_2, \cdots, X_p)$,表示相应的危险因素(定性、定量、等级变量),若有 n 个匹配组,每一组的第一个观察对象为病例,另有与它条件相一致的 M_i 个对照,同时用 x_{itk} 表示第 i 组第 t 个观察对象的第 k 个危险因素的观察值,则 $1:M$ 配比资料格式如表1。

表1　$1:M$ 条件 logistic 回归数据的一般格式

配比组号	组内编号*	反应变量	危险因素			
i	T	Y	X_1	X_2	$\cdots$	X_p
1	0	1	x_{101}	x_{102}	$\cdots$	x_{10p}
	1	0	x_{111}	x_{112}	$\cdots$	x_{11p}
	2	0	x_{121}	x_{122}	$\cdots$	x_{12p}
	$\vdots$	$\vdots$	$\vdots$	$\vdots$		$\vdots$
	M_1	0	$x_{1M_1 1}$	$x_{1M_1 2}$	$\cdots$	$x_{1M_1 p}$
2	0	1	x_{201}	x_{202}	$\cdots$	x_{20p}
	1	0	x_{211}	x_{212}	$\cdots$	x_{21p}
	2	0	x_{221}	x_{222}	$\cdots$	x_{22p}
	$\vdots$	$\vdots$	$\vdots$	$\vdots$		$\vdots$
	M_2	0	$x_{2M_2 1}$	$x_{2M_2 2}$	$\cdots$	$x_{2M_2 p}$
$\vdots$						
n	0	1	x_{n01}	x_{n02}	$\cdots$	x_{n0p}
	1	0	x_{n11}	x_{n12}	$\cdots$	x_{n1p}
	2	0	x_{n21}	x_{n22}	$\cdots$	x_{n2p}
	$\vdots$	$\vdots$	$\vdots$	$\vdots$		$\vdots$
	M_n	0	$x_{nM_n 1}$	$x_{nM_n 2}$	$\cdots$	$x_{nM_n p}$

注:* $t = 0$ 为病例,其他为对照。

用 $P_i = P_i(Y=1|X)$ 表示第 i 配比组在危险因素为 X 时发病的概率,条件 logistic 模型可表示为

$$P_i = \frac{1}{1 + \exp[-(\alpha_i + \beta_1 X_1 + \beta_2 X_2 + \cdots + \beta_p X_p)]} \quad i = 1, 2, \cdots, n \tag{1}$$

或用 $\mathrm{logit}(P_i) = \ln[P_i/(1-P_i)]$ 的线性形式给出,即

$$\mathrm{logit}(P_i) = \alpha_i + \beta_1 X_1 + \beta_2 X_2 + \cdots + \beta_p X_p \tag{2}$$

α_i 表示各配比组间的效应,$\beta_1, \beta_2, \cdots, \beta_p$ 为待估计的参数。与非条件 logistic 回归模型不同之处在常数项上,不同匹配组的 α_i 可以各不相同,但又内在假定了每个危险因素的致病能力在不同配比组中相同。

为了构造合适的条件似然函数,用 $X_{it} = (x_{it1}, x_{it2}, \cdots, x_{itp})'$ 表示第 i 组内第 t 个观察对象的危险因素向量观察值,考虑第 i 配比组中的 $M_i + 1$ 个观察对象有 1 名病例的条件下,恰好第一个观察对象是属于病例组的条件概率为:

$$L_i = \frac{P(X_{i0} \mid Y=1) \prod_{t=1}^{M_i} P(X_{it} \mid Y=0)}{\sum_{t=0}^{M_i} \left[P(X_{it} \mid Y=1) \prod_{t'=0 \atop t' \neq t}^{M_i} P(X_{it'} \mid Y=0) \right]} \tag{3}$$

它等于观察到的第一个危险因素向量属于病例而其他危险因素向量属于对照的概率与各种可能组合情况下的概率之和的比值。利用条件概率公式上式可写成

$$L_i = \frac{P(Y=1 \mid X_{i0}) \prod_{t=1}^{M_i} P(Y=0 \mid X_{it})}{\sum_{t=0}^{M_i} \left[P(Y=1 \mid X_{it}) \prod_{t'=0 \atop t' \neq t}^{M_i} P(Y=0 \mid X_{itn}) \right]} \tag{4}$$

再利用式(1)

$$P(Y=1 \mid X_{it}) = P_i(Y=1 \mid X_{it}) = 1 / \left\{ 1 + \exp\left[-\left(\alpha_i + \sum_{k=1}^{p} \beta_k x_{itk} \right) \right] \right\} \tag{5}$$

将上式代入式(4)并加以简化得到

$$L_i = 1 / \left\{ 1 + \sum_{t=1}^{M_i} \exp\left[\sum_{k=1}^{p} \beta_k (x_{itk} - x_{i0k}) \right] \right\} \tag{6}$$

综合 n 个配比组的条件似然函数为:

$$L = \prod_{i=1}^{n} 1 / \left\{ 1 + \sum_{t=1}^{M_i} \exp\left[\sum_{k=1}^{p} \beta_k (x_{itk} - x_{i0k}) \right] \right\} \tag{7}$$

可以看出,条件 logistic 回归分析只估计了表示危险因素作用的 β_k 值,表示配比组效应的常数项 α_i 则被自动地消去了。

对 $N:M$ 配比研究资料,假定各匹配组内编号为 $1, 2, \cdots, N_i, N_i+1, N_i+2, \cdots,$

$N_i + M_i$ 考虑第 i 配比组中的 $N_i + M_i$ 个观察对象有 N_i 名病例的条件下,恰好前 N_i 个观察对象属于病例组的条件概率为

$$L_i = \frac{\prod_{t=1}^{N_i} P(X_{it} \mid Y=1) \prod_{t=N_i+1}^{N_i+M_i} P(X_{it} \mid Y=0)}{\sum_j \left[\prod_{t_j=1}^{N_i} P(X_{it_j}^{(j)} \mid Y=1) \prod_{t_j=N_i+1}^{N_i+M_i} P(X_{it_j}^{(j)} \mid Y=0) \right]} \tag{8}$$

分子为当前样本出现的概率,分母为各种可能组合情况下的概率之和,共有 $C_{N_i+M_i}^{N_i}$ 项。t 表示实际观察数据组内的编号;t_j 表示第 j 种可能组合的组内的新编号,$X_{it_j}^{(j)}$ 为相应编号为 t_j 的自变量向量值。

$$L_i = \frac{\prod_{t=1}^{N_i} \exp\left(\sum_{k=1}^{p} \beta_k x_{itk} \right)}{\sum_j \prod_{t_j=1}^{N_i} \exp\left(\sum_{k=1}^{p} \beta_k x_{it_jk}^{(j)} \right)} \tag{9}$$

$$L = \prod_{i=1}^{n} \frac{\prod_{t=1}^{N_i} \exp\left(\sum_{k=1}^{p} \beta_k x_{itk} \right)}{\sum_j \prod_{t_j=1}^{N_i} \exp\left(\sum_{k=1}^{p} \beta_k x_{it_jk}^{(j)} \right)} \tag{10}$$

对上述条件似然函数 L 取自然对数后,运用 Newton-Raphson 迭代法求出参数的估计值 $b_1, b_2, \cdots, b_p$,同时得到它们的方差-协方差估计。利用这些结果可以计算相对危险度($RR \approx OR$)。

危险因素的显著性检验与非条件 logistic 回归所采用的方法完全相同,可以选用似然比检验、计分检验和 Wald 检验法之一。

2 拟合优度检验

常规的模型配合适度检验方法不能应用于此,因为这里未对模型的常数项 α_i 作出估计。Pregibon 等人(1984)提出用离差、方差比及确定系数作为 $1:M$ 资料配合适度检验统计量:

1)离差(deviance),其实质是一种似然比统计量。在饱合模型(模型与实际资料完全拟合)下的对数似然函数 $\ln L^* = 0$,零模型($\beta_1 = \beta_2 = \cdots = \beta_p = 0$)的对数似然函数 $\ln L_0 = -\sum_{i=1}^{n} \ln(1 + M_i)$,待检验模型($b_1, b_2, \cdots, b_p$)的对数似然函数 L 介于饱合模型与零模型之间。在以上三个对数似然函数的基础上可以计算出各种偏差(假定 $M_1 = M_2 = \cdots = M_n = M$)。

总离差	$D_总 = 2(\ln L^* - \ln L_0)$	自由度 $\nu_总 = nM$	(11)
回归离差	$D_回 = 2(\ln L - \ln L_0)$	自由度 $\nu_回 = p$	(12)
剩余离差	$D_剩 = 2(\ln L^* - \ln L)$	自由度 $\nu_剩 = nM - p$	(13)

$D_剩$相当于普通线性回归的残差平方和,是模型拟合优度的一种综合性指标。实际中可以把它和相应的自由度进行比较,如果 $D_剩 > \nu_剩$ 则提示配合不好。国内有学者认为将剩余自由度改为 $\nu_剩 = n - p$,则可以利用 χ^2 分布进行检验。

2)方差比 F 对上述离差进行拟方差分析,F 统计量的计算公式为:

$$F = \frac{D_回 / \nu_回}{D_剩 / \nu_剩}$$ (14)

F 值越大说明资料与模型配合得越好。

3)确定系数 R^2:

$$R^2 = D_回 / D_总 = 1 - D_剩 / D_总$$ (15)

R^2 越接近于 1 说明资料与模型配合得越好。

条件 logistic 回归诊断的问题可参阅文献[3,5]。

例 某北方城市研究喉癌发病的危险因素,用 1:2 配对的病例-对照研究方法进行了调查。现选取了 8 个可能的危险因素并节录 25 对数据,各因素的分级及说明详见表 2,资料列于表 3,试作条件 logistic 回归分析。

表 2 喉癌的八个危险因素与分级说明

因素	变量名	分级说明
感冒	X_1	偶尔=0,经常=1
咽炎	X_2	无=1,偶尔=2,经常=3
吸烟量(支/日)	X_3	"0"=1,"1~4"=2,"5~9"=3,"10~20"=4,"≥20"=5
饮白酒	X_4	不饮或很少=1,经常=2,每天=3
声嘶史	X_5	无=1,偶尔=2,经常=3
摄食新鲜蔬菜	X_6	少=1,经常=2,每天=3
摄食水果	X_7	很少=1,少量=2,经常=3
癌症家族史	X_8	无=0,有=1
是否患喉癌	Y	病例=1,对照=0

表 3 喉癌 1:2 配对病例-对照调查资料整理表

配对号 i	组内号 t	因变量 Y	X_1	X_2	X_3	X_4	X_5	X_6	X_7	X_8
1	0	1	0	3	5	1	1	1	1	0
	1	0	0	1	1	1	1	3	3	0
	2	0	0	1	1	1	1	3	3	0
2	0	1	0	1	3	1	1	1	3	0
	1	0	0	1	1	1	1	3	2	0
	2	0	0	1	2	1	1	3	2	0

续表

配对号 i	组内号 t	因变量 Y	危险因素							
			X_1	X_2	X_3	X_4	X_5	X_6	X_7	X_8
3	0	1	0	1	4	3	1	3	2	0
	1	0	0	1	5	2	1	3	2	0
	2	0	0	1	4	1	1	3	2	0
4	0	1	0	1	4	3	1	2	1	1
	1	0	0	1	1	1	1	3	3	0
	2	0	0	2	1	2	1	3	2	0
5	0	1	0	2	4	3	2	3	2	0
	1	0	0	1	2	1	1	3	3	0
	2	0	0	2	3	2	1	3	2	0
6	0	1	0	1	3	3	1	3	2	1
	1	0	0	1	2	2	1	3	2	0
	2	0	0	1	3	2	2	3	3	0
7	0	1	0	2	1	1	1	3	2	1
	1	0	0	1	1	1	1	3	3	0
	2	0	0	1	1	1	1	3	3	0
8	0	1	1	1	2	2	3	2	2	0
	1	0	0	1	5	1	1	3	2	0
	2	0	0	1	2	1	1	3	1	0
9	0	1	0	3	4	3	3	3	2	0
	1	0	0	1	1	1	1	3	3	0
	2	0	1	1	4	3	1	3	1	0
10	0	1	1	1	4	3	3	3	3	1
	1	0	0	1	4	3	1	3	3	0
	2	0	0	1	2	2	1	3	1	0
11	0	1	0	3	4	3	1	3	2	0
	1	0	1	3	4	1	1	3	1	0
	2	0	0	1	5	2	1	3	1	0
12	0	1	0	1	4	3	3	3	3	0
	1	0	0	1	5	3	1	3	3	0
	2	0	1	1	5	1	1	3	3	0
13	0	1	0	1	4	2	1	3	2	0
	1	0	0	1	1	1	1	3	1	0
	2	0	0	1	1	1	1	3	2	0
14	0	1	0	1	3	1	1	3	2	1
	1	0	0	1	1	1	1	3	1	0
	2	0	0	1	2	2	1	3	3	0
15	0	1	1	1	4	2	1	3	2	0
	1	0	1	1	5	3	1	3	3	0
	2	0	0	1	5	4	1	3	1	0
16	0	1	1	1	4	1	2	3	1	0
	1	0	1	2	1	1	1	3	3	0
	2	0	0	1	1	1	3	3	2	0
17	0	1	0	2	3	1	1	3	2	0
	1	0	0	1	1	1	1	2	2	0
	2	0	0	1	2	1	1	3	2	0
18	0	1	0	1	4	2	1	3	2	0
	1	0	0	1	1	3	1	2	1	0
	2	0	0	1	2	1	1	3	2	0
19	0	1	0	1	3	3	2	2	2	0
	1	0	0	1	1	1	1	2	1	0

续表

配对号 i	组内号 t	因变量 Y	危险因素							
			X_1	X_2	X_3	X_4	X_5	X_6	X_7	X_8
	2	0	0	2	2	3	2	3	1	0
20	0	1	0	1	4	2	2	3	2	1
	1	0	0	1	5	1	1	3	3	0
	2	0	0	1	4	3	1	3	2	0
21	0	1	0	1	4	1	1	2	1	0
	1	0	0	1	4	1	1	3	2	0
	2	0	0	1	2	2	1	3	2	1
22	0	1	1	1	2	1	2	3	1	0
	1	0	0	1	1	1	1	3	2	0
	2	0	0	1	1	1	1	3	3	0
23	0	1	0	1	3	1	1	2	2	0
	1	0	1	1	1	1	1	3	1	1
	2	0	0	1	1	1	2	3	2	0
24	0	1	0	1	2	1	2	2	2	1
	1	0	0	1	1	1	1	3	2	0
	2	0	0	1	1	1	2	3	2	0
25	0	1	1	1	4	1	1	1	1	1
	1	0	0	1	1	1	1	3	2	0
	2	0	0	1	1	1	1	3	3	0

1)单因素分析。参数估计值见表 4。

表 4　各因素 logistic 回归参数估计值

变量	参数估计 b	$SE(b)$	Wald χ^2	P 值	OR
X_1	0.867	0.663	1.71	0.191	2.38
X_2	1.090	0.605	3.24	0.072	2.97
X_3	0.933	0.297	9.89	0.002	2.54
X_4	1.293	0.525	6.08	0.014	3.64
X_5	1.141	0.518	5.15	0.028	3.13
X_6	-2.301	1.014	1.74	0.023	0.10
X_7	-0.448	0.340	1.74	0.187	0.64
X_8	1.988	0.796	6.24	0.013	7.30

从单因素分析结果看出,显著的变量有 X_3,X_4,X_5,X_6 和 X_8,它们分别是吸烟、饮酒、有声嘶史、摄食新鲜蔬菜和癌症家族史($P<0.05$),其中摄食新鲜蔬菜起保护作用($b_6<0$)。

2)多因素分析。对上面 8 个危险因素采用向前法作逐步筛选,进入方程的顺序及相应的似然比统计量见表 5。

表 5　危险因素筛选过程及相应的似然比统计量

步骤	选入变量	自由度	$\ln L$	似然比 G	P 值
0			-27.465		
1	X_3	1	-19.512	15.906^*	<0.001
2	X_5	1	-13.871	11.282	<0.001
3	X_4	1	-9.253	9.236	0.002
4	X_8	1	-6.095	6.316	0.012

注：$G_1 = 2(\ln L_1 - \ln L_0) = 2[-19.512 - (-27.465)] = 15.906$。

最终进入方程的危险因素按进入顺序分别为 X_3，X_4，X_5 和 X_8 四个，表 6 列出了这些变量的回归系数、标准误和 OR 值。

表 6　进入方程中的自变量及有关参数的估计值

变量	参数估计 b	$SE(b)$	Wald χ^2	P 值	OR
X_3	3.201	1.287	6.19	0.013	24.55
X_4	4.707	2.138	4.85	0.028	110.72
X_5	3.419	1.615	4.48	0.034	30.53
X_8	2.816	1.522	3.42	0.064	16.71

　　结果表明，在诸多可能导致喉癌的危险因素中，以吸烟、饮酒、有声嘶史及有癌症家族史为显著的因子。作配合适度检验

$$D_{剩} = -2\ln L = -2((-6.095)) = 12.190 \qquad 取\ \nu_{剩} = 25 - 4 = 21 \qquad P = 0.934$$

$$D_{总} = n\ln(1+M) = 25 \times \ln(1+2) = 27.465$$

$$R^2 = 1 - D_{剩}/D_{总} = 1 - 12.190/27.465 = 0.556$$

可以看出数据与模型有较高的拟合度。

　　需要注意的是，要较准确地估计相对危险度必须有足够的样本，从上面的计算可以看到，多因素 logistic 回归与单因素 logistic 回归的结果有较大的不同，这并非混杂作用所致，而是由于样本较少使误差增大的缘故。一般样本的匹配组数应为纳入方程中的自变量个数的 20 倍以上，即 $n \geqslant 20p$。另外如果某些因素作用过强，在样本含量不够大的情况下，回归系数的估计可能极不稳定甚至是不收敛的，应另行分析。进一步的问题可以参阅文献[5]。

参考文献

[1]　余松林．医学现场研究中的统计分析方法．北京：同济医科大学出版社，1985.

[2]　余松林，罗登发．条件 logistic 回归模型配合适度统计量的 Monte Calrlo 法模拟结果．中国卫生统计，1995，12(5)：23—26.

[3]　罗登发，余松林．条件 logistic 回归模型的残差分析和影响诊断．中国卫生统计，1997，14(1)：13—16.

[4]　Breslow NE, Day NE, Halvorsen KT and Prentice RL. Estimation of multiple relative risk function in matched case—control studies. Am J Epidemiology，1978，108：299—307.

[5] Hosmer DW, Lemeshow S. Applied Logistic Regression. New York：John Wiley & Sons, 1989：187－213.

[6] David W, Lemeshow S. Logistic Regression, Conditional. Encyclopedia of biostatistics, 1999：542.

[7] SAS/STAT 9.1 User's Guide：the LOGISTIC Procedure, Cary, NC：SAS Institute Inc, 2004：2281－2465.

（李　康）

多项分类 logistic 回归模型

多项分类 logistic 回归模型（polytomous logistic regression model）是普通二项反应 logistic 回归模型的自然推广。实际中用得最多的是二项反应 logistic 回归模型，但当因变量的结果多于 2 个时，如研究胃炎、不典型增生和恶性病变与一些诊断变量之间的关系，简单的二项反应 logistic 回归模型就不适用了，这时可以使用多项分类 logistic 回归模型进行分析。

1 基本公式

设 Y 为多项分类反应变量，取值为 $0, 1, 2, \cdots, c$，分别表示 $c+1$ 个不同的结果，另外有 p 个自变量记为 $X = (X_1, X_2, \cdots, X_p)$，表示相应的影响因素（定性、定量、有序变量）。如果用 $P_j = P(Y=j \mid X)$ 表示在一组自变量为 X 时 $Y=j$ 这一结果发生的概率，则多项分类 logistic 回归模型可以写成

$$P_j = \frac{\exp(\alpha_j + \beta_{j1} X_1 + \beta_{j2} X_2 + \cdots + \beta_{jp} X_p)}{\sum\limits_{t=0}^{c} \exp(\alpha_t + \beta_{t1} X_1 + \beta_{t2} X_2 + \cdots + \beta_{tp} X_p)} \quad j = 0, 1, 2, \cdots, c \tag{1}$$

其中 $\alpha_0 = 0$ 和 $\beta_{0k} = 0 (k=1, 2, \cdots, p)$，$\alpha_j$ 和 $\beta_{j1}, \beta_{j2}, \cdots, \beta_{jp}$ 为未知参数，可用最大似然法求出。若以 $Y=0$ 的结果作为比较的基准，并记 $\mathrm{logit}(P_j) = \ln(P_j/P_0)$，模型也可以用线性模型的形式表示

$$\mathrm{logit}(P_j) = \alpha_j + \beta_{j1} X_1 + \beta_{j2} X_2 + \cdots + \beta_{jp} X_p \quad j = 0, 1, 2, \cdots, c \tag{2}$$

对于有 n 个独立观察对象的样本，第 i 个观察对象出现某一结果的概率记作 $P_{ij} = P(Y = j \mid X_i)$，$X_i = (x_{i1}, x_{i2}, \cdots, x_{ip})''$ 为该观察对象的自变量向量值，则似然函数为

$$L = \prod_{i=1}^{n} (P_{i0}^{y_{i0}} P_{i1}^{y_{i1}} P_{i2}^{y_{i2}} \cdots P_{ic}^{y_{ic}}) \tag{3}$$

y_{ij} 表示第 i 个观察对象已出现的结果所对应的编码,它满足 $\sum\limits_{j=0}^{c} y_{ij} = 1$,即只有一个结局取值为 1,其余均为 0。对数似然函数为

$$\ln L = \sum_{i=1}^{n} \left\{ \sum_{j=1}^{c} y_{ij} \mathrm{logit}(P_{ij}) - \ln \left[1 + \sum_{j=1}^{c} \exp(\mathrm{logit}(P_{ij})) \right] \right\} \tag{4}$$

对 $\ln L$ 求各参数的一阶及二阶混合偏导数后形成 $[(c-1)(p+1)] \times [(c-1)(p+1)]$ 信息矩阵,然后通过 Newton-Raphson 迭代运算可以获得参数的样本估计值 $a_j, b_{j1}, b_{j2}, \cdots,$ b_{jp} 及其方差-协方差估计。

如果是分组资料,可以整理成表 1 的形式。

表 1　多项分类 lgistic 回归分组(分层)资料的格式

分层 g	自变量				观察例数	结果 1	结果 2	⋯	结果 $c+1$
	X_1	X_2	⋯	X_p	n_g	r_{g0}	r_{g1}	⋯	r_{gc}
1	x_{11}	x_{12}	⋯	x_{1p}	n_1	r_{10}	r_{11}	⋯	r_{1c}
2	x_{21}	x_{22}	⋯	x_{2p}	n_2	r_{20}	r_{21}	⋯	r_{2c}
3	x_{31}	x_{32}	⋯	x_{3p}	n_3	r_{30}	r_{31}	⋯	r_{3c}
⋮	⋮	⋮		⋮	⋮	⋮	⋮		⋮
m	x_{m1}	x_{m2}	⋯	x_{mp}	n_m	r_{m0}	r_{m1}	⋯	r_{mc}

r_{gj} 表示第 g 层中出现某一结果的实际观察频数,$\sum\limits_{j=0}^{c} r_{gj} = n_g$。记 $P_{gj} = P(Y=j \mid X_g)$,则似然函数为

$$L = \prod_{g=1}^{m} \left(P_{g0}^{r_{g0}} P_{g1}^{r_{g1}} P_{g2}^{r_{g2}} \cdots P_{gc}^{r_{gc}} \right) \tag{5}$$

对数似然函数为

$$\ln L = \sum_{g=1}^{m} \left\{ \sum_{j=1}^{c} r_{gj} \mathrm{logit}(P_{gj}) - n_g \ln \left[1 + \sum_{j=1}^{c} \exp(\mathrm{logit}(P_{gj})) \right] \right\} \tag{6}$$

模型参数的假设检验与二项反应 logistic 模型所采用的方法完全相同,可以采用似然比检验、计分检验和 Wald 检验中的一种。

2　模型拟合优度检验

对于分组(分类变量)资料,可以使用离差(deviance)统计量:

$$D = 2(\ln L^* - \ln L) = \sum_{g=1}^{m} \sum_{j=0}^{c} 2r_{gj} \ln(r_{gj}/R_{gj}) \quad i = 1,2,3,\cdots,m; j = 0,1,2,\cdots,c \tag{7}$$

式中 L^* 是饱合模型(模型与实际观察数据完全拟合)的似然值,L 是待检验模型的最大似然值;R_{gj} 表示各层中不同结果的期望频数,$R_{gj} = n_g \hat{P}_{gj}$,$\hat{P}_{gj}$ 为第 g 层出现 $Y=j$,这一结果的概率估计值为

$$\hat{P}_{gj} = \exp\left(a_j + \sum_{k=1}^{p} b_{jk} x_{gk}\right) \Big/ \sum_{t=0}^{c} \exp\left(a_t + \sum_{k=1}^{p} b_{tk} x_{gk}\right)$$

当实际频数 $r_{gj} = 0$ 时，相应的和项为 0。另一种拟合优度检验方法是使用 Pearson χ^2 统计量：

$$\chi^2 = \sum_{g=1}^{m} \sum_{j=0}^{c} (r_{gj} - R_{gj})^2 / R_{gj} \quad i = 1, 2, \cdots, g; j = 0, 1, 2, \cdots, c \tag{8}$$

式中符号的意义如式(7)。对于大样本资料，在模型正确的假设下上述两个统计量将给出近似相同的结果，并且近似服从自由度为 $\nu = (c-1)(m-p-1)$ 的 χ^2 分布，对给定的检验水准 α，如果 $D > \chi^2_{\alpha, \nu}$ 则说明数据与模型配合不好。需要注意，在分组数较多样本又不是很大、一些组内的观察数目过少的情况下（如 $r_{gj} < 2$），下结论应慎重。通常的作法是用离差统计量与自由度进行比较，如果 $D > \nu$ 则提示配合不好。

3　应用

二项反应 logistic 回归模型可以看作是多项分类 logistic 回归模型的一个特例，因此二项反应 logistic 回归模型的应用方法在这里同样适用，包括模型的适用范围、参数的解释、置信区间估计及模型的选择方法等。为便于理解，可以把多项分类 logistic 回归模型分解成若干个简单的二项反应 logistic 回归模型，只需注意这些模型的参数估计及假设检验是放在一起进行的。例如反应变量 Y 有三个结果，取值为 0、1 或 2，对此可以用两个 logit 函数表达，即

$$\mathrm{logit}(P_1) = \ln \frac{P(Y=1 \mid X)}{P(Y=0 \mid X)} = \alpha_1 + \beta_{11} X_1 + \beta_{12} X_2 + \cdots + \beta_{1p} X_p \tag{9}$$

$$\mathrm{logit}(P_2) = \ln \frac{P(Y=2 \mid X)}{P(Y=0 \mid X)} = \alpha_2 + \beta_{21} X_1 + \beta_{22} X_2 + \cdots + \beta_{2p} X_p \tag{10}$$

因此 OR 值的计算可以分别进行。对于 $Y=1$ 和 $Y=0$ 两个组，在多因素情况下两组不同暴露水平 $x_1, x_2, \cdots, x_p$ 和 $x_1^*, x_2^*, \cdots, x_p^*$ 的比数比为

$$\psi_1 = \exp\left[\sum_{k=1}^{p} \beta_{1k}(x_k - x_k^*)\right] = \prod_{k=1}^{p} \exp\left[\beta_{1k}(x_k - x_k^*)\right] \tag{11}$$

对于 $Y=2$ 和 $Y=0$ 两个组，比数比为

$$\psi_2 = \exp\left[\sum_{k=1}^{p} \beta_{2k}(x_k - x_k^*)\right] = \prod_{k=1}^{p} \exp\left[\beta_{2k}(x_k - x_k^*)\right] \tag{12}$$

由于影响因素的作用是由回归系数 β_{jk} 值来反映的，一般情况下把常数项 α_j 视为无效参数。实际中可以用样本回归系数 b_{jk} 求得比数比的估计值 OR_j。如果需要作 logistic 判别分析，样本又分别抽自各类总体，则要注意常数项的求法，此时 $\alpha = \alpha^* - \ln(\pi_j / \pi_0)$，$\alpha_j^*$ 是由样本直接作 logistic 回归估计出来的常数项，$\pi_0, \pi_1, \pi_2, \cdots, \pi_c$ 分别表示在各自总体中抽样的比例，实际中可计算 $\alpha = \alpha^* - \ln[(n_j q_0)/(n_0 q_j)]$，其中 $q_0, q_1, q_2, \cdots, q_c$ 分别为特定人群中出现各种结果的先验概率，可以根据经验给出，$n_0, n_1, n_2, \cdots, n_c$ 是来自各总体的样本

含量。

例　为了研究胃癌及癌前病变细胞核核仁组织变化情况，分析核仁组成区嗜银蛋白（AgNoR）颗粒数量及大小在胃炎、不典型增生和胃癌中的变化规律以及临床的诊断意义，检测了 129 例患者（见表 2），试作多分类 logistic 回归分析。

表 2　三种胃疾病 AgNoR 颗粒检测结果

分层	颗粒数	颗粒大小	例数	胃炎	不典型增生	癌变
g	X_1	X_2	n_g	r_{g1}	r_{g2}	r_{g3}
1	1	1	9	9	0	0
2	1	2	19	18	1	0
3	1	3	23	15	8	0
4	2	1	3	0	3	0
5	2	2	19	2	15	2
6	2	3	18	0	14	4
7	3	1	1	0	1	0
8	3	2	14	0	2	12
9	3	3	23	0	0	23

各变量的取值标准

$$颗粒数=\begin{cases}1 & 较少\\ 2 & 中等，\\ 3 & 较多\end{cases}\qquad 颗粒大小=\begin{cases}1 & 小\\ 2 & 中\\ 3 & 大\end{cases}$$

先选择合适的模型。颗粒数目和颗粒大小都是有序变量，可以用不同的编码方法拟合模型，为了减少参数的个数，把 1，2，3 看作自变量的得分，采用阶梯法拟合模型，资料似然函数结构为

$$L=\prod_{g=1}^{9}\left(P_{g0}^{r_{g0}}P_{g1}^{r_{g1}}P_{g2}^{r_{g2}}\right)$$

对数似然函数为

$$\ln L=\sum_{g=1}^{9}\left\{\sum_{j=1}^{2}r_{gj}\,\mathrm{logit}(P_{gj})-n_g\ln\left[1+\sum_{j=1}^{2}\exp(\mathrm{logit}(P_{gj}))\right]\right\}$$

各步骤的似然比统计量结果见表 3。

表 3　逐步法拟合模型及最大似然统计量

步骤	模型	对数似然 $\ln L$	剩余自由度 ν	似然比* G	概率值 P
1	$\ln(P_j/P_0)=\alpha_j$	-141.65			
2	$\ln(P_j/P_0)=\alpha_j+\beta_{j1}X_1$	-58.17	2	165.70	<0.001
3	$\ln(P_j/P_0)=\alpha_j+\beta_{j1}X_1+\beta_{j2}X_2$	-50.17	2	17.26	<0.001
4	$\ln(P_j/P_0)=\alpha_j+\beta_{j1}X_1+\beta_{j2}X_2+\gamma_j(X_1X_2)$	-47.97	2	4.40	0.112

注：* 后一个模型与前一个模型比较 $G=2(\ln L_{t+1}-\ln L_t)$。

模型④与模型③比较的似然比统计量 $G=4.40<\chi^2_{0.05,2}$，说明颗粒数与颗粒大小的交互作用不明显，应选择模型③，表 4 列出了它的参数估计值。

表 4 多项分类 logistic 回归参数估计

模型	变量	参数估计	标准误	Wald χ^2	P 值	OR
1	常数项	−11.358	2.873	15.63	<0.001	
	X_1	5.291	1.117	22.42	<0.001	198.54
	X_2	1.776	0.703	6.39	0.012	5.91
2	常数项	−27.563	4.840	32.42	<0.001	
	X_1	10.012	1.490	45.15	<0.001	>1000
	X_2	3.714	1.074	11.96	<0.001	41.02

从上面分析可以看出，两个指标对胃病的三个类型有一定的鉴别能力，两个 logistic 回归系数有较大的不同，第二个 logistic 回归系数大，说明 AgNoR 颗粒数目越多、颗粒越大越倾向于不典型增生和恶性病变，尤其恶性病变最明显。对模型作拟合优度检验，离差 $D=7.13$，Pearson $\chi^2=5.58$（两者的差别是由于表 2 中有许多零频数）。若以离差作为检验统计量，自由度 $\nu=(3-1)\times(9-2-1)=12$，$P=0.849$，表明模型拟合较好。

最后需要注意，由于多项分类 logistic 回归模型需要估计的参数较多，如果样本含量不够大，很可能会出现计算上的困难得不出准确的结果，其参数检验效率也较低，在反应变量是有序分类的情况下，最好采用有序 logistic 回归模型。

进一步的问题可参阅文献[4]。

参考文献

[1] Anderson JA. Separate sample logistic discrimination. Biometrika, 1972,59:19−35.

[2] Anderson JA. Diagnosis by logistic discrimination function: Further practical problems and results. Applied Statistics, 1974,23:394−404.

[3] Anderson JA. Logistic discrimination. In Handbook of Statistics. 2nd ed. New York: North-Holland, 1981:169−191.

[4] Hosmer DW,Lemeshow S. Applied Logistic Regression. New York: John Wiley & Sons, 1989: 216−245.

[5] Greenhouse SW, Greenhouse JB. Multiple logistic risk function. Encyclopedia of biostatistics, 1999:542.

[6] Tutz G. Polytomous Data. Encyclopedia of biostatistics,1999:542.

[7] Zelterman D. Multinomial Distribution. Encyclopedia of biostatistics, 1999:542.

[8] SAS/STAT® 9.1 User's Guide: the LOGISTIC Procedure, Cary, NC: SAS Institute Inc, 2004: 2281−2465.

（李　康）

有序 logistic 回归模型

在多变量分析中,当反应变量 Y 是一个有序分类变量时,例如流行病学中一些慢性病的危险因素研究,观察结果为"无、轻、中、重";临床中的疗效评价,结果为"无效、好转、显效、治愈";临床影像诊断按照"$-$,$\pm$,$+$,$++$"不同等级进行分类等,均可以采用有序回归(ordinal regression)的方法进行分析。有序回归是 20 世纪 80 年代后发展起来的一种统计方法,它包括多种统计模型(McCullagh,1980),有序 logistic 回归模型是其中的一种类型,即利用 logistic 连接函数,把有序反应变量和自变量按照某种概率结构、形式联系在一起,这些模型与普通 logistic 回归模型不同之处主要在于模型中概率表达的意义不同。医学中存在大量有序分类资料,包括难以量化的评价性有序变量资料和一些可以按专业意义分组的连续变量资料,虽然用多分类 logistic 回归模型也能分析,但这种模型参数较多,通常需要较大的样本,结果的解释也不够简单,尤其在分类数目较多的情况下分析难以进行,用有序 logistic 回归则可以避免这些问题。

有序 logistic 回归模型有多种,其中累积 logistic 回归模型(cumulative logistic regression model)应用最为广泛,而且多数通用统计软件能直接得到这一模型的参数估计,故本条目重点介绍累积 logistic 回归模型。

1　基本公式

设 Y 是一个多项有序分类反应变量,取值为 $0,1,2,\cdots,c$,分别表示 $c+1$ 个由小到大排列的结果,另外有 p 个自变量记为 $X=(X_1,X_2,\cdots,X_p)$,表示相应的影响因素(定性、定量、有序均可)。原始数据可以整理成表 1 的资料形式。

用 $P_j=P(Y\geqslant j|X)$ 表示在一组自变量为 X 时出现 $Y\geqslant j$ 的累积概率,累积 logistic 回归模型可表示为

$$P_j=\frac{1}{1+\exp[-(\alpha_j+\beta_{j1}X_1+\beta_{j2}X_2+\cdots+\beta_{jp}X_p)]}\quad j=1,2,\cdots,c \tag{1}$$

α_j 和 $\beta_{j1},\beta_{j2},\cdots,\beta_{jp}$ 为模型的常数项和回归系数。模型表示依次将反应变量 Y 的 $c+1$ 个有序分类合并为两类作 logistic 回归,通常情况下,限定它们的回归系数相同(平行性假定),即 $\beta_{1k}=\beta_{2k}=\cdots=\beta_{ck}=\beta_k$,于是模型可简化成

$$P_j=\frac{1}{1+\exp[-(\alpha_j+\beta_1X_1+\beta_2X_2+\cdots+\beta_pX_p)]}\quad j=1,2,\cdots,c \tag{2}$$

表 1 有序 lgistic 回归分组（分层）资料的格式

分层 g	自变量				观察例数	反应变量 Y			
	X_1	X_2	$\cdots$	X_p	n_g	0	1	$\cdots$	c
1	x_{11}	x_{12}	$\cdots$	x_{1p}	n_1	r_{10}	r_{11}	$\cdots$	$r_{1,c}$
2	x_{21}	x_{22}	$\cdots$	x_{2p}	n_2	r_{20}	r_{21}	$\cdots$	$r_{2,c}$
3	x_{31}	x_{32}	$\cdots$	x_{3p}	n_3	r_{30}	r_{31}	$\cdots$	$r_{3,c}$
$\vdots$	$\vdots$	$\vdots$		$\vdots$	$\vdots$	$\vdots$	$\vdots$		$\vdots$
m	x_{m1}	x_{m2}	$\cdots$	x_{mp}	n_m	r_{m0}	r_{m1}	$\cdots$	$r_{m,c}$

记 $\mathrm{logit}(P_j)=\ln[P_j/(1-P_j)]$，式(2)可以写成线性化模型形式

$$\mathrm{logit}(P_j)=\alpha_j+\beta_1 X_1+\beta_2 X_2+\cdots+\beta_p X_p \quad j=1,2,\cdots,c \tag{3}$$

式中的参数 α_j 和 $\beta_1,\beta_2,\cdots,\beta_p$ 可用最大似然法求出。α_j 是常数项，表示所有自变量为零时，出现某一累积结果的概率，显然有 $\alpha_1>\alpha_2>\cdots>\alpha_c$；$\beta_k$ 为变量的回归系数。

如果用 r_{gj} 表示第 g 组中出现某一结果的实际观察频数，$\sum_{j=0}^{c} r_{gj}=n_g$；记 $p_{gj}=P(Y=j\mid X_g)$，$X_g=(x_{g1},x_{g2},\cdots,x_{gp})$ 为第 g 组自变量的取值，则似然函数为

$$L=\prod_{g=1}^{m}(p_{g0}^{r_{g0}}\,p_{g1}^{r_{g1}}\cdots p_{gc}^{r_{gc}}) \tag{4}$$

$$p_{gj}=\begin{cases}1-P_{g1} & j=0\\ P_{gj}-P_{g,j+1} & 0<j\leqslant c-1\\ P_{gc} & j=c\end{cases}$$

对数似然函数为

$$\ln L=\sum_{g=1}^{m}\sum_{j=0}^{c} r_{gj}\ln p_{gj} \tag{5}$$

对 $\ln L$ 求各参数的一阶及二阶混合偏导数后形成 $(c+p)\times(c+p)$ 信息矩阵，然后通过 Newton-Raphson 迭代法得到参数的样本估计值 $a_j,b_1,b_2,\cdots,b_p$ 及方差－协方差估计。当各层只有一个观察对象（$n_g=1$）时，式(4)即为不分组资料的似然函数。

模型参数的假设检验可以使用似然比检验、计分检验和 Wald 检验之一（见"logistic 回归分析"条目）。模型拟合优度检验可以用离差（deviance）或 Pearson χ^2 等统计量（见"多项分类 logistic 回归模型"条目）。

2 应用

累积 logistic 回归模型同普通的二项反应 logistic 回归相似，但适用的范围更广。从模型结构上看，累积 logistic 回归模型可以分解成若干个简单的二项反应 logistic 回归模型。例如反应变量 Y 有三个有序结果，取值为 0，1 或 2，对此可以用两个 logit 函数表达：

$$\mathrm{logit}(P_1)=\ln\frac{P(Y\geqslant 1\mid X)}{1-P(Y\geqslant 1\mid X)}=\alpha_1+\beta_1 X_1+\beta_2 X_2+\cdots+\beta_p X_p \tag{6}$$

$$\operatorname{logit}(P_2)=\ln\frac{P(Y\geqslant2\,|\,X)}{1-P(Y\geqslant2\,|\,X)}=\alpha_2+\beta_1X_1+\beta_2X_2+\cdots+\beta_pX_p \tag{7}$$

两个二项分类模型的回归系数相同,在多因素情况下两组不同暴露水平 $x_1,x_2,\cdots,x_p$ 和 $x_1^*,x_2^*,\cdots,x_p^*$ 的比数比同为

$$\psi=\exp\Big[\sum_{k=1}^p\beta_k(x_k-x_k^*)\Big]=\prod_{k=1}^P\exp[\beta_k(x_k-x_k^*)] \tag{8}$$

它与二项反应 logistic 回归得到的结果完全相同(常数项 α_j 为无效参数)。实际中可以用 β_k 的估计值 b_k 求得调整比数比 OR_k,当自变量 X_k 取值 0 或 1 时,$OR_k=\exp(b_k)$。注意:如果反应变量编码顺序相反,回归系数的绝对值不变,正负符号相反。

　　实际中,用累积 logistic 回归处理资料与把反应变量的结果合并成两类后用二项反应 logistic 回归所得的结果相比差别不是很大,但是如果合并得不合适,用简单二项反应 logistic 回归得到的结果将会出现偏差,而用累积 logistic 回归则不易出现这一问题。关于平行性假定 $\beta_{jk}=\beta_k$,一般对实际影响不大,例如在研究冠心病危险因素时,把结果分为"正常、轻度、中度、重度",如果危险因素仅对"发病"和"不发病"有影响,而在"轻度"、"中度"和"重度"之间没有什么差别,所作的结论将不会有太大出入;相反,如果各级之间有差别,用累积 logistic 回归得出的结论将更为可靠。累积 logistic 回归另一优点是理论上它比二项反应 logistic 回归系数的估计误差小,所以所需要的样本含量相对少一些。

　　例　某医院骨科在研究某种药物治疗骨折效果时,收集了 516 例病例资料,对每一患者采用相同的标准按照"差、中、好"三个不同的等级作疗效评价。在评价时需要同时考虑骨折的类型、是否手术和治疗时间三个因素对结果的影响,各因素说明及资料见表 2 和表 3,试用累积 logistic 回归分析手术和药物的作用。

表 2　某种药物治疗骨折效果各因素与分级说明

因素	变量名	分级说明
骨折类型	X_1	闭合=0,开放=1
治疗方法	X_2	非手术=0,手术=1
服药情况	X_3	未服药=0,服药=1
治疗周数	X_4	"1~11"=1,"11~21"=2,"≥21"=3
疗效评价	Y	差=0,中=1,好=2

表 3　骨折病人治疗效果观察资料整理表

组号 g	骨折类型 X_1	治疗方法 X_2	服药情况 X_3	治疗周数 X_4	疗效评价 Y 0	1	2
1	0	0	0	1	16	2	0
2	0	0	0	2	6	9	2
3	0	0	0	3	1	2	7
4	0	0	0	1	37	31	10

续表

组号	骨折类型	治疗方法	服药情况	治疗周数	疗效评价 Y		
g	X_1	X_2	X_3	X_4	0	1	2
5	0	0	1	2	0	7	19
6	0	0	1	3	0	1	4
7	0	1	0	1	15	2	0
8	0	1	0	2	13	12	3
9	0	1	0	3	3	12	17
10	0	1	1	1	46	45	5
11	0	1	1	2	2	19	28
12	0	1	1	3	1	2	19
13	1	0	0	1	1	0	1
14	1	0	0	2	1	1	0
15	1	0	0	3	0	3	1
16	1	0	1	1	10	4	0
17	1	0	1	2	2	6	4
18	1	0	1	3	0	1	5
19	1	1	0	1	8	1	0
20	1	1	0	2	4	9	0
21	1	1	0	3	0	5	8
22	1	1	1	1	10	12	3
23	1	1	1	2	0	5	7
24	1	1	1	3	0	0	6

将治疗周数转化为哑变量

水平	$X_4(1)$	$X_4(2)$
1	0	0
2	1	0
3	0	1

$X_4(1)$ 和 $X_4(2)$ 分别表示 X_4 的两个哑变量。首先考虑主效应模型(模型1):

$$\text{logit}(P_j) = \alpha_j + \beta_1 X_1 + \beta_2 X_2 + \beta_3 X_3 + \beta_4 X_4(1) + \beta_5 X_4(2) \qquad j = 1,2$$

数据的似然函数为

$$L = \prod_{g=1}^{24} (p_{g0}^{r_{g0}} p_{g1}^{r_{g1}} p_{g2}^{r_{g2}}) = \prod_{g=1}^{24} [(1-P_{g1})^{r_{g0}} (P_{g1}-P_{g2})^{r_{g1}} P_{g2}^{r_{g2}}]$$

对数似然函数为

$$\ln L = \sum_{g=1}^{24} [r_{g0} \ln(1-P_{g1}) + r_{g1} \ln(P_{g1}-P_{g2}) + r_{g2} \ln P_{g2}]$$

用 Newton-Raphson 迭代法求得各参数的估计值,结果列于表4。

表 4　累积 logistic 回归参数估计（模型 1）

因素	回归系数	标准误	Wald χ^2	P 值	标准回归系数	OR
常数项(1)	-2.100	0.292	51.90	<0.001		
常数项(2)	-4.572	0.359	162.04	<0.001		
X_1	-0.148	0.219	0.46	0.500	-0.104	0.86
X_2	-0.006	0.189	0.01	0.977	-0.004	0.99
X_3	2.220	0.257	74.60	<0.001	1.733	9.20
$X_4(1)$	2.654	0.243	119.42	<0.001	2.051	14.21
$X_4(2)$	0.745	0.376	159.13	<0.001	3.115	114.99

注：$\ln L_1 = -423.033$。

Wald 统计量结果显示 X_3，X_4 两个变量显著，它们分别是服药情况和治疗周数。手术无任何作用这一结果与实际情况似有些出入，进一步考虑在模型中引进交互项 $X_1 X_2$（模型 2），即

$$\text{logit}(P_j) = \alpha_j + \beta_1 X_1 + \beta_2 X_2 + \beta_3 X_3 + \beta_4 X_4(1) + \beta_5 X_4(2) + \beta_6 X_1 X_2 \qquad j = 1,2$$

结果列于表 5。

表 5　累积 logistic 回归参数估计（模型 2）

因素	回归系数	标准误	Wald χ^2	P 值	标准回归系数	OR
常数项(1)	-2.041	0.294	48.10	<0.001		
常数项(2)	-4.544	0.361	158.19	<0.001		
X_1	-1.092	0.384	8.10	0.004	-0.768	0.34
X_2	-0.317	0.215	2.18	0.140	-0.257	0.73
X_3	2.351	0.263	79.67	0.001	1.835	10.50
$X_4(1)$	2.738	0.247	122.91	0.001	2.115	15.45
$X_4(2)$	4.920	0.384	164.15	0.001	3.230	137.05
$X_1 X_2$	1.430	0.474	9.08	0.003	0.857	4.18

注：$\ln L_2 = -418.292$。

由表 5 可见，引进 X_1 和 X_2 的交互项后，Wald 统计量显示该项显著（$P = 0.003$），为了证实这一点，可以算出前后两个模型的似然比统计量：

$$G = 2(\ln L_2 - \ln L_1) = 2[-418.292 - (423.033)] = 9.482$$

$P = 0.002 < 0.05$，故 $X_1 X_2$ 有引入模型的必要。作模型配合适度检验，离差统计量 $D = 33.47$，自由度为 $(3-1)(24-6-1) = 34$，$D < 34$，表明资料与模型拟合尚可。综合分析结果，在相同条件下服药组疗效明显高于未服药组（$OR = 10.50$，$\chi^2 = 79.67$），说明该药物是有效的。同时看出，手术对疗效的作用与骨折类型有关，即对开放型骨折手术比不手术效果明显（$b_6 > 0$），而对于闭合型骨折其疗效则不明显。从标准化回归系数可以看出，在诸多影响疗效的因素中，作用大小依次为治疗时间、是否服药和开放型骨折是否手术。

其他有序 logistic 回归模型，还有相继比模型（continuation ratio model）、相邻分类模型（adjacent category model）和 stereotype 模型等，在使用上这些模型有许多相似之处，除模型结构不同外，其主要差别在于它们与不同的分布有一定的联系，如累积 logistic

模型与正态分布、相继比模型与对数正态分布有关,进一步的问题可参阅文献[1]～[3]。

参考文献

[1] Agresti A. Analysis of Ordinal Categorical Data. New York: John Wiley & Sons, 1984.

[2] Armstrong BG, Sloan M. Ordinal regression models for epidemiologic data. Am J Epidemiology 1989, 129: 191－204.

[3] Aderson JA. Regression and ordered categorical variables (with discussion). J R Statist Soc [B], 1984, 46:1－30.

[4] Clogg CC, Shihadeh ES. Statistical Models for Ordinal Variables. Thousand Oaks: Sage Publications, 1994: 158－171.

[5] McCullagh P. Regression models for ordinal data (with discussion). J R statist Soc[B], 1980, 42: 109－127.

[6] BECKER MP. Ordered Categorical Data. Encyclopedia of biostatistics, 1999:542.

[7] TUTZ G. Polytomous Data. Encyclopedia of biostatistics, 1999:542.

[8] SAS Institute, Inc. SAS/STA1T® 9.1 User's Guide: the LOGISTIC Procedure, Cary, NC: SAS Institute Inc, 2004: 2281－2465.

（李　康）

Probit 回归

一种可以用于描述二项反应或多项有序反应变量的取值概率与一些自变量之间关系的回归分析方法。probit 是 probability unit 的缩写,称作概率单位,意为以正态曲线下左侧的累积面积为反应率时,其横坐标上相应的标准离差。早期 probit 回归主要用于简单的二项反应的生物检定(Bliss,1935),在一些药物或毒物效价的剂量－反应实验研究中,同种类的每一只动物药物耐受量可能有很大的不同,不同剂量使动物发生"阳性反应"的概率分布常呈正偏态,将剂量取对数后则概率分布接近正态分布。如果用 P 表示在剂量为 X 时的阳性率,可以用下述模型表示它们之间的关系:

$$P = \frac{1}{\sigma\sqrt{2\pi}}\int_{-\infty}^{\ln X}\exp\left[-\frac{1}{2}\left(\frac{x-\mu}{\sigma}\right)^2\right]\mathrm{d}x = \Phi\left(\frac{X-\mu}{\sigma}\right) = \Phi(\alpha+\beta\ln X) \tag{1}$$

Φ 表示标准正态分布的累积概率分布函数,μ 和 σ 分别为正态分布的均值和标准差,$\alpha=-\mu/\sigma$,$\beta=1/\sigma$。上式也可以用标准正态分布的反函数表示:

$$\Phi^{-1}(P)=\alpha+\beta\ln X \tag{2}$$

此即线性形式的 probit 回归模型。其中 α 和 β 是模型中的两个参数,可以利用最大似然法求得。用这一模型可以求出任一剂量下反应的阳性率,半数效量为

$$ED_{50} = \exp(\mu) = \exp[-(\alpha/\beta)] \tag{3}$$

这一模型同样能够用于多变量分析和处理多项反应资料。

1 基本公式

设 Y 为二项反应变量,取值为 1 或 0 分别表示某阳性结果的发生或不发生,另有 p 个自变量记为 $X = (X_1, X_2, \cdots, X_p)$,表示相应的实验因素或其他影响因素(定性、定量、有序变量均可),资料可以整理成表 1 的形式。

表 1 二项反应 probit 回归分组资料的格式

分组	自变量				实验例数	阳性数	阴性数
g	X_1	X_2	$\cdots$	X_p	n_g	r_g	$n_g - r_g$
1	x_{11}	x_{12}	$\cdots$	x_{1p}	n_1	r_1	$n_1 - r_1$
2	x_{21}	x_{22}	$\cdots$	x_{2p}	n_2	r_2	$n_2 - r_2$
3	x_{31}	x_{32}	$\cdots$	x_{3p}	n_3	r_3	$n_3 - r_3$
$\vdots$	$\vdots$	$\vdots$	$\vdots$	$\vdots$	$\vdots$	$\vdots$	$\vdots$
m	x_{m1}	x_{m2}	$\cdots$	x_{mp}	n_m	r_m	$n_m - r_m$

如果用 $P = P(Y=1|X)$ 表示在自变量取值为 X 时阳性结果发生的概率,则 probit 回归模型可以写成:

$$P = \frac{1}{\sqrt{2\pi}} \int_{-\infty}^{\alpha+\beta_1 X_1 + \beta_2 X_2 + \cdots + \beta_p X_p} \exp\left(\frac{x^2}{2}\right) dx \tag{4}$$

或

$$\Phi^{-1}(P) = \alpha + \beta_1 X_1 + \beta_2 X_2 + \cdots + \beta_p X_p \tag{5}$$

α 和 $\beta_1, \beta_2, \cdots, \beta_p$ 分别是模型的常数项和回归系数,其估计值分别用 a 和 $b_1, b_2, \cdots, b_p$ 表示,可用最大似然法求出。资料的似然函数为

$$L = \prod_{g=1}^{m} P_g^{r_g} \cdot (1 - P_g)^{n_g - r_g} \tag{6}$$

式中 P_g 表示第 g 组阳性结果发生的概率。对数似然函数

$$\ln L = \sum_{g=1}^{m} [r_g \ln P_g + (n_g - r_g) \ln(1 - P_g)] \tag{7}$$

对 $\ln L$ 求各参数的一阶及二阶混合偏导数,然后通过根据 Newton–Raphson 迭代法,便可以得到参数的样本估计值 $a, b_1, b_2, \cdots, b_p$ 及方差–协方差估计。当各层只有一个观察对象时($n_g = 1$),式(6)即为不分组资料的似然函数。

probit 回归模型参数的假设检验可以使用似然比检验、计分检验和 Wald 检验之一(见"logistic 回归分析"条目)。模型配合适度检验可以用离差(deviance)或 Pearson χ^2 等统计量(见"非条件 logistic 回归分析"条目)。

2 应用

多用于生物检定的实验领域。传统的一些适合手工计算的方法一般对实验设计有严格的要求（如剂量按等比级数排列，各剂量组的例数必须相同等），对不同的实验设计采用不同的计算公式，不便掌握和灵活运用，采用 probit 回归的方法则可较好地克服上述缺点。

1）半数反应量的检定

$$ED_{50}=\exp[-(a/b)] \tag{8}$$

标准误为估计方差的平方根值

$$SE^2(a/b)=\left(\frac{a}{b}\right)^2\left[\frac{SE^2(a)}{a^2}+\frac{SE^2(b)}{b^2}-\frac{2Cov(a,b)}{ab}\right] \tag{9}$$

$100(1-\alpha)\%$置信区间估计

$$\exp[-(a/b)\pm u_{1-\alpha/2}SE(a/b)] \tag{10}$$

其中 $u_{1-\alpha/2}$ 为标准正态分布曲线下右边面积为 $\alpha/2$ 的 u 值。

例 1 将小鼠分为 5 组进行皮下注射吗啡的毒性试验，结果见表 2，试用 probit 回归方法计算半数致死量 LD_{50}。

配合 probit 回归模型

$$\Phi^{-1}(P)=\alpha+\beta x$$

计算回归系数和方差－协方差估计值为

$$a=-16.4027 \qquad b=4.1884$$
$$SE^2(a)=7.1067 \qquad SE^2(b)=0.4637 \qquad Cov(a,b)=-1.8120$$

表 2 小鼠皮下注射吗啡的毒性试验结果

分组 g	剂量(mg/kg) X	对数剂量 $x=\ln X$	小鼠例数 n_g	死亡数 r_g
1	30.7	3.4243	20	0
2	38.4	3.6481	20	4
3	48.0	3.8712	20	7
4	60.0	4.0943	20	16
5	75.0	4.3175	20	19

根据式（3），有

$$LD_{50}=\exp[-(a/b)]=\exp[-(-16.4027/4.1884)]=50.21(\text{mg/kg})$$
$$SE^2(a/b)=\left(\frac{a}{b}\right)^2\left[\frac{SE^2(a)}{a^2}+\frac{SE^2(b)}{b^2}-\frac{2Cov(a,b)}{ab}\right]$$
$$=\left(\frac{-17.4027}{4.1884}\right)^2\left[\frac{7.1067}{(-16.4027)^2}+\frac{0.4637}{4.1884^2}-\frac{2(-1.8120)}{(-16.4027)(4.1884)}\right]$$
$$=0.0017$$

95％可信限为

$$\exp[-(a/b)\pm u_{1-0.05/2}SE(a/b)]$$

$$=\exp[-(-16.4027/4.1884)\pm1.96\times\sqrt{0.0017}\,]=(46.31,54.44)$$

即 LD_{50} 的 95％置信区间为 46.31mg/kg～54.44mg/kg。

2)效价比检定　效价比值(R)是达到同等效力水平下标准品剂量(d_S)与供试品剂量(d_T)的比值:$R=d_S/d_T$。假定标准试剂 S 和检测试剂 T 的作用性质相同,可以把 T 的剂量看作按照 S 的效价浓缩(或稀释)后的剂量,则两者对数剂量反应的试验结果可以表示为两个平行的线性 probit 回归方程,即

$$\Phi^{-1}(\hat{P}_S)=a_S+bx_S \tag{11}$$

$$\Phi^{-1}(\hat{P}_T)=a_T+bx_T \tag{12}$$

当 x_S 和 x_T 为等反应剂量时有

$$\ln(R)=x_S-x_T=(a_T-a_S)/b \tag{13}$$

或

$$R=\exp[(a_T-a_S)/b] \tag{14}$$

由于式(11)和式(12)可以合并成一个多元 probit 回归方程

$$\Phi^{-1}(\hat{P})=a_S+(a_T-a_S)Z+bx=a_S+aZ+bx \tag{15}$$

$$Z=\begin{cases}0 & 标准试剂\\1 & 检测试剂\end{cases}$$

因此有

$$R=\exp(a/b) \tag{16}$$

a/b 的估计方差为

$$SE^2(a/b)=\left(\frac{a}{b}\right)^2\left[\frac{SE^2(a)}{a^2}+\frac{SE^2(b)}{b^2}-\frac{2Cov(a,b)}{ab}\right] \tag{17}$$

$100(1-\alpha)$％置信区间估计的公式为

$$\exp[a/b\pm u_{1-0.05/2}SE(a/b)] \tag{18}$$

在运用上述各式计算效价比值及置信区间时,必须先对试验结果的可靠性进行检验,即首先检验不同试剂的作用性质是否相同(两条回归线是否平行),采用下面模型:

$$\Phi^{-1}(P)=\alpha_S+\alpha Z+\beta x+\gamma Zx \tag{19}$$

如果 $\gamma=0$ 则说明两线平行,可以计算效价比。另外还要检验不同剂量间反应的差别是否明显以及两种不同试剂的效价是否相同,用模型

$$\Phi^{-1}(P)=\alpha_S+\alpha Z+\beta x \tag{20}$$

如果 $\beta=0$ 说明试验剂量选择不合宜,$\alpha=0$ 则表明不同试剂的反应强度相同。

例2 乙炔雌二醇与炔雌甲醚在一定剂量范围内,皆可使未成熟小鼠的阴道细胞角化。乙炔雌二醇作为已知的标准药物,炔雌甲醚作为受检药物,试验资料见表3。试用 probit 回归方法计算效价值。

表3 乙炔雌二醇与炔雌甲醚致小鼠阴道细胞角化资料整理表

分组 g	试剂* Z	剂量(μg) X	对数剂量 $x=\ln X$	小鼠例数 n_g	死亡数 r_g
1	0	0.2	−1.6094	20	0
2	0	0.4	−0.9163	20	2
3	0	0.8	−0.2231	20	5
4	1	1.0	0	10	0
5	0	1.6	0.4700	20	14
6	1	2.0	0.6931	10	3
7	0	3.2	1.1632	20	20
8	1	4.0	1.3863	10	8
9	1	8.0	2.0794	10	10

注:* $Z=0$ 为乙炔雌二醇,$Z=1$ 为炔雌甲醚。

(1)检验两种试剂的平行性,配合模型

$$\Phi^{-1}(P)=\alpha_S+\alpha Z+\beta x+\gamma Z x \qquad L_1=-42.7897$$

$$\Phi^{-1}(P)=\alpha_S+\alpha Z+\beta x \qquad L_2=-43.3409$$

$$G_1=2(\ln L_1-\ln L_2)=2[-42.7897-(-43.3409)]=1.102 \qquad \nu=1$$

$P=0.294>0.05$,符合平行条件。

(2)检验剂量反应的差别及试剂的作用,配合模型

$$\Phi^{-1}(P)=\alpha_S+\alpha Z+\beta x \qquad L_1=-43.3409$$

$$\Phi^{-1}(P)=\alpha_S+\alpha Z \qquad L_2=-95.3617$$

$$\Phi^{-1}(P)=\alpha_S+\beta x \qquad L_3=-53.0806$$

剂量 $G_1=2(\ln L_1-\ln L_2)=2[-43.3409-(-95.3617)]=104.042, \nu=1$
$P<0.001$,试验剂量选择合宜。

试剂 $G_2=2(\ln L_1-\ln L_3)=2[-43.3409-(-53.0806)]=19.479, \nu=1$
$P<0.001$,两种试剂效价不同。

(3)计算两种试剂的效价比,配合模型

$$\Phi^{-1}(P)=\alpha_S+\alpha Z+\beta x$$

得参数估计值 $a_S=-0.1229$,$a=-1.6253$,$b=1.7993$

$$SE^2(a)=0.1682, \quad SE^2(b)=0.0666, \quad Cov(a,b)=-0.0638$$

$$R=\exp(a/b)=\exp(-1.6253/1.7993)=0.4052$$

$$SE^2(a/b)=\left(\frac{a}{b}\right)^2\left[\frac{SE^2(a)}{a^2}+\frac{SE^2(b)}{b^2}-\frac{2Cov(a,b)}{ab}\right]$$

$$= \left(\frac{-1.6253}{1.7993} \right)^2 \left[\frac{0.1682}{(-1.6253)^2} + \frac{0.0666}{1.7993^2} - \frac{2 \times (-0.0638)}{(-1.6253) \times 1.7993} \right]$$

$$= 0.0331$$

95%置信区间

$$\exp[a/b \pm u_{1-0.05/2} SE(a/b)] = \exp(-1.6253/1.7993 \pm 1.96 \times \sqrt{0.0331}$$
$$= (0.284, 0.579)$$

(4)模型配合适度检验 Pearson $\chi^2 = 4.014, \nu = 9 - 2 - 1 = 6, P = 0.675$

离差 $\qquad\qquad D = 4.525, \nu = 9 - 2 - 1 = 6, P = 0.606$

数据与模型拟合尚可。

需要说明，一般情况下累积正态分布曲线与 logistic 分布曲线十分接近，probit 回归与 logistic 回归所得的结果差别很小，很难根据拟合优度来区别两者的优劣。由于 probit 模型涉及积分运算，不如 logistic 模型处理问题方便，而且不能直接根据模型参数获得反映相对危险度大小的 OR 值，所以现场研究中 probit 模型不像 logistic 模型使用的更为普遍。但是，在需要较准确地描述反应变量取值概率与自变量之间的量值关系时，尤其反应概率在 0～1 之间大范围变化的实验研究，probit 模型得到的结果更可靠一些。多项有序反应资料的 probit 回归与累积 logistic 回归相近，不再赘述。

进一步的问题可以参阅文献[5]。

参考文献

[1] 郭祖超主编. 医用数理统计方法. 第 3 版,北京：人民卫生出版社,1988.666—672.

[2] 周海钧,申蕴如. 生物检定统计方法. 第 2 版,北京：人民卫生出版社,1988.175—224.

[3] 金丕焕. 医用统计方法. 上海：上海医科大学出版社,1993. 326—338.

[4] Finney DJ. Probit Analysis. 3rd ed. Edition. London：Cambridge University Press, 1971.

[5] MORGAN BJT. Quantal Response Models. Encyclopedia of Biostatistics, 1999：542.

[6] SAS Institute, Inc. SAS/STAT® 9.1 User's Guide：the PROBIT Procedure, Cary, NC：SAS Institute Inc, 2004：3705—3796.

（李　康）

倾向评分

1　倾向评分基本感念

倾向评分(propensity score)由 Rosenbaum 和 Rubin 在 1983 年提出，其主要思想是

将混杂因素作为协变量，在给定一组协变量的条件下估计每一个样本成为处理组的条件概率，将其计为倾向分数。如果处理组（treated group）样本和对照组（control group）样本估计得到的倾向分数分布范围一致，即可推断这两个样本在协变量（covariates）的分布上也保持一致。

2 倾向评分计算

计算倾向评分的方法多应用 logistic 回归分析法。此 logistic 模型可以表达如下：

$$\text{probability of treated} = \exp(\alpha + \beta_1 X_1 + \beta_2 X_2 + \cdots + \beta_k X_k) / [1 + \exp(\alpha + \beta_1 X_1 + \beta_2 X_2 + \cdots + \beta_k X_k]$$

其中 α 为截距，β_1，β_2，$\cdots$，β_k 为回归系数。

3 倾向评分的应用

使用倾向评分时最常有的方法为：①配对（matching）；②分层（stratification）和回归调整（regression adjustment）。

1）配对（matching）

例 1 Kunihara 等应用倾向评分方法研究是否在大动脉手术过程中，使用低温停循环技术（Hypothermic Circulatory Arrest，HCA）为导致神经性疾病的危险因素。此项研究中，研究者若观察 238 例使用 HCA（试验组 HCA＋）和 273 例未使用 HCA（对照组 HCA－）。从表 1 可以看到，在使用全样本时，比较 HCA＋ 与 HCA－ 两组性别，年龄和急性手术变量有显著差异。而研究人员关心的是，是否 HCA＋ 和 HCA－ 组之间的差异，是由于不同处理条件（即使用或未使用 HCA）所致，而不是其他差异造成（如性别，年龄，或急性手术）所致。为控制非处理因素造成的差异，研究人员对 10 个变量作了倾向评分估计（急性手术除外，因为 HCA－组没有此手术）。用估计出的倾向评分来对 HCA＋和 HCA－组的受试者进行配对，并选用其配对倾向评分所允许的最大差异为 ±0.015，根据此标准有 220 位受试者配对成功。表 1 中倾向评分配对一栏表明在 HCA＋和 HCA－组间所有用于估计倾向评分的协变量没有显著差别。

表 1 使用倾向评分方法（例 1）

	entire study sample				propensity－matched pairs			
	overall	HCA－	HCA＋	p-value	overall	HCA－	HCA＋	p-value
n	511(%)	238(%)	273(%)		220(%)	110(%)	110(%)	
sex(male)	349(68)	185(78)	164(60)	<0.0001	150(68)	74(67)	76(69)	0.7722
age(year)	63 ± 13	57 ± 13	62 ± 12	<0.0001	63 ± 11	62 ± 11	63 ± 11	0.7277
emergency operation*	105(21)	0(0)	105(38)	<0.001	0	0	0	NA
smoking history	168(33)	87(37)	81(30)	0.0984	80(36)	36(33)	44(40)	0.2622
hypertension	356(70)	156(66)	200(73)	0.0585	166(75)	82(75)	84(76)	0.7540
hyperlipidemia*	138(27)	68(29)	70(26)	0.4587	72(33)	40(38)	32(29)	0.2504

续表

	entire study sample				propensity—matched pairs			
	overall	HCA−	HCA+	p-value	overall	HCA−	HCA+	p-value
diabetes mellitus	53(10)	21(9)	32(12)	0.2823	25(11)	12(11)	13(12)	0.8318
ischemic heart disease	196(38)	91(38)	105(38)	0.9582	99(45)	56(51)	43(39)	0.0781
carotid artery stenosis*	10(3)	4(2)	6(3)	0.7744	3(2)	2(2)	1(1)	0.6185
peripheral arterial disease	30(6)	14(6)	16(6)	0.9918	19(9)	11(10)	8(7)	0.4715
cerebrovascular disease	50(10)	17(7)	33(12)	0.0605	28(13)	12(11)	16(15)	0.4184

*: HCA: Hypothermic circulatory arrest; NA, not applicable. Emergency operation for acute dissection; Hyperlipidemia (cholesterol >200 mg/dL; Carotid artery stenosis (>50%).

2)分层(stratification)

在应用倾向评分时,分层也是一种常见的方法,其目的是控制实验组和对照组间的系统误差。这个方法主要是依据所获及的基线特征(background characteristics)来将受试者根据倾向评分分层。在相同分层中(in then same strata),试验组和对照组但可以直接比较。

例2 Chertow 等研究是否对急性心肌梗塞病人并患有慢性肾病者使用冠状动脉造影术可引起死亡率的改变。见表2。

从表2可见,病人特征(如年龄,性别等)有显著差别。

表2 Baseline characteristics by serum creatinine and angiography status

parameter	creatinine<1.5 mg/dl(n=42,191)		creatinine≥1.5mg/dl(n=15,039)	
	angiography		angiography	
age (year), %	no (n=22,456)	yes (n=19,735)	no (n=22,456)	yes (n=19,735)
65~69	14.4	30.7	10.9	22.6
70~74	19.6	32.3	16.9	30.0
75~79	22.4	22.3	22.6	25.8
80~84	25.0	11.5	27.7	16.3
85~89	18.6	3.1	21.9	5.2
gender (% female)	58.6	44.1	40.9	26.7
race /ethnicity, %				
white	91.1	91.3	89.6	89.3
black	4.4	3.6	5.8	6.1
hispanic	3.6	4.2	3.5	3.4
other or unknown	0.9	0.9	1.1	1.2
more*				

* The table includes a total of 33 parameters. Here, the table does not list all due to the limited space. For detail, please see reference.

在应用冠状动脉造影术方面根据急性心肌梗塞病人的年龄、性别、临床特征有显著的差别,当研究者主要兴趣是在回答是否病人使用或未使用冠状动脉造影术有不同的死亡率。那么病人的基线特征(baseline characteristics)的影响因素应该平衡,以达到可比性。Chertow 等应用倾向评分法,计算出倾向评分,然后根据倾向评分将观察样本分为 5 个层(Strata)(见表 3),然后计算各分层的相对危险性。结过表明使用冠状动脉造影者的一年死亡率显著地低于未使用者。

表 3　Propensity score adjusted 1-year mortality in appropriate CKD patients by coronary angiography*

propensity quintile score (range)	angiography				OR(95%CI)
	no		yes		
	number	mortality	number	mortality	
Q1 (0 to 0.06)	1307	56.2	46	56.5	1.02 (0.56~1.84)
Q2 (>0.06 to 0.16)	1221	50.7	133	36.8	0.57 (0.39~0.82)
Q3 (>0.16 to 0.30)	1051	44.7	303	34.7	0.66 (0.50~0.86)
Q4 (>0.30 to 0.54)	797	38.3	557	30.7	0.72 (0.57~0.90)
Q5 (>0.54 to 0.97)	387	34.1	967	18.9	0.45 (0.35~0.59)
overall	4780	47.4	2014	26.7	0.62 (0.54~0.70)

* CKD: chronic kidney disease; OR: odds ratio; CI: confidence interval.

(3)回归调整

回归调整(regression adjustment)的主要思想是将倾向评分作为一个协变量放入多元回归模型中分析,这样在常规的多元回归模型中可以包含 1 个或多个协变量(covariates)。

参考文献

[1] Kunihara T, Grun T, Aicher D, et al. Hypothermic circulatory arrest is not a risk factor for neurologic morbidity in aortic surgery: A propensity score analysis. J Thorac and Cardiovasc Surg, 2005, 130:712—718.

[2] Chertow G, Normand ST, Mcneil BJ. "Renalis": Inappropriately low rates of coronary angiography in elderly individuals with renal insufficiency. J Am Soc Nephrol, 2004,15:2462—2468.

[3] Longjian Liu. Social Connections, Diabetes Mellitus, and Risk of Mortality among White and African American Adults Aged 70 and Older: An Eight-Year Follow-up Study. Annals of Epidemiology, 2011, 21(1):26—33.

（刘隆健　徐天和）

Poisson 回归

Poisson 回归是分析一个服从 Poisson 分布的计数变量与一组解释变量关系的统计

方法,应用范围包括细菌或病毒的计数与不同稀释度或其他实验室条件的分析;不同运作条件下,仪器的失效或出故障次数;生命统计中的婴儿死亡、罕见疾病发病或死亡与人口特征和其他暴露因素关系的队列研究等。在这些情况中 Poisson 回归为:

$$\mu(X) = N(X)g(\beta|X) \tag{1}$$

这里设某组人群的 p 个回归解释变量向量的取值为 $X = (x_1, x_2, \cdots, x_p)$,在这组人群中某事件的发生数为 $n(X)$,$\mu(x)$ 是 $n(X)$ 的期望值。$N(X)$ 是在特定单位时间、对象、空间或环境群体中已知的总暴露数(或相应的易感人群总数),如细菌计数的容量或单位容量中的稀释度、仪器运作天数和易感人群总数等。$g(\beta|X)$ 是确定的函数,此函数描述发生率 $\pi = \mu(X)/N(X)$ 与 X 的关系,常用对数线性函数 $g(\beta|X) = \exp(\beta X)$

$$\mu(X) = N(X)\exp(\beta X) = N(X)\exp(\beta_0 + \beta_1 x_1 + \beta_2 x_2 + \cdots + \beta_p x_p) \tag{2}$$

式(2)表示为对数形式为:

$$\ln\mu(X) = \ln N(X) + \beta X = \ln N(X) + \beta_0 + \beta_1 x_1 + \beta_2 x_2 + \cdots + \beta_p x_p \tag{3}$$

设 $i = 1, 2, \cdots, s$ 表示协变量分别取值为 X_i 的一组样本,$X_i = (x_{i1}, x_{i2}, \cdots, x_{ip})$ 表示 p 个独立线性解释变量 $t \leqslant s$。$n_i = n(X_i)$ 表示在样本 i 中事件发生数。$N_i = N(X_i)$ 表示相应样本 i 中的暴露人数。设 n_i 服从独立 Poisson 分布和期望值为 $\mu_i = \mu(X_i)$,则似然函数为:

$$L = \prod_{i=1}^{s} \mu_i^{n_i} \exp(-\mu_i)/n_i! \tag{4}$$

将 $\mu_i = N_i \exp(\beta X_i)$ 代入式(3),并对 β 分别求偏导数,构成一组非线性方程组。β 的极大似然估计值即这非线性方程组取值为 0 时的解。这方程组一般没有直接解,需用到迭代法,如加权最小二乘迭代法或牛顿-拉法生迭代法。

回归模型的拟合优度检验和参数的假设检验

Poisson 回归模型的拟合优度检验有:

1) Pearson 拟合优度检验(χ^2 检验)

$$\chi_P^2 = \sum_{i=1}^{s} (n_i - \hat{\mu}_i)^2/\hat{\mu}_i \tag{5}$$

当零假设成立并且样本量较大时,设回归中引入 k 个解释变量,该统计量服从自由度 $\nu = s - k - 1$ 的 χ^2 分布。

2)似然比检验

$$\chi_L^2 = \sum_{i=1}^{s} 2n_i \ln(n_i/\hat{\mu}_i) \tag{6}$$

似然比检验的应用条件和自由度计算与 χ^2 检验完全相同。

Poisson 回归参数的假设检验可以用 Wald 检验和似然比检验,计算方法可参考指数回归和 Cox 回归的有关内容。

例 1 沙门氏菌资料的方差检验。表 1 列出两个实验室沙门氏菌计数资料,该例中回归系数的极大似然估计有直接解。

表 1 两个实验室的沙门氏菌计数结果

实验室	沙门氏菌计数结果
A	63,64,65,68,69,70,72,73,75,80,82,83,83,84,84,85,90,91
B	168,171,174,175,185,189,190,191,195,197,198,198,203,205,205,207,210,214,216,218

这资料 Poisson 回归系数估计值的计算公式是：

$$\hat{\beta}_h = \ln\Big[\sum_{i=1}^{s_h}(n_{hi}/s_h)\Big]$$

式中 n_{hi} 表示在实验室 h 的第 i 次计数结果，$h=A,B$，$s_A=18$，$s_B=20$，$i_A=1,2,\cdots,18$，$i_B=1,2,\cdots,20$。相应方差估计值是：

$$V(\hat{\beta}_h) = \{s_h[\exp(\hat{\beta}_h)]\}^{-1}$$

得到：
$$\hat{\beta}_A = 4.340, \quad SE(\hat{\beta}_A) = 0.027$$
$$\hat{\beta}_B = 5.275, \quad SE(\hat{\beta}_B) = 0.016$$

应用拟合优度检验公式

$$\chi_P^2 = \sum_{i=1}^{s}(n_i - \hat{\mu}_i)^2/\hat{\mu}_i$$

做拟合优度检验，式中 $\hat{\mu}_i = \exp(\hat{\beta}_h)$。实验室 A 和 B 的 χ^2 检验值分别为 17.98 和 22.03，自由度分别为 17 和 19，拟合优度检验没有统计学差异，说明细菌计数服从 Poisson 分布。

例 2 Poisson 回归模型在生命统计的应用。

表 2 美国 1969～1971 年各年龄组的黑色素瘤发生数和易感人群数

年龄组（岁）	黑色素瘤例数		估计的易感人群数	
	北部	南部	北部	南部
<35	61	64	2880262	1074246
35～45	76	75	564535	220407
45～55	98	68	592983	198119
55～65	104	63	450740	134084
65～75	63	45	270908	70708
≥75	80	27	161850	34233

这里 n_{ai} 是相应年龄和地区的新黑色素瘤病例数，$i=1,2$，$h=1,2,\cdots,6$，N_{hi} 是相应易感人群数。现在希望检验各年龄组和地区的发病率是否一致，这模型通常称为乘法模型，表示为对数线性形式：

$$E(n_{hi}) = \mu_{hi} = N_{hi}\exp\Big(\beta_0 x_{hi1} + \sum_{k=1}^{5}\beta_k x_{hi(k+1)} + \beta_6 x_{hi7}\Big)$$

这里 β_0 是参照值(年龄<35 岁,北方地区),$\beta_1 \sim \beta_5$ 是年龄效应参数,β_6 是南部地区效应参数。得到结果为:

参数	β_0	β_1	β_2	β_3	β_4	β_5	β_6
估计值	−10.66	1.80	1.91	2.24	2.37	2.95	0.82
标准误	0.10	0.12	0.12	0.12	0.13	0.13	0.07

拟合优度检验应用似然比检验,$\chi^2 = 6.21$,自由度为 5,$p > 0.1$,未见拟合优度有统计学意义,说明回归模型拟合资料较好。回归系数 $\beta_1 - \beta_5$ 表示各年龄组与年龄<35 岁组比较发病率之比的对数,β_6 表示南部与北部发病率之比的对数。以上分析结果与相应标准化率比较结果一致。

例 3 成组生存分析资料 Poisson 回归分析

与生命统计相似,Poisson 回归可以用于拟合成组生存资料。表 3 是胃溃疡病人分别接受四种手术后,在 0~6 个月、7~24 个月和 25~60 个月期间复发、死亡、再做手术或失访的情况。前两种作为失效事件,后两种则为删失。$i = 1, 2, 3, 4$ 表示四种手术,$j = 1, 2, 3$ 表示三段时间。

表 3　四种胃溃疡手术的预后分析

手术方式	随访时间(月)	死亡/复发	再手术/失访	健康人数	人月数	生存率
1	0~6	10	10	317	1962	0.9683
	7~24	13	16	288	5445	0.9274
	25~60	26	36	226	9252	0.8506
2	0~6	9	9	313	1932	0.9683
	7~24	16	7	290	5427	0.9274
	25~60	18	36	236	9468	0.8506
3	0~6	3	5	329	2016	0.9846
	7~24	5	17	307	5724	0.9642
	25~60	10	24	273	10440	0.9247
4	0~6	9	8	329	2025	0.9683
	7~24	15	11	303	5688	0.9274
	25~60	24	37	242	9810	0.8506

假定:(1)删失与手术类型无关,且为均匀分布。

(2)失效服从独立的指数分布,在单位时间间隔中死亡概率很小。

在这条件下指数分布的似然函数为:

$$L = \prod_{i=1}^{4} \prod_{j=1}^{3} \lambda_{ij1}^{n_{ij1}} \exp(-\lambda_{ij1} N_{ij})$$

其中 n_{ij1} 是在间隔 j 和 i 组中的失效数,N_{ij} 是暴露总人月数。

$$N_{ij} = a_j (n_{ij0} + 0.5 n_{ij1} + 0.5 n_{ij2})$$

a_j 分别等于 6,18,36,是平均随访时间。n_{ij0} 是仍健康的人数,n_{ij2} 是失访人数。相应 Poisson 回归似然函数为:

$$L = \prod_{i=1}^{4} \prod_{j=1}^{3} (N_{ij}\lambda_{ij1})^{n_{ij1}} \frac{\exp(-N_{ij}\lambda_{ij1})}{n_{ij1}!}$$

这可看作在 N_{ij} 条件下,失效数 n_{ij} 服从均数为 $\mu_{ij} = N_{ij}\lambda_{ij}$ 的独立 Poisson 分布。

分析结果得到 $b0 = -5.23$,$b1 = -0.80$,$b2 = -0.73$。$b0$ 是以手术 1 和 6 个月时随访结果作参照组的常数项,$b1$ 是不同随访时间的共同效应,$b2$ 是手术 3 的效应。相应生存率按下式估计:

$$S_{ij} = \prod_{k=1}^{j} \exp[-a_k \exp(bx_{ik})]$$

例如接受手术 3 的病人在 18 个月时的生存率为:

$$S_{22} = \exp(-6 \times \exp(-5.23 - 0.73))$$
$$\times \exp(-18 \times \exp(-5.23 - 0.80 - 0.73)) = 0.9642$$

(柳　青)

加速失效时间模型

设 T_0 为参照条件下观察对象发生某事件的生存时间,当观察对象接受某种治疗或暴露于某种危险因素时,其生存时间改变为 $T = T_0/\theta$,这样治疗或暴露组的中位生存时间与参照中位生存时间为一个固定比例($1/\theta$ 倍)。这种对时间尺度作比例校正的特征是加速失效时间假定的最简单形式。加速失效时间模型的主要用途是生存资料分析。

在生物医学研究中,研究者可能不仅关注某事件是否发生,还关注该事件发生的时间,以及与之相关的因素。在医学研究中典型的例子是研究从疾病确诊到死亡的时间,故称为生存分析。实际应用中可以将事件定义为疾病的发生、复发、痊愈和缓解,肿瘤的转移,仪器出现故障等。这里为叙述方便,统称生存分析,并假定该事件为死亡。

生存分析中将起始事件(如发病)到终结事件(如死亡)之间的时间跨度称生存时间。当随访过程观察到研究对象的明确结局如死亡时,该对象提供了生存时间的完整信息,称完全数据。如果随访过程因各种原因未能观察到研究对象的结局时,则有关生存时间的信息不完整,称删失数据。删失数据虽然未能提供确切的生存时间,但提供了到某时刻对象未死亡的部分信息,仍可被生存分析所利用。

1 生存时间分布的特征描述

在描述生存时间分布规律时,常用以下几种函数:

1)死亡概率密度函数

死亡概率密度函数指在 t 时刻的瞬间死亡率,反映死亡的速率或强度。设生存时间为 T,概率密度函数为:

$$f(t)=\lim_{\Delta t \to 0}\frac{P(t<T\leqslant t+\Delta t)}{\Delta t} \tag{1}$$

2)生存函数(生存概率函数)

生存函数指研究对象生存时间大于 t 的概率,常称生存概率或简称生存率。设死亡分布概率为:

$$F(t)=P(T\leqslant t)=\int_0^t f(u)\mathrm{d}u$$

则生存函数为:

$$S(t)=P(T>t)=1-F(t) \tag{2}$$

3)风险函数

风险函数指研究对象生存到 t 时刻,其后的瞬间死亡概率。风险函数实际上是一个条件死亡概率密度。

$$h(t)=\lim_{\Delta t \to 0}\frac{P(t<T\leqslant t+\Delta t \,|\, T\geqslant t)}{\Delta t}=\frac{f(t)}{S(t)} \tag{3}$$

2 加速失效时间模型

设在对照组中,t 时刻的生存率为 $S_0(t)$(生存函数),治疗组生存函数为 $S(t)$。那么加速失效时间模型将两者生存函数关系描述为:

$$S(t)=S_0(\theta t)$$

风险函数为:

$$h(t)=\theta\lambda_0(\theta t)$$

假定 $\Pr(\ln T>t-\ln\theta)=S_0(e^t)$,模型表达为:

$$\ln T=\beta_0+\ln\theta+\varepsilon$$

模型中 ε 为均数为零的残差。

将预后变量结合进模型中的 θ,设 $\theta(x)=\exp(\beta'x)$,得:

$$\ln T=\beta_0+\ln\theta+\varepsilon=\beta_0+\beta'x+\varepsilon \tag{4}$$

3 参数模型

在加速失效时间假定下的参数模型主要是指定 S_0 服从特定的分布及预后变量通过 $\theta(\cdot)$ 与生存时间的依赖关系。重要的参数分布如威布尔(Weibull)分布指定 $S_0(t) = \exp(-kt^a)$，对数正态分布设 $\ln T$ 服从正态分布，ln-logistic 分布指定 $S_0(t) = 1/(1+kt^a)$。

4 参数估计与分析

设 i 代表观察对象的编号，加速失效时间模型的似然函数为：

$$L = \prod_i f(y_i \mid x_i)^{\delta_i} S(y_i \mid x_i)^{1-\delta_i} \tag{5}$$

这里 y_i 是第 i 对象的生存时间或删失时间，δ_i 是指征变量，当观察到结局事件发生，$\delta_i = 1$；当未观察到结局事件，$\delta_i = 0$。加速失效时间模型的具体分析和应用在其他条目阐述。

参考文献

[1] 余松林. 临床随访资料的统计分析方法. 北京：人民卫生出版社，1991.

[2] Kalbfleisch JD, Prentice RL. The Statistical Analysis of Failure Time Data. New York：John Wiley & Sons, 1980.

[3] Nelson W. Accelerated Testing：Statistical Models, Test Plans, and Data Analyses. New York：John Wiley & Sons, 1990.

（柳　青）

指数回归

指数回归是生存分析的参数模型中最常用也是最基本的一种模型，当死亡风险在一定时间内是恒定的，那么应用指数回归可以适当的描述对象的生存曲线。

1 生存分析的参数模型

生存分析的目的之一是用模型描述生存时间的分布并且分析预后因素与生存时间的关系。生存分析的参数模型对生存时间的分布假定为特定的参数 θ，参数模型的主要优点是可以基于似然函数直接进行参数估计和检验，另外不同类似的研究的参数值也容易综合。但是，与半参数模型和非参数模型相比，全参数模型牵涉到更强的模型假定和对资料分布更深的了解。因此参数模型分析中，对模型假定的考核和对推断的敏感度分析就显得更为重要了。

参数模型设 $T \leqslant t$ 是表示生存时间的随机变量,设 T 为连续型分布,其累积分布函数为 $F(t) = \Pr(T \leqslant t)$,概率密度函数 $f(t) = F'(t)$,生存函数 $S(t) = \Pr(T \leqslant t)$,风险函数 $h(t) = f(t)/S(t)$,累积风险函数 $H(t) = \int_0^t h(u)\,du$。这 5 种函数形式都定义了生存时间 T 的分布。值得注意的是,关系 $S(t) = \exp[-H(t)]$ 在实践中很有用。

2 指数回归模型

如果一个连续型随机变量具有以下概率密度函数:

$$f(x) = \frac{1}{\sigma} \exp\left(-\frac{x-\mu}{\sigma}\right) \qquad x \geqslant \mu, \sigma > 0 \tag{1}$$

我们称这变量服从指数分布。指数分布可以归入伽玛分布族或 Weibull 分布族。但由于其统计的重要性和它的一些重要特点,指数分布常作为一个独立的基础分布。指数分布有两个参数 μ 和 σ,μ 是位置参数,它确定指数分布的下限值,即 $P(x \geqslant \mu) = 1$。在生存分析中,它代表从治疗到死亡发生的间隔期。σ 是尺度参数,确定指数分布的离散程度。指数分布的期望值 $E(x) = \mu + \sigma$,方差 $Var(x) = \sigma^2$。设 $y = (x-\mu)/\sigma$,则 y 服从单位指数分布:$f(y) = \exp(-y)$。

在实际应用中,常设指数分布的 μ 已知并取值 0,这时为单个参数的指数分布:

$$f(x) = \frac{1}{\sigma} \exp(-x/\sigma) \tag{2}$$

设 $\lambda = 1/\sigma$,则:

$$f(x) = \lambda \exp(-\lambda x) \tag{3}$$

指数分布最重要的特征是"无记忆性"。设 $\mu = 0$ 和 $x \geqslant a$,无记忆性表现在 $x - a$ 的条件分布不依赖 a 的值。

$$P(x-a \geqslant z \mid x \geqslant a) = \frac{P(x \geqslant a+z)}{P(x \geqslant a)} = e^{-\frac{a+z}{\sigma}} e^{\frac{a}{\sigma}} = e^{-\frac{z}{\sigma}} = P(x \geqslant z) \qquad a > 0$$

设研究中观察了 n 例对象,对象 i 的预后因素协变量为 $X_i = (1, x_{i1}, x_{i2}, \cdots, x_{ip})$,$\delta_i$ 为对象 i 是否死亡的指示变量,$\delta_i = 1$ 表示死亡,$\delta_i = 0$ 表示未观察到死亡发生,是删失数据。指数回归模型在时刻 t 的偏似然函数为:

$$L = \prod_{i=1}^{n} f(t)^{\delta_i} S(t)^{(1-\delta_i)} \tag{4}$$

对数偏似然函数为:

$$\ln L = \sum_{i=1}^{n} \{\delta_i \ln f(t) + (1-\delta_i)\ln S(t)\} = \sum_{i=1}^{n} [\delta_i X'\beta - t \exp(X'\beta)] \tag{5}$$

求指数回归模型中参数的极大似然估计值即是求以上对数似然函数的导数方程组

均为 0 时的解。由于这方程组是非线性方程组,无直接解。需用牛顿—纳法生或其他迭代法求参数估计值,同时可得到参数估计值的方差和协方差矩阵。

3 指数回归模型的假设检验

1)似然比检验

似然比检验既可以对整个模型的统计学意义进行检验,也可以对模型中某个参数的统计学意义进行检验。其表达式为:

$$G = 2[\ln L(\beta) - \ln L(0)] \tag{6}$$

其中 $\ln L$ 是对数似然函数值,$\ln L(\beta)$ 指 β 取极大似然估计值时的对数似然函数值,$\ln L(0)$ 指 β 取零时的对数似然函数值,这时似然比统计量 G 检验整个模型的统计学意义。当零假设成立和样本量较大时,G 近似服从 χ^2 分布,自由度为待估参数的个数。$\ln L(0)$ 也可以取某个待估参数为零,而其他参数取极大似然估计值,这时似然比统计量 G 检验这个参数的统计学意义,自由度为 1。

2)Wald 检验

Wald 检验常用于检验模型中某个参数的统计学意义,其统计量的计算是:

$$\chi^2 = (b_k / SE(b_k))^2 \tag{7}$$

当零假设成立和样本量较大时,该统计量服从自由度等于 1 的 χ^2 分布。

3)记分检验

记分检验一般用于模型的因素筛选,其优点是不用估计出参数值就可以作检验,常用于对模型外的变量作检验。设 D 为对数似然函数的一阶偏导向量,I 为二阶偏导数的负值矩阵,I 又称为信息矩阵,信息矩阵的逆矩阵则为回归系数的方差协方差矩阵 $Cov(\beta)$。预后因素 k 的记分检验统计量为:

$$\text{Score} = D(\beta, \beta_k = 0)' Cov(\beta, \beta_k = 0) D(\beta, \beta_k = 0) \tag{8}$$

其中 $\beta_k = 0$ 指预后因素 k 的回归系数估计值为零,β 指其他预后因素的回归系数的极大似然估计值。当零假设成立和样本量较大时,Score 服从自由度为待估参数个数的 χ^2 分布。

4 应用举例

例 1 某医院进行两种缓解头痛药物疗效评价试验,19 名患者服用 A 药治疗,19 名病人服用 B 药治疗,然后观察这些患者服药后头痛的缓解时间。结果见表 1。

表 1 38 名头痛患者服用两种药物后的缓解时间

药物	缓解时间
A	11,12, 19, 19, 19, 19, 21, 20, 21, 21, 20, 21, 20, 21, 25, 27, 30, 21*, 24*
B	14,16,16,21,21,23,23,23,23,25*,23,24,24,26*,32*,30*,30,32*,20*

* 删失数据。

拟合指数回归模型,经迭代运算,估计参数结果见表 2。

表 2　两种药物治疗头痛缓解时间的指数回归模型分析结果

指标	参数估计值	标准误	P 值（Wald 检验）	95%CI
截距（β_0）	3.5354	0.2774	0.0001	2.9918～4.0790
治疗（β_1）	−0.3999	0.3684	0.2778	−1.1220～0.3222

指数回归的风险函数为

$$h(t|X) = \exp(3.5354 - 0.3999x)$$

当指数回归模型中仅有常数项时,对数似然函数值为 −39.3645,引入用药参数后,对数似然函数值为 −38.7689,似然比检验

$$G = 2 \times (-38.7689 + 39.3645) = 1.1912 < \chi^2_{0.05(1)} = 3.84$$

$P > 0.05$。

Wald 检验

$$\chi^2 = \left(\frac{b_k}{SE(b_k)}\right)^2 = \left(\frac{-0.3999}{0.3684}\right)^2 = 1.1779$$

$P = 0.2778$。治疗的回归系数小于 0,说明 A 药（取值 1）组的疗效较 B 药（取值 2）组好,缓解时间较短。在相同时间点 B 药组发生头痛缓解的比例与 A 药组相比,$RR = \exp(-0.3999) = 0.6704$,即约为 A 药组的 67%。

例 2　在 137 例肺癌病人的临床试验中,记录了病人的一组预后因素包括年龄、组织分型、治疗方法、确诊时间、初始治疗和病人综合状况评分等,然后随访这批病人直到死亡。

表 3　137 例肺癌病人生存研究资料

X_1	X_2	X_3	X_4	X_5	X_6	X_7	X_8	X_1	X_2	X_3	X_4	X_5	X_6	X_7	X_8
72	60	7	69	0	1	1	0	162	80	5	62	0	1	4	0
411	70	5	64	0	1	1	1	216	50	15	52	0	1	4	0
228	60	3	38	0	1	1	0	553	70	2	47	0	1	4	0
126	60	9	63	0	1	1	0	278	60	12	63	0	1	4	0
118	70	11	65	0	1	1	0	12	40	12	68	0	1	4	1
10	20	5	49	0	1	1	0	260	80	5	45	0	1	4	0
82	40	10	69	0	1	1	0	200	80	12	41	0	1	4	1
110	80	29	68	0	1	1	0	156	70	2	66	0	1	4	0
314	50	18	43	0	1	1	0	182	90	2	62	1	1	4	0
100	70	6	70	1	1	1	0	143	90	8	60	0	1	4	0
42	60	4	81	0	1	1	0	105	80	11	66	0	1	4	0
8	40	58	63	0	1	1	1	103	80	5	38	0	1	4	0
144	30	4	63	0	1	1	0	250	70	8	53	0	1	4	1
100	60	13	37	0	1	4	1	357	70	13	58	0	2	1	0
999	90	12	54	0	1	1	0	467	90	2	64	0	2	1	0
112	80	6	60	0	2	1	0	201	80	28	52	0	2	1	1
87	80	3	48	1	2	1	0	1	50	7	35	0	2	1	0

续表

X_1	X_2	X_3	X_4	X_5	X_6	X_7	X_8	X_1	X_2	X_3	X_4	X_5	X_6	X_7	X_8
231	50	8	52	1	2	1	1	30	70	11	63	0	2	1	0
242	50	1	70	0	2	1	0	44	60	13	70	0	2	1	1
991	70	7	50	0	2	1	1	283	90	2	51	0	2	1	0
111	70	3	62	0	2	1	0	15	50	13	40	0	2	1	1
1	20	21	65	0	2	1	1	25	30	2	69	0	2	2	0
587	60	3	58	0	2	1	0	103	70	22	36	1	2	2	1
389	90	2	62	0	2	1	0	21	20	4	71	0	2	2	0
33	30	6	64	0	2	1	0	13	30	2	62	0	2	2	0
25	20	36	63	0	2	1	0	87	60	2	60	0	2	2	0
25	80	9	52	1	1	1	1	2	40	36	44	0	2	2	1
11	70	11	48	1	1	1	1	20	30	9	54	0	2	2	1
30	60	3	61	0	1	2	0	7	20	11	66	0	2	2	0
384	60	9	42	0	1	2	0	24	60	8	49	0	2	2	0
4	40	2	35	0	1	2	0	99	70	3	72	0	2	2	0
54	80	4	63	0	1	2	1	8	80	2	68	0	2	2	0
13	60	4	56	0	1	2	0	99	85	4	62	0	2	2	0
123	40	3	55	1	1	2	0	61	70	2	71	0	2	2	0
97	60	5	67	1	1	2	0	25	70	2	70	0	2	2	0
153	60	14	63	0	1	2	1	95	70	1	61	0	2	2	0
59	30	2	65	0	1	2	0	80	50	17	71	0	2	2	0
117	80	3	46	0	1	2	0	51	30	87	59	0	2	2	1
16	30	4	53	0	1	2	1	29	40	8	67	0	2	2	0
151	50	12	69	0	1	2	0	24	40	2	60	0	2	3	0
22	60	4	68	0	1	2	0	18	40	5	69	0	2	3	1
56	80	12	43	0	1	2	1	83	99	3	57	1	2	3	0
21	40	2	55	0	1	2	1	31	80	3	39	0	2	3	0
18	20	15	42	0	1	2	0	51	60	5	62	0	2	3	0
139	80	2	64	0	1	2	0	90	60	22	50	0	2	3	1
20	30	5	65	0	1	2	0	52	60	3	43	0	2	3	0
31	75	3	65	0	1	2	0	73	60	3	70	0	2	3	0
52	70	2	55	0	1	2	0	8	50	5	66	0	2	3	0
287	60	25	66	0	1	2	1	36	70	8	61	0	2	3	0
18	30	4	60	0	1	2	0	48	10	4	81	0	2	3	0
51	60	1	67	0	1	2	0	7	40	4	58	0	2	3	0
122	80	28	53	0	1	2	0	140	70	3	63	0	2	3	0
27	60	8	62	0	1	2	0	186	90	3	60	0	2	3	0
54	70	1	67	0	1	2	0	84	80	4	62	0	2	3	1
7	50	7	72	0	1	2	0	19	50	10	42	0	2	3	0
63	50	11	48	0	1	2	0	45	40	3	69	0	2	3	0
392	40	4	68	0	1	2	0	80	40	4	63	0	2	3	0
10	40	23	67	0	1	2	1	52	60	4	45	0	2	4	0
8	20	19	61	0	1	3	1	164	70	15	68	0	2	4	1
92	70	10	60	0	1	3	0	19	30	4	39	0	2	4	1
35	40	6	62	0	1	3	0	53	60	12	66	0	2	4	0
117	80	2	38	0	1	3	0	15	30	5	63	0	2	4	0
132	80	5	50	0	1	3	0	43	60	11	49	0	2	4	1
12	50	4	63	0	1	3	1	340	80	10	64	0	2	4	1
162	80	5	64	0	1	3	0	133	75	1	65	0	2	4	0
3	30	3	43	0	1	3	0	111	60	5	64	0	2	4	0
95	80	4	34	0	1	3	0	231	70	18	67	0	2	4	1
177	50	16	66	0	1	4	1	378	80	4	65	0	2	4	0
								49	30	3	37	0	2	4	0

* X_1 生存时间(月),X_2 病人状况综合评分,X_3 诊断时间(月),X_4 年龄(岁),X_5 是否删失(1=删失,0=死亡),X_6 治疗方法(1=常规治疗,2=新疗法),X_7 组织类型(1=鳞癌,2=小细胞癌,3=腺癌,4=大细胞癌),X_8 初始治疗(1=有,0=无)。

经指数回归模型分析,结果见表 4。结果表明病人的综合状况评分和癌瘤的组织类型是影响病人生存时间的主要因素,病人状况越好(分数越高),生存时间越长。而腺癌和小细胞癌病人的生存时间则较鳞癌病人短。

表 4　肺癌病人临床生存研究的指数回归模型分析结果

预后因素	参数估计值(B)	标准误(S_B)	P 值(Wald 检验)	95%CI	备注
截距项	3.408	0.7344	0.0001	1.9688~4.8475	
病人状况	0.0306	0.0051	0.0001	0.0206~0.0406	
年龄(岁)	0.0061	0.0092	0.5049	−0.0118~0.0241	
确诊时间(月)	−0.0003	0.0090	0.9736	−0.0179~0.0173	
初始治疗	−0.0495	0.2269	0.8273	−0.4941~0.3952	没有与有相比
治疗方法	−0.2196	0.1986	0.2690	−0.6089~0.1697	新疗法与常规法比
小细胞癌	−0.8202	0.2621	0.0018	−1.3340~−0.3065	与鳞癌比
腺癌	−1.1131	0.2758	0.0001	−1.6537~−0.5725	与鳞癌比
大细胞癌	−0.3772	0.2726	0.1665	−0.9116~0.1571	与鳞癌比

对数似然值 $\ln L = -196.7464$。

参考文献

[1]　余松林. 临床随访资料的统计分析方法. 北京:人民卫生出版社,1991.
[2]　Cox DR, Oakes D. Analysis of survival data. Cambridge:Chapman & Hall, 1983.

(柳　青)

Weibull 回归

Weibull(威布尔)分布的名称来自瑞典教授 Waloddi Weibull,他应用该分布于多种领域,如预测某种钢的弯折强度和印度棉花的纤维强度等,应用效果相当好。Weibull 分布将指数分布包括为一特例,或者说 Weibull 分布是一类广义指数分布。设 x 有以下概率密度函数,则称 x 服从 Weibull 分布。

$$f(x)=\frac{\gamma}{\sigma}(x-\mu)^{\gamma-1}\exp\left[-\frac{(x-\mu)^{\gamma}}{\sigma}\right] \quad \mu<x<\infty,\sigma>0 \tag{1}$$

其中,μ 是 Weibull 分布的位置参数,决定 x 的最小界值。σ 是尺度参数,决定分布的离散度,γ 是形状参数,决定分布的形态。当 $\gamma=1$ 时,Weibull 分布简化为指数分布。图 1 显示 Weibull 分布概率密度函数曲线与 γ 的关系。一般可设位置参数 $\mu < x_1$ 并取值为 0，这时 Weibull 分布的概率密度函数化简为：

$$f(x) = \frac{\gamma}{\sigma} x^{\gamma-1} \exp\left(-\frac{x^\gamma}{\sigma}\right) \tag{2}$$

设 $\lambda = 1/\sigma$，式（2）简化为：

$$f(x) = \lambda\gamma x^{\gamma-1} \exp(-\lambda x^\gamma) \tag{3}$$

Weibull 分布亦广泛应用于生存分析中，指数分布假定死亡风险在任何时间维持恒定，$h(t) = \lambda$。但在实践中，这假定常常不成立。如在肿瘤手术治疗的生存研究中，病人在手术后的短期内有较高的死亡风险，过了这一段时间，风险就大大降低了。而经化疗的白血病病人，在缓解后有一段时间复发的风险较低，但随时间的延长，复发的风险逐渐上升。这些资料都不适宜用指数分布。而 Weibull 分布中除参数 λ 外，增加了参数 γ，风险函数则随时间不同而变化，较好地刻画了风险率与时间的关系（图 2）。其适用范围比指数回归模型更为广泛，但估计的参数较多，模型构造也较为复杂。

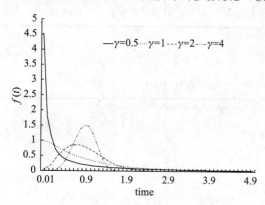 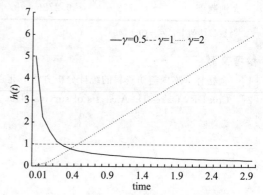

图 1　Weibull 分布的概率密度函数($\lambda = 1$)　图 2　不同 γ 取值下的 Weibull 分布风险函数曲线($\lambda = 1$)

在生存分析中，随机变量为生存时间 t，Weibull 分布的概率密度函数为：

$$f(t) = \lambda\gamma t^{\gamma-1} \exp(-\lambda t^\gamma) \tag{4}$$

生存函数为：

$$S(t) = \exp(-\lambda t^\gamma) \tag{5}$$

风险函数为：

$$h(t) = \lambda\gamma t^{\gamma-1} \tag{6}$$

图 2 显示 λ 值固定为 1 时，γ 值不同时 Weibull 分布的死亡风险函数值。

由图 2 可见，当 γ 小于 1 时，风险函数值随时间增加而递减。$\gamma = 1$ 时，风险不随时间变化而变化，即指数模型。γ 大于 1 时，风险函数值随时间增加而递增。

观测资料是否服从 Weibull 分布，可以用以下线性方程来考核：

$$\ln[-\ln S(t)] = \gamma \ln \lambda - \gamma \ln t \tag{7}$$

其中的生存率可以用积限法（Kaplan-Meier 法）估计值代入。如果资料服从 Weibull 分布，式（7）的右侧与左侧呈线性关系（图 3）。

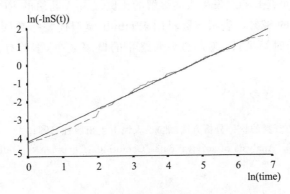

图 3　肺癌病人生存率与时间的 Weibull 分布关系

与指数分布类似，设 Weibull 分布的尺度参数 $\lambda = \exp(X'\beta)$，代入式（4）、（5）和（6），得到 Weibull 回归（Weibull regression）的概率密度函数、生存函数和风险函数：

$$f(t|X) = \gamma t^{\gamma-1} \exp(X'\beta) \exp[-t^{\gamma} \exp(X'\beta)] \tag{8}$$

$$S(t|X) = \exp[-t^{\gamma} \exp(X'\beta)] \tag{9}$$

$$h(t|X) = \gamma t^{\gamma-1} \exp(X'\beta) \tag{10}$$

设生存研究中观察了 n 个对象，第 i 个对象的生存时间为 t_i，每个对象分别观察了有关的预后因素 $X = x_1, x_2, \cdots, x_p$，设 δ_i 为对象 i 是否发生死亡的指示变量。Weibull 回归的对数似然函数为：

$$\ln L = \sum_{i=1}^{n} [\delta_i \ln f(t_i) + (1-\delta_i) \ln S(t_i)]$$

$$= \sum_{i=1}^{n} \{\delta_i [\ln \gamma + (\gamma-1)\ln t_i + X'\beta] - t_i^{\gamma} \exp(X'\beta)\} \tag{11}$$

应用牛顿—纳法生迭代法可求出参数极大似然估计值和参数估计值的方差和协方差值，模型的假设检验与指数回归模型的假设检验相同，请参看指数回归模型的有关部分。

应用举例：

仍以"指数回归"条目的例 1 为例，经 Weibull 回归模型分析，结果见表 1。

表 1　头痛病人临床治疗效果评价的 Weibull 回归模型分析结果

预后因素	参数估计值	标准误	P 值（Wald 检验）	$95\%CI$
截距项	3.3091	0.0589	<0.0001	3.1938～3.4245
治疗分组	−0.1933	0.0786	0.0139	−0.3473～−0.039
形状参数（γ）	0.2122	0.0304		

该结果与指数回归模型的结果比较,对数似然函数值从指数回归的-38.77 提高到-9.38,拟合优度明显改善。而治疗效果也从指数回归的差异无统计学意义变成有统计学意义。治疗的回归系数为-0.1933,说明 A 药组的疗效较 B 药组好,缓解时间较短。与 A 药组相比,在相同时间点 B 药组发生头痛缓解的比例仅为 A 药组的 $RR = \exp(-0.1933) = 0.82$,即约为 A 药组的 82%。表明该资料用 Weibull 模型代替指数回归模型效果大大提高。γ 小于 1 表明随时间延长,病人的头痛终止的概率减少,即治疗后头痛延续时间越久,越难治好。

参考文献

[1]   余松林. 临床随访资料的统计分析方法. 北京:人民卫生出版社,1991.
[2]   Cox DR, Oakes D. Analysis of survival data. Cambridge:Chapman & Hall, 1983.

(柳　青)

比例风险回归

　　比例风险回归(proportional hazard regression)是 1972 年英国统计学家 Cox 针对随访研究资料的特点提出的生存分析方法,一般简称 Cox 回归。回归模型设任意两对象死亡风险比与这两个对象的预后因素呈指数关系,并且不随追踪时间变化而变,因此又称比例风险回归。该回归模型较好地解决了随访资料的时间变量分布的多样性和删失数据处理等问题,成为在临床的疗效评价和预后因素分析以及流行病学队列研究的暴露效应和混杂因素控制分析中常用多变量统计方法。

　　在随访研究分析中,随访目标事件的发生(称为失效,failure)与否为结果变量,如发病、痊愈、复发和死亡等。从随访开始到失效的时间称为生存时间,研究对象到研究结束时或中途退出时仍未失效则称为删失(censoring),其观察时间称为删失时间。这两类时间均记录为时间变量。研究与失效有关的因素称预后因素,如治疗措施、临床分期、年龄、疾病危险因素等。

　　随访研究的目的在于分析预后因素 $X = (x_1, x_2, \cdots, x_p)$ 与生存函数 $S(t, X)$ 之间的关系。生存函数是暴露于预后因素 X 的对象生存时间大于 t 的概率,即累积生存概率。Cox 回归不直接考察生存函数与预后因素的关系,而是将风险函数作为因变量。

1　Cox 比例风险回归的模型结构

　　设随访研究中有 n 个对象,第 i 个对象观察了 p 个预后因素 $X_i = (x_{1i}, x_{2i}, \cdots, x_{pi})'$,

Cox 回归表示为:

$$h(t, X) = h_0(t)\exp\Big(\sum_{j=1}^{p}\beta_j x_{ij}\Big) = h_0(t)\exp(X'\beta) \tag{1}$$

$$j = 1, 2, \cdots, p \quad i = 1, 2, \cdots, n$$

$$h(t, X)/h_0(t) = \exp(X'\beta)$$

可见 Cox 回归中比例风险与预后因素的关系呈指数函数关系,这里 $h(t, X) = f(t, X)/S(t, X)$, $f(t, X)$ 是概率密度函数,反映在 t 时刻的瞬时死亡速率。显然风险函数是 t 时刻生存的对象在其后一瞬间的条件死亡密度。模型中 $h_0(t)$ 是基准风险函数,表示预后因素均为零时的风险值。$h_0(t)$ 随时间而变化,其函数类型不作限定。β 是一组反映预后因素与死亡风险关系的待估参数向量,为表示方便以后 β 与 X 的线性组合将 $\sum_{j=1}^{p}\beta_j X_{ij}$ 简写成 $X'\beta$。设恰在 t 时刻之前有 $R(t)$ 个对象生存,其中预后因素为 X_i 的对象 i 死亡的比例风险为:

$$\frac{h(t, X_i)}{\sum\limits_{k \in R(t)} h(t, X_k)} = \frac{h_0(t)\exp(X_i'\beta)}{\sum\limits_{k \in R(t)} h_0(t)\exp(X_k'\beta)} = \frac{\exp(X_i'\beta)}{\sum\limits_{k \in R(t)} \exp(X_k'\beta)} \tag{2}$$

其中 $k \in R(t)$ 表示 k 是 $R(t)$ 个生存对象中的任意一个。由式(1)和式(2)可见,Cox 回归分析中不需对 $h_0(t)$ 作参数估计,因此称半参数模型。Cox 回归也不需对 $h_0(t)$ 的函数形式作指定,这样就避免了对时间变量的分布作约束或假定,具有更大的灵活性和适应性。

设在 t 时刻有两个对象预后因素分别为 X_1 和 X_2,则两对象在 t 时刻的比例风险为:

$$\frac{h(t, X_1)}{h(t, X_2)} = \frac{h_0(t)\exp(X_1'\beta)}{h_0(t)\exp(X_2'\beta)} = \exp[(X_1 - X_2)'\beta] = \exp(d'\beta) \tag{3}$$

其中 β 是回归系数,$\exp(\beta)$ 则是暴露于预后因素 X 的单位剂量差异造成生存到 t 时刻时其后瞬间死亡的相对风险。从式(3)可知回归系数与随访时间无关,这隐含着假定暴露剂量为 X 的相对风险在任意时刻 t 维持恒定。

设某对象暴露于预后因素 x_1 和 x_2,与无暴露的对象相比其比例风险为:

$$\frac{h(t, x_1, x_2)}{h(t, 0, 0)} = \exp(\beta_1 x_1 + \beta_2 x_2) = \exp(\beta_1 x_1) \cdot \exp(\beta_2 x_2) \tag{4}$$

式(4)表明 Cox 回归假定多个独立预后因素的协同作用为相乘模式。

2 Cox 比例风险回归的偏似然函数及参数估计

假定随访研究中有 n 个对象,δ_i 表示对象 i 的死亡状况,$\delta_i = 1$ 表示死亡,$\delta_i = 0$ 表示删失。n 个对象的死亡时间或删失时间分别为 $t_1, t_2, \cdots, t_n$,设 $t_1 < t_2 < \cdots < t_n$。令 $R(t_i)$ 表示在 t_i 时刻生存并处于失效风险的人数,这样暴露于预后因素 X_i 的对象在 t 时刻失效的 Cox 回归偏似然函数为:

$$L = \prod_{i=1}^{n} \left[\frac{\exp(X_i\beta)}{\sum\limits_{k \in R(t_j)} \exp(X_k'\beta)} \right]^{\delta_i} \quad i=1,2,\cdots,n; k=n,n-1,\cdots,R(t_i) \tag{5}$$

对数偏似然函数为：

$$\ln L = \sum_{i=1}^{n} \delta_i \left[X_i\beta - \ln \sum_{k \in R(t_j)} \exp(X_k'\beta) \right] \tag{6}$$
$$i=1,2,\cdots,n; k=n,n-1,\cdots,R(t_i)$$

求 β 的极大似然估计值，即求对数偏似然函数极大时的解。分别对对数偏似然函数中的 p 个参数 β 求导并设其导数为零，得一组非线性方程组：

$$\frac{\partial \ln L}{\partial \beta_j} = \sum_{i=1}^{n} \delta_i \left[x_{ij} - \frac{\sum\limits_{k \in R(t_j)} x_{ik} \exp(X_k'\beta)}{\sum\limits_{k \in R(t_j)} \exp(X_k'\beta)} \right] = 0 \tag{7}$$
$$j=1,2,\cdots,p; i=1,2,\cdots,n; k=n,n-1,\cdots,R(t_i)$$

这组方程组没有直接解，需用牛顿-纳法生迭代法求解。

如果在时刻 t_j 死亡的发生有重叠时，似然函数的构造较复杂，Peto 和 Breslow 提出在时刻 t_i 死亡数不太多时的近似估计方法。设在时点 t_i 有 $d_i(d_i \geqslant 1)$ 个死亡发生，如在 t_i 时刻无死亡而有删失，则 $d_i=0, X_l=0$。近似的偏似然函数为：

$$L = \prod_{i=1}^{n} \frac{\prod\limits_{l=1}^{d_i} \exp(X_l'\beta)}{\left[\sum\limits_{k \in R(t_j)} \exp(X_k'\beta) \right]^{d_i}} \tag{8}$$

对数偏似然函数为：

$$\ln L = \sum_{i=1}^{n} \left\{ \sum_{l=1}^{d_i} (X_l'\beta) - d_i \ln \left[\sum_{k \in R(t_j)} \exp(X_k'\beta) \right] \right\} \tag{9}$$

对数偏似然函数的偏导数为：

$$\frac{\partial \ln L}{\partial \beta_j} = \sum_{i=1}^{n} \left[\sum_{l=1}^{d_i} x_{ijl} - d_i \frac{\sum\limits_{l=1}^{d_i} x_{ijl} \exp(X_l'\beta)}{\sum\limits_{k \in R(t_j)} \exp(X_k'\beta)} \right] \tag{10}$$

Cox 比例风险回归的模型和参数检验方法有以下 3 种：

1）似然比检验

似然比检验既可以对整个模型的统计学意义进行检验，也可以对模型中某个参数的统计学意义进行检验。其表达式为：

$$G = 2[\ln L(\beta) - \ln L(0)] \tag{11}$$

其中 $\ln L$ 是对数似然函数值,$\ln L(\beta)$ 指 β 取极大似然估计值时的对数似然函数值,$\ln L(0)$ 指 β 取零时的对数似然函数值,这时似然比统计量 G 检验整个模型的统计学意义。当零假设成立和样本量较大时,G 近似服从 χ^2 分布,自由度为待估参数的个数。$\ln L(0)$ 也可以取某个待估参数为零,而其他参数取极大似然估计值,$G = 2[\ln L(\beta_1, \beta_2, \cdots, \beta_k) - \ln L(\beta_1, \beta_2, \cdots, \beta_{k-1}, 0)]$ 这时似然比统计量 G 检验参数 k 的统计学意义,自由度为 1。

2)Wald 检验

Wald 检验常用于检验模型中某个回归系数的统计学意义,其统计量的计算是:

$$\chi^2 = (b_k / SE(b_k))^2 \tag{12}$$

当 $H_0 : \beta_k = 0$ 成立和样本量较大时,χ^2 服从自由度为 1 的 χ^2 分布。

3)记分检验

记分检验一般用于筛选进入模型的预后因素,其优点是不用估计出参数值就可以作检验。设 D 为对数似然函数的一阶偏导数向量,I 为二阶偏导数的负值矩阵,即信息矩阵。信息矩阵的逆矩阵则为回归系数的方差协方差矩阵 $Cov(\beta)$。预后因素 k 的记分检验统计量为:

$$\text{Score} = D(\beta, 0_k)' Cov(\beta, 0_k)^{-1} D(\beta, 0_k) \tag{13}$$

其中 0_k 指预后因素 k 的回归系数估计值为零,β 指其他预后因素的回归系数的极大似然估计值。当零假设成立并且样本量较大时,记分统计量 Score 服从自由度为待估参数个数的 χ^2 分布。

3　Cox 比例风险回归的基准生存概率与生存概率估计

Breslow 在假定生存时间分布为比例风险函数时,推导出基准生存率 $S_0(t_i)$ 的估计公式则为:

$$S_0(t) = \prod_{t_i \leqslant t} \left[\exp \frac{-d_i}{\sum_{k \in R_i} \exp(X_k'\beta)} \right] \tag{14}$$

取 Kaplan-Meier(乘积限法)近似估计得:

$$S_0(t) = \prod_{t_i \leqslant t} \left[1 - \frac{-d_i}{\sum_{k \in R_i} \exp(X_k'\beta)} \right] \tag{15}$$

当 $\beta = 0$ 时,(15)式的结果与 Kaplan-Meier 法估计一致。

在比例风险的假定下,预后因素为 X 的研究对象的生存率为:

$$S(t, X) = [S_0(t)]^{\exp(X'\beta)}$$

已证明在无重叠失效时,累积基准风险率 $h_0(t)$ 在大样本时近似服从正态分布,其方差为:

$$Var[h_0(t)] = \sum_{t_i \leqslant t} \frac{1}{\left[\sum_{k \in R_i} \exp(X'_k\beta)\right]^2} + Cov(\beta)\left[\sum_{t_i \leqslant t} \frac{\sum_{k \in R_i} x_k \exp(X'_k\beta)}{\left[\sum_{k \in R_i} \exp(X'_k\beta)\right]^2}\right]^2$$

$Var(\beta)$是 β 的方差估计值。这方差估计值可用于估计累积风险率的置信区间。

4 实例

例1 在白血病的临床试验中,试验组为新药,对照组为常规治疗,结果见表1。

表1 42例白血病临床治疗试验的生存时间 单位:月

新药组	6,6,6,6*,7,9*,10,10*,11*,13,16,17*,19*,20*,22,22*,22*,23,23*,23*,23*
对照组	1,1,2,2, 3,4, 4, 5, 5, 8, 8, 8, 8, 11, 11,12, 12, 15,17, 22, 23

* 删失值。

设治疗方法变量 $x=1$ 表示新药,$x=0$ 表示对照药。拟合 Cox 回归模型,β 的估计值为 -1.476。似然比检验 $G = -2[-85.955 - (-93.312)] = 14.715$。记分检验值为 15.402,Wald 检验值为 13.164。$\exp(\beta) = 0.229$,说明与常规治疗相比,新药死亡风险较低,约为常规治疗的四分之一。图1是两组的生存率曲线:

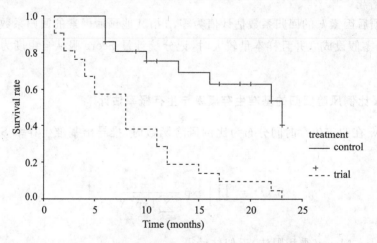

图1 两种化疗药物治疗后白血病病人的生存率

此例中第一个月的基准生存率为:

$$S_0(1) = \left(1 - \frac{2}{21 + 21 \times 0.229}\right) \times 1 = 0.9225$$

新药组第一个月的生存率

$$S_1(1) = S_0(1)^{0.229} = 0.9225^{0.229} = 0.9816$$

第二个月的基准生存率为:

$$S_0(2) = \left(1 - \frac{2}{19 + 21 \times 0.229}\right) \times 0.9225 = 0.845$$

相应新药组的生存率为

$$S_1(2) = S_0(2)^{0.229} = 0.845^{0.229} = 0.9622$$

余类推。

例 2 在 1207 例乳腺癌病例的随访研究中，记录了病人的年龄、肿瘤大小、是否腋窝淋巴结转移、组织学分化程度、雌激素和孕激素受体等预后因素。经 Cox 回归分析，逐步筛选预后因素，只有肿瘤大小和淋巴结转移两因素选入模型，结果见表 2：

表 2 乳腺癌病例的生存分析结果

预后因素	B	SE	P 值	HR	95% CI
肿瘤大小	1.219	0.248	0.000	3.385	2.081~5.505
淋巴结转移	0.769	0.252	0.002	2.158	1.318~3.535

结果表明有腋窝淋巴结转移的乳腺癌病例死亡风险是无淋巴结转移的 2 倍，而肿瘤大小为 2cm 以上的病例死亡风险增加约 3.4 倍。校正是否有淋巴结转移后，不同肿瘤大小乳腺癌病例的生存率估计值见图 2。

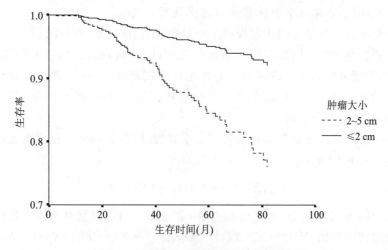

图 2 不同肿瘤大小乳腺癌病例的生存率

5 带时变协变量的 Cox 回归

时间依赖协变量是指其值随时间变化而变的预后因素变量，如肿瘤的大小在治疗和随访的过程中是变化的，即在时刻 t 个体 j 的肿瘤大小可以表示为 $X_j(t)$。类似的例子有放射治疗的累积剂量、等待骨髓移植的时间、病人的生化指标等。一般的 Cox 回归可以推广到包含这种变量在风险模型中，风险函数将依赖于 t 时刻 $X_j(t)$ 的值。模型中考虑了 $X(t)$ 值的变化，并在偏似然估计的基础上估计相应的回归系数，这就是带时变协变量的 Cox 回归。

正确应用带时变协变量 Cox 回归的关键在于对时间与变量值变化的关系有明确的认识。Kalbflersch 和 Prentric 将这种关系粗略地分成两类，即外协变量和内协变量。外协变量的值不受研究对象本身生存过程影响,而是由于研究个体自身以外的某些特定机制必然产生的,反过来内协变量带有研究对象生存过程的信息。这样外协变量不牵涉在生存过程中而内协变量则与生存过程有关。当然两种协变量都影响生存过程,即病人的预后。

外协变量,如研究对象的年龄是随时间而变化的,这变化与生存过程无关,而是自然规律。一般在生存分析中,年龄被看作是固定变量,用进入观察时的年龄作为取值,但如果随访时间较长,年龄则可能是死亡风险变化的影响因素,应被考虑为时变协变量。另一种外协变量是由于研究对象之外自然的随机性产生的,如在随访过程中研究对象的某些生化指标的检查结果,可能是随机地由阳性变阴性或相反,而该项指标与对象是否生存并无直接关联。例如在骨髓移植的研究中,白血病病人接受骨髓移植取决于有适当的捐献者,这样有一个等待捐献的时间。等待时间与随访对象的生存过程无直接关系,但如果不考虑这因素,则可能尽管骨髓移植无效,生存分析的结果也会是接受骨髓移植者较好。因为只有生存期长于等待时间者才有机会作骨髓移植。利用时变协变量,可以校正治疗分配上的影响,即以开始移植时 $X_j(t)$ 取值 1,在此之前 $X_j(t)$ 取值 0。当研究对象未做移植前,风险为 $h_0(t)$,当做了移植则风险为 $h_0(t)\exp(\beta)$。这样如果 β 大于 0,说明移植增加死亡风险,如果 β 小于 0,说明移植降低死亡风险。

内协变量指研究对象在随访过程中某变量的取值,该变量 $X(t)$ 在 t 时刻的值取决于研究对象 j 的生存过程。例如在肿瘤治疗的临床试验中,观察指标是肿瘤大小,随着随访时间延长,肿瘤可能无变化或减小。另外也可能在研究中,研究者感兴趣的是病人接受放射治疗的累积剂量与预后的关系。显然累积剂量是时变协变量,生存期越长,接受放疗的机会越多,累积剂量越大。

分清两类带时变协变量在解释结果时是重要的,但在参数估计过程则无不同。带时变协变量的 Cox 回归表示为:

$$h(t, X(t)) = h_0(t)\exp(X(t)'\beta) \tag{17}$$

式(17)中 $X(t)$ 是时变协变量,它是时间变量 t 的函数。可以根据时变协变量的性质选用不同的函数形式。例如:$X(t) = X_t$,$X(t) = Xt$,$X(t) = X(t - t^*)$,$X(t) = X\exp(\gamma t)$ 等。第一种函数是取 t 时刻的 X 值直接代入方程,仅考虑时变协变量值的变化而不考虑其与时间的关系。第二和第三种函数是取 X 值与时间 t 或 $(t - t^*)$ 的乘积,即引入了时间函数。第四种函数描述时变协变量效应的瞬间变化(详见非比例风险回归)。

带时变协变量的 Cox 回归模型的对数似然函数为:

$$\ln L = \sum \left\{ X(t)'\beta - \ln\left[\sum \exp(X(t)'\beta) \right] \right\} \tag{18}$$

式(18)的求和中第一项是在时点 t_j 带时变协变量 $X(t)$ 的对象 j 的贡献,第二项是所有生存时间等于或大于 t_j 的对象的贡献总和。似然函数仅取该时点 t_j 协变量的值与风险率关系的信息。参数估计和参数的检验方法与前类似。基准生存率的估计也类似,但在各时点时变协变量 $X(t)$ 取该时点的实际值,但较难清楚解释估计出来的生存率的意义。

例3　某致癌物致癌毒性动物试验中,45 只大鼠随机分配到三个剂量的致癌物暴露组,然后观察大鼠死亡的时间。在第一个大鼠死亡的第 27 周起,每周检查一次大鼠发生乳突瘤的个数。研究目的是校正乳突瘤个数的影响后分析致癌物的致癌效应。由于乳突瘤个数是一个重复测量数据,并随观察时间变化而变化,因此是一个时变协变量。

表 3　大鼠致癌试验的部分原始数据*

NO	T	ID	Dose	P_1	P_2	P_3	P_4	P_5	P_6	P_7	P_8	P_9	P_{10}	P_{11}	P_{12}	P_{13}	P_{14}	P_{15}
1	47	1	1.0	0	5	6	8	10	10	10	10							
2	71	1	1.0	0	0	0	0	0	0	0	0	1	1	1	1	1	1	1
3	81	0	1.0	0	1	1	1	1	1	1	1	1	1	1	1	1	1	1
4	81	0	1.0	0	0	0	0	0	0	0	0	0	0	0	0	0	0	0
5	81	0	1.0	0	0	0	0	0	0	0	0	0	0	0	0	0	0	0
...	...	...	...	...	...	...	...	...	...	...	...	...	...	...	...	...	...	...

*　T＝死亡时间(周),ID＝是否死亡(1),Dose＝剂量,P_1～P_{15}分别是 27～71 周乳突瘤个数。

分析结果见表 4。

从分析结果看,单独考虑致癌物剂量时,其与大鼠生存时间密切相关,$P<0.01$。相对风险比为 1.18,即每增加一个剂量单位,死亡风险增加约 20%。但校正乳突瘤影响后,其关联无统计学意义。而暴露于致癌物后大鼠发生乳突瘤的个数与死亡风险密切相关,$P<0.0001$,发生乳突瘤的个数每增加 1 个,死亡风险增加 12%。

表 4　大鼠致癌试验数据带时变协变量 Cox 回归分析结果

预后因素	B	$SE(B)$	P 值	HR	95% CI	
剂量	0.16428	0.05195	0.0016	1.179	1.064	1.305
剂量*	0.06885	0.05620	0.2205	1.071	0.960	1.196
乳突瘤数	0.11714	0.02998	$<.0001$	1.124	1.060	1.192

*　校正乳突瘤个数。

参考文献

[1]　方积乾,徐勇勇,余松林 . 医学统计学与电脑实验 . 上海:上海科学技术出版社,1997:332－359.

[2]　Cox DR, Oakes D. Analysis of survival data. Cambridge:Chapman & Hall, 1983.

[3]　Marubini E, Valsecchi MG. Analyzing survival data from clinical trials and observational studies. Chicheater:John Wiley & Sons, 1990.

(柳　青)

非比例风险回归

Cox 提出的比例风险回归包含一个假定,即在随访期间暴露于预后因素与非暴露的风险比例维持恒定。但在生物医学实践中,必须检验这假定是否成立。如在化疗的动物试验中,接受中等剂量化疗的小鼠可能一直保持较对照组高的生存率,但大剂量化疗则可能导致近期死亡风险增加,而最终的远期生存率较对照组和中等剂量组高。

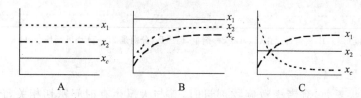

图 1　三个暴露水平组相对风险函数示意图

图 1 显示三个暴露水平组相对风险函数的三种变化模式,A 显示比例风险模式即风险函数不随时间变化而变化,保持为一常数。暴露水平 x_1 优于 x_2 和 x_c。B 显示一种非比例风险模式,风险函数随时间而变。在治疗后的初期效果较明显,虽然这效果随时间的推移而减弱,但仍可判断 x_1 是较优的治疗。C 显示一种更复杂的风险模式,暴露 x_1 在治疗后初期疗效甚至比治疗 x_2 和对照都要差,但其后变得优于后两者。风险函数的交叉导致无法判断何种治疗在任何时间都是最优的,在评价联合治疗时也会导致无法确定最优组合。较优剂量或药物组合取决于评价所定的随访时点,风险函数的交叉导致采取不同的治疗方案取决于是重视短期疗效或是远期疗效。比例风险模型不适宜这类资料的生存分析。为适应这类资料的特点,需对比例风险函数作修改,使其能随时间而变化,即风险函数是预后因素变量和时间两因素的函数,而不仅仅是预后因素变量的函数。这时需要把预后因素看作时变协变量,实质上就是带时变协变量的 Cox 回归。风险函数表示为:

$$h(t) = h_0(t)\exp[g(x, t)] \tag{1}$$

式(1)中 $g(x, t)$ 是预后因素与时间构成的函数,在单个预后因素时,这函数可以有以下形式:

$$g(x, t) = \beta t$$
$$g(x, t) = \beta t + \gamma x t$$
$$g(x, t) = \beta t + \gamma x t + \lambda x t^2$$

如考虑到风险函数随时间变化,在单因素非比例风险回归(non-proportional hazard regression)中引入时间项,风险函数为:

$$h(t) = h_0(t)\exp(\beta x + \gamma xt) \tag{2}$$

偏似然函数为:

$$L = \prod_{i=1}^{n} \frac{\prod_{l=1}^{d_i} \exp(\beta x_l + \gamma x_l t_i)}{\sum_{k \in R(t_i)} \exp(\beta x_k + \gamma x_k t_i)^{d_i}} \tag{3}$$

对数偏似然函数为:

$$\ln L = \sum_{i=1}^{n} \left\{ \sum_{l=1}^{d_i} (\beta x_l + \gamma x_l t_i) - \ln\left[\sum_{k \in R(t_i)} \exp(\beta x_k + \gamma x_k t_i)^{d_i} \right] \right\} \tag{4}$$

式(3)和式(4)中,当在时刻 t_i 只有删失而没有死亡时,$d_i = 0$,$x_l = 0$。参数估计和参数的假设检验与一般比例风险模型相同。值得注意的是如果对参数 γ 的假设检验有统计学意义,说明该资料不符合比例风险的假定。

例　在比较单纯化疗与化疗加放射疗效的临床试验中,分别治疗 45 例胃癌病人,然后随访他们生存时间(天)。经积限法估计出两组病人的生存率见图 2。

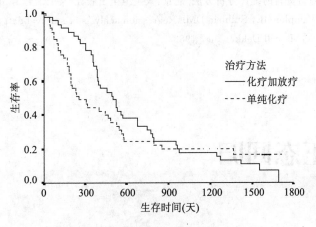

图 2　积限法估计生存率

从图 2 可见,两组生存率在 900 天时有交叉,提示不符合比例风险模型假定。如拟合比例风险模型得到治疗因素的回归系数 $\beta = -0.141495$,回归系数的假设检验得 $P = 0.52$,两治疗组生存率的差异无统计学意义。图 3 显示基于比例风险假定估计的生存曲线。

但是如用非比例风险回归,相应估计的回归系数值为 $\beta = -1.2711$,$\gamma = 0.0794$。似然比检验得 $\chi^2 = 13.48$,$P < 0.01$,回归贡献有统计学意义。由于对 $\gamma = 0$ 的零假设经检验有统计学意义($P < 0.001$),说明风险函数是时间依赖的。图 4 显示基于非比例风险模型估计的生存曲线,与图 3 相比较,图 4 更准确地反映了两组病人的生存时间分布。

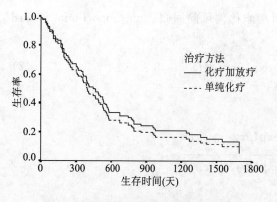

| 图3 比例风险回归估计的生存曲线 | 图4 非比例风险回归估计生存率 |

非比例风险回归可以很容易地从单个预后变量推广到多个预后变量,比如两个变量的非比例风险回归的风险函数可能有如下形式:

$$h(t) = h_0(t)\exp(\beta_1 x_1 + \beta_2 x_2 + \beta_3 x_1 x_2 + \gamma_1 x_1 t + \gamma_2 x_2 t + \gamma_3 x_1 t^2 + \gamma_4 x_2 t^2) \tag{5}$$

回归的参数估计和参数的假设检验与单因素回归完全一样,这里不再赘述。

参考文献

[1] 余松林. 临床随访资料的统计分析方法. 北京:人民卫生出版社,1991.
[2] Carter WH, Wampler GL, Stablein DM. Regression analysis of survival data in cancer chemotherapy. New York:Marcell Dekker Inc,1983.

（柳　青）

对数正态回归

设生存时间为 t,如果生存时间的对数值 $y = \ln t$ 服从正态分布时,则可以用对数正态分布模型描述生存时间的分布规律。对数正态模型的死亡概率密度函数为

$$f(y) = \frac{1}{\sigma \sqrt{2\pi}} \exp\left[-\frac{(y-\mu)^2}{2\sigma^2}\right] \tag{1}$$

如对 y 作标准化变换,即令 $u = (y-\mu)/\sigma$,则 u 服从标准正态分布,

$$f(u) = \frac{1}{\sqrt{2\pi}} \exp\left(-\frac{u^2}{2}\right) \tag{2}$$

相应的生存函数为

$$S(u) = 1 - F(u) = 1 - \int_{-\infty}^{u} f(u)\,du \tag{3}$$

风险函数为概率密度函数和生存函数的比值。在没有截尾数据时,生存时间 t 的均数为 $\exp(\mu + \sigma^2/2)$,方差为 $[\exp(\sigma^2) - 1]\exp(2\mu + \sigma^2)$,中位生存时间为 $\exp(\mu)$。对数正态分布模型的概率密度函数为单峰偏倚分布,其峰偏于左侧,右侧尾部拖得较长(图1)。对数正态分布的风险函数也是呈单峰分布,早期风险函数随时间 t 增加而升高,达峰值后逐渐下降,在 t 趋于无穷大时,风险函数值接近零。这种情况适宜某些生存研究资料。

如白血病病人化疗后,在一段时间内复发风险较低,随着时间延长,复发风险逐渐上升。在某一时点达最高峰后,又逐渐下降。一部分病人可能已完全治愈,当经过足够长的时间后,复发风险降为零。此外如易感人群接触传染病人后,发生传染病的时间也可以用对数正态模型描述。

生存研究资料是否服从对数正态分布可以用正态概率单位转换后的线性模型来检验,将生存率估计值(积限法)转换成相应的标准正态分布统计量(u),将生存时间作对数转换,如资料服从对数正态分布,两者间关系应呈线性(图2)。

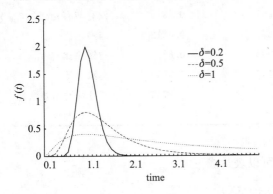

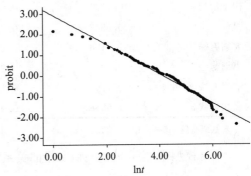

图1　对数正态模型概率密度函数曲线与　　　图2　肺癌病人生存率经正态概率单位转换后
　　　σ 值的关系($\mu = 0$)　　　　　　　　　　　与生存时间对数值线性关系

$$u = \frac{\mu}{\sigma} - \frac{1}{\sigma}\ln t$$

与指数分布类似,设预后因素协变量 $X = (x_1, x_2, \cdots, x_p)$,对数正态分布的参数 $\mu = X'\beta$,代入式(1)和(3),得到对数正态回归(log-normal regression)的概率密度函数和生存函数:

$$f(t \mid X) = \frac{1}{\sigma t \sqrt{2\pi}} \exp\left[-\frac{(\ln t - X'\beta)^2}{2\sigma^2} \right] \tag{4}$$

和生存函数为:

$$S(t \mid X) = 1 - F\left(\frac{\ln t - X'\beta}{\sigma} \right) \tag{5}$$

与指数回归和 Weibull 回归一样,设生存研究中有 n 个对象,对象 i 的预后因素协变量为 X_i,δ_i 为对象 i 是否死亡的指示变量。对数正态回归的对数似然函数为:

$$\ln L = \sum_{i=1}^{n} \delta_i \ln\left[f\left(\frac{\ln t - X'\beta}{\sigma}\right)\Big/\sigma \right] + (1-\delta_i)\ln\left[S\left(\frac{\ln t - X'\beta}{\sigma}\right) \right] \qquad (6)$$

由于该对数似然函数中涉及积分计算,公式较为复杂。但参数估计的基本步骤仍与前面的指数模型和威布尔模型一样,分别对对数似然函数中的待估参数求导,然后求参数的极大似然函数估计值。模型和参数的假设检验可参照指数回归模型的有关内容。

应用举例:仍以指数回归的例 2 为例,经对数正态回归分析,结果见表 1。

表 1　肺癌病人临床生存研究的对数正态回归模型分析结果

预后因素	参数估计值	标准误	P 值(Wald 检验)	备注
截距项	1.3969	0.6871	0.0100	
病人状况	0.0373	0.004	<0.0001	
年龄(岁)	0.0128	0.0089	0.1507	
确诊时间(月)	−0.0012	0.0097	0.8984	
初始治疗	0.1067	0.2264	0.6375	没有与有相比
腺癌	−0.6542	0.2839	0.0212	与鳞癌比
大细胞癌	0.1188	0.2802	0.6717	与鳞癌比
小细胞癌	−0.6066	0.2493	0.0150	与鳞癌比
治疗方法	0.1691	0.1900	0.3735	新疗法与常规法比
形状参数 σ	1.0598	0.0663		

对数似然值 $\ln L = -195.2222$。

在这模型中,生存时间与协变量的关系可以表达成下式:

$$t = \exp(u\sigma + \beta X)$$

式中 u 是标准正态分布统计量,如生存率等于 0.5 时,u 值为零,即中位生存时间为 $\exp(\beta X)$。如病人综合状况评分为 60、年龄为 50 岁、确诊时间为 5 天、没有初始治疗、治疗方法为常规治疗的鳞癌病人,中位生存时间为:

$$t = \exp(1.3969 + 0.0373 \times 60 + 0.0128 \times 50 - 0.0012 \times 5) = 72.3 \text{(天)}$$

显然,回归系数取正值的变量为改善预后状况的因素,而回归系数取负值的变量则是增加死亡风险的危险因素。

参考文献

[1]　余松林. 临床随访资料的统计分析方法. 北京:人民卫生出版社,1991.

[2]　Cox DR, Oakes D. Analysis of survival data. Cambridge:Chapman & Hall, 1983.

（柳　青）

Log-logistic 回归

Log-logistic 回归（Logarithmic logistic regression）Log-logistic 分布也是广泛应用于生存分析中的分布模型，当生存时间的对数值服从正态分布时，可以用对数正态分布描述生存时间的分布规律。但对数正态分布的生存函数和风险函数都涉及到积分计算，无论是参数估计和删失数据的处理都较复杂。利用 Logistic 分布与正态分布的近似性，可以用 Log-logistic 分布描述这类生存时间资料的分布规律。设生存时间为 t 和 $y=\ln t$，对 y 作标准化转换 $u=(y-\mu)/\sigma$，若 u 服从 Logistic 分布：

$$f(u)=\exp(u)/[1+\exp(u)]^2 \tag{1}$$

则 t 服从 Log-logistic 分布，Log-logistic 分布的概率密度函数为：

$$f(t)=\lambda\gamma(\lambda t)^{\gamma-1}/[1+(\lambda t)^\gamma]^2 \tag{2}$$

式中 $\lambda=\exp(-\mu)$，$\gamma=1/\sigma$，为 Log-logistic 分布的两个参数。相应 Log-logistic 分布的生存函数和风险函数为：

$$S(t)=1/1+(\lambda t)^\gamma \tag{3}$$

和

$$h(t)=\lambda\gamma(\lambda t)^{\gamma-1}/1+(\lambda t)^\gamma \tag{4}$$

图 1 显示除两端稍有偏离外，Log-logistic 分布的概率密度函数曲线与对数正态分布的概率密度曲线基本吻合。而 Log-logistic 分布的生存函数和风险函数较对数正态分布要简单得多，因此 Log-logistic 分布的应用更为广泛。Log-logistic 分布风险函数的变化特征取决于形状参数 γ 的值。当 $\gamma=1$ 时，零时刻的风险函数值为 γ，随后逐渐下降。当 $0<\gamma<1$ 时，风险函数值从无限大逐渐下降。当 $\gamma>1$ 时，风险函数呈单峰形，从零时刻起逐渐上升，在 $t=\dfrac{(\gamma-1)^{1/\gamma}}{\lambda}$ 时达到峰值，然后逐渐下降到零（图 2）。

生存研究资料是否服从 Log-logistic 分布也可以用线性方程（5）来检验，如生存资料服从 Log-logistic 分布，则死亡分布概率和生存概率比值的对数应与生存时间的对数呈线性关系：

$$\ln[F(t)/S(t)]=\gamma\ln(\lambda)-\gamma\ln t \tag{5}$$

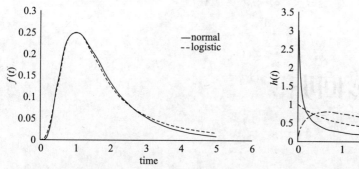

图 1 对数正态分布与 Log-logistic 分布的
概率密度曲线

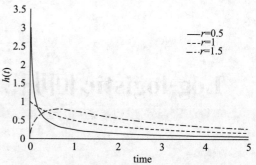

图 2 Log-logistic 分布的风险函数曲线
与参数 γ 的关系

图 3 是拟合 137 例肺癌病人的生存率是否服从 Log-logistic 分布的结果,显然在两端拟合程度不理想。

与指数分布类似,将 $\lambda = \exp(\beta_0 + \beta_1 x_1 + \beta_2 x_2 + \cdots + \beta_p x_p) = \exp(X'\beta)$ 代入式(2)、(3)和(4),Log-logistic 分布扩展成包括一组预后因素向量的回归模型

$$f(t\mid X) = \frac{\exp(X'\beta)\gamma[t\exp(X'\beta)]^{\gamma-1}}{\{1+[t\exp(X'\beta)^{\gamma}]\}^2} \tag{6}$$

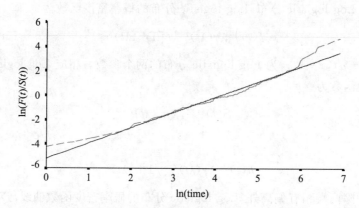

图 3 肺癌病人生存资料拟合 Log-logistic 分布结果

这时生存函数为:

$$S(t\mid X) = 1/\{1+[t\exp(X'\beta)]^{\gamma}\} \tag{7}$$

和风险函数为:

$$h(t\mid X) = \frac{\exp(X'\beta)\gamma[t\exp(X'\beta)^{\gamma-1}]}{1+[t\exp(X'\beta)]^{\gamma}} \tag{8}$$

设生存研究中有 n 个对象,对象 i 的预后因素协变量为 X_i, δ_i 为对象 i 是否死亡的指示变量。Log-logistic 回归的对数似然函数为:

$$\ln L = \sum_{i=1}^{n} \left[\delta_i \ln f(t_i) + (1 - \delta_i) \ln S(t_i) \right]$$

$$= \sum_{i=1}^{n} \left\{ \delta_i \left[\gamma X'\beta + \ln\gamma + (\gamma - 1)\ln t_i \right] - (1 + \delta_i) \ln \left\{ \left[1 + t_i \exp(X'\beta) \right]^{\gamma} \right\} \right\} \quad (9)$$

参数估计方法仍然是求对数似然函数达极大值时的参数估计值,这涉及对对数似然函数求导和应用牛顿–拉法生迭代法求非线性方程组的解。模型和参数的假设检验可参照指数回归中的有关内容。

应用举例:仍以指数回归中的例 2 为例,经 Log-logistic 回归分析,结果见表 1。

表 1　肺癌病人临床生存研究的 Log-logistic 回归分析结果

预后因素	B	$SE(B)$	95%CI	P 值	备注
截距项	2.1127	0.7126	0.7161~3.5094	0.0030	
病人状况	0.0361	0.0045	0.0273~0.0448	0.0001	
年龄(岁)	0.0085	0.0089	−0.0089~0.0260	0.3381	
确诊时间(月)	0.0021	0.0103	−0.0180~0.0222	0.8375	
初始治疗	−0.1020	0.2112	−0.5159~0.3119	0.6291	没有与有相比
小细胞癌	−0.7080	0.2493	−1.1965~−0.2194	0.0045	与鳞癌比
腺癌	−0.7425	0.2721	−1.2759~−0.2092	0.0064	与鳞癌比
大细胞癌	0.0166	0.2696	−0.5117~0.5450	0.9508	与鳞癌比
治疗方法	−0.0885	0.1793	−0.4399~0.2630	0.6218	新疗法与常规法比
形状参数	0.5790	0.0430	0.5006~0.6696		

结果中对数似然函数值较指数回归和 Weibull 回归大,说明拟合优度有改善。$\gamma > 1$ 说明风险函数在一定时刻有个峰值,影响生存时间的预后因素仍然是病人的状况和组织细胞学分型。

参考文献

[1]　余松林. 临床随访资料的统计分析方法. 北京:人民卫生出版社,1991.

[2]　Cox DR, Oakes D. Analysis of survival data. Cambridge:Chapman & Hall, 1983.

（柳　青）

多状态 Cox 比例风险回归模型

Cox 比例风险回归模型中,最为常用的方法是只分析一个起始事件和一个终结事件两种状态的情况,即只有"生存"和"死亡"两种状态、一个生存时间。但很多情况下,终结事件可能有多种状态。例如,在糖尿病的自然病史中,往往有三种状态,即糖耐量异常、糖尿病、糖尿病合并并发症。其他的医学例子还有外科手术后伤口的多次感染,癌症病人治疗后多次复发等。当分析这类研究数据时,需要用多状态的 Cox 比例风险回归模型来处理。

Wei,Lin 和 Weissfeld(1989)提出了边际 Cox 比例风险回归模型分析多状态生存数据,Andersen 和 Gill(1982)提出了强度模型,Pepe 和 Cai 等(1993)提出比例率/均数模型,Prentice,Williams 和 Peterson(1981)提出总时间和间隔时间的分层模型。这里将主要介绍边际 Cox 比例风险回归模型。

1 参数估计

假定有 $K+1$ 种失效事件,t_{ki} 表示第 i 个个体发生第 K 种失效事件的时间,δ_{kj} 表示第 K 种失效事件的截尾指示变量。$x_{k_i} = (x_{1k_i}, \cdots, x_{pk_i})$ 表示第 i 个样本在生存时间 t 上、第 K 种失效事件所对应的 $p \times 1$ 维协变量。在条件 X_{ki} 上,假定生存时间、截尾指标变量和协变量是独立的,则对于第 i 个个体的第 K 种失效事件,其风险函数 h_{k_i} 为如下的形式:

$$h_{k_i}(t) = h_{k_0}(t)\exp[\beta'_k x_{k_i}(t)] \qquad k=1,2,\cdots,K; i=1,2,\cdots,n \qquad (1)$$

其中 $h_{k_0}(t)$ 是非特定的基础风险函数,而 $\beta_k = (\beta_{1k}, \cdots, \beta_{pk})'$ 是待估的失效回归参数。

设 $R_K(t) = \{l: t_{k_l} \geq t\}$ 是在 K 种失效情况下生存时间 t 以前的个体组成的危险集。因此,K 种特定失效的偏似然函数为:

$$L_k(\beta) = \prod_{i=1}^{n_k} \left\{ \exp[\beta' x_{k_i}(t)] / \sum_{l \in R_k(t_{k_i})} \exp[\beta' x_{k_l}(t_{k_l})] \right\}^{\delta_{k_i}}$$

β_K 的最大似然估计可以通过解 $\dfrac{\partial \log L_k(\beta)}{\partial \beta} = 0$ 而得到。当以上比例风险的假定成立时,则 $\hat{\beta}_k$ 是特定的 β_k 的一致估计。

如果协变量 X_{k_i} 是 P 维向量,有 $K+1$ 种失效事件,则求出的回归系数应为一维的 PK 个元素的向量:$\hat{\beta}_T = (\hat{\beta}_1, \cdots, \hat{\beta}_k)'$,其中,$\hat{\beta}_k = (\hat{\beta}_{1k}, \cdots, \hat{\beta}_{pk})'$,$k=1,\cdots,K$。

若比较第一个危险因素在 K 个阶段生存时间上的效应有无差异,可通过检验 β_{11}、β_{12}、$\cdots$、β_{1k} 之间有无差异来推断。若比较不同协变量在第一阶段生存时间上的效应有无差异,可通过比较 β_{11}、β_{21}、$\cdots$、β_{p1} 之间的有无差异来推断。

2 K 个阶段回归系数之间的检验

为检验 β_k 个参数间($k=1,\cdots,K$)是否有显著性差异,其检验假设通常可以写成如下线性组合的形式:

$$H_0: C\beta_T = 0$$

其中 C 是设定的 $r \times pK$ 的矩阵,称为比较矩阵(contrast matrix),例如,如果要检验所有的多重生存时间均与任何协变量无关,则 C 矩阵是一个 pK 阶的单位矩阵。其无效假设的 Wald 统计量为：

$$W = (C\hat{\beta}_T)(C\hat{Q}C')^{-1}(C\hat{\beta}_T) \tag{2}$$

W 服从于自由度为 r 的 χ^2 分布。其中 Q 是 β_T 协方差矩阵。

假定要检验某个协变量在 $K+1$ 种事件上的效应是否有统计学意义，其相应 K 个参数用 η_k 来表示，其中 $k=1,\cdots,K$。η_k 可以通过设定的比较矩阵 C 与 β_T 相乘而得到：$C\beta_T=(\eta_1,\cdots,\eta_K)$。$(\hat{\eta}_1,\cdots,\hat{\eta}_K)$ 的协方差矩阵用 $\hat{\Psi}$ 来表示，$\hat{\Psi}=C\hat{Q}C'$，其无效假设 H_k：$\eta_k=0(k=1,\cdots,K)$。则其二次项

$$W = (\hat{\eta}_1,\cdots,\hat{\eta}_K)\hat{\Psi}^{-1}(\hat{\eta}_1,\cdots,\hat{\eta}_K)' \tag{3}$$

可用来检验无效假设。可以看出式(3)是式(2)的特例，它们是完全等价的。

假定有四种状态、三个阶段生存时间、有两个协变量，则其回归系数为：

$$\hat{\beta}_T = (\hat{\beta}_{11}\ \hat{\beta}_{12}\ \hat{\beta}_{21}\ \hat{\beta}_{22}\ \hat{\beta}_{31}\ \hat{\beta}_{32})'$$

如果要比较第一个协变量在三个阶段生存时间上的效应是否有统计学意义，其比较的矩阵为：

$$C = \begin{pmatrix} 1 & 0 & 0 & 0 & 0 & 0 \\ 0 & 0 & 1 & 0 & 0 & 0 \\ 0 & 0 & 0 & 0 & 1 & 0 \end{pmatrix}$$

不同的比较矩阵，可以比较同一个协变量在不同状态之间的参数是否有显著性差异，也可以比较同一生存时间阶段上不同协变量之间的参数是否有显著性差异。

在上述的假定中，如果要比较三个阶段生存时间上的回归系数是否相等，其比较矩阵为：

$$C = \begin{pmatrix} 1 & 0 & -1 & 0 & 0 & 0 \\ 1 & 0 & 0 & 0 & -1 & 0 \end{pmatrix}$$

其 H_0 为：$C\beta_T=0$，矩阵相乘后，

$$\begin{pmatrix} \hat{\beta}_{11}-\hat{\beta}_{21} \\ \hat{\beta}_{11}-\hat{\beta}_{31} \end{pmatrix} = 0$$

即 $\beta_{11}=\beta_{21}=\beta_{31}$。其统计量可以根据式(2)得到。

3 K 个阶段生存时间公共效应参数的估计

K 个阶段生存时间公共参数用 η 来表示，则可以假定：$\eta_1=\cdots=\eta_K=\eta$。$\eta$ 的估计可以通过 η_K 的线性组合而得到。即：

$$\hat{\eta} = \sum_{k=1}^{K} h_k\hat{\eta}_k \tag{4}$$

其中，$\sum_{k=1}^{K} h_k = 1$，估计 $\hat{\eta}$ 所用的权重矩阵可用下式求得：

$$h_k = (h_1, \cdots, h_K)' = (e'\hat{\Psi}^{-1})^{-1}\Psi^{-1}e \tag{5}$$

其中，$e = (1, \cdots 1)'$，$\Psi = C\hat{Q}C'$，用式（5）估计的权重系数在所有的线性组合中具有较小的渐近方差。$\hat{\eta}$ 的方差可以通过

$$\hat{\eta} = (e'\Psi^{-1}e)'$$

求得。

4 实例

多状态 Cox 模型常用于分析影响多重失效事件的生存时间的因素，其数据结构如表1。

表1 多状态 Cox 比例风险模型的数据结构

ID	生存时间和删失指征变量					协变量			
1	t_{11}	δ_{11}	$\cdots$	t_{k1}	δ_{k1}	X_{11}	X_{21}	$\cdots$	X_{p1}
2	t_{12}	δ_{12}	$\cdots$	t_{k2}	δ_{k2}	X_{12}	X_{22}	$\cdots$	X_{p2}
$\vdots$	$\vdots$	$\vdots$		$\vdots$	$\vdots$	$\vdots$	$\vdots$		$\vdots$
n	t_{1n}	δ_{1n}	$\cdots$	t_{kn}	δ_{kn}	X_{1n}	X_{2n}	$\cdots$	X_{pn}

t 表示生存时间，δ 表示删失指标变量，X 表示协变量，n 表示观察的样本例数，t_{ij} 表示第 j 个观察对象从第 i 种状态转移到第 $i+1$ 种状态时所需要的时间，δ_{ij} 表示第 j 个观察从第 i 种状态转移到第 $i+1$ 种状态时生存时间的删失指示变量，X_{ij} 表示 j 个观察对象的第 s 个协变量，其中 $j = 1, 2, \cdots, n; i = 1, 2, \cdots, k; s = 1, 2, \cdots, p$。

例 为探讨噻替派的抗肿瘤效果，某临床试验收集了86例膀胱上皮肿瘤患者，手术后随机分成两组，A组48例患者接受安慰剂治疗，B组38例患者接收噻替派治疗，然后随访两组患者复发的情况，复发的病人记录复发的时间，并再行手术。其数据格式如表2。

表2 噻替派抗肿瘤效果临床试验数据

ID	治疗	随访时间	肿瘤数	肿瘤大小	T_1	T_2	T_3	T_4
1	1	23			10	15		
2	1	24	2	3	7	10	16	24
$\vdots$	$\vdots$	$\vdots$	$\vdots$	$\vdots$	$\vdots$	$\vdots$	$\vdots$	$\vdots$
85	2	44	6	1	2	20	23	27
86	2	50	4	1	4	27	47	

表2数据中，治疗=1表示安慰剂组，治疗=2表示噻替派组。随访时间指总随访时间，单位为周，$T_1 \sim T_4$ 是随访期间四次复发的时间，如果缺失表示其后没有复发。分析的协变量有治疗分组、首次手术时肿瘤的个数和大小。该资料还需要整理成多状态模型的资料格式，例如头2例病例的分析数据格式为：

$$1,10,1,5,1,8,0,0,0,1,1,3$$
$$2,7,1,3,1,6,1,8,1,1,2,3$$

模型的配合结果见表3、表4。

表3　多因素多状态 Cox 配合结果

预后因素	B	$SE(B)$	χ^2 值	P 值	HR
trt1	−0.51762	0.30750	2.8336	0.0923	0.596
trt2	−0.61944	0.36391	2.8975	0.0887	0.538
trt3	−0.69988	0.41516	2.8419	0.0918	0.497

续表

预后因素	B	$SE(B)$	χ^2 值	P 值	HR
trt4	−0.65079	0.48971	1.7661	0.1839	0.522
number1	0.23599	0.07208	10.7204	0.0011	1.266
number2	0.13756	0.08690	2.5059	0.1134	1.147
number3	0.16984	0.10356	2.6896	0.1010	1.185
number4	0.32880	0.11382	8.3453	0.0039	1.389
size1	0.06789	0.08529	0.6336	0.4260	1.070
size2	−0.07612	0.11812	0.4153	0.5193	0.927
size3	−0.21131	0.17198	1.5097	0.2192	0.810
size4	−0.20317	0.19106	1.1308	0.2876	0.816

表4　多因素多状态 Cox 模型中治疗的公共参数

预后因素	B	$SE(B)$	Z 值	P 值
治疗	−0.5489	0.2853	−1.9240	0.0543

从分析的结果看,与安慰剂比较,治疗对肿瘤复发的预防效果差别无统计学意义,首次手术时肿瘤的个数与其后复发有一定的关系,第1次复发和第4次复发与肿瘤个数的关系具有统计学意义。精神心理评分对糖尿病病程的影响可以用类似的方法来解释。多状态 Cox 模型回归系数的流行病学意义与两状态 Cox 比例风险回归模型的相同。

参考文献

[1] Anderson Pk. Multistate models in surveval analysis：A study of nephropathy and mortality in diabetes. Statistics in Medicine，1988,7(4)：661.

[2] Prentice LJ. On regression analysis of multivariate failure time data. Biometrika，1981,68：373.

[3] Wei LJ. Regression analysis of multivariate incomplete failure time data by modeling marginal distribution. J Am Statist Assoc，1989,84：1065.

（柳　青　陈冠民）

对数线性模型

　　对数线性模型(log-linear model)是一类包含广泛的模型,这里将主要讨论狭义的用于高维列联表资料分析的对数线性模型。在该模型中将高维列联表各格子中频数的期望值表示为构成高维列联表诸因素效应的对数线性模型。如一个由变量 A、B 和 C 构成的三维列联表,各变量的水平数分别为 I、J 和 K,则对数线性模型的饱和模型表示为:

$$\ln m_{ijk} = \mu + \mu_{A(i)} + \mu_{B(j)} + \mu_{C(k)} + \mu_{AB(ij)} + \mu_{AC(ik)} + \mu_{BC(jk)} + \mu_{ABC(ijk)} \qquad (1)$$
$$i = 1,2,\cdots,I; j = 1,2,\cdots,J; k = 1,2,\cdots,K$$

其中约束条件是:

$$\sum_{i=1}^{I} \mu_{A(i)} = \sum_{j=1}^{J} \mu_{B(j)} = \sum_{k=1}^{K} \mu_{C(k)} = \sum_{i=1}^{I}\sum_{j=1}^{J} \mu_{AB(ij)}$$
$$= \sum_{i=1}^{I}\sum_{k=1}^{K} \mu_{AC(ik)} = \sum_{j=1}^{J}\sum_{k=1}^{K} \mu_{BC(jk)} = \sum_{i=1}^{I}\sum_{j=1}^{J}\sum_{k=1}^{K} \mu_{ABC(ijk)} = 0$$

式(1)中 m_{ijk} 是列联表中因素 A 取 i 水平,因素 B 取 j 水平和因素 C 取 k 水平格子中的期望频数。μ 是所有格子期望频数对数值的均数,$\mu_{A(i)}$,$\mu_{B(j)}$ 和 $\mu_{C(k)}$ 分别是因素 A 水平 i、因素 B 水平 j 和因素 C 水平 k 的主效应,是各个因素相应水平各格子期望频数对数的平均值与 μ 值之差。$\mu_{AB(ij)}$,$\mu_{AC(ik)}$ 和 $\mu_{BC(jk)}$ 分别是因素 A 水平 i 与因素 B 水平 j、因素 A 水平 i 与因素 C 水平 k 和因素 B 水平 j 与因素 C 水平 k 的一阶交互效应,是两因素相应水平各格子频数对数的平均值与 μ 之差再减去两因素的主效应。$\mu_{ABC(ijk)}$ 是因素 A 水平 i、因素 B 水平 j 与因素 C 水平 k 的二阶交互效应,是某一格子期望频数对数与 μ 之差再减去各主效应和一阶交互效应。对数线性模型有个约束条件,即各因素的各水平主效应之和必等于零。同样的约束条件适用于因素间各阶的交互效应。这样对数线性模型将高维列联表资料表达成线性模型和方差分析的模式,因此其结果的解释可参照前面的方法。

　　式(1)是三维列联表的饱和模型,其参数的个数与列联表的格子数 $I \times J \times K$ 相等。但是饱和模型中 $m_{ijk} \equiv n_{ijk}$,其方差等于零,无法对假设作检验,也无法估计抽样误差的大小,在统计分析中意义不大。对数线性模型分析的目的不是得到饱和模型的参数估计值,而是从各种模型中找出最优模型,特别是交互效应项的引入和检验。其中典型的有独立模型:

$$\ln m_{ijk} = \mu + \mu_{A(i)} + \mu_{B(j)} + \mu_{C(k)} \qquad (2)$$

　　在这模型中,所有交互效应项都取值为零,仅有主效应项,表示 A、B 和 C 三因素完全独立。如果对数线性模型中仅有一阶交互效应项,称为无二阶交互效应模型。

$$\ln m_{ijk} = \mu + \mu_{A(i)} + \mu_{B(j)} + \mu_{C(k)} + \mu_{AB(ij)} + \mu_{AC(ik)} + \mu_{BC(jk)} \tag{3}$$

为避免各效应项搭配的混乱,人们定义了对数线性模型的谱系原则:当模型中包含几个变量的高阶交互效应项时,这些变量间的所有低阶交互效应项和主效应项必须包含在模型中。如以上三维列联表资料的对数线性模型包含了三因素的二阶交互效应项时,则所有一阶交互效应项都必须包含在模型中。

1　对数线性模型的参数估计

对数线性模型的参数估计是基于多维多项分布假定下的极大似然估计,一般高维列联表资料可以整理成以下形式。

设 n_{i+} 是第 i 个独立抽样的样本,$i=1,2,\cdots,R$。样本 n_{i+} 的观察频数以 P_{ij},$j \in C_i$ 的概率分布在 C_i 个格子中,$\sum\limits_{j \in C_i} P_{ij} = 1$ 服从多项分布。多个独立的多项分布构成多维多项分布,$\sum\limits_{i=1}^{R} P_{ij} = 1$。

设 X 表示对数线性模型的设计矩阵,设计矩阵第一列全取值为 1,表示常数项;接着是各因素的主效应项,取值的约束条件是各水平取值总和等于 0;然后是各因素间的一阶二阶或更高阶交互效应项,各水平的取值是相应主效应项取值的乘积。如三因素每因素两个水平的无二阶交互效应的设计矩阵可表示为:

$$X = \begin{bmatrix} 1 & 1 & 1 & 1 & 1 & 1 & 1 \\ 1 & 1 & 1 & -1 & 1 & -1 & -1 \\ 1 & 1 & -1 & 1 & -1 & 1 & -1 \\ 1 & 1 & -1 & -1 & -1 & -1 & 1 \\ 1 & -1 & 1 & 1 & -1 & -1 & 1 \\ 1 & -1 & 1 & -1 & -1 & 1 & -1 \\ 1 & -1 & -1 & 1 & 1 & -1 & -1 \\ 1 & -1 & -1 & -1 & 1 & 1 & 1 \end{bmatrix}$$

设 $\ln m_{ij} = \ln n_i P_{ij} = X_i'\beta$,$\beta$ 是待估参数向量,其维数由设计矩阵决定,X 是设计矩阵。似然函数为

$$L(P, n_{ij}) = \prod_{i=1}^{R} n_{i+}! \prod_{j=1}^{C_i} P_{ij}^{n_{ij}} / (n_{ij}!) \tag{4}$$

将似然函数取对数,去除常数项后整理,则对数似然函数为

$$\ln L = \sum_{j=1}^{C_i} n_{ij} X_i'\beta - \sum_{j=1}^{C_i} \exp(X_i'\beta) \tag{5}$$

用极大似然法估计参数,首先对对数似然函数求导,得以下方程组

$$\frac{\partial \ln L}{\partial \beta_k} = \sum_{j=1}^{C_i} n_{jk} n_{ij} - \sum_{j=1}^{C_i} \exp(X_j'\beta) \qquad k=0,1,2,\cdots,p \tag{6}$$

这方程组是一个非线性方程组,须用牛顿－纳法生迭代法求解。

2 对数线性模型的拟合优度检验和模型选择

对数线性模型的拟合优度检验可采用似然比检验:

$$G = 2 \sum_{ij} n_{ij} \ln(n_{ij} / \hat{m}_{ij}) \tag{7}$$

或拟合优度的 χ^2 检验:

$$\chi^2 = \sum_{ij} (n_{ij} - \hat{m}_{ij})^2 / \hat{m}_{ij} \tag{8}$$

当样本量足够大时,两统计量均服从 χ^2 分布,自由度等于列联表格子总数减去模型中独立参数的个数。两模型间的比较可以用似然比统计量之差来检验,设模型 1 是参数较少的对数线性模型,似然比统计量为 G_1,模型 2 在模型 1 的基础上增加了参数,似然比统计量为 G_2,新增加的参数对模型拟合的改善是否有统计学意义由下式检验:

$$\Delta G = G_2 - G_1 \tag{9}$$

ΔG 仍服从 χ^2 分布,自由度是新增加参数的个数。

对数线性模型分析的目的并不是建立模型估计参数,而是通过选择最优模型来分析因素之间的关系。与逐步回归分析的思路类似,模型选择也有向前法和后退法。向前法的基本思路是从独立模型开始,逐步引入全部一阶交互效应项、二阶交互效应项或更高阶交互效应项,直至模型的拟合优度达到在事先确定的检验水平无统计学意义为止。当模型均达到检验水平时,我们选择原则是选参数少的模型。在确定为某阶模型后,还需对同阶的各交互效应项作筛选,以选出最佳模型。后退法的思路是从饱和模型开始,逐步剔除高阶交互效应项,直至不能剔除为止,同样也需在同阶交互效应项中筛选。

3 实例

例 某医生回顾性分析医院收治的大肠癌病例的生存情况,并分析病例的生存状况与手术和术后化疗的关系,结果见表 1。

表 1 大肠癌患者生存状况与手术方式和术后化疗的关系

生存状况	手术＋扩大范围淋巴结清扫		单纯手术		合计
	术后化疗	无术后化疗	术后化疗	无术后化疗	
生存	156	84	107	31	378
死亡	84	156	153	209	582

首先确定检验水平 $\alpha = 0.10$。现以向前法为例介绍逐步筛选模型的思路。

(1)独立模型 $H_0 : \mu_{AB} = \mu_{AC} = \mu_{BC} = \mu_{ABC} = 0$

经拟合对数线性模型,$G = 151.02$,自由度(ν)等于格子总数 $= 2 \times 2 \times 2 = 8$ 减去独立参数个数 $= 1 + (2-1) + (2-1) + (2-1) = 4$ 等于 4,P 值小于 0.0001。该模型拟合优度

不佳。

(2)无二阶交互效应模型 $H_0: \mu_{ABC} = 0$

经拟合对数线性模型，$G = 2.29$，$\nu = 1$，$P = 0.1299$。该模型拟合优度好，模型成立。再引入二阶交互效应将是饱和模型，意义不大。现进一步筛选一阶交互效应项，分别剔除手术与生存状况、术后化疗与生存状况交互效应项，结果如下：

剔除手术与生存状况交互效应

$$G = 53.44, \nu = 2, P < 0.0001$$

剔除术后化疗与生存状况交互效应

$$G = 105.8, \nu = 2, P \leqslant 0.0001$$

剔除手术与术后化疗交互效应

$$G = 7.60, \nu = 2, P = 0.0223$$

显然三个一阶交互效应都不能剔除。

这模型达到检验水平，说明最佳模型是包含三个一阶交互效应而无二阶交互效应模型。分析结果表明，手术方式和术后化疗与患者的生存状况关系密切，扩大范围淋巴结清扫和术后化疗可以提高患者的生存率。手术方式与是否术后化疗也存在一定关联，单纯手术的患者接收术后化疗的较多。

参考文献

[1] 方积乾，徐勇勇，余松林.医学统计学与电脑实验.上海：上海科学技术出版社.1997.332—359
[2] 张尧庭.定性资料的统计分析.桂林：广西师范大学出版社，1991：13—18，55—105
[3] Bishop YMM, Fienberg SE, Holland PW. Discrete Multivariate Analysis：Theory and Practice. Cambridge：MIT Press. 1975.

（柳　青）

广义估计方程

临床研究资料常为重复测量资料（repeated measurement data）或纵向数据（longitudinal data）。对于有重复观测的临床纵向研究设计，经典统计方法无法分离同一个体重复观测数据内部相关作用，不适宜应用。这类数据通常对每个受试对象按照时间顺序对某些指标进行重复测量而得。传统的统计方法如 χ^2 检验、t 检验、方差分析或 logistic 回归等，假定所有观测值之间是相互独立的。而重复测量纵向数据的观察对象之间相互独立,观察对象的重复观察值存在相关,采用传统统计方法分析会忽略重复观测值内部的相关性,低估模型参数的标准误,从而高估检验统计量,使得统计结果出现偏差。近年纵向数据的统计方法有了较大发展,相继提出基于广义线性模型的广义估计方程(generalized estimation equations,GEE),多水平模型(multilevel model)和混合效应模型等方法,用于解决重复测量数据内部相关性问题。

Liang 和 Zeger 在 1986 年引入广义估计方程,用拟似然的方法对纵向数据进行分析,并成功的加入了组内相关矩阵的估计,提出广义估计方程这种针对纵向数据分析的方法。他们随后对它进行了改进,使其能够用于多种类型的因变量拟合方程,该模型不仅能够用于连续型变量作为因变量的模型拟合,也可用于二分类,多分类和等级变量的因变量拟合模型。该模型的特点是能将结局变量作为研究变量的边际期望。

1 模型结构

假设 x_{ij} 是 $p \times 1$ 维向量,即我们研究关心的协变量(covariates),它是第 i 个观察个体 j 时刻的观察值,Y_{ij} 是相应的反应变量。纵向数据的一般组织形式在表 1 中列出,对其中每一个个体,我们称之为一个观测簇(cluster)。

表 1　广义估计方程数据的一般形式

观测个体	时间	反应变量	协变量		
i	j	Y	X_1	X_2	X_3
1	1	Y_{11}	x_{111}	x_{211}	x_{311}
	2	Y_{12}	x_{112}	x_{212}	x_{312}
	3	Y_{13}	x_{113}	x_{213}	x_{313}
	$\vdots$	$\vdots$	$\vdots$	$\vdots$	$\vdots$
	J	Y_{1J}	x_{11J}	x_{21J}	x_{31J}
2	1	Y_{21}	x_{121}	x_{221}	x_{321}
	2	Y_{22}	x_{122}	x_{222}	x_{322}
	3	Y_{23}	x_{123}	x_{223}	x_{323}
	$\vdots$	$\vdots$	$\vdots$	$\vdots$	$\vdots$
	J	Y_{2J}	x_{12J}	x_{22J}	x_{32J}
$\vdots$	$\vdots$	$\vdots$	$\vdots$	$\vdots$	$\vdots$
n	J	Y_{iJ}	x_{1iJ}	x_{2iJ}	x_{3iJ}

从广义线性模型出发,我们假设边际模型为:

$$g(E[Y_{ij}]) = x'_{ij}\beta$$

其中,β 是方程的待估参数。上式中 $g(\cdot)$ 是连接函数。一般可以选择的连接函数包括了以下几种:

Y 为连续变量时,连接函数的形式较为简单:$g(a) = a$

Y 为计数变量时,可采用对数连接函数:$g(a) = \ln a$

Y 为二分类反应变量时采用 logit 连接函数:$g(a) = \ln(a/(1-a))$

医学研究中通常出现的以二分类变量为应变量 Y,如评价疾病是否进展,病人是否死亡等,我们就以 Y 为二分类变量为例说明 GEEs 的应用。

二项分类反应变量及其连接函数形式为:

$$\ln[E(Y_{ij})/(1-E(Y_{ij}))] = x'_{ij}\beta$$

可以得到边际期望为:

$$E(Y_{ij}) = \mu_{ij} = \frac{\exp(x'_{ij}\beta)}{1 + \exp(x'_{ij}\beta)}$$

对于二项分类的反应变量,我们得到方差函数为:

$$Var(Y_{ij}) = V_{ij} = \frac{\exp(x'_{ij}\beta)}{(1 + \exp(x'_{ij}\beta))^2}$$

除了上述的边际期望模型之外,还需要对每个观测簇内部相关的协方差结构进行建模。假设数据中没有缺失值,关于 Y_i 的协方差结构 V_i 可以定义为:

$$V_i = \varphi A_i^{1/2} R_i(\alpha) A_i^{1/2}$$

其中 A_i 为对角矩阵,其中对角线上的元素为方差函数 $v(\mu_{ij})$,φ 为须估计的离散参数,$R(\alpha)$ 是一个 $p \times p$ 维的作业相关矩阵(working correlation matrix),α 是可以自定义的作业相关矩阵参数。

由此可以构造广义估计方程:$S(\beta, \alpha, \varphi) = \sum D'_i V_i^{-1} E_i = 0$
其中 $D_i = \partial \mu_i / \partial \beta$,通过拟似然函数迭代求解上述方程就可以得到 β 的一致性估计。

2　作业相关矩阵

实际工作中可以选择适合数据的作业相关矩阵进行建模,通常 SAS 软件中可供选择的作业相关矩阵的形式有以下几种:

表 2　广义估计方程的作业相关矩阵

结构	定义	形式	参数
独立结构 independence	$R_{U,V} = 1$ if $U = V$ $= 0$ otherwise	$\begin{pmatrix} 1 & 0 & \cdots & 0 \\ 0 & 1 & \cdots & 0 \\ \vdots & \vdots & & \vdots \\ 0 & 0 & \cdots & 1 \end{pmatrix}$	0
可交换结构 exchangeable	$R_{U,V} = 1$ if $U = V$ $= \rho$ otherwise	$\begin{pmatrix} 1 & \alpha & \cdots & \alpha \\ \alpha & 1 & \cdots & \alpha \\ \vdots & \vdots & & \vdots \\ \alpha & \alpha & \cdots & 1 \end{pmatrix}$	1

续表

结构	定义	形式	参数
无结构 unstructured	$R_{U,V}=1$ if $U=V$ $=\rho_{U,v}$ otherwise	$\begin{pmatrix} 1 & \rho_{1,2} & \cdots & \rho_{1,t} \\ \rho_{1,2} & 1 & \cdots & \rho_{1,t} \\ \vdots & \vdots & & \vdots \\ \rho_{1,t} & \rho_{2,t} & \cdots & 1 \end{pmatrix}$	$t(t-1)/2$
自回归 auto-regressive	$R_{U,V}=1$ if $U=V$ $=\rho\|U-V\|$ otherwise	$\begin{pmatrix} 1 & \rho & \cdots & \rho^{t-1} \\ \rho & 1 & \cdots & \rho^{t-2} \\ \vdots & \vdots & & \vdots \\ \rho^{t-1} & \rho^{t-2} & \cdots & 1 \end{pmatrix}$	1
固定结构 fixed	$R_{U,V}=1$ if $U=V$ $=R_{U,v}$ otherwise	$\begin{pmatrix} 1 & r_{1,2} & \cdots & r_{1,t} \\ r_{1,2} & 1 & \cdots & r_{1,t} \\ \vdots & \vdots & & \vdots \\ r_{1,t} & r_{2,t} & \cdots & 1 \end{pmatrix}$	0

一般地,工作相关矩阵选取策略为:如果每个观测簇观测数较小,而且是均衡的实验设计,推荐采用无结构的工作相关矩阵;对于需要把观测和时间的关系考虑在内的建模,可采用自回归形式;如果在每一个观测簇内有等级大小关系,可交换结构成为首选。

3 模型拟合情况的考察

由于 GEE 没有似然函数,不能用传统的 AIC,BIC 准则进行模型评价,而采用 Pan 提出的拟似然准则(quasi-likelihood information criterion,QIC),来评价模型拟合效果,QIC 值越小,模型选择的工作相关矩阵越能反映数据结构特征。GEE 用 QICu 来考查变量组合。

4 实例

在一个纳入了 111 名呼吸障碍病人的临床试验中,为比较两种的疗效,将病人随机分入两组,一组接受新药治疗,另外一组接受安慰剂。全部病人参与 4 次治疗,每次治疗期间记录了病人的呼吸状况,同时获得其他资料如参与治疗的中心,治疗药物,性别,进入研究时的年龄,入院时呼吸障碍状况;除年龄外,其他变量都为二分类变量。现取了 5 个可能影响疗效的因素,并节录了 7 个病人的数据,资料列于表 3,试用不同作业相关矩阵拟合 GEE 方程,结果列于表 4。

表 3 111 名呼吸障碍病人纵向资料整理

Obs	X_1	X_2	X_3	X_4	X_5	Id	$visit$	Y
1	P	1	M	46	0	1	1	0
2	P	1	M	46	0	1	2	0
3	P	1	M	46	0	1	3	0
4	P	1	M	46	0	1	4	0

续表

Obs	X_1	X_2	X_3	X_4	X_5	Id	$visit$	Y
5	P	1	M	28	0	2	1	0
6	P	1	M	28	0	2	2	0
7	P	1	M	28	0	2	3	0
8	P	1	M	28	0	2	4	0
9	A	1	M	23	1	3	1	1
10	A	1	M	23	1	3	2	1
11	A	1	M	23	1	3	3	1
12	A	1	M	23	1	3	4	1
13	P	1	M	44	1	4	1	1
14	P	1	M	44	1	4	2	1
15	P	1	M	44	1	4	3	1
16	P	1	M	44	1	4	4	0
17	P	1	F	13	1	5	1	1
18	P	1	F	13	1	5	2	1
19	P	1	F	13	1	5	3	1
20	P	1	F	13	1	5	4	1
21	P	2	F	39	0	6	1	0
22	P	2	F	39	0	6	2	0
23	P	2	F	39	0	6	3	0
24	P	2	F	39	0	6	4	0
25	A	2	M	25	0	7	1	0
26	A	2	M	25	0	7	2	1
27	A	2	M	25	0	7	3	1
28	A	2	M	25	0	7	4	1
…	…	…	…	…	…	…	…	…

变量取值为：

X_1：治疗方式，治疗＝A，安慰剂＝P　　　　X_2：治疗中心，中心 1＝1，中心 2＝2

X_3：性别，男＝M，女＝F　　　　　　　　X_4：年龄

X_5：基线呼吸困难水平，困难＝1，不困难＝2　Id：指示变量，病人编号

$visit$：治疗次数　　　　　　　　　　　　　　Y：药物疗效，好转＝1，无好转＝0

对以上 5 个可能影响治疗呼吸困难药物疗效的变量纳入 GEE 方程进行建模，并得到各个方程的 QIC 值，结果表明，治疗药物和基线呼吸困难水平对疗效有影响。相对于独立结构和可交换结构的工作相关矩阵，无结构的工作相关矩阵似乎更加适合于拟合设计平衡、每个观测簇观测数较小的临床试验数据。

最后需注意，广义估计方程可用于分析重复测量资料，因变量可以是指数分布簇的任一分布变量，GEE 重点在于估计固定效应，扣除内部相关性，同时提供多种协方差结构的选择。每个观察对象的观察间隔不等或观察次数不同时仍能使用 GEE。该模型还能处理有缺失值的资料。在重复测量资料中，缺失数据非常常见。只要缺失不是太多，且非系统缺失，GEE 得到的估计仍然是一致稳健的。

表 4　GEE 三种工作相关矩阵参数估计结果

作业相关矩阵 （QIC）	变量	参数估计 β	标准误 SE (β)	OR95%CI	Z	P
	常数项	−0.856	0.456	−1.750～0.038	−1.88	0.060
	X_1	1.265	0.346	0.585～1.944	3.65	<0.001
独立结构 （QIC=512.572）	X_2	0.649	0.353	−0.042～1.341	1.84	0.066
	X_3	0.136	0.440	−0.726～0.999	0.31	0.756
	X_4	−0.018	0.013	−0.044～0.006	−1.45	0.148
	X_5	1.845	0.346	1.167～2.523	5.33	<0.001
	常数项	−0.856	0.456	−1.750～0.038	−1.88	0.060
	X_1	1.265	0.346	0.585～1.944	3.65	<0.001
可交换结构 （QIC=512.572）	X_2	0.649	0.353	−0.042～1.341	1.84	0.066
	X_3	0.136	0.440	−0.726～0.999	0.31	0.756
	X_4	−0.018	0.013	−0.044～0.006	−1.45	0.148
	X_5	1.845	0.346	1.167～2.523	5.33	<0.001
	常数项	−0.888	0.456	−1.783～0.007	−1.94	0.051
	X_1	1.244	0.345	0.566～1.921	3.60	<0.001
无结构 （QIC=512.341）	X_2	0.655	0.351	−0.032～1.344	1.87	0.061
	X_3	0.112	0.440	−0.751～0.976	0.26	0.798
	X_4	−0.017	0.012	−0.042～0.007	−1.36	0.172
	X_5	1.898	0.344	1.223～2.572	5.52	<0.001

进一步的问题可以参考文献[3、4]。

参考文献

[1] Pan W. Akaike's information criterion in generalized estimating equation. Biometrics，2001，57：120−125.

[2] 罗天娥，赵晋芳，刘桂芬. 累积残差在广义估计方程模型诊断中的应用. 中国卫生统计，2009，26（4）：387−390.

[3] Zeger S，Liang K，Albert P. Longitudinal data analysis for discrete and continuous outcomes. Biometrics. 1986，42(1)：121−130.

[4] Horton J，Lipsitz R. Review of Software to Fit Generalized Estimating Equation Regression Models. The American Statistician，1999，53：160−169.

[5] Stokes ME，Davis CS，Koch GG. Categorical Data Analysis Using the SAS System. 2nd ed. Cary：SAS Institute Inc，2000.

（陈金瓯　柳　青）

主成分分析

为了解某一总体,我们往往通过收集尽可能多的数据信息来全面认识该总体,但收集到的许多指标常存在一定的相关性,为解决这个问题,直接的办法是减少指标个数,但同时不能使损失的信息太多。主成分分析(principal component analysis,PCA)也称主分量分析,可以在不损失或少损失原有信息的前提下,将原来个数较多且彼此相关的指标用线性组合的方法转换为新的个数较少且彼此独立或不相关的综合指标,起到一种"降维"的作用。

主成分分析于 1901 年由 Pearson 首先引入,1933 年由 Hotelling 作了进一步发展。实际应用中,主成分分析本身往往不是最终目的,多数是作为进一步分析的中间过程。如主成分分析与回归分析结合起来形成主成分回归,以克服共线性问题。此外,主成分分析还可用于样品聚类、对应分析、因子分析等。

1 主成分分析的基本思想

主成分分析就是设法将原来众多具有一定相关性的指标(比如 p 个指标),重新组合成一组新的相互无关的综合指标来代替原来指标。通常数学上的处理就是将原来 p 个指标作线性组合,作为新的综合指标。将选取的第一个线性组合即第一个综合指标记为 C_1,自然希望 C_1 尽可能多地反映原来指标的信息(变异性),表达信息最经典的方法就是用 C_1 的方差,即 $Var(C_1)$ 越大,表示 C_1 包含的信息越多。因此在所有的线性组合中选取方差最大的 C_1 为第一主成分。如果第一主成分不足以代表原来 p 个指标的信息,再考虑选取第二个线性组合 C_2 为第二主成分,为了有效地反映原来信息,C_1 已有的信息无须出现在 C_2 中,用数学语言表达就是要求 $Cov(C_1,C_2)=0$,依此类推可以构造出第三、第四、…、第 p 个主成分,且这些主成分之间不仅不相关而且它们的方差依次递减。一般来说,在主成分分析适合的场合,用较少的主成分就可以反映较多的信息量。因此,通过主成分既可以减少指标个数,又保留了原指标的大部分信息。

2 主成分分析的数学模型

设有 p 个指标(变量): $X_1,\cdots,X_p$,欲寻找能够概括这 p 个指标主要信息的综合指标 $C_1,C_2,\cdots,C_p$。从数学上讲,就是寻找一组常数 $u_{i1},u_{i2},\cdots,u_{ip}(i=1,2,\cdots,p)$,使得这 p 个指标的线性组合:

$$\begin{cases} C_1 = u_{11}X_1 + u_{12}X_2 + \cdots + u_{1p}X_p \\ C_2 = u_{21}X_1 + u_{22}X_2 + \cdots + u_{2p}X_p \\ \cdots \\ C_p = u_{p1}X_1 + u_{p2}X_2 + \cdots + u_{pp}X_p \end{cases} \quad i = 1, \cdots, p$$

能够概括 p 个指标 $X_1, \cdots, X_p$ 的主要信息,且满足:

1)组合系数 $(u_{i1}, u_{i2}, \cdots, u_{ip})$ 构成的向量为单位向量

$$u_{i1}^2 + u_{i2}^2 + \cdots + u_{ip}^2 = 1 \quad i = 1, 2, \cdots, p$$

2)主成分间互不相关,即 C_i 与 $C_j (i \neq j, i, j = 1, 2, \cdots, p)$ 之间不相关;

3)各主成分的方差是依次递减(或不增)的,即 $Var(C_1) \geqslant Var(C_2) \geqslant \cdots \geqslant Var(C_P)$;

4) $C_1, \cdots, C_p$ 的方差之和等于 $X_1, \cdots, X_p$ 的方差之和。

5)各主成分的方差等于计算该主成分时所依据的原始指标的协方差矩阵或相关矩阵的各特征根,即有 $Var(C_i) = \lambda_i$。满足上述要求的综合指标向量 $C_1, \cdots, C_p$ 就是主成分。

3 主成分分析的步骤

主成分是原始指标的一个线性组合,要求出主成分,只要求出线性组合的系数 u_{ij} 即可。

1) 将原始数据标准化:设有 n 个样本,每个样本观测了 p 个指标 $(X_1, \cdots, X_p)$,为了对指标进行比较,将观测指标进行标准化处理,$Z_i = (X_i - \overline{X}_i)/S_i, i = 1, 2, \cdots, p$;

2) 计算 p 个指标的相关系数矩阵 R;

3) 求相关阵 R 的特征根 $\lambda_1 \geqslant \lambda_2 \geqslant \cdots \geqslant \lambda_p \geqslant 0$,及相应于特征根 λ_i 所对应的单位特征向量 $(u_{i1}, u_{i2}, \cdots, u_{ip})$;

4) 写出主成分:将各标准化的指标值代入主成分的表达式中计算各个主成分的值,也称主成分得分,利用主成分得分,可以对样品的特性进行推断和评价。

$$C_i = u_{i1}Z_1 + u_{i2}Z_2 + \cdots + u_{ip}Z_p \quad i = 1, 2, \cdots, p \tag{1}$$

主成分与原始变量间的关系可用相关系数来描述。根据原始变量的相关矩阵或标准化变量的协方差矩阵计算出的主成分与原始变量的相关系数为 $r_{C_i, x_j} = u_{ij}\sqrt{\lambda_i}$,即各主成分的表达式中,各标准化变量前的系数与该主成分所对应的特征根之平方根的乘积就是该主成分与该变量之间的相关系数,也称因子载荷,在下一章因子分析中将给出因子载荷更详细的统计意义。SPSS 输出结果为该相关系数 r_{C_i, x_j},而 SAS 输出结果为式(1)中的系数 u_{ij}。

确定主成分个数的方法有两种:一是特征根法,一般提取特征根大于 1 的主成分;二是当前 k 个主成分的累积方差贡献率达到某一特定值(一般采用 85% 以上)时,保留前 k 个主成分。通常将二者结合使用。

5)根据各主成分中各系数的符号、大小,结合专业知识解释主成分的含义。

4 实例

例 已知某地区 16 岁男孩的生长发育指标:身高、坐高、体重、胸围、肩宽和骨盆宽,试对这 6 项体检指标进行主成分分析,原始数据如表 1 所示。

表 1 某地区 16 岁男孩六项体检指标数据

编号	身高（cm）	坐高(cm)	体重(kg)	胸围(cm)	肩宽(cm)	骨盆宽(cm)
1	165.13	88.76	51.6	78.31	35.39	25.96
2	164.83	89.87	53.32	83.04	37.24	26.52
⋮	⋮	⋮	⋮	⋮	⋮	⋮
27	153.13	81.63	43.40	77.42	33.82	24.62

资料来源：薛富波，张文彤，田晓燕．SAS8.2 统计应用教程．北京：北京希望电子出版社，2004：344.

1）分析思路

设置 6 个变量(指标)：X_1，…，X_6 分别代表身高、坐高、体重、胸围、肩宽和盆骨宽。这 6 项体检指标在各男孩间存在变异，且两两间存在不同程度的相关性，所以难以直接从这 6 个指标出发评价每个男孩的生长发育情况，而使用主成分分析可以把这些指标概括为少数几个互相独立的综合指标，便于分析数据。

2）分析结果及解释

表 2 相关系数矩阵

	X_1	X_2	X_3	X_4	X_5	X_6
X_1	1.0000	0.7845	0.7656	0.4159	0.7186	0.3603
X_2	0.7845	1.0000	0.8004	0.5095	0.7807	0.4440
X_3	0.7656	0.8004	1.0000	0.6070	0.7207	0.5167
X_4	0.4159	0.5095	0.6070	1.0000	0.6926	0.6774
X_5	0.7186	0.7807	0.7207	0.6926	1.0000	0.5513
X_6	0.3603	0.4440	0.5167	0.6774	0.5513	1.0000

表 2 表明 6 项指标相关系数矩阵中存在许多比较高的相关系数，说明指标间存在较高的相关性，进行主成分分析是可行的。

表 3 相关系数矩阵的特征根、相邻特征根之差、贡献率和累积贡献率

	特征根	上下特征根之差	贡献率	累积贡献率
1	4.1446	3.2366	0.6908	0.6908
2	0.9080	0.5623	0.1513	0.8421
3	0.3457	0.0861	0.0576	0.8997
4	0.2596	0.0515	0.0433	0.9430
5	0.2081	0.0740	0.0347	0.9777
6	0.1341		0.0223	1.0000

表 3 给出了相关系数矩阵的特征根，其值等于各主成分的方差；上下特征根之差，其值等于上下两个主成分的方差之差；各主成分的贡献率，等于每个主成分的方差在总方差中所占百分比。

本例中，第一个主成分的特征根为 4.1446＞1，但贡献率偏低为 69.08％，所以考虑增加主成分。第二个主成分的特征根为 0.9080，贡献率为 15.13％。前两个主成分的累

积贡献率为 84.21%，即前两个主成分能够解释原指标的约 85% 的信息，后四个主成分的贡献率都很低，所以考虑保留前两个主成分。

表 4 相关系数矩阵的特征向量

指标	主成分 1	主成分 2	主成分 3	主成分 4	主成分 5	主成分 6
X_1	0.4053	−0.4556	0.1927	0.1024	0.7109	0.2743
X_2	0.4324	−0.3207	0.0588	0.1271	−0.6739	0.4862
X_3	0.4394	−0.1712	0.1476	−0.7114	−0.1096	−0.4876
X_4	0.3793	0.5162	−0.5746	−0.2955	0.1662	0.3803
X_5	0.4437	−0.0223	−0.3997	0.5799	−0.0291	−0.5529
X_6	0.3392	0.6271	0.6691	0.2090	0.0041	−0.0179

表 4 给出了相关系数矩阵 6 个特征根对应的特征向量，由于前两个主成分已反映了全部信息的 84.21%，因此只写出前两个主成分的表达式，由于从相关系数矩阵出发进行主成分分析，所以，主成分表达式中的变量 $Z_1, \cdots, Z_6$ 为标准化变量：

$$C_1 = 0.4053Z_1 + 0.4324Z_2 + 0.4394Z_3 + 0.3793Z_4 + 0.4437Z_5 + 0.3392Z_6$$
$$C_2 = -0.4556Z_1 - 0.3207Z_2 - 0.1712Z_3 + 0.5162Z_4 - 0.0223Z_5 + 0.6271Z_6$$

由上可知，第一主成分 C_1 主要反映来自原始指标 X_1（身高）、X_2（坐高）、X_3（体重）、X_5（肩宽）的信息。从相关系数矩阵可知这四项指标彼此的相关系数基本上都达到 0.7000，说明这四个指标关系密切，有可能在一个主成分中反映出来，由此可以认为，第一主成分主要反映体型；第二主成分 C_2 主要反映来自原始指标 X_4（胸围）、X_6（骨盆宽）的信息，从相关系数矩阵可知这两项指标的相关系数为 0.6774，由此可以认为，第二主成分主要反映体宽。

将所有男孩的 $Z_1, \cdots, Z_6$ 的值代入上面两式，可求出 C_1 和 C_2 两个主成分得分，可由 C_1 和 C_2 值评价该男孩的体型与体宽；也可将前两个主成分按相应主成分的方差贡献率为权数进行线性加权，可得主成分综合值（综合得分）$C = 0.6908C_1 + 0.1513C_2$，可对所有男孩的生长发育情况进行综合评价。

参考文献

[1] 余家林,肖枝洪. 多元统计及 SAS 应用. 武汉:武汉大学出版社,2008:178−190.
[2] 薛富波,张文彤,田晓燕. SAS8.2 统计应用教程. 北京:北京希望电子出版社,2004:341−346.
[3] 于秀林,任雪松. 多元统计分析. 北京:中国统计出版社,1999:154−170.
[4] 汪远征,徐雅静主编. SAS 软件与统计应用教程. 北京:机械工业出版社,2007:180−193.
[5] 孙振球. 医学统计学. 2 版. 北京:人民卫生出版社,2002:415−425.
[6] 方积乾. 医学统计学与电脑实验. 3 版. 上海:上海科学技术出版社,2006:278−288.
[7] 雷钦礼. 经济管理多元统计分析. 北京:中国统计出版社,2002:152−168.
[8] Dallas E. Johnson. Applied Multivariate Methods for Data Analysts. 北京:高等教育出版社,2005:147−215.

（罗艳虹　张岩波　王建琼）

探索性因子分析

为了解某一总体,我们往往通过收集尽可能多的数据信息来全面认识该总体,但收集到的许多指标常存在一定的相关性,同时这些指标可能共同受控于某几个指标(这些指标的取值不可被直接观测),这些可被直接观测的指标值的变动在相当大的程度上取决于那几个不可被直接观测的指标值的变动。因子分析(factor analysis,FA)就是从具有相关关系的可被直接观测其取值的原指标中提炼出数量较少的几个共同指标,即公共因子(common factor),并反映原指标与公共因子之间的相互关系。它属于多元统计分析中降维的一种分析方法。

因子分析最早由 Charles Spearman 在 1904 年提出,他用这种方法来解决学生智力测验得分的统计分析问题。目前因子分析已被成功地应用于经济学、医学和心理学等应用领域。

1 因子分析理论与方法

因子分析分为探索性因子分析(exploratory factor analysis,EFA)和验证性因子分析(confirmatory factor analysis,CFA)。本章只探讨探索性因子分析即传统的因子分析。根据研究对象的不同,因子分析又可分为两种类型:R 型因子分析(对变量作因子分析)和 Q 型因子分析(对样品作因子分析),本章只介绍 R 型因子分析。

1.1 因子分析的数学模型

设有 n 个样品,每个样品观测了 p 个变量 $(X_1,\cdots,X_p)$,为了对变量进行比较,将观测变量进行标准化处理,$x_i=(X_i-\overline{X}_i)/S_i,i=1,2,\cdots,p$。

因子分析就是把实测变量表示成公共因子的线性函数与特殊因子(unique factor)之和。公共因子间是独立的,特殊因子间是独立的,公共因子与特殊因子间也是独立的,即各因子间正交,因此,称该因子模型为正交因子模型,建立 R 型正交因子分析模型($m \leqslant p$)。用矩阵表示:

$$
\begin{bmatrix} x_1 \\ x_2 \\ \vdots \\ x_p \end{bmatrix} = \begin{bmatrix} a_{11} & a_{12} & \cdots & a_{1m} \\ a_{21} & a_{22} & \cdots & a_{2m} \\ \vdots & \vdots & & \vdots \\ a_{p1} & a_{p2} & \cdots & a_{pm} \end{bmatrix} \begin{bmatrix} f_1 \\ f_2 \\ \vdots \\ f_m \end{bmatrix} + \begin{bmatrix} \varepsilon_1 \\ \varepsilon_2 \\ \vdots \\ \varepsilon_p \end{bmatrix} \tag{1}
$$

简记为:
$$X_{p \times 1} = A_{p \times m} F_{m \times 1} + \varepsilon_{p \times 1}$$

其中 $f_1,\cdots,f_m$ 为公共因子；a_{ij} 称为因子载荷（factor loading），是第 i 个变量所包含的信息分摊在第 j 个公共因子上的数量；ε_i 是特殊因子，反映不能被前 m 个公共因子包含的那部分信息。

1.2　因子分析中载荷矩阵 A 的统计意义

表 1　因子载荷矩阵的一般格式

变量	因子载荷量				共同度(h^2)
	因子 1	因子 2	$\cdots$	因子 m	
1	a_{11}	a_{12}	$\cdots$	a_{1m}	$h_1^2=\sum\limits_{j=1}^{m}a_{1j}^2$
2	a_{21}	a_{22}	$\cdots$	a_{2m}	$h_2^2=\sum\limits_{j=1}^{m}a_{2j}^2$
$\vdots$	$\vdots$	$\vdots$		$\vdots$	$\vdots$
p	a_{p1}	a_{p2}	$\cdots$	a_{pm}	$h_p^2=\sum\limits_{j=1}^{m}a_{pj}^2$
方差贡献	$g_1^2=\sum\limits_{i=1}^{p}a_{i1}^2$	$g_2^2=\sum\limits_{i=1}^{p}a_{i2}^2$	$\cdots$	$g_m^2=\sum\limits_{i=1}^{p}a_{im}^2$	$\sum\limits_{i=1}^{p}h_i^2=\sum\limits_{j=1}^{m}g_j^2=\sum\limits_{i}\sum\limits_{j}a_{ij}^2$
方差贡献率	$p_1=g_1^2/p$	$p_2=g_2^2/p$	$\cdots$	$p_m=g_m^2/p$	

1）因子载荷 a_{ij} 与变量共同度的统计意义

a_{ij} 是第 i 个变量 x_i 与第 j 个公因子 f_j 的相关系数。它反映了 x_i 对 f_j 的依赖程度，也反映了第 i 个变量对第 j 个公因子的相对重要性。在因子分析中，载荷矩阵 A 不是唯一的。

变量 x_i 的共同度定义为因子载荷阵 A 中第 i 行元素的平方和，即 $h_i^2=\sum\limits_{j=1}^{m}a_{ij}^2$，$i=1,\cdots,$ p。h_i^2 也叫 x_i 的共性方差（common variance）或共性（communality），反映全部公因子对变量 x_i 的方差的总贡献，即变量 x_i 对所有公因子的依赖程度。若 h_i^2 接近 1，说明选取的公因子反映了该变量的几乎全部原始信息，x_i 几乎完全由公因子决定。

由因子模型可知：$D(x_i)=h_i^2+\sigma_i^2$，由于 x_i 已经标准化，所以 $h_i^2+\sigma_i^2=1$。第二部分 σ_i^2 是特殊变量所产生的方差，反映原变量方差中无法被公共因子表示的部分，称为特殊因子方差或特性方差（Specific variance）。

（2）公因子的方差贡献与方差贡献率

公因子的方差贡献定义为因子载荷阵 A 中第 j 列元素的平方和，即 $g_j^2=\sum\limits_{i=1}^{p}a_{ij}^2$，$j=$ $1,\cdots,m$，它是 f_j 对 X 的各个分量的总影响，表示同一公因子对所有变量所提供的方差贡献之和。各个公因子的方差贡献之和接近 p 个变量的方差之和。

将方差贡献最大的公因子 f_1 称为第一公因子，相应地将 $f_2,\cdots,f_m$ 分别称为第二公因子，$\cdots$，第 m 公因子。将 $g_j^2/p\times100\%$ 称为公因子 f_j 对所有变量的方差贡献率。将

$(g_1^2+g_2^2+\cdots+g_m^2)/p\times100\%$ 称为前 m 个公因子的累积方差贡献率。

1.3　因子载荷矩阵 A 的估计方法与公因子个数的确定方法

要建立某实际问题的因子模型,关键是要估计因子载荷矩阵 A。对 A 的估计方法中主成分法用得较多,其次是极大似然法。使用主成分法求解因子载荷阵的一般步骤:

1)原始数据标准化,得到标准化矩阵 X;

2)用标准化数据矩阵 X 计算相关系数矩阵 R;

3)计算相关阵 R 的特征根为 $\lambda_1\geqslant\lambda_2\geqslant\cdots\geqslant\lambda_p\geqslant0$,相应的单位特征向量为 $\gamma_1,\gamma_2,\cdots,\gamma_p$;

4)利用 R 的特征根和特征向量计算因子载荷阵 $A=(\sqrt{\lambda_1}\gamma_1,\sqrt{\lambda_2}\gamma_2,\cdots,\sqrt{\lambda_p}\gamma_p)$;

确定公因子个数 m 的方法有两种:一是特征根法,仅提取特征根大于 1 的那些公因子;二是利用公因子的累积方差贡献率 $\sum\limits_{j=1}^{m}\lambda_j/p$ 来确定公因子提取的个数(采用相关矩阵进行因子分析时 $\lambda_j=g_j^2,j=1,\cdots,m$),一般此百分比应达到 85%。通常将二者结合使用。

由于公因子个数 m 小于原指标个数 p,因此仅提取前 m 个特征根和对应的特征向量,构成仅包含 m 个公因子的因子载荷阵 $A=(\sqrt{\lambda_1}\gamma_1,\sqrt{\lambda_2}\gamma_2,\cdots,\sqrt{\lambda_m}\gamma_m)$。

1.4　因子旋转

以上求出的公因子称为初始因子。因子分析的目标之一就是要对所提取的抽象公因子的实际含义进行合理解释,即对公因子进行命名。为了更好地解释每个初始公因子的实际意义,根据因子载荷阵的不唯一性,通常还要进行因子旋转(factor rotation)。因子旋转使每个变量仅在一个公因子上有较大的载荷,而在其余的公因子上载荷比较小,至多是中等大小,这时就突出了每个公因子与其载荷较大的那些变量的联系,便于对公因子命名和解释。

因子旋转不改变初始公因子包含的信息量,旋转后的公因子称为旋转因子。因子旋转的方法有很多,如正交旋转(orthogonal rotation)、斜交旋转(oblique rotation)等,通常选择易于解释的旋转模型。

1.5　因子得分

因子得分(factor score)是因子分析的最终体现。因子分析的初始模型是将变量表示成公因子的线性组合,由于公因子能反映原始变量的相关关系,用公因子代表原始变量更利于描述研究对象的特征,因而常反过来将公因子表示成原始变量的线性组合,即:

$$F_j=\beta_{j1}X_1+\cdots+\beta_{jp}X_p,\quad j=1,\cdots,m \tag{2}$$

式(2)为因子得分函数,用它计算每个样品在第 j 个公因子上的得分。由于公因子个数 m 小于原始变量个数 p,因此,只能对因子得分进行估计。常用的计算因子得分的方法是回归法与 Bartlett 法,应用时多采用回归法。

2　实例

对"主成分分析"条目中例子进行因子分析。

1)分析思路

这些指标有些之间具有很强的的相关性,如果利用所有的指标对男孩的生长发育情况进行分析,难免出现信息重叠,而利用因子分析可以解决这个问题。

2)主成分法进行因子分析的结果及解释

从该例分析结果中的相关系数矩阵可知,矩阵中存在许多比较高的相关系数,说明进行因子分析是可行的。

表 2 给出旋转前的因子载荷阵,由因子载荷系数看出,2 个公因子的含义不易解释,可考虑对初始公因子进行旋转,使每个指标在所有公因子上的载荷向两个极端分化。

表 3 是用主成分分析法提取初始公因子的结果,相关矩阵的特征根总和为 6(指标数),只有第 1 个特征根大于 1,但其累积方差贡献率为 69.08%,解释原始指标的总信息量偏低,所以考虑取前 2 个公因子,它们一起解释原始指标的总信息的 84.21%。

由正交方差最大旋转后的因子载荷阵(表 4)可以看出,经过旋转后的载荷系数已经明显地两极分化了,使各个公因子具有较明确的专业意义。竖读因子载荷阵可见(取载荷大于 0.7 的指标):

第一个公共因子在指标 x_1(身高)、x_2(坐高)、x_3(体重)、x_5(肩宽)上有较大载荷,说明这 4 个指标有较强的相关性,可以归为一类,所以公因子 1 主要反映了 16 岁男孩的体型,为体型因子。

第二个公共因子在指标 x_4(胸围)和 x_6(骨盆宽)上有较大载荷,说明二者有较强的相关性,所以公因子 2 主要反映了 16 岁男孩的体宽,为体宽因子。本例寻找到了支配体检数据 6 个指标的 2 个公因子——体型与体宽,从而可用 2 个公因子解释体检数据的 6 个指标。

表 5 为因子得分系数矩阵,由表 5 可写出两个因子得分函数,以 f_1 为例:

表 2　旋转前的因子载荷阵

变量	因子 1	因子 2
x_1	0.8251	−0.4342
x_2	0.8804	−0.3056
x_3	0.8945	−0.1632
x_5	0.9032	−0.0213
x_6	0.6905	0.5976
x_4	0.7721	0.4919

表 3　相关系数矩阵的特征根、贡献率和累积贡献率

	特征根	贡献率	累积贡献率
1	4.1446	0.6908	0.6908
2	0.9080	0.1513	0.8421
3	0.3457	0.0576	0.8997
4	0.2597	0.0433	0.9430
5	0.2081	0.0347	0.9777
6	0.1341	0.0223	1.0000

表 4　旋转后的因子载荷阵

指标	因子 1	因子 2
x_1	0.9217	0.1403
x_2	0.8899	0.2766
x_3	0.8167	0.3996
x_5	0.7395	0.5190
x_6	0.2010	0.8908
x_4	0.3294	0.8541

表 5　用回归法估计的标准化的因子得分系数矩阵

变量	因子 1	因子 2
x_1	0.4440	−0.2666
x_2	0.3707	−0.1448
x_3	0.2804	−0.0165
x_5	0.1893	0.1105
x_6	−0.2566	0.6286
x_4	−0.1716	0.5465

$$f_1 = 0.4440x_1 + 0.3707x_2 + \cdots - 0.2566x_6 \tag{3}$$

把 27 个男孩的体检指标的标准化值代入因子得分表达式 3，即得男孩生长发育情况的因子得分。表 6 输出结果为因子得分（由于篇幅所限，只列出前 5 个男孩的因子得分）。也能以各个公因子旋转后的贡献率在各公因子贡献率之和中占的比重为权数计算 27 个 16 岁男孩生长发育情况的综合得分，对他们进行排名。

表 6　因子得分

序号	因子 1 得分	因子 2 得分
1	1.3859	−1.0915
2	1.5273	1.3068
3	0.9724	0.1693
4	0.3746	1.2373
5	0.6056	0.9240

3）几点注意

①因子分析是把各变量表示成公共因子与特殊因子的线性组合，而主成分分析则是把主成分表示成各变量的线性组合；因子分析主要侧重解释原始变量之间的关系，而主成分分析侧重综合原始变量的信息。当采用主成分法提取初始公因子时，主成分分析与因子分析基本等价。②主成分分析中求得的数学模型中的系数 u_{ij} 不是第 i 个主成分与第 j 个变量的相关系数，但此系数 u_{ij} 乘以其对应的特征根的平方根 $\sqrt{\lambda_i}$ 就是第 i 个主成分与第 j 个变量的相关系数，也称因子载荷；而因子分析中求得的数学模型中的系数即因子载荷 a_{ij} 是第 i 个变量与第 j 个公因子的相关系数。③和主成分相比，因子分析由于可以使用因子旋转，故提取的公因子比主成分分析提取的主成分更具解释性。④因子分析中各公因子得分只能进行估计，而主成分分析中各主成分的得分是可以精确计算。

参考文献

[1]　雷钦礼．经济管理多元统计分析．北京：中国统计出版社，2002：187−228.

[2]　于秀林，任雪松．多元统计分析．北京：中国统计出版社，1999：171−196.

[3]　朱建平，殷瑞飞．SPSS 在统计分析中的应用．北京：清华大学出版社，2007：155−170.

[4]　孙振球．医学统计学．2 版．北京：人民卫生出版社，2002：425−439.

[5]　Dallas E. Johnson. Applied Multivariate Methods for Data Analysts. 北京：高等教育出版社，2005：147−215.

[6]　刘顺忠．管理统计学和 SAS 软件应用．武汉：武汉大学出版社，2005：211−223.

[7]　薛富波，张文彤，田晓燕．SAS8.2 统计应用教程．北京：北京希望电子出版社，2004：346−357.

[8]　宇传华．SPSS 与统计分析．北京：电子工业出版社，2007：513−514.

（罗艳虹　张岩波　王建琼）

验证性因子分析

验证性因子分析(confirmatory factor analysis，CFA)，又称为证实性因子分析，是在探索性因子分析的基础发展起来的多元统计方法。主要针对已建立的观测变量与潜在因子结构，进一步分析观测变量在潜在因子上的载荷，以及验证这种结构与数据的吻合程度。其主要目的是用来检验问卷或量表的效度，广泛应用于社会、心理、教育、管理和医学领域。

1 数学模型及基本思想

设 p 个具有相关关系观测变量 $X^T = [x_1, x_2, \cdots, x_p]$ 受 k 个潜在因 $f_1, f_2, \cdots, f_k (k < p)$ 的影响，即可表示为

$$x_j = (\lambda_{j1} f_1 + \lambda_{j2} f_2 + \cdots + \lambda_{jk} f_k) + \delta_j \quad j = 1, 2, \cdots, p \tag{1}$$

或表示为矩阵形式

$$X = \lambda_x F + \delta \tag{2}$$

其中 X 是 $p \times 1$ 随机向量，并假定 λ_x 是 $p \times k$ 因子载荷矩阵，F 是 $k \times 1$ 潜在因子随机向量。这里度量误差 δ 是 $p \times 1$ 独立向量，$E(\delta) = 0$。此外，还假定 $Cov(F, \delta) = 0$。式(2)连同 X、F、δ 的上述假定为 CFA 模型。进行验证性因子分析需要估计三个参数矩阵：

1)因子载荷矩阵 λ_x；

2)潜在因子之间的协方差矩阵 $\Phi = Cov(F, F^T)$；

3)度量误差之间的协方差矩阵 $\theta_\delta = Cov(\delta_i, \delta_j)$，$\theta_\delta$ 一般为对角阵。

验证性因子分析是通过比较模型导出的总体协方差矩阵 $\sum(\theta)$(θ 是理论模型中所有待估计的未知参数组成的向量)与样本的协方差矩阵 $\sum$ 的接近程度，来检验模型对数据拟合的好坏。实际上 $\sum$ 的实际值是无法知道的，一般用观测变量的样本协方差矩阵 S 来代替 $\sum$，而由 S 求得参数的估计值后就可以求出 $\sum(\theta)$ 的估计值 $\sum(\hat{\theta})$($\hat{\theta}$ 是 θ 的估计值组成的向量)。所以，当 $\sum(\hat{\theta})$ 与 S 的差异越小，则表明理论模型越能较好地拟合了数据。

2 模型识别与参数估计

CFA 中如何判断一个理论模型是否可识别，关键是看样本中数据点 $c = p(p+1)/2$(观测变量的方差－协方差矩阵中的独立元素)与模型中未知参数个数 t 的比较：如果

$c=t$，则模型为恰好识别（just identification）模型，未知参数具有唯一解；如果 $c>t$，则模型是过度识别（over identification）模型；这两种情况模型均是可识别的；如果 $c<t$，则模型是不可识别（under identification）的，模型不可识别意味着无法求解，一般可以通过增加限制条件，即减少未知参数的个数，增大自由度予以解决。

对于一个特定的验证性因子分析模型，估计其未知参数的方法有很多，如最大似然估计、广义和未加权最小二乘估计等。最大似然估计是最常用的估计参数的方法，其拟合函数形式为

$$F_{ML}=\mathrm{tr}(S\sum{}^{-1}(\theta))+\ln|\sum(\theta)|-\ln|S|-p \tag{3}$$

其中 tr 表示矩阵的迹（trace），p 是观测变量的个数。最大似然估计具备渐近有效、无偏、一致等性质，通常情况下是比较稳健的。

3 因子得分估计

由于测量上的误差以及各条目对所属维度的贡献不同，因此不能简单地将各条目相加的合计分作为维度得分，而应利用 CFA 模型估计因子得分，将之作为中间结果，做进一步的分析。具体方法是根据测量模型

$$\begin{pmatrix} y \\ x \end{pmatrix}=\begin{bmatrix} \tau_y \\ \tau_x \end{bmatrix}+\begin{bmatrix} \Lambda_y & 0 \\ 0 & \Lambda_x \end{bmatrix}\begin{pmatrix} \eta \\ \xi \end{pmatrix}+\begin{pmatrix} \varepsilon \\ \delta \end{pmatrix}$$

式中，x、y 为外生与内生显变量，ξ、η 为外生与内生潜变量，δ、ε 为误差变量。

Λ_x、Λ_y 为因子载荷，τ 为均数向量。设 κ 为 ξ 的均值向量，Φ 为 ξ 的协方差矩阵。由 SEM 模型假设均数向量 κ^* 和协方差矩阵 Φ^* 为

$$\kappa^*=\begin{pmatrix} (I-B)^{-1}(\alpha+\Gamma\kappa) \\ \kappa \end{pmatrix}, \quad \Phi^*=\begin{pmatrix} A(\Gamma\Phi\Gamma'+\Phi A') & A\Gamma\Phi \\ \Phi\Gamma'A' & \Phi \end{pmatrix}$$

式中，$A=(I-B)-I$。

构造 κ^* 和 Φ^* 的目的在于获得潜变量 η 和 ξ 的每个个体的因子得分。假设有关模型的各种参数是已知的，

令表达式：

$$x^*=\tau+\Lambda\xi^*+\delta^* \tag{4}$$

$\xi=\xi^*-\kappa^*$，$x=x^*-\tau-\Lambda\kappa^*$，$\delta=\delta^*$，则：

$$x=\Lambda\xi+\delta \tag{5}$$

式中，x 表示 $x_1,x_2,\cdots,x_n$，n 为样本含量，估计 ξ^* 即为估计 ξ。

验证性因子分析所获得的潜变量得分为标准化得分，其理论分布为 $N(0,1)$，其实际分布与原始观测变量的合计得分相一致，即 CFA 模型所获得的潜变量得分不会偏离原来的分布。

4 实例

采用问卷调查的方式随机调查了 556 名高中学生,目的在于研究学生的能力(ability)与成就期望(aspiration)之间的关系,资料的 6 个观测变量为:能力自信(S—CABIL)x_1、学生认为家长对自己的评价(PPAREVAL)x_2、学生认为教师对自己的评价(PTEAEVAL)x_3、学生认为朋友对自己的评价(PFEIEVAL)x_4、对教育成就的期望(EDUC ASP)x_5、升大学的计划(COL PLAN)x_6。用 $x_1 \sim x_4$ 测量能力因子,x_5、x_6 测量成就期望因子。6 个指标均被视为连续性定量资料,它们的相关系数矩阵如表 1。

表 1 能力与期望 6 个观测变量的相关系数矩阵

	x_1	x_2	x_3	x_4	x_5	x_6
x_1	1.00					
x_2	0.73	1.00				
x_3	0.70	0.68	1.00			
x_4	0.58	0.61	0.57	1.00		
x_5	0.46	0.43	0.40	0.37	1.00	
x_6	0.56	0.52	0.48	0.41	0.72	1.00

根据上述构念,变量之间关系路径图如图 1 所示。

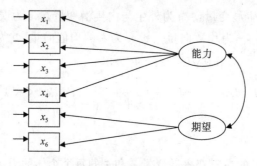

图 1 能力与期望关系路径

利用 SAS 中的 CALIS 过程完成验证性因子分析。由最大似然估计评价模型总体拟合效果,结果显示所有指标均满足要求。主要指标如表 2:

表 2 能力与期望关系主要拟合指标

GFI	AGFI	$\chi^2(p=0.3212)$	RMSEA
0.9944	0.9854	9.2557	0.0168(<0.05)

专业结论是:$x_1 \sim x_4$ 从属于能力因子,x_5 和 x_6 从属于期望因子,及两个因子之间具有相关关系。

表3 验证性因子分析因子载荷估计值

x_1	=	1.0000		f1	+ 1.0000	e1
x_2	=	0.9839	*	f1	+ 1.0000	e2
Std Err		0.0405		a2		
t Value		24.2906				
x_3	=	0.9327	*	f1	+ 1.0000	e3
Std Err		0.0414		a3		
t Value		22.5311				
x_4	=	0.8054	*	f1	+ 1.0000	e4
Std Err		0.0441		a4		
t Value		18.2725				
x_5	=	1.0000		f2	+ 1.0000	e5
x_6	=	1.1985	*	f2	+ 1.0000	e6
Std Err		0.0733		a6		
t Value		16.3424				

表3给出了可测变量与潜变量之间的方程,包括因子载荷、标准误的估计值以及 t 值。此处因子载荷的估计值是非标准解。对模型的评价不仅要看总体模型的拟合指标,一个拟合较好的模型中,所有待估的参数均应具有统计学意义,本例 a2、a3、a4、a6 四个因子载荷的检验统计量 t 值均大于2,均具有统计学意义,说明前4个观测变量主要受能力因子的支配,后2个观测变量主要受期望因子的支配。

参考文献

[1] 候杰泰,温忠麟.结构方程模型及其应用.北京:教育科学出版社,2004.
[2] 张岩波.潜变量分析.北京:高等教育出版社,2009.
[3] 徐秀娟,张岩波,刘桂芬,等.OSI-R量表结构效度的验证性因子分析,预防医学情报杂志,2006(3).
[4] Everitt,Brian. An Introduction to Latent variable models. London:Chapman & Hall, 1984.
[5] 张岩波,刘桂芬,郑建中,等.验证性因子分析模型的潜变量得分及其应用.现代预防医学,2005,32(4)285-286.

(武淑琴 张岩波)

通径分析

通径分析(path analysis)也称路径分析,是遗传学家 Sewall Wright 在解释遗传学中的因果关系时提出来的一种方法。通径分析用通径图的形式来呈现变量之间的相互和依赖关系,对依据专业知识所提供的关于变量之间可能存在的因果关系给出直观易懂的解释。

1 通径分析的基本概念和常用术语

1)变量分类

按变量的因果关系分类,则把通径图中箭头起始的变量称为外生变量(exogenous variable),也称原因变量或独立变量,此变量的变化通常由通径图以外的原因产生,把箭头终点指向的变量称为内生变量(endogenous variable),也称因变量或结果变量,此变量的变化依赖箭头上端变量的变化及误差项。中间变量既接受指向它的箭头又发出箭头。

2)效应分解

直接效应(direct effect)指外生变量与内生变量之间的关系为单向因果关系时所产生的效应。间接效应(indirect effect)指外生变量通过中间变量对内生变量所产生的因果效应。总效应(total effect)指一个变量对另一个变量所产生的直接效应与间接效应的总和。

3)通径模型与通径系数

通径模型(path modeling)是由外生变量、中间变量和内生变量组成并通过单箭头、双箭头连接起来的通径图(path diagram)。

通径系数(path coefficient)指内生变量(因变量)在外生变量(自变量)上的偏回归系数,描述通径模型中变量间因果关系的强弱。可在通径系数的下标中规定结果变量在前,原因变量在后,即一般 $x_i \rightarrow x_j$ 的通径系数用 p_{ji} 表示。通径分析将简单相关系数分解为直接通径系数和间接通径系数。

4)递归模型

递归模型(recursive model)指模型中变量之间只有单向的因果联系,不含有相互影响的变量,通径图中不含有反馈回路,且所有的误差都相互独立。非递归模型(nonrecursive model)中含有相互影响的变量,对应的通径图中含有反馈回路。本章只介绍递归模型。

2 通径分析的基本原理

通径分析假设变量间的关系是线性的,它是由通径图和多元线性回归方程构成的一种研究因果作用的统计方法。通径分析从原理上讲是将相关与回归分析结合起来,也就是将相关系数借助回归分析方法分解成直接影响和间接影响两部分,以显示某一变量对因变量的直接效应和间接效应,而且通过直接通径系数和间接通径系数的计算可得出各原因变量对结果变量的直接效应及其通过其他中间变量对结果变量的间接效应。

3 通径分析的数学模型及通径系数的一般求解过程

3.1 通径分析的数学模型

1)递归通径分析模型的假设条件

①通径模型中各变量之间的关系都是线性、可加的因果关系;②每个内生变量的误差项不得与其前置变量相关,同时也不得与其他内生变量及其误差项相关;③通径模型

中因果关系是单方向的,不包括各种形式的反馈作用;④通径模型中各变量均为等间距测度;⑤各变量均为可测变量,并且各变量的测量不能存在误差;⑥应有足够的样本含量。Kline建议样本含量至少为待估参数个数的10倍(20倍更理想)。

在满足上述假设条件的情况下,便同时满足了一般回归的假设条件,因此通径分析可以通过对每个内生变量进行简单或多重常规回归求解模型中各通径的系数。

2)模型的设定

在做通径分析之前,根据专业知识选择模型中应包括的变量及变量之间可能存在的或理论上假设的各种线性关系,确定各变量在因果系统中的位置和关系,作出通径图,然后依照通径图写出对应的线性方程组。

3)通径分析的数学模型

通径模型一般方程为:

$$y = \Gamma x + By + e \tag{1}$$

其中各个符号的含义:

$$x = \begin{bmatrix} x_1 \\ x_2 \\ \vdots \\ x_m \end{bmatrix} \text{外生变量向量} \qquad y = \begin{bmatrix} y_1 \\ y_2 \\ \vdots \\ y_n \end{bmatrix} \text{内生变量向量}$$

$$\Gamma = \begin{bmatrix} \gamma_{11} & \gamma_{12} & \cdots & \gamma_{1m} \\ \gamma_{21} & \gamma_{22} & \cdots & \gamma_{2m} \\ \vdots & \vdots & & \vdots \\ \gamma_{n1} & \gamma_{n2} & \cdots & \gamma_{nm} \end{bmatrix} \begin{matrix} n \times m \text{ 的系数矩阵,其中元素 } \gamma_{ij} \text{ 为内生} \\ \text{变量 } y_i \text{ 在外生变量 } x_j \text{ 上的偏回归系数。} \end{matrix}$$

$$B = \begin{bmatrix} \beta_{11} & \beta_{12} & \cdots & \beta_{1n} \\ \beta_{21} & \beta_{22} & \cdots & \beta_{2n} \\ \vdots & \vdots & & \vdots \\ \beta_{n1} & \beta_{n2} & \cdots & \beta_{nn} \end{bmatrix} \begin{matrix} n \times n \text{ 的系数矩阵,其中 } \beta_{ij} \text{ 表示内生变} \\ \text{量 } y_i \text{ 在内生变量 } y_j \text{ 上的偏回归系数。} \end{matrix}$$

$$e = \begin{bmatrix} e_1 \\ e_2 \\ \vdots \\ e_n \end{bmatrix} \text{残差矩阵,其中的元素 } e_i \text{ 表示模型不能解释的内生变量 } y_i \text{ 的残差。}$$

3.2 通径系数的一般求解过程

1)计算直接通径系数和间接通径系数

对于一般的多重线性回归模型,如果有 k 个自变量 $x_1, x_2, \cdots, x_k$ 和因变量 y 存在线性关系,就有 $y = b_0 + b_1 x_1 + b_2 x_2 + \cdots + b_k x_k$。此时直接通径系数为标准化的回归系数,即:$p_{yi} = b_i s_{x_i} / s_y$,其中 b_i 为偏回归系数,s_{x_i} 为 x_i 的标准差,s_y 为 y 的标准差。

我们可以通过最小二乘法得到各标准化回归系数的求解模型,证明方法参见文献[7]。在此基础上,把标准化回归系数换成通径系数,可得出简单相关系数的分解方程(2):

$$
\begin{cases}
p_{y1} + r_{12}p_{y2} + r_{13}p_{y3} + \cdots + r_{1m}p_{ym} = r_{1y} \\
r_{21}p_{y1} + p_{y2} + r_{23}p_{y3} + \cdots + r_{2m}p_{ym} = r_{2y} \\
\cdots\cdots \\
r_{m1}p_{y1} + r_{m2}p_{y2} + r_{m3}p_{y3} + \cdots + p_{ym} = r_{my}
\end{cases} \tag{2}
$$

式(2)写成通式为：

$$
r_{iy} = p_{yi} + \sum_{j(\neq i)=1}^{m} r_{ij}p_{yj} \quad i = 1,2,\cdots,m \tag{3}
$$

其中 $r_{ij}p_{yj}$ 称为间接通径系数。定义 x_i 对 y 直接作用的大小为 p_{yi}，x_i 通过 x_j 对 y 间接作用的大小为 $r_{ij}p_{yj}$。于是式(3)说明，每个自变量 x_i 与因变量 y 的简单相关系数＝每个自变量 x_i 对因变量 y 的直接通径系数 p_{yi} (直接作用)＋每个自变量 x_i 通过与其相关的各个 $x_j(j=1,2,\cdots,m;j\neq i)$ 对因变量 y 的所有间接通径系数 $\sum_{j(\neq i)=1}^{m} r_{ij}p_{yj}$ (间接作用)。

如果 p_{yi} 与 r_{iy} 接近，说明 r_{iy} 反映了 x_i 与 y 的真实关系，通过改变 x_i 的值来改变 y 是有效的。反之，如果 p_{yi} 与 r_{iy} 相差较大，则说明间接效应是相关的主要原因，直接通过改变 x_i 的值来改变 y 是无效的，必须通过改变其他的变量 $x_j(j\neq i)$ 方可有效。通径系数绝对值的大小可以说明每一通径效应对因变量 y 的作用大小。

2)计算剩余通径系数和决定系数

剩余通径系数即残差变量的通径系数。

对于每个直接通径系数 p_{yi} 平方，可得出每个自变量 x_i 的直接决定系数 R_i^2，即 $R_i^2 = p_{yi}^2$；自变量 x_i 通过 x_j 对因变量 y 的间接决定系数 R_{ij}^2 为：$R_{ij}^2 = 2p_{yi}r_{ij}p_{yj}$；而总的决定系数 R^2 等于各直接与间接决定系数之和，即

$$
R^2 = p_{y1}r_{1y} + p_{y2}r_{2y} + \cdots + p_{ym}r_{my} = \sum_{i=1}^{m}R_i^2 + \sum_{i<j}^{m}R_{ij}^2 \tag{4}
$$

剩余通径系数的计算公式为：$p_{ye} = \sqrt{1-R^2}$。

将剩余因子的通径系数 p_{ye} 平方即为剩余平方和，也就是剩余因子 p_{ye} 的决定系数 R_e^2，因此，有：$R_e^2 = p_{ye}^2 = 1-R^2$。

如果剩余效应很小，说明通径分析已经抓住了主要的影响因素，否则表示通径分析可能遗留了主要影响因素，需进一步寻找别的因素进行分析。

如果需要，还可对各递归回归方程和通径系数作假设检验，也就是对标准化变量回归方程和标准化回归系数作假设检验。如果回归方程不满足线性，可试用变量变换来保证线性；如果某个通径系数不显著，可考虑从通径图中去掉相应自变量，重新绘制通径图，直到各递归回归方程中的每个通径系数都显著为止。也可用决定系数对所假定的通径图与数据吻合程度做一个全面评价。

4 实例

为研究儿童成人后智商 y_4 的影响因素，选择的自变量为父亲的教育程度 x_1，父

亲的职业 y_1，儿童早期智商 y_2 及儿童教育 y_3，假定所有变量都是定量的，用样本资料算得两两变量间的 Pearson 相关系数如表 1，作儿童成人后智商与 4 个因素的通径分析。

表 1　儿童成人后智商和其他有关变量间的相关系数[P]

	父亲的教育程度	父亲的职业	儿童教育	儿童早期智商	成人后智商
父亲的教育程度	1.000	0.509	0.300	0.382	0.305
父亲的职业	0.509	1.000	0.300	0.420	0.314
儿童教育	0.300	0.300	1.000	0.550	0.830
儿童早期智商	0.382	0.420	0.550	1.000	0.630
成人后智商	0.305	0.314	0.830	0.630	1.000

*资料来源：黄正南.医用多因素分析.3 版.长沙：湖南科学技术出版社，1995：79。

1）分析思路：若设 y_4 为结果变量，当分析目的是研究 y_4 与其他自变量之间的依赖关系时，可考虑采用多重线性回归分析。本例的分析目的是研究儿童成人后智商 y_4 如何受父亲的教育程度 x_1、父亲的职业 y_1、儿童早期智商 y_2 及儿童教育 y_3 的影响，同时希望知道各自变量对结果变量的直接和间接影响的大小，故选择通径分析。依据专业知识绘出这些变量之间的通径分析图，计算通径系数和误差，同时尽可能计算出各自变量对因变量的直接作用和间接作用。

2）结果及解释：

首先依据专业知识绘制通径图，图 1 所示模型可用下述方程组（5）表示：

$$\begin{cases} y_1 = \gamma_{11}x_1 + e_1 \\ y_2 = \gamma_{21}x_1 + \beta_{21}y_1 + e_2 \\ y_3 = \gamma_{31}x_1 + \beta_{31}y_1 + \beta_{32}y_2 + e_3 \\ y_4 = \beta_{42}y_2 + \beta_{43}y_3 + e_4 \end{cases} \tag{5}$$

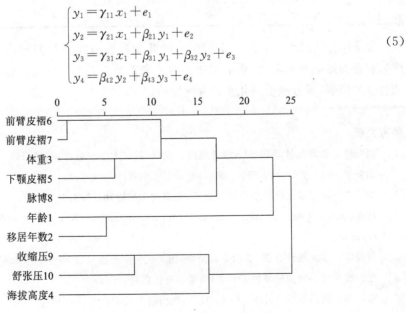

图 1　儿童成人后智商影响因素的通径图

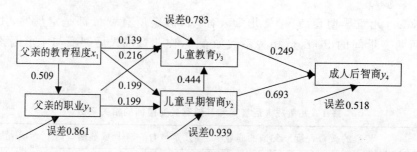

图2　通径分析结果

注:图2通径上的系数即表2中的直接效应,也是方程组(5)中的系数及图1中的待估参数。

表2　实例分析结果:变量间的直接效应、间接效应和总效应

内生变量	效应	外生变量			
		x_1	y_1	y_2	y_3
y_4	直接效应	0.000	0.000	0.693	0.249
	间接效应	0.303	0.214	0.110	0.000
	总效应	0.303	0.214	0.804	0.249
y_3	直接效应	0.139	0.216	0.444	
	间接效应	0.243	0.088	0.000	
	总效应	0.382	0.304	0.444	
y_2	直接效应	0.199	0.199		
	间接效应	0.101	0.000		
	总效应	0.300	0.199		
y_1	直接效应	0.509			
	间接效应	0.000			
	总效应	0.509			

专业结论:由图2可知,一个成年人的儿童教育与儿童早期智商受其父亲的教育程度和职业的影响并不大;儿童早期智商对儿童教育影响较大;成人后智商主要受儿童早期智商的影响,部分地受到儿童教育的影响。

参考文献

[1] 刘顺忠. 管理统计学和 SAS 软件应用. 武汉:武汉大学出版社,2005:235—243.

[2] 胡良平. SAS统计分析教程. 北京:电子工业出版社,2010:481—495.

[3] 李卫东. 应用多元统计学分析. 北京:北京大学出版社,2008:331—349.

[4] Retherford, Robert D. Statistical models for causal analysis. New York:A Wiley-interscience public,1993:93—118.

[5] 何晓群. 多元统计分析.2版. 北京:中国人民大学出版社,2009:306—328.

[6] 张岩波主编. 潜变量分析. 北京:高等教育出版社,2009:60—82.

[7] 黄正南. 医用多因素分析.3版. 长沙:湖南科学技术出版社,1995:74—83.

[8] 李春喜,邵云,姜丽娜. 生物统计学.4版. 北京:科学技术出版社,2010:239—246.

(罗艳虹　张岩波　王建琼)

潜变量分析技术

　　潜变量(latent variable)是指潜在的、无法直接观测的变量,但它对观测变量即显变量(manifest variable)的某些影响是可测的。比如"工作环境"是不可观测的,但可以通过噪声、温度、空气中的有害物质等可测变量进行度量。潜变量广泛存在于社会经济、心理行为、教育、管理、生存质量、中医症候等研究领域。潜变量需采用量表测量或问卷调查的方法获取。由于所获数据存在各种误差,采用传统的统计方法存在许多不足之处:如通径分析方法虽可用来分析间接效应,但也同回归分析一样,局限于观测变量,且要求观测变量不能带有测量误差。因此,在探索事物现象间的因果关系时,有必要探索能够处理潜变量之间关系的统计分析方法。目前潜变量数据的分析方法已成为现代统计学的重要内容。

1　测量与潜变量模型

　　测量(measurement)是定量研究的主要方法。关于测量理论主要分为经典测量理论和以项目反应理论为架构的现代测量理论。而在测量过程中产生的各种误差(error)主要分为随机误差(random error)和系统误差(systematic bias)。针对主观或抽象的概念,量表(scale)是一种标准化的度量工具,如人格量表、精神卫生量表等。量表按测量水平可分为类别量表(名称量表)、等级量表(顺序量表)、等距量表、等比量表(比率量表)。Likert 式量表(Likert scale)是量表测量最常用的一种设计方式。

　　潜变量分为选作"原因"的外生潜变量(exogenous latent variable)与选作"效果"的内生潜变量(endogenous latent variable)。潜变量除了描述量表测量资料,还可以描述数据变量多、潜变量维度高及存在潜在变量结构。如人口学研究中的生活习性、医学研究中的机能、形态等综合性指标。追溯潜变量分析的发展历程,因子分析可以算是估计潜变量最基本的模型。随后进一步发展出结构方程模型(structural equation modeling,SEM)等潜变量分析方法。

　　例如,工作环境为不可直接观测的变量,须通过一些可观测变量进行度量,如:
1)工作环境中,噪声大。
2)工作环境中,很潮湿或很干燥。
3)工作环境中,气温很高。
4)工作环境中,光线过强或过暗。
5)工作环境中,有难闻的气味。

那么,以工作环境(PE)为潜变量,以 5 个条目(PE_1, PE_2, $\cdots$, PE_5)为显变量,构建最基本的潜变量模型,如图 1。

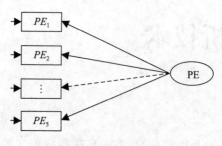

图 1   潜变量基本模型图示

2   潜变量模型分类

类似观测变量,潜变量也可分为连续性潜变量与分类潜变量,并由此拓展产生出不同类型的潜变量模型,见表 1。

表 1   不同类型的潜变量模型

潜变量	显变量	
	连续	分类
连续	因子分析(结构方程模型) factor analysis	潜在特质分析 latent trait analysis
分类	潜在轮廓分析 latent profile analysis	潜在类别分析 latent class analysis

从表中可见,对潜变量的分析已经由一种具体的分析方法,发展成为一种统计学方法。

3   潜变量分析软件

由 Jöreskog 与 Sörbom 共同开发的 LISREL(analysis of linear structural relationship)被公认为最专业的、极具权威的结构方程模型分析工具。包括:验证性因子分析(confirmatory factor analysis)、协方差结构分析(covariance structure analysis)或结构方程模型以及多水平结构方程模型(multilevel structural equation modeling)等,除此之外 LISREL 还融入了多元回归、因子分析、广义线性模型与多水平模型等常用统计方法。

SAS CALIS(covariance analysis of linear structural equation)过程可实现多变量线性回归、线性测量误差模型(同 SAS SYSLIN 过程)、路径分析和因果关系模型、探索性和验证性因子分析及各种线性与非线性潜变量模型。

Mplus 由 Bengt Múthen 和 Linda Múthen 开发,可分析结构方程模型、通径分析、因子分析、多水平结构方程模型以及 IRT 模型等。除此之外还覆盖了传统的回归分析、多水平模型、潜变量增长曲线乃至分类潜变量的潜在类别模型等很多的现代高级统计技术,而且可分析不同性质与不同形态数据的混合模型。

AMOS 由 SmallWaters 公司开发,并已成为 SPSS 的独立模块。AMOS 与 LISREL 软件一样,它可以用来绘制路径图形,分析协方差结构。AMOS 在构建模型过程中的每一步均能提供图形环境,而且可以通过调色板工具以 click-click 的方式指定和评价模型。

EQS 由著名的统计学家 Peter M. Bentler 教授等开发。EQS 可提供完整且简单的操作接口,是研究人员与统计学家简单构建结构方程模型的最佳工具。包含多重回归与多元回归分析、验证性因子分析、通径分析、结构方程模型以及多组总体比较,另外 EQS 还融入了类别潜变量的分析。EQS 提供更为精确的统计理论,如可分析非正态分布的数据,包括 S-B 调整 χ^2(Satorra-Bentler scaled chi-square)、稳健标准误(robust standard errors)以及不拘分布统计量(distribution-free statistics)等。

Latent GOLD 是潜在类别分析最经典的分析工具,由 Magidson 与 Vermunt 研发。使用图形用户接口。软件包含最基本的三个模型:潜在聚类分析(LC Cluster model)、离散型的因子模型(discrete latent variable model,Dfactor)与潜在类别的回归模型(LC regression model)。最新版本的 Latent GOLD 功能由最初的潜在类别分析逐渐扩展,外挂了一些高级统计方法,如多水平模型(multilevel model)、连续性潜变量分析(continuous latent variable model,Cfactor)以及多水平潜在类别分析(multilevel LC model)、重复测量的潜在类别回归分析(LC regression with repeated measures)、复杂抽样分析以及项目反应理论模型等。

参考文献

[1] 张岩波. 潜变量分析. 北京:高等教育出版社,2009.

[2] John C. Loehin. Latent variable models:An introduction to factor,path and structural analysis. Baker & Taylor Books, 2004.

[3] 郭庆科. 心理测验的原理与应用. 北京:人民军医出版社,2002.

[4] 候杰泰,温忠麟. 结构方程模型及其应用. 北京:教育科学出版社,2004.

[5] Edward E. Rigdon. Structural Equation Modeling:Software John Wiley & Sons,2005.

(武淑琴　张岩波　王建琼)

对应分析

对应分析(correspondence analysis,CA)也称为相应分析,由法国统计学家 J. P. Beozecri 于 1970 年提出。对应分析不仅能同时反映出变量之间的关系和样品之间的关系,而且更重要的是它能在同一个直角坐标系内同时表达出变量与样品两者之间的相互关系,利于解释分析结果。

1 对应分析的概念

对应分析就是将 R 型因子分析和 Q 型因子分析相结合的一种统计分析方法,它是从 R 型因子分析出发直接获得 Q 型因子分析的结果。克服了由样品含量大,做 Q 型因子分析所带来的计算上的困难。另外根据 R 型因子分析和 Q 型因子分析的内在联系,将指标(变量)和样品同时反映到相同坐标轴(因子轴)上,以研究指标之间、样品之间以及指标与样品之间的内在联系。例如,彼此靠近的多个样品点具有相似的性质,可以聚为一类;彼此靠近的多个指标点具有某种相互关系;彼此靠近的多个样品点可以用靠近它们的多个指标点来加以解释与说明。

2 对应分析的基本思想

由于 R 型因子分析和 Q 型因子分析都是反映同一整体的不同侧面,因此它们之间存在内在的联系。对应分析就是通过一个过渡矩阵 Z 将二者有机地结合起来,使变量之间的协方差矩阵 $S_R = Z'Z$ 与样品之间的协方差矩阵 $S_Q = ZZ'$ 具有相同的非零特征根,如果 $Z'Z$ 的特征根 λ_j 对应的特征向量为 u_j,则 ZZ' 的特征根 λ_j 对应的特征向量为 $\nu_j = Zu_j$。

再根据特征根相同,特征根所对应的 R 型与 Q 型公因子的方差相同,将指标点与样品点同时反映在具有相同坐标轴的因子平面上,以便将指标点与样品点一起考虑进行分类。

3 对应分析的步骤

设原始数据矩阵 $X = (x_{ij})_{nm}$,$i = 1,2,\cdots,n$(n 为样品数);$j = 1,2,\cdots,m$(m 为变量数)。

1)计算过渡矩阵 $Z = (z_{ij})_{nm}$

$$z_{ij} = \frac{x_{ij} - X_{i.} X_{.j} / X_{..}}{\sqrt{X_{i.} X_{.j}}}$$

其中,$X_{i.}$ 为第 i 行的合计;$X_{.j}$ 为第 j 列的合计;$X_{..}$ 为全部数据的合计。

2)对 $S_R = Z'Z$ 作因子分析

计算协差阵 $S_R = Z'Z$ 的特征根(又称为惯量)$\lambda_1 \geqslant \lambda_2 \geqslant \cdots \geqslant \lambda_m$,按其累积百分比

$$\sum_{i=1}^{p} \lambda_i \bigg/ \sum_{i=1}^{m} \lambda_i \geqslant 85\%$$

取前 p 个特征根(主惯量),$p < m$,通常 p 取 2,计算前 2 个特征根对应的单位特征向量 u_1 和 u_2,得到因子载荷阵:

$$F = \begin{bmatrix} u_{11}\sqrt{\lambda_1} & u_{12}\sqrt{\lambda_2} \\ u_{21}\sqrt{\lambda_1} & u_{22}\sqrt{\lambda_2} \\ \vdots & \vdots \\ u_{m1}\sqrt{\lambda_1} & u_{m2}\sqrt{\lambda_2} \end{bmatrix}$$

在两因子轴平面上做变量点图。

3）对 $S_Q = ZZ'$ 作因子分析

对上述两个特征根计算 S_Q 中相应的单位特征向量 $\nu_1 = Zu_1$，$\nu_2 = Zu_2$，得到因子载荷阵：

$$G = \begin{bmatrix} \nu_{11}\sqrt{\lambda_1} & \nu_{12}\sqrt{\lambda_2} \\ \nu_{21}\sqrt{\lambda_1} & \nu_{22}\sqrt{\lambda_2} \\ \vdots & \vdots \\ \nu_{n1}\sqrt{\lambda_1} & \nu_{n2}\sqrt{\lambda_2} \end{bmatrix}$$

在上述因子平面上作样品点图。

4）对对应分析图作出符合实际意义的解释。

4　实例

某研究将 4 种止痛药分别用于 121 名住院病人身上，并观察各药的疗效，具体数据如表 1 所示，试探讨药物与疗效的对应关系。

1）分析思路

若要分析不同药物种类的疗效构成是否相同，可选择 χ^2 检验或 Fisher 精确检验。若要分析不同药物种类的疗效是否相同，可选择秩和检验或 Ridit 检验。但要探讨药物种类与其疗效之间的对应关系，则需要采用对应分析（注意：χ^2 检验只能对两个定性变量之间是否存在相关性进行检验，而无法衡量两个定性变量各水平之间对应的内在联系）。对应分析是在表 1 的基础上提取信息，将两变量内部各水平之间的联系以及变量与变量之间的联系同时反映在一张二维的散点图上，并使关系紧密的类别点聚集在一起，而关系疏远的类别点距离较远。通过观察这张散点图，就能清楚地知道变量各水平之间的内在联系。

表 1　121 名住院病人使用 4 种止痛药的效果　　　　单位：人

药品种类	疗效				
	差	尚可	好	很好	极好
A	5	1	10	8	6
B	5	3	3	8	12
C	10	6	12	3	0
D	7	12	2	1	1

资料来源：胡良平主编 . SAS 统计分析教程 . 北京：电子工业出版社，2010：599。

2）结果及解释

惯量就是我们常说的特征根，用于说明各个维度能够解释列联表中两变量联系的程度。特征根的比例表明各维度对信息解释的百分比，由于前两个特征根的累积贡献率已达 98.2%，即前两个特征根解释了信息量的 98.2%，故只取前两个特征根，说明用 2 维图形就可以完全解释药品与疗效之间所有的关系。χ^2 统计量为 47.072，对应的 P 值小于 0.001，说明有理由拒绝原假设，认为行列变量之间存在显著相关性，对应分析是有意义的。

表 2　对应分析的主要结果汇总表

维数	特征根（惯量）	各特征根占总和的比例	累积比例	卡方统计量	P 值
1	0.305	0.783	0.783		
2	0.077	0.199	0.982		
3	0.007	0.018	1.000	47.072	<0.001

表 3 和表 4 分别是行变量（不同药物）与列变量（治疗效果）在 2 个维度上的坐标，也就是在两个公共因子上的载荷，每一个行变量表示为一个点。

表 3　R 型因子分析各变量的载荷

药品	因子 1	因子 2
A	0.470	−0.571
B	0.948	0.466
C	−0.612	−0.470
D	−0.845	0.595

表 4　Q 型因子分析各变量的载荷

疗效	因子 1	因子 2
差	−0.332	−0.141
尚可	−0.865	0.841
好	−0.360	−0.566
很好	0.785	−0.297
极好	1.273	0.524

以 dimension1（第 1 因子）和 dimension2（第 2 因子）为横轴与纵轴，以第 1 因子的载荷为横坐标，以第 2 因子的载荷为纵坐标，在直角坐标系（同一因子平面）中，分别标出行因素的各类别（4 种药品）和列因素的各类别（5 种疗效）的位置，可得图 1。

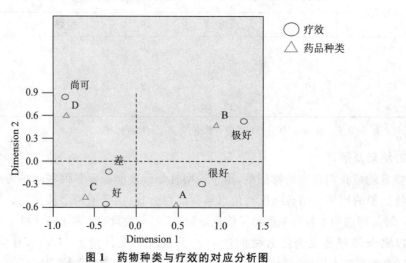

图 1　药物种类与疗效的对应分析图

图 1 直观地体现了药品种类与疗效间的对应关系,从图 1 可见,各个分类在坐标系中分得很开。药物 B 与效果"极好"位于第 1 象限,两者之间关系密切,可以归为一类;同理,药物 A 与效果"很好"位于第 4 象限,可以归为一类;药物 D 与效果"尚可"位于第 2 象限,可以归为一类;综上可得,A、B 两药的治疗效果比较明显。

参考文献

[1] 胡良平. 现代统计学与 SAS 应用. 北京:军事医学科学出版社,2000:331-335.
[2] 雷钦礼. 经济管理多元统计分析. 北京:中国统计出版社,2002:216-228.
[3] 于秀林,任雪松. 多元统计分析. 北京:中国统计出版社,1999:199-215.
[4] 家林,肖枝洪. 多元统计及 SAS 应用. 武汉:武汉大学出版社,2008:208-219.
[5] 汪远征,徐雅静. SAS 软件与统计应用教程. 北京:机械工业出版社,2007:230-239.
[6] 胡良平. SAS 统计分析教程. 北京:电子工业出版社,2010:588-605.
[7] 朱建平,殷瑞飞. SPSS 在统计分析中的应用. 北京:清华大学出版社,2007:179-188.
[8] 薛富波,张文彤,田晓燕. SAS8.2 统计应用教程. 北京:北京希望电子出版社:366-380.
[9] 宇传华主编. SPSS 与统计分析. 北京:电子工业出版社,2007:630-636.

(罗艳虹　张岩波　王建琼)

结构方程模型

结构方程模型(structural equation model,SEM)是于 20 世纪 60、70 年代由 Jöreskog、Kessling 及 Wiley 等人利用通径分析的思想,通过验证性因子分析把潜变量和观测变量有机结合起来形成的多元统计方法。SEM 是将不能直接观察的构念(construct)作为潜变量,利用观察变量模型加以分析,它不仅可以估计测量中的误差,而且还可以评价测量效度。SEM 的产生,大大推动了统计学的发展,以至于分析结构方程模型最专业的软件 LISREL(linear structural relations)曾一度成为结构方程模型的代名词。与 SEM 有关的多变量分析技术,已经趋近成熟。近几十年来 SEM 在心理学、社会学、行为科学以及医学等领域中得到了越来越广泛的应用。

1 基本概念

结构方程模型中,通常用 X、Y 分别表示外生与内生显变量;ξ、η 分别表示外生与内生潜变量;δ、ε 分别表示 X 和 Y 度量模型误差;ζ 表示结构方程的残差;β、γ 分别表示内生变量间效应与外生对内生变量的效应;Φ、Ψ、θ_ε、θ_δ 分别表示 ξ、η、ε、δ 的协方差矩阵;Σ 表示显变量 $Z=(Y^T,X^T)^T$ 的方差协方差矩阵

$$\Sigma = \begin{pmatrix} \Lambda_Y A (\Gamma \Phi \Gamma^T + \Psi) A^T \Lambda_Y^T + \Theta_\varepsilon & \Lambda_Y A \Gamma \Phi \Lambda_X^T \\ \Lambda_X \Phi \Gamma^T A^T \Lambda_Y^T & \Lambda_X \Phi \Lambda_X^T + \Theta_\delta \end{pmatrix}$$

采用结构方程模型分析前,需要构造模型路径图反应变量间的效应关系。其基本规则是:X、Y 放在 □ 内;ξ、η 放在 ○ 内;ε、δ、ζ 放在图中但不加框;两个变量间的单箭头表示假定的起点变量对假定的终点变量有直接影响;两个变量间的双箭头或曲线表示假定这两个变量间可能没有直接关系,但这两个变量可能具有相关关系。图 1 所示为最简单的模型路径图。

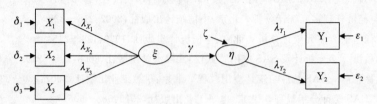

图 1 结构方程模型路径图

2 模型的数学形式

结构方程模型是由表示 Y 与 η、X 与 ξ 间联系的两个测量模型(measurement model)和表示 ξ 与 η 间结构关系的一个结构模型(structural model)组成。即

$$\begin{aligned} X &= \Lambda_x \xi + \delta \\ Y &= \Lambda_y \eta + \varepsilon \\ \eta &= B\eta + \Gamma\xi + \zeta \end{aligned} \tag{1}$$

其中:$X_{q\times 1}$ 是外生观察变量构成的向量;$Y_{p\times 1}$ 是内生观测变量构成的向量;$\xi_{n\times 1}$ 是外生潜变量构成的向量;$\eta_{m\times 1}$ 内生潜变量构成的向量;$\delta_{q\times 1}$ 是 X 的测量误差构成的向量;$\varepsilon_{p\times 1}$ 是 Y 的测量误差构成的向量;$\Lambda_{x\,q\times n}$ 是 X 对 ξ 的回归系数(因子载荷)矩阵;$\Lambda_{y\,p\times m}$ 是 Y 对 η 的回归系数(因子载荷)矩阵;$\Gamma_{m\times n}$ 是结构关系中 ξ 的系数矩阵;$\zeta_{m\times 1}$ 是 η 和 ξ 之间结构方程的误差构成的向量;$B_{m\times m}$ 是结构关系中 η 的系数矩阵,B 的对角元素为零且 B 是非奇异矩阵。

有均值的结构方程模型(mean structural model)为

$$\begin{aligned} X &= \tau_x + \Lambda_X \xi + \delta \\ Y &= \tau_y + \Lambda_y \eta + \varepsilon \\ \eta &= \alpha + B\eta + \Gamma\xi + \zeta \end{aligned} \tag{2}$$

其中,向量 $\tau_{x\,q\times 1}$、$\tau_{y\,p\times 1}$ 分别是 X、Y 的测量方程常数项,$\alpha_{m\times 1}$ 向量是结构方程的常数项。用来比较不同组潜变量的均值和测量方程的截距以及具有部分等同性的多组比较。

从形式上看,测量模型可以看成是对观察变量度量性质的描述,实际就是验证性因子分析模型。而对应结构模型,揭示了潜变量之间的结构关系。

为实现参数求解,通常要求模型满足一些假定:

①误差项 δ、ε 的均值为 0;②δ、ε 分别与 ξ、η 间不相关,ε、δ 不相关;③结构误差 ζ 的均值为 0,与 ξ 不相关,且各个 ζ 彼此独立;④δ、ε、ζ 之间彼此不相关。

Λ_y、Λ_x、B、Γ、Φ、Ψ、Θ_δ、Θ_ε 这 8 个参数矩阵构成了 SEM 的基本元素。其中后 4 个矩

阵是有效地对模型进行拟合和检验所必须的参数矩阵。由于均值结构模型增加了 τ_y、τ_x、α 及 κ 4 个参数向量矩阵,因此均值结构模型从模型的设定、识别、估计、到参数的修正以及对结果的解释都要比结构方程模型更复杂。

3 模型拟合及参数估计

检验模型对数据拟合的效果实际上就是比较理论方差协方差阵 $\sum(\theta)$ 和总体方差协方差阵 $\sum$ 的差异是否足够小,$\sum$ 的实际值是无法知道的,一般用样本的方差-协方差阵 S 来代替 $\sum$。而由 S 求得参数的估计值后就可以求出 $\sum(\theta)$ 的估计值 $\sum(\hat{\theta})$。所以,当 $\sum(\hat{\theta})-S$ 的差异越小时,就表明理论模型拟合效果越好。

结构方程模型对参数估计过程不同于传统统计方法。它不是尽量缩小样本中因变量的个体预测值与其观测值之间的差异,而是利用模型拟合的思想,尽量缩小样本的方差-协方差与模型隐含的理论方差-协方差之间的差异。即结构方程模型是通过特殊的拟合函数使 S 与 $\sum(\theta)$ 之间的差异最小化,具体通过差异函数 F 作为估计指标,经过迭代过程获得参数的估计值。常用估计方法有最大似然估计(maximum likelihood estimation,ML)、广义最小二乘法(generalized least squares,GLS)、未加权最小二乘法(unweighted least squares,ULS)和加权最小二乘法(weighted least squares,WLS)等。

4 模型分析过程及评价

应用结构方程模型分析变量间复杂关系,可按下面提供的流程图(图 2)分为 5 个步骤进行:①模型的设定(model specification);②模型的识别(model identification);③模型的估计(model estimation);④模型的评价(model evaluation);⑤模型的修正(model modification)。

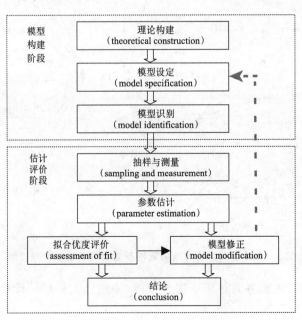

图 2 结构方程模型应用流程图

SEM 一个重要特性是理论的先验性。即 SEM 分析首先以一定构念为理论,在此基础提出一套有待检验的假设模型。另外两个过程——模型设定与模型识别,也是基于理论的推演。

在获得参数的估计值后,对模型拟合效果的好坏的评价一般包括:参数估计的合理性及显著性检验、测量模型的评价和整体模型的评价。具体评价指标可参考有关结构方程模型的文献。

5 实例

由某医院对职业医师职业紧张评价的调查问卷原始资料,欲探讨个体应对方式与职业紧张反应之间的关系。根据专业知识,个体应对方式可能会缓解职业紧张的发生强度,可以建立如下的模型:个体应对方式(PRQ)(包括休闲(RE)、自我保健(SC)、社会支持(SS)、理性处事(RC)四个潜变量)与职业紧张反应(PSQ)(包括业务紧张(VS)、心里紧张(PSY)、人际关系紧张反应(IS)、躯体紧张反应(PHS)四个潜变量)之间的结构方程模型,以个体应对方式与业务紧张反应的关系研究为例,建立如图 1 的结构方程模型,模型中包括:①个体应对方式的四个维度与其各自的指标变量(每个维度条目数为 10)之间的测量模型;②业务紧张反应与其指示变量之间的测量模型;③个体应对方式与业务紧张反应之间的结构模型。

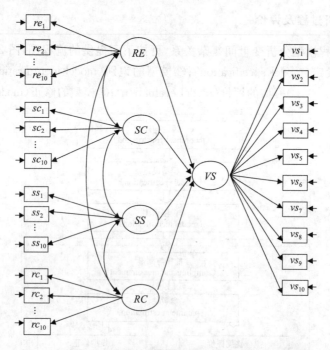

图 3　个体应对方式与业务紧张反应之间的结构方程模型

利用 LISREL8.54 软件对该模型进行分析,采用最大似然估计对模型拟合,结果如表 1。

表1　个体应对资源(PRQ)与业务紧张(VS)的结构方程模型分析结果

$\xi \rightarrow \eta$	VS		PSY		IS		PHS	
	$\gamma(SE)$	γ_s	$\gamma(SE)$	γ_s	$\gamma(SE)$	γ_s	$\gamma(SE)$	γ_s
RE	−0.25(0.17)	−0.12	−0.17(0.07)*	−0.16	−0.08(0.06)	−0.11	−0.30(0.09)*	−0.25
SC	0.36(0.13)*	0.25	0.13(0.06)*	0.17	0.18(0.04)*	0.18	0.00(0.07)	0.00
SS	−0.55(0.27)*	−0.17	−0.05(0.07)	−0.04	−0.05(0.06)	−0.06	−0.16(0.09)	−0.13
RC	−0.23(0.50)	−0.03	−0.33(0.08)*	−0.28	−0.23(0.07)*	−0.26	−0.17(0.10)	−0.12
GFI	0.69		0.69		0.70		0.69	
AGFI	0.65		0.64		0.67		0.66	
RMSEA	0.086		0.082		0.081		0.081	

* $P<0.05$，γ 为非标准化的结构系数，SE 为 γ 的标准误，γ_s 为结构系数的标准解。

结果显示：PRQ 与 PSQ 的 4 个四因子模型的设定均不合理，都需要修正。因自我保健是业务紧张的危险因素，不符合逻辑，因此以 SS 为外生潜变量、VS 为内生潜变量重新设定模型并拟合，得通径系数为 −0.57，有统计学意义，GFI 等于 0.96，表明模型拟合较好。即社会支持是业务紧张反应的保护因素。自我保健是心理紧张反应的危险因素，不符合逻辑。以 RE、RC 为外生潜变量、PSY 为内生潜变量重新构建模型并拟合，得 RE 到 PSY 的通径系数为 −0.12，RC 到 PSY 的通径系数为 −0.29，均具有统计学意义，GFI 等于 0.91，表明模型拟合较好。标准解提示：个体所采取的有效策略比娱乐休闲更能缓解心理紧张反应。自我保健是人际关系紧张的促成因素，不符合专业解释。以 RC 为外生潜变量，IS 为内生潜变量重新设定模型并拟合，通径系数为 −0.14，具有统计学意义，GFI 等于 0.92，表明模型拟合较好。说明应付策略是缓解人际关系紧张的因素。以 RE 为外生潜变量，PHS 为内生潜变量重新设定并拟合模型，模型的拟合指标 GFI 等于 0.92，提示模型拟合很好；通径系数为 −0.30，有统计学意义，说明个体采取一些积极的娱乐活动能缓解躯体的不适，符合实际。

参考文献

[1] Jöreskog KG, Sörbom D, Toit SHC, Toit M. LISREL 8: New Statistical Features(second printing with revisions), Chicago: Scientific Software International, 2000.

[2] 张岩波. 潜变量分析. 北京: 高等教育出版社, 2009.

[3] 候杰泰, 温忠麟. 结构方程模型及其应用. 北京: 教育科学出版社, 2004.

[4] 邱皓政. 结构方程模式: LISREL 的理论技术与应用. 台湾: 双叶书廊, 2003.

[5] 徐秀娟, 张岩波, 刘桂芬, 等. 医护人员职业紧张的结构方程模型分析. 现代预防医学, 2006.33 (8): 1311−1312.

[6] 武淑琴, 张岩波, 张可让, 等. 均值结构模型在抑郁症病例一对照临床研究中的应用. 中国卫生统计, 2009.26(4): 352−353.

（武淑琴　张岩波）

组内相关系数

组内相关系数(intra-class correlation，ICC)是用于描述同一组内个体间的相似程度的指标。这里的"组"亦称为"群"，代表在测量值之上的分类单位。

设有 J 个组群 $1,2,\cdots,j,\cdots,J$，每个组群内有 i 个个体，$1,2,\cdots,i,\cdots,I$。

来自第 j 个组群的第 i 个个体观察值为 y_{ij}。用随机效应的方差分析模型定义 y_{ij} 的误差成分可得到式(1)：

$$y_{ij} = \mu + u_j + e_{ij} \tag{1}$$

这里 μ 指总体均值，u_j 为组群的特殊效应，e_{ij} 为该组群内个体的特殊效应或称为 j 组内个体 i 的残存效应。由此个体观察值与总体均数间的差异由组群间的效应和组群内个体的效应两部分构成，亦表为：

$$y_{ij} - \mu = u_j + e_{ij} \tag{2}$$
$$u_j \sim N(0, \sigma_u^2), e_{ij} \sim N(0, \sigma_e^2), Cov(u_j, e_{ij}) = 0$$

y_{ij} 的总方差也因此由两部分构成：组间与组内方差

$$Var(y_{ij}) = Var(y_{ij} - \mu) = Var(u_j) + Var(e_{ij}) = \sigma_u^2 + \sigma_e^2 \tag{3}$$

这里的组间方差 σ_u^2 是指随机效应方差模型中的真实方差值。

设有第组内任意两个体 i 和 i'，其观察值间的相似性可由两者间的相关系数定义，

$$\begin{cases} 分子部分：Cov(u_j + e_{ij}, u_j + e_{ij}') = Cov(u_j, u_j) = \sigma_u^2 \\ 分母部分：Var(u_j + e_{ij}) = Var(u_j + e_{ij}') = \sigma_u^2 + \sigma_e^2 \end{cases} \tag{4}$$

应用传统的 Pearson's 简单相关系数的定义：

$$\rho = \frac{Cov(y_1, y_2)}{\sigma y_1 \cdot \sigma y_2} \tag{5}$$

假定 y_1 和 y_2 分别为同一组内两个体测量值，式(5)可用于描述组内个体间的相似程度，亦组内相关系数，

$$ICC = \frac{Cov(u_j + e_{ij}, u_j + e_{ij}')}{\sqrt{Var(u_j + e_{ij}) \cdot Var(u_j + e_{ij}')}} = \frac{\sigma_u^2}{\sigma_u^2 + \sigma_e^2} \tag{6}$$

由此可见组内相关系数与 Pearson's 相关系数有很大的相似性。组内相关系数具有

以下几个特性：

1）用于可交换（exchangeable）测量值之间的相关或变异性。这些组内个体的测量值之间没有序列可循，没有因果的关系；

2）测量数据以各自的组群均数和标准差中心化和标准化后获得的相关尺度；

3）可以允许协变量或对协变量进行调整后计算该相关系数，其计算原理是假设总体均数 μ 与协变量 X 有线性关系，$\mu = X\beta$，用 $X\beta$ 替换式（1）和式（2）中的 μ 后再估计 ICC 中的各项参数。

4）其值在 0～1 之间。该值越接近 1，表示组内个体值间相关性越强或测量值越一致。式（6）中的组间方差 σ_u^2 和组内方差 σ_e^2 可由随机效应模型参数的估计方法获得，其算法参见条目（迭代广义最小二乘算法）。

组内相关系数广泛应用于估计心理行为测量项目间的可信度，医学诊断性试验工具的效度，调查员间对同一对象评定结果的一致性或可信度。

例 （例子取自"测量信度"条目）3 名调查员用同一方法重复测量 5 名受试者的三头肌皮肤褶皱厚度的结果如下。试根据结果估计调查员测定的一致性。

表 1　原始数据

受试者	调查员		
	1	2	3
1	2.836	2.760	2.785
2	3.082	2.976	2.890
3	2.809	2.785	2.833
4	2.501	2.361	2.241
5	2.303	2.241	2.152

将数据整理为二水平结果：受试者为水平二单位，调查员为水平一单位，即同一受试者有 3 次重复测量值。如果这三次测量值很相近，则组内相关系数应该接近 1，提示调查员间测量结果趋于一致或者测量结果的可信度高。用 MLwiN2.16 对数据拟合 2 水平方差成分模型，如式（1）。由于样本含量小，模型估计方法采用 RIGLS（迭代广义最小二乘算法）和 MCMC 算法。后者抽样 8000 次。模型拟合结果如表 2。

表 2　两水平模型拟合值

参数	RIGLS	MCMC		
	估计值（标准误）	后验均数估值	2%界值	97.5%界值
总体均数 μ	2.6390(0.144)	2.6070	2.2500	2.9360
水平二方差 σ_u^2	0.1010(0.066)	0.1840	0.0340	0.6890
水平一方差 σ_e^2	0.0071(0.003)	0.0093	0.0036	0.0233
组内相关系数 ICC	0.9400	0.9500	0.9000	0.9700

将表 2 中的相应方差值代入式（6）得到 ICC 估计值。两算法得到的结果很相近。大样本条件下，可期望获得相等结果。分析结果提示该测量方法在调查员间有很高的一致性。

参考文献

［1］ Goldstein H. Multilevel Statistical Models. 3rd ed. London：Arnold，2003.

［2］ Snijders T，Bosker R. An introduction to basic and advanced multilevel modeling. London：SAGE，2000.

（杨　珉）

迭代广义最小二乘算法(IGLS)

设两水平模型

$$Y = X\beta + z^{(2)}U + z^{(1)}E \tag{1}$$
$$Y = \{y_{ij}\}, X = \{x_{ij}\}, U = \{u_j\}, E = \{e_{ij}\}$$
$$u_j \sim N(0, \sigma_u^2), e_{ij} \sim N(0, \sigma_e^2)$$

用矩阵表述的模型方差为

$$E(UU^T) = V_2, E(EE^T) = V_1 \tag{2}$$
$$E(EV^T) = 0, V = V_2 + V_1$$

标准模型假设水平一残差 e_{ij} 相互独立，V_1 为对角阵，其中第 ij 个元素为

$$Var(e_{ij}) = z_{ij}^{(1)^T} \Omega_e z_{ij}^{(1)} = \sigma_{e_{ij}}^2$$

当有 h_1 组水平一残差时，Ω_e 为 $(h_1 \times h_1)$ 维的协方差阵。当 $h_1 = 1$ 时，$\Omega_e = \sigma_e^2$，$z_{ij}^{(1)}$ 是设计对角单位矩阵，其维度为 $(\sum_{j=1}^{J} n_j \times \sum_{j=1}^{J} n_j)$。$n_j$ 为第 j 个水平二里的水平一单位数。

同样假设水平二残差 U_j 相互独立，V_2 是块对角矩阵，其第 j 个块的元素为

$$V_{2j} = z_j^{(2)^T} \Omega_U z_j^{(2)}$$

当有 h_2 组水平二残差时，Ω_U 为 h_2 维的协方差阵。当 $h_2 = 1$ 时，$\Omega_u = \sigma_u^2$，$z_j^{(2)}$ 为 n_j 维的设计单位矩阵。

总方差 V 阵中第 j 个块矩阵的元素是

$$V_j = \bigoplus_i \sigma_{e_{ij}}^2 + V_{2j} \tag{3}$$

其中 $\bigoplus$ 是直和符号。

如果 V 矩阵已知，便可用广义最小二乘法获得模型(1)中固定效应系数 β 的估计值：

$$\hat{\beta} = (X^T V^{-1} X)^{-1} X^T V^{-1} Y \tag{4}$$

且有协方差矩阵 $(X^T V^{-1} X)^{-1}$。

已知 β 的条件下,可计算模型残差,

$$Y^* = \widetilde{Y}\widetilde{Y}^T, \widetilde{Y} = Y - X\hat{\beta} = V_2 + V_1 \tag{5}$$
$$E(Y^*) = V$$

将 Y^* 向量化

$$Y^{**} = Vec(Y^*), \text{且 } E(Y^{**}) = z^* Q \tag{6}$$

Q 表示随机效应参数 Ω_e 和 Ω_U,z^* 是设计矩阵。

简单方差成分模型下,(6)的线性方程可表达为

$$\begin{bmatrix} \widetilde{y}_{11}^2 \\ \widetilde{y}_{21}\widetilde{y}_{11} \\ \vdots \\ \widetilde{y}_{n_j n_j}^2 \end{bmatrix} = \begin{bmatrix} \sigma_u^2 + \sigma_e^2 \\ \sigma_u^2 \\ \vdots \\ \sigma_u^2 + \sigma_e^2 \end{bmatrix} + R = \sigma_u^2 \begin{bmatrix} 1 \\ 1 \\ \vdots \\ 1 \end{bmatrix} + \sigma_e^2 \begin{bmatrix} 1 \\ 0 \\ \vdots \\ 1 \end{bmatrix} + R$$

Y^{**} 中元素的个数为 $\sum_{j=1}^{J} n_j^2$,即水平二单位样本数的平方之和。例如有 5 个水平二单位 ($J = 5$),其中水平一单位数分别为 6,8,4,5 和 10。Y^{**} 的维度则为 241×1。与 σ_u^2 有关的设计矩阵 $z^{(2)}$ 为 241×1 维的单位矩阵。与 σ_e^2 有关的设计矩阵 $z^{(1)}$ 是水平二单位块矩阵对角元素为 1 的矩阵,与 $z^{(2)}$ 相同维度。

于是可用广义最小二乘法计算式(6)中的随机系数 Q

$$\widetilde{Q} = (z^{*T} V^{*-1} z^*)^{-1} z^{*T} V^{*-1} Y^{**}, V^* = V \otimes V \tag{7}$$

$\otimes$ 表示 kronecker 乘积,$\widetilde{Q}$ 的协方差估计由下式给出

$$(z^{*T} V^{*-1} z^*)^{-1} z^{*T} V^{*-1} Cov(Y^{**}) V^{*-1} z^* (z^{*T} V^{*-1} z^*)^{-1}$$

可进一步简化为

$$Cov(\widetilde{Q}) = 2(z^{*T} V^{*-1} z^*)^{-1} \tag{8}$$

IGLS 算法根据式(4)~式(7)迭代求解。通常第一步用最小二乘法估计 β 值,然后通过式(5)~(7)估计出随机系数 Q,即 V 的元素。第二轮计算则用上一轮获得的 V 来估计 β。如此迭代直到模型满足收敛标准。有理论证明 IGLS 估计的参数值收敛于最大似然估计值。

然而当小样本时,IGLS 估计值通常为有偏估计。其校正方法则采用限制迭代广义最小二乘法(RIGLS),此方法下的式(5)为

$$E(Y^*) = V - X Cov(\widetilde{\beta}) X^T = V - X(X^T V^{-1} X)^{-1} X^T \tag{9}$$

用式(9)替换式(5)进行迭代直至收敛,获得限制最大似然估计值(REML)。

参考文献

[1] Goldstein H. Restricted unbiased iterative generalized least squares estimation. Biometrika,1989, 6:622—623.

[2] Goldstein H, Rasbash J. Efficient computational procedures for the estimation of parameters in multilevel models based on iterative generalized least squares. Computational Statistics and Data A-nalysis, 1992,3:63—71.

（Harvey Goldstein　*杨　珉注译*）

期望极大估计算法（EM algorithm）

该算法于 1977 年由 A Dempster, N Laird 和 D Rubin 命名。它适用于估计含有未观察到的潜变量的模型,用迭代算法寻找后验参数估计值的最大似然解。估计分两步实现。第一步是根据潜变量的当前估计值确定估计值的最大似然期望函数（E 步）。第二步是根据 E 步的最大似然函数求解参数的最大似然估计值（M 步）。M 步获得的参数估计值将用于确定潜变量的分布以便下一轮 E 步中估计它们的最大似然函数。

设有 $i(=1,2,\cdots,N)$ 个体来自 $j(=1,2,\cdots,J)$ 个水平二单位,两水平方差成分模型可表达为

$$y_{ij} = (x\beta)_{ij} + u_j + e_{ij} \tag{1}$$
$$u_j \sim N(0,\sigma_u^2 J), e_{ij} \sim N(0,\sigma_e^2 I)$$

β 是与协变量 x 有关的固定效应参数。e 为水平 1 随机误差或残差,假设它们来自独立正态分布。u 为水平 2 随机效应,为未观察到的潜变量或视为缺失值。如果已知 u,给定观察变量 Y,完整数据模型可由 Y 和 u 的联合正态分布表述:

$$\binom{Y}{u} = N\left(\binom{x\beta}{0}, \begin{bmatrix} V & J^T\sigma_u^2 \\ \sigma_u^2 J & \sigma_u^2 I \end{bmatrix} \right) \tag{2}$$

式中 $V = E[(Y-x\beta)(Y-x\beta)^T]$。

若各水平二单位中水平一单位的数为 $n_1, n_2, \cdots, n_J$,式(2)中 J 表示 J 个 $n_j \times n_j$ 的单位矩阵,I 为 J 个 $n_j \times n_j$ 对角线上的单位矩阵。

式(2)的对数似然期望函数为

$$\ln L - N\ln\sigma_e^2 - J\ln|\Omega_u| - \sigma_e^{-2}\sum_{ij} e_{ij}^2 - \sum_j \beta_j^T \Omega_u^{-1} \beta_j \tag{3}$$
$$\Omega_u = Cov(\beta_j)$$

式(3)的随机参数的最大似然解为

$$\tilde{\sigma}_e^2 = N^{-1}\sum_{ij} e_{ij}^2 \tag{4}$$

$$\widetilde{\Omega}_U = J^{-1} \sum_j \beta_j \beta_j^T$$

然而随机效应或潜变量 u 的值尚未知。给定 β、σ_u^2、Ω_u、u 的条件期望值即是后验或预测残差估计值：

$$\hat{u} = E(u \mid \hat{Y}, V) \tag{5}$$

这里 $\hat{Y} = y - x\beta$，$\hat{u}_t$ 的估计过程参见(Goldstein 2007)。

　　水平一残差 e 的期望值可直接通过 $Y - x\hat{\beta} - \hat{u}$ 获得。于是可用当前的残差期望值替换式中的上一轮估计值，进而形成新的 V 阵，再通过广义最小二乘法估计固定效应参数 β。将当前的 V 和 β 替代式(2)中的上一轮 V 和 β 进入新的估计过程。

　　总而言之，EM算法的初始值可由最小二乘法获得，由式(3)获得期望最大似然函数（E步），式(4)计算最大似然参数估计值（M步）。算法过程重复迭代直致估计值收敛到给定精度。详细计算公式参见参考文献。

参考文献

[1]　Goldstein H. Multilevel Statistical Models. 4th ed. London：Wiley，2007.

[2]　Bryn ASD，Raudonbush SW. Hieraechical Linear Models. California：Sage，2002.

[3]　Meng X，Dyk D. Fast EM implementations for mixed effects models. Journal of the Royal Statistical Society，1998，Series B 60：559—578.

（Harvey Goldstein　杨　珉注译）

随机截距模型

　　多水平模型(multilevel model)在文献中有各种不同的称谓，如随机系数模型(random coefficient model)、层次线性模型(hierarchical linear model)、混合效应模型(mixed-effects model)或混合模型(mixed model)等，虽然这些模型在算法、应用场合或应用领域方面可能有所差异，但它们均用于处理具有层次结构的数据或非独立误差数据。随机截距模型(random intercept model)是多水平模型中最简单的形式，但其不仅对理解多水平模型大有裨益，而且也是进一步拟合复杂模型的基础。

1　多水平模型数据结构特点与随机效应

多水平模型是处理层次结构数据的有力工具。所谓层次结构指的是低层次单位嵌套于(nested)较高层次单位之中,也正是由于这种嵌套关系,使得同一高层次单位中的个体具有了一些相似的、又异于其他高层次单位个体的背景。在观测数据上表现为同一高层次单位内个体的观测数据具有一定的聚集性,统计学上也称为组内相关性,而不同高层次单位间的个体观测数据又具有一定的异质性。该类型数据的这一特点,使得其不满足大部分传统分析方法要求的独立性条件,成为了大部分传统分析方法分析该类型数据的局限所在。而多水平模型恰恰能从数据的层次结构特点出发,评价高层次水平对低层次水平的解释变量与结局变量之间关系的影响和调节作用。

例　为调查四川省居民健康素养情况及其影响因素,从四川省 6 个市县中,随机抽取共 12 个村(或居委会),对 15～69 岁城乡常住人口 2929 人进行了调查。调查问卷采用卫生部在 2008 年制定的《中国公民健康素养调查问卷》,资料格式如表 1 所示。

表 1　四川省居民健康素养情况调查结果

ID	城乡	村/居委会	性别	年龄	文化程度	健康素养评分
231121014	城市	李家沱	男	48	大专/本科	84
231111240	城市	李家沱	女	68	初中	85
231111166	城市	李家沱	男	54	高中/中专/职高	73
231121078	城市	怡福	男	45	高中/中专/职高	70
231111204	城市	李家沱	女	62	小学	72
231121079	城市	怡福	女	42	初中	96
...	...	...	...	...	...	...
236642700	农村	绵丰	男	21	高中/中专/职高	100
236642617	农村	绵丰	男	43	大专/本科	95
236642570	农村	绵丰	男	27	大专/本科	122
236642569	农村	绵丰	女	28	大专/本科	124
236632696	农村	码头	男	30	高中/中专/职高	116

本例中,个体嵌套于村(或居委会)中,即该数据具有两个层次结构,个体为水平 1,村(或居委会)为水平 2,由于生活在同一个村(或居委会)中的居民具有相似的背景,如生活习惯、生活环境、经济条件等,导致其健康素养水平具备一定的相似性,而又与不同村(或居委会)的居民有所差异。

同时,统计学上在说明某因素的影响作用时,会提及固定效应和随机效应这两个概念。若研究者感兴趣的各种处理都设计在研究当中,不需要外推,则认为这一因素具有固定效应;若各组只是从更大的总体中得到的随机样本,而且需要利用当前分组得到的信息,推广到其所代表的总体中去时,则认为该因素具有随机效应。如本例中,如果研究者只关心该 12 个村(或居委会)居民的健康素养是否有差异,不需要外推,则此时村(或居委会)就应纳入为固定效应。但从本研究的目的及设计、抽样方法来看,该 12 个村(或居委会)只是众多村(或居委会)中的一个样本,研究者所关心的不只是说明这 12 个村(或居委会)之间是否有差别,而更在于了解这其所代表的四川省所有村(或居委会)的总体情况,并根据这 12 个村(或居委会)的样本对总体做出统计推断,因此村(或居委会)健康素养的影响作用（或其之间的差异），定义为随机效应更为恰当。

2　两水平随机截距模型

一般来说，统计模型的建立是一个既基于分析目的考虑，又基于理论考虑的探索过程。多水平模型的拟合步骤目前普遍认为应从零模型开始，然后依次纳入可能影响结局变量变异的高水平和低水平的解释变量，及其跨水平交互作用等。我们将按照这一由简及繁的顺序，结合本例对随机截距模型进行介绍。

2.1　零模型

1）模型结构

由上述多水平数据结构特点的介绍不难发现，本例的资料具有明显的层次结构，可将个体作为水平 1，村（或居委会）作为水平 2，且村（居委会）和个体分别是其所在总体的随机样本，拟合如下的两水平线性模型：

$$y_{ij} = \beta_{0j} + e_{0ij}, \quad \beta_{0j} = \beta_0 + u_{0j} \tag{1}$$

其中 $i = 1, 2, \cdots, n_j$，表示水平 1 单位，本例中为个体；$j = 1, 2, \cdots, J$，表示水平 2 单位，本例中表示村（或居委会）。y_{ij} 表示第 j 个村（或居委会）的第 i 个个体的健康素养评分。β_{0j} 为截距，表示第 j 个村（或居委会）在基线水平时 y 的平均估计值。其下标 j 表示其取值在不同村（或居委会）之间变化，而同一村（或居委会）的不同个体间其取值相同，说明其为随机变量。β_0 为平均截距，表示所有 y_{ij} 的总平均估计值。u_{0j} 表示第 j 个村（或居委会）的 y 平均估计值 β_{0j} 与总均数 β_0 之间的差异，为随机变量，通常假定其服从 $u_{0j} \sim N(0, \sigma_{u_0}^2)$ 的正态分布，反映第 j 个村（或居委会）对 y 的随机效应，因此 u_{0j} 又有水平 2 残差项之称，即水平 2 的随机误差。

u_{0j} 的方差 $\sigma_{u_0}^2$ 反映村（或居委会）的健康素养基线水平在村（或居委会）间的变异程度，称之为随机系数（random coefficient）。

由此，多水平模型通过将村（或居委会）的平均值参数估计作为随机变量，并估计其随机效应 u_{0j} 和随机系数 $\sigma_{u_0}^2$，从而提供了这些村（或居委会）所代表的村（或居委会）总体分布特征的信息。

e_{0ij} 为通常的随机误差项，即水平 1 的随机误差。通常假定为均数为 0，方差为 $\sigma_{e_0}^2$ 的正态分布变量，即 $e_{0ij} \sim N(0, \sigma_{e_0}^2)$。

模型还假定两水平的残差相互独立，即 $Cov(u_{0j}, e_{0ij}) = 0$。

可见，反应变量 y_{ij} 可表达为固定部分 β_0 与随机部分 $(u_{0j} + e_{0ij})$ 两部分之和。其中 β_0 描述模型的固定效应（fixed effects）；而随机部分的方差 $\sigma_{u_0}^2$ 和 $\sigma_{e_0}^2$ 描述模型的随机效应（random effects）。

反应变量的方差可表达如下：

$$Var(y_{ij}) = Var(\beta_0 + u_{0j} + e_{0ij}) \tag{2}$$
$$= Var(u_{0j}) + Var(e_{0ij}) = \sigma_{u_0}^2 + \sigma_{e_0}^2$$

由式（2）可见，即 y_{ij} 的总方差分解成了组间方差（within group variance）或组水平方差(variance at group level)$\sigma_{u_0}^2$ 组与组内方差(between group variance)或个体水平方差(variance at individual level)$\sigma_{e_0}^2$ 两部分,组间方差反映了在 y_{ij} 的总变异中能用组水平解释的部分,而组内方差反映个体水平的变异。如此便将反应变量的总变异分解到了不同水平,并与数据本身的层次结构相一致,充分体现了多水平模型的基本思想和特点。

由于组间效应 u_{0j} 为随机变量,与Ⅱ型单因素方差分析(type Ⅱ ANOVA)的思想与结果相一致,故该模型又被称为方差成分模型(variance component model)。

而且由于模型(2)中不含有任何解释变量,只有截距项,故该模型又被称为零模型(zero model)、空模型(empty model)或截距模型(intercept-only model)。

本例零模型拟合结果如表 2 所示。

表 2 零模型拟合结果

	估计值	标准误	χ^2	P
固定参数				
β_0	92.1973	2.4404	1427.2971	<0.0001
随机参数				
$\sigma_{u_0}^2$	70.6743	29.1692	5.8705	0.0154
$\sigma_{e_0}^2$	191.2966	5.0159	1454.5102	<0.0001
—2 对数似然值	23689.9400			

由表 2 可知,村(或居委会)水平的方差 $\sigma_{u_0}^2$ 估计值为 70.6734,标准误为 29.1962,对其进行 Wald 检验,其无效假设为 $\sigma_{u_0}^2 = 0$,由于模型假设水平 2 残差项 u_{0j} 的数学期望为 0,若残差项的方差 $\sigma_{u_0}^2$ 也为 0,则可以判断残差项为 0,即不存在组间异质性或组内相关性。结果 $w = (70.6743/29.1692)^2 = 5.8705$,其服从自由度为 1 的 χ^2 分布,得 $P = 0.0154$,有统计学意义,可以认为不同村(或居委会)的健康素养评分的均数存在差异,数据存在组间异质性或组内相关性,说明使用多水平模型是合理的。同时个体水平的方差 $\sigma_{e_0}^2$ 估计值为 191.2966,进一步计算 ICC:

$$ICC = \frac{\sigma_{u_0}^2}{\sigma_{u_0}^2 + \sigma_{e_0}^2} = 0.2698$$

说明在个体健康素养评分总变异中的 26.98% 可由村(或居委会)不同进行解释。固定参数 $\beta_0 = 92.1973$,说明 2929 例个体健康素养评分平均得分的估计值为 92.1973 分。

2)零模型的作用

从上述介绍可以发现,零模型的拟合可用来估计组间方差和组内方差,并进一步计算反映同组测量值的相似性或聚集性的指标——组内相关系数(intra-class correlation,ICC)。只有在确定了数据存在组内相关性后,才有必要继续多水平模型的建模,因此零模型是多水平模型建模的基础。

通过对 $\sigma_{u_0}^2$ 是否不等于 0 的假设检验,亦可说明水平 2 随机效应是否存在。

同时零模型可以作为与其他复杂模型进行比较的基础模型,来说明复杂模型的拟合效果。因此在多水平模型建立过程中,一般首先建立零模型。

2.2　随机截距模型

多水平模型是集方差成分模型和多元回归分析为一体、处理层次结构数据的统计学方法。在零模型证实了组内相关性的存在、具备多水平模型分析的条件之后,可在零模型的基础上进一步引入解释变量,以说明解释变量对反应变量的影响作用。

对于本例数据的两水平结构,其模型可表示为:

$$y_{ij} = \beta_{0j} + \beta_1 x_{ij} + e_{0ij} \quad \beta_{0j} = \beta_0 + u_{0j} \tag{3}$$

式(3)中,除 β_1 和 x_{ij} 外,其他符号的统计学含义和假设与零模型中基本一致,不过截距 β_{0j} 表示当所有解释变量取值均为 0 时第 j 个村(或居委会)在基线水平时 y 的平均估计值。

x 为解释变量观测值,其既可以是水平 2 的背景变量(contextual variable),如本例中的城乡变量,也可以是水平 1 的个体特征变量,如居民的年龄、性别、文化程度等。这也是多水平模型相较于传统模型的优势之一。

一般来说,通过零模型说明数据存在组内相关性,亦即意味着数据存在组间异质性(between group heterogeneity)的情况下,按照一般逻辑就需要高水平的解释变量来解释这种变异,因此在纳入解释变量时,应首先纳入水平 2 的解释变量来扩展零模型。纳入的背景变量个数一般不应多于水平 2 的单位数,如本例数据中,共涉及 12 个村(或居委会),则纳入背景变量的个数不应多于 12 个。但背景变量对变异的解释是有限的,为进一步控制个体特征对结局变量的影响,再继续将水平 1 解释变量纳入模型,其变量纳入的原则和技巧与多元线性回归一致,这里不再赘述。

β_1 为解释变量 x 的回归系数,β_1 没有下标,表示该回归系数是一个常数,不会随着水平 2 单位的变化而变化。

模型(3)可进一步表示为:

$$y_{ij} = (\beta_0 + \beta_1 x_{ij}) + (u_{0j} + e_{0ij}) \tag{4}$$

由模型(4)可见,反应变量 y_{ij} 仍然可表达为固定部分($\beta_0 + \beta_1 x_{ij}$)与随机部分($u_{0j} + e_{0ij}$)两个部分之和。β_0 和 β_1 描述模型的固定效应(fixed effects);随机部分的方差 $\sigma_{u_0}^2$ 和 $\sigma_{e_0}^2$ 描述模型的随机效应(random effects)。与零模型相比具有相同的随机效应,但加入了固定效应。

由模型(3)不难发现,除所有线性模型均存在的 e_{0ij} 外,只有截距 β_{0j} 被定义为了随机效应,故模型(3)被称为随机截距模型,零模型也可以看成是随机截距模型的一种特例。

本例中首先纳入城乡变量,其中 0=农村,1=城市。模型如(5)所示。拟合结果如表 3 模型Ⅱ所示。

$$y_{ij} = \beta_0 + \beta_1 downtown_{ij} + u_{0j} + e_{0ij} \tag{5}$$

纳入城乡变量后,模型中固定部分 β_0 表示城乡取值为 0,即农村地区居民健康素养的评分均数的估计值为 85.0678 分,但不同村(或居委会)间的均数并不相同(对 $\sigma_{u_0}^2$ 进行 Wald 检验,$w=5.5065$,$P=0.0189$)。β_1 为城乡变量的回归系数,$\beta_1=14.2582$,标准误为 2.4711,Wald 检验 $w=33.2916$,$P<0.0001$,有统计学意义,说明城市地区居民健康素养的评分均数估计值比农村地区高 14.2582 分,即城市地区居民健康素养的评分均数估计

值为 $85.0678+14.2582=99.3260$ 分。

村（或居委会）水平的方差 $\sigma_{u_0}^2$ 在纳入背景变量后，估计值为 18.1046，较零模型的 70.6743 小，说明在纳入背景变量城乡后解释了部分组间变异。但个体水平方差 $\sigma_{e_0}^2$ 为 191.2981，与零模型相比基本未变，说明城乡变量并不能解释组内变异。

说明模型拟合优度的 -2 对数似然值（-2 Log Likelihood）为 23674.0000，较零模型的 23689.9400 有所降低，构建偏差度统计量 $D_{01}=23689.9400-23674.0000=15.94$，利用 χ^2 分布得 $P<0.0001$，有统计学意义，亦说明在纳入城乡变量后的模型比零模型更好。

本例中，继续纳入性别、年龄、文化程度 3 个变量，其中性别 0＝女，1＝男；文化程度 0 ＝不识字或少识字，1＝小学，2＝初中，3＝高中/职高/中专，4＝大专/本科，5＝硕士及以上，为简便起见，本例中直接以分组线性变量形式纳入模型；为使模型的截距得到更有意义的解释，同时提高模型的运行速度，减少模型估计收敛不佳的问题，年龄采取总均数中心化处理后纳入模型（中心化年龄＝$x-\bar{x}$）。结果见表 3 模型 III。

$$y_{ij}=\beta_0+\beta_1 downtown_{ij}+\beta_2 education_{ij}+\beta_3 gender_{ij}+\beta_4 age_{ij}+u_{0j}+e_{0ij} \tag{6}$$

表3　随机截距模型参数估计值(标准误)

	零模型	模型Ⅱ	模型Ⅲ	模型Ⅳ
固定参数				
β_0（截距）	92.1973(2.4404)	85.0768(1.7616)	74.7813(1.4441)	75.0545(1.4199)
β_1（城乡）	14.2582(2.4711)	6.9325(1.9559)	6.8516(1.9487)	
β_2（文化程度）			6.5105(0.2732)	6.5791(0.2364)
β_3（性别）			0.7763(0.4646)	
β_4（年龄）			$-0.0011(0.0192)$	
随机参数				
$\sigma_{u_0}^2$	70.6743(29.1692)	18.1046(7.7153)	10.8523(4.7016)	10.8174(4.6868)
$\sigma_{e_0}^2$	191.2966(5.0159)	191.2981(5.0160)	151.2358(3.9654)	151.3839(3.9693)
-2 对数似然值	23689.9400	23674.0000	22984.4300	22987.2400

由于模型中主要系数的解释与模型Ⅱ基本相同，这里不再赘述。

模型中水平 1 的解释变量，除文化程度的固定参数估计值经 Wald 检验有统计学意义（$w=568.0936$，$P<0.0001$）外，性别、年龄均无统计学意义，说明性别、年龄对居民健康素养评分的影响并不明显，因此将其剔除后重新拟合模型，结果见模型Ⅳ。

模型Ⅳ中，对于所有农村地区（城乡＝0）、不识字或少识字（文化程度＝0）居民平均健康素养评分的估计值为 75.0545 分，但不同村（或居委会）中，该均数估计值并不相同；城市比农村平均高 6.8516 分。居民文化程度的系数为 6.5791，且有统计学意义（$w=774.7992$，$P<0.0001$），提示无论城市还是农村，文化程度每提高一个等级，居民健康素养评分的估计值提高 6.5791 分，且对于不同村（或居委会）该系数不变，说明文化程度对健康素养的影响效应在村（或居委会）间是固定的。可见，由于截距不同，斜率相同，随机截距模型中，以健康素养的预测值为纵轴，文化程度为横轴建立坐标系，在水平 2 拟合的是 12 条截距不同，但相互平行的回归线，如图 1 所示。

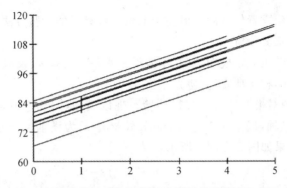

图 1　健康素养评分与文化程度随机截距模型示意图

在拟合了随机截距模型之后,为进一步说明水平 1 解释变量对结局变量的影响是否会随着水平 2 的变化而变化,亦即水平 1 解释变量是否具有随机斜率,以及与水平 2 解释变量间是否存在交互作用,需对水平 1 解释变量的随机效应及跨水平交互作用进行检验。详细内容将在条目"随机斜率模型"中进行介绍。

2.3　模型参数估计值的假设检验和置信区间

对于固定部分参数估计的假设检验,可以采用以下三种方法:

1)建立参数的单独置信区间和联合置信区间进行假设检验;

2)Wald 检验(Wald test),统计量为 $w=[(\hat{\beta}-0)/\hat{\sigma}_\beta]^2$,$w$ 服从 χ^2 分布,其自由度为待检验的参数个数。当只检验一个参数估计值时,自由度为 1;

3)对数似然比检验(log likelihood ratio test)。构建对数似然比统计量或者偏差度统计量(deviance statistic)为:

$$D_{01}=-2\ln LL_1-(-2\ln LL_0)$$

式中的 $-2\ln LL_1$ 和 $-2\ln LL_0$ 分别为模型一(如零模型)与模型二(如含协变量的模型)的 -2 对数似然值,D_{01} 服从 χ^2 分布,其自由度为两个模型所拟合参数个数的差值 q。

三种假设检验结果一般相似。

根据表 1 结果,对随机系数 $\sigma_{u_0}^2$ 用 Wald 检验进行假设检验,$w=(70.6743/29.1692)^2=5.8705$,查 χ^2 分布界值表(附表 3),$P<0.025$,提示可以认为不同村(或居委会)居民的健康素养评分存在差异,数据存在组间异质性或组内相关性。

根据表 2 模型 Ⅱ 结果,城乡变量的回归系数为 14.2582,标准误为 2.4711,用 Wald 检验进行假设检验,$w=14.2582/2.4711=33.2916$,$P<0.005$,查 χ^2 分布界值表(附表 3),$P<0.005$,提示城市地区居民健康素养的评分均数估计值比农村地区高 14.2582 分。

同时,从零模型到模型 Ⅱ,偏差从 23674.00 下降为 23689.94,似然比检验统计量 $D_{01}=23689.94-23674.00=15.94$,由于该偏差自由度 $q=4-3=1$,根据 χ^2 分布界值表(附表 3),得 $P<0.005$,有统计学意义,亦说明在纳入城乡变量后的模型比零模型更好。故似然比检验结果与上述 Wald 检验结果一致。当同时增加多个协变量时,该统计量则反映多个变量改善模型拟合的联合作用。

对于随机部分参数的假设检验,在样本含量足够大时,可采用与固定参数相同的方法进行假设检验,并建立置信区间。但基于似然比统计量的检验方法更好。

2.4 模型假设及其诊断

如前所述,对于随机截距模型,其基本假设是水平 2 残差 u_{0j} 及水平 1 残差 e_{0ij} 均服从正态分布,且两者之间相互独立,其协方差为 0。

可以通过残差图对模型的假设进行检验。现以模型(5)为基础,以居民健康素养评分的标准化残差为纵轴,以其正态分数(normal scores)为横轴建立坐标系,绘制标准化残差正态分数图,结果如图 2 和图 3 所示:

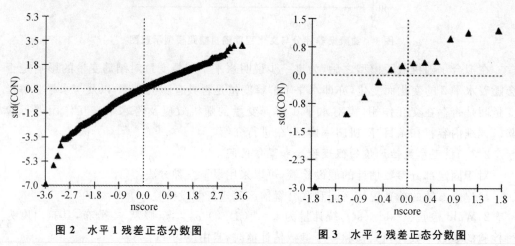

图 2　水平 1 残差正态分数图　　　　图 3　水平 2 残差正态分数图

个体水平和村(居委会)水平的正态分数图均近似一条直线,表明水平 1 和水平 2 残差的正态分布假设是合理的,提示应用以上模型假设是正确的。

同时,利用残差正态分数图还可以检出疑似极端值的水平 1 单位和水平 2 单位。详细方法可参见"Outlier in multilevel data"(Longford I&Lewis T,1998)。

3　两水平方差成分模型的扩展

前面介绍的都是两水平模型。但仅仅拟合两水平模型有时并不能满足需求。在本例中,水平 1 单位为个体,水平 2 单位为村(居委会)。若村(居委会)属于不同的城市(地区),考虑到城市(地区)水平变量的作用,则单纯拟合两水平模型是不够的,应拟合 3 水平模型,即水平 1 单位为个体,水平 2 单位为村(居委会),水平 3 单位为城市(地区)。在多水平模型中增加水平数并不困难,所有应用于两水平模型建模的思想同样可以应用于三水平模型。

参考文献

[1] 杨珉,李晓松. 医学和公共卫生研究常用多水平统计模型. 北京:北京大学医学出报社,2007.

[2] 王继川,谢海义,姜宝法. 多层统计分析模型——方法与应用. 北京:北京高等教育出版社,2008.

[3] Goldstein H,李晓松主译,杨珉主审. 多水平统计模型. 2 版. 成都:四川科学技术出版社,1999.

[4] Rasbash J, Goldstein H, Browne W, et al. The MLwiN Command Reference. Institute of Educa-

tion, University of London，2000.

[5]　Hox JJ，Kreft I. Multilevel analysis methods. Sociol Methods Res，1994，22：283—299.

[6]　Singer JD. Using SAS Proc Mixed to fit multilevel models，hierarchical methods，and individual growth models. J of Educ Behav Stat，1998,24：323—355.

（张菊英）

随机斜率模型

随机截距模型中，假设高水平单位对低水平单位的影响只表现为截距的变异，而低水平解释变量对结局变量的回归系数在不同的高水平单位是固定的。本条目的随机斜率模型（random slopes model），或称随机系数模型（random coefficients model），是针对具有层次结构的数据，且低水平解释变量的回归系数在不同的高水平单位间变化的实际情况，对随机截距模型的一种扩展，是将模型中多个协变量的系数估计为随机变量，并设定特定量来估计这些系数估计值的随机效应及其分布的一类多水平模型。为保持连贯性，结合"随机截距模型"条目中例子进行介绍。

1　数据分析

从"随机截距模型"条目 2.2 节中例子的分析结果可见，个体文化程度对健康素养评分的影响有统计学意义，表现为文化程度越高的个体其健康素养评分也越高，且在其他解释变量固定的情况下，文化程度每增高一个等级，健康素养评分平均增加 6.5791 分。需要注意的是，随机截距模型只有一个公共的回归系数指示个体文化程度与健康素养评分间的关系，即假定这个关系在所有村（或居委会）中都一样。显然，这可能并不能全面反映数据的实际特征，也就是说文化程度对健康素养评分的影响程度在不同村（或居委会）可能并不一致。为弄清这一问题，首先以村（或居委会）为单位分别进行简单线性回归，即：

$$y_i = \beta_0 + \beta_1 education_i + e_i$$

这里共拟合 12 条回归直线，如图 1 所示。可见文化程度在不同村（或居委会）的影响作用不仅表现为其截距不同，而且其影响的趋势，即斜率也不一致，因此有必要对随机截距模型进行进一步的扩展。

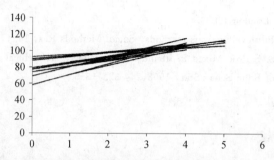

图 1   文化程度与健康素养评分关系的 12 条回归直线

根据分析得知,例 1 中 12 个村(或居委会)只是其所在总体中的一个随机样本,研究者还希望就村(或居委会)之间的变异对总体作出一般推断,因此,可将水平 1 的解释变量文化程度的系数在村(或居委会)水平设置为随机变量,回归系数分解为固定效应(fixed effects)部分和随机效应(random effects)部分。

2   模型简介

2.1   模型设置及参数含义

现以村(或居委会)与个体的两水平数据结构来说明随机斜率模型的基本结构与假设。村(或居委会)水平 2 用字母 j 指示,个体水平 1 用 i 指示。为简便起见,模型中只包含一个解释变量(如例 1 中的文化程度),其结构可表示为:

$$y_{ij} = \beta_{0j} + \beta_{1j} x_{ij} + e_{0ij}$$
$$\beta_{0j} = \beta_0 + u_{0j}, \beta_{1j} = \beta_1 + u_{1j} \tag{1}$$

该模型与随机截距模型的主要区别在于 x_{ij} 的回归系数 β_{1j},其他参数的含义与随机截距模型一致,这里不再赘述。

与 β_{0j} 的解释相仿,模型中 x_{ij} 的回归系数 β_{1j} 其下标 j 表示每个水平 2 单位都有其自身的斜率估计,说明在第 j 组内解释变量 x_{ij} 对 y_{ij} 的效应,且解释变量 x_{ij} 对结局变量的效应随水平 2 单位的变化而变化,为随机变量。

β_1 为平均斜率,表示所有 j 个水平 2 单位的 y 随 x 变化的斜率平均值(平均斜率),即 x_{ij} 对 y_{ij} 的平均效应估计。

u_{1j} 反映第 j 个水平 2 单位 x_{ij} 的回归系数 β_{1j} 与平均斜率 β_1 之间的差异,为随机变量,通常假定其服从 $u_{1j} \sim N(0, \sigma^2_{u_1})$ 的正态分布。

模型(1)可进一步表达为:

$$y_{ij} = (\beta_0 + \beta_1 x_{ij}) + (u_{0j} + u_{1j} x_{ij} + e_{0ij}) \tag{2}$$

模型(2)表达为固定部分 $\beta_0 + \beta_1 x_{ij}$ 与随机部分 $u_{0j} + u_{1j} x_{ij} + e_{0ij}$ 之和。其中,固定效应用均数描述,它决定了全部个体的平均回归线,这条直线的截距即平均截距 β_0,这条直线的斜率即平均斜率 β_1。模型中随机效应用方差描述,它反映了个体之间反应变量 y_{ij} 的变异与协变量 x_{ij} 的关系。

2.2   模型假设

与一般多元回归模型不同,多水平模型在不同水平均有不同的残差项,水平 1 的残

差项 e_{0ij} 表示组内变异,水平 2 的残差项 u_{0j} 和 u_{1j} 分别说明 β_{0j} 和 β_{1j} 的组间变异。模型假设水平 1 残差 e_{0ij} 服从正态分布,水平 2 残差服从多元正态分布,且两水平残差间相互独立。可表达为:

$$e_{0ij} \sim N(0, \sigma_{e_0}^2)$$

$$\begin{bmatrix} u_{0j} \\ u_{1j} \end{bmatrix} \sim N\left(\begin{pmatrix} 0 \\ 0 \end{pmatrix}, \quad \begin{bmatrix} \sigma_{u_0}^2 & \sigma_{u_{01}}^2 \\ \sigma_{u_{01}}^2 & \sigma_{u_1}^2 \end{bmatrix} \right)$$

$$Cov(u_{0j}, e_{0ij}) = 0, Cov(u_{1j}, e_{0ij}) = 0$$

其中 $\sigma_{e_0}^2$ 为水平 1 的随机误差方差。$\sigma_{u_0}^2$ 指个体 y_{ij} 的平均估计值 β_{0j} 的方差,称为截距的方差。$\sigma_{u_1}^2$ 指个体的 y_{ij} 随 x_{ij} 变化的斜率 β_{1j} 的方差,称为斜率的方差。$\sigma_{u_{01}}^2$ 指上述截距与斜率离差值的协方差,反映了它们之间的相关关系。

模型(2)的方差为:

$$\begin{aligned} Var(y_{ij}) &= Var[(\beta_0 + \beta_1 x_{ij}) + (u_{0j} + u_{1j} x_{ij} + e_{0ij})] \\ &= Var(u_{0j} + u_{1j} x_{ij} + e_{0ij}) \\ &= \sigma_{u_0}^2 + 2\sigma_{u_{01}} x_{ij} + \sigma_{u_1}^2 x_{ij}^2 + \sigma_{e_0}^2 \end{aligned} \tag{3}$$

由式(3)不难发现,随机斜率模型具有一个复合残差结构(composite residual/error structure),并与 x_{ij} 的取值有关,因此复合残差不是一个固定方差,从而导致模型的异方差性(heteroscedasticity),使得普通最小二乘法不适用多水平模型的参数估计。

2.3 模型中的固定回归系数和随机回归系数

在多水平模型中,固定回归系数是一个常数,而随机回归系数则随水平 2 单位的变化而变化,可以理解为其表达的是水平 2 与解释变量之间的交互作用(interaction)。由于水平 2 解释变量在水平 2 单位内具有相同的值,其回归系数只能是固定的。随机回归系数模型中包含一个随机残差 u_{1j},由于模型假设该残差项的数学期望值为 0,若其方差也为 0,则可以判断 u_{1j} 为 0,即若统计学检验不拒绝 $H_0: \sigma_{u_{01}}^2 = 0$ 的无效假设,则可以作为固定回归系数处理,否则设定为随机回归系数更为合理。

理论上讲,模型的截距和所有水平 1 解释变量的斜率都可能是随机的,这种模型在有些文献中也被称为随机效应模型(random effect model)。但当水平 1 随机斜率增加时,水平 2 残差方差、协方差参数会大量增加,比如在"随机截距模型"条目 2.1.1 节介绍的零模型中,增加一个随机斜率,如模型(1)中的 β_{1j},就会有 3 个水平 2 方差、协方差,即 $\sigma_{u_0}^2$、$\sigma_{u_1}^2$ 和 $\sigma_{u_{01}}^2$。假设模型中有 Q 个随机斜率,模型中水平 2 方差、协方差参数的个数就会达到 $(Q+1)[(Q+1)+1]/2$ 个,就必须用很大的数据规模,尤其是足够大的水平 2 单位样本对其进行估计,否则就会出现模型过度拟合导致估计不稳定、模型不收敛等问题。

因此在拟合随机斜率模型前,应首先根据分析目的、数据特点以及经验,初步估计模型中哪些解释变量应设定为随机斜率,然后通过对水平 2 残差方差/协方差矩阵中相应变量的方差进行假设检验,以证实随机斜率的存在。

2.4 跨水平交互作用

若水平 1 解释变量 x_{ij} 的回归系数为随机变量,即 $\sigma_{u_1}^2 \neq 0$,说明该系数随水平 2 单位的变化而变化,存在组间变异,也就是说 x_{ij} 与结局变量 y_{ij} 之间的关系受到了某些背景变量的调节或影响作用,则还需要探讨哪些水平 2 的背景变量对 x_{ij} 与结局变量 y_{ij} 之间的关系产生了影响作用。表现在模型中,即为水平 2 背景变量和水平 1 解释变量之间的交互作用,与多元回归模型在同一水平中不同解释变量间的交互作用不同,该交互作用是不同水平解释变量间的交互作用,因此被称为跨水平交互作用(cross-level interaction)或宏观一微观交互作用(micro-macro interaction)。在模型中纳入跨水平交互作用后,与模型(2)的主要区别仅在于固定部分。

在多水平模型中主效应(main effect)和交互效应作用的解释与普通线性回归模型的解释一致。但需要注意的是:①与普通线性回归模型一样,若交互作用有统计学意义,不管主效应是否有统计学意义,都必须保留在模型中;②交互作用中的变量观测值必须具备有意义的零值,否则相应变量的主效应就无有意义的解释。

3 模型拟合结果及诊断

3.1 模型拟合及结果解释

该例中,探讨居民健康素养评分的影响因素,在随机截距模型(见表 1)的基础上,设定文化程度的斜率为随机斜率,结果见表 1 随机斜率模型Ⅰ。

由结果可知,农村地区(城乡＝0)、不识字或少识字(文化程度＝0)居民平均健康素养评分的模型估计值为 77.7651 分。城市居民平均健康素养评分较农村地区高 2.9846 分。在城市或农村,文化程度的系数为 6.8039,Wald 检验 $w=73.3195$,$P<0.0001$,提示文化程度每提高一个等级,居民健康素养评分的估计值将平均提高 6.8039 分,且模型的随机系数 $\sigma_{u_0}^2$(Wald 检验 $w=55.5372$,$P<0.0001$)和 $\sigma_{u_1}^2$(Wald 检验 $w=5.0647$,$P=0.0244$)提示,不同村(或居委会)间截距不同,斜率也不同,即对于不同村(或居委会)而言,由于变异的存在,文化程度对健康素养评分的影响不相同。

同时比较随机斜率模型与随机截距模型拟合结果可以发现,-2 对数似然值由 23674.0000 降低到 22886.6500,$D_{01}=787.3500$,利用自由度 $\nu=7-5=2$ 的 χ^2 分布,$P<0.0001$,可以认为随机斜率模型优于随机截距模型。

表 1　随机截距模型参数估计值(标准误)

	随机截距模型	随机斜率模型Ⅰ	随机斜率模型Ⅱ
固定参数			
β_0(截距)	75.0545(1.4199)	77.7651(2.4628)	72.1422(2.3471)
β_1(城乡)	6.8516(1.9487)	2.9846(1.1738)	14.3275(3.3510)
β_2(文化程度)	6.5791(0.2364)	6.8039(0.7947)	8.7443(0.7626)
β_3(文化程度×城乡)			-3.8631(1.0607)
随机参数			
$\sigma_{u_0}^2$	10.8174(4.6868)	66.2312(28.3867)	31.3392(14.2014)
$\sigma_{u_1}^2$		6.9297(3.0805)	2.8214(1.4018)
$\sigma_{e_0}^2$	151.3839(3.9693)	145.3816(3.8195)	145.4597(3.8213)
-2 对数似然值	23674.0000	22886.6500	22878.1100

　　为说明水平 2 解释变量城乡对文化程度与健康素养评分间关系的影响作用,进一步在模型中纳入城乡和文化程度的跨水平交互作用。结果见表 1 随机斜率模型 Ⅱ。

　　比较随机斜率模型 Ⅰ 与模型 Ⅱ 拟合结果可以发现,−2 对数似然值由 22886.6500 降低到 22878.1100,$D_{01}=8.5400$,利用自由度 $\nu=1$ 的 χ^2 分布,$P=0.0035$,可以认为随机斜率模型 Ⅱ 优于模型 Ⅰ。

　　随机斜率模型 Ⅱ 的拟合结果显示,农村地区不识字或少识字居民的平均健康素养评分为 72.1422 分,文化程度每提高一个等级,健康素养评分平均增加 8.7440 分,且不同村居民的平均评分不尽相同,文化程度的影响亦不同;在城市地区,不识字或少识字居民的平均健康素养评分为 $72.1422+14.3275=86.4697$ 分,与农村地区不同的是,文化程度每提高一个等级,健康素养评分平均增加 $8.7440-3.8631=4.8809$ 分。

　　健康素养评分预测值随文化程度的变化趋势如图 2 所示。

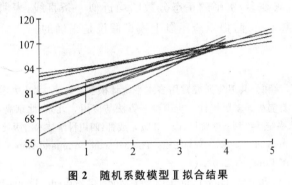

图 2　随机系数模型 Ⅱ 拟合结果

3.2　模型诊断

　　通过残差图对模型的假设进行检验。现以随机斜率模型 Ⅱ 为基础,以居民健康素养评分的标准化残差为纵轴,以其正态分数(normal scores)为横轴建立坐标系,绘制标准化残差正态分数图,结果如图 3 和 4 所示:

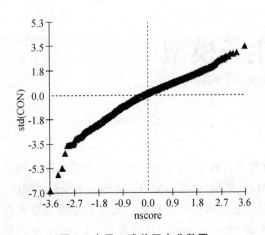

图 3　水平 1 残差正态分数图

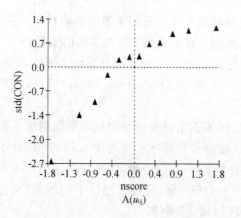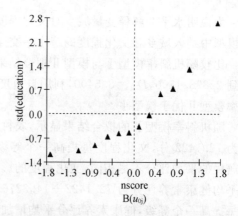

图4　水平2残差正态分数图

个体水平和村（居委会）水平的正态分数图均近似一条直线，表明水平1和水平2残差的正态分布假设基本合理，提示应用以上模型假设是正确的。

参考文献

［1］ 杨珉,李晓松. 医学和公共卫生研究常用多水平统计模型. 北京:北京大学医学出报社,2007.

［2］ 王继川,谢海义,姜宝法. 多层统计分析模型—方法与应用. 北京:北京高等教育出版社,2008.

［3］ Goldstein H. 多水平统计模型. 李晓松,译. 2版. 成都:四川科学技术出版社,1999.

［4］ Rasbash J, Goldstein H, Browne W, et al. The MLwiN Command Reference. Institute of Education, University of London, 2000.

［5］ Raudenbush SW, Bryk AS. Hierarchical Linear Models. 2nd ed. Thousand Oaks：Sage Publications,2002.

［6］ Hox JJ, Kreft I. Multilevel analysis methods. Sociol Methods Res 1994, 22：283—299.

（张菊英）

多水平生长模型

在生物、医学或教育等领域中，常需要观察某一个变量随时间的变化，研究它的轨迹或发展趋势。如儿童的身高、体重、体重指数(body mass index，BMI)，或识字数目等。观察者会定期或不定期地测量并记录所得的观察值。此类数据称为重复测量数据(repeated measures data)或纵向数据(longitudinal data)，具有等级(hierarchical)或聚类(clustered)结构。因而分析它们的统计方法不同于那些适用于一次性测得数据。假如我们追踪观察100所小学的学生，从一年级入校每隔半年测量身高、体重，直到小学毕业，数据具有三年水平结构，第一水平,或水平 $1(i)$ 是测量值,水平 $2(j)$ 是学生,水平 3 是学校。

1　二水平生长模型实例

现有 103 个男孩,出生后每隔 3 个月左右测量其身高,1 岁后每隔半年测一次直至 6 岁。二水平 Jenss-Bayley 生长模型可表达为:

$$\text{heigh}_{ij} = \beta_0 + \beta_{1j}\text{age}_{ij} + \beta_{2j}\ln(\text{age})_{ij} + \beta_{3j}(1/\text{age})_{ij} + e_{0ij}$$

$$\beta_{0j} = \beta_0 + u_{0j}, \beta_{1j} = \beta_1 + u_{1j}, \beta_{2j} = \beta_2 + u_{2j}, \beta_{3j} = \beta_3 + u_{3j}$$

$$(u_{0j}, u_{1j}, u_{2j}, u_{3j}) \sim N\left(0, \begin{bmatrix} \sigma^2_{u_0} & & & \\ \sigma^2_{u_{01}} & \sigma^2_{u_1} & & \\ \sigma^2_{u_{02}} & \sigma^2_{u_{12}} & \sigma^2_{u_2} & \\ \sigma^2_{u_{03}} & \sigma^2_{u_{13}} & \sigma^2_{u_{23}} & \sigma^2_{u_3} \end{bmatrix}\right)$$

$$e_{0ij} \sim N(0, \sigma^2_e)$$

式中,$j=1,2,\cdots,103$;$i=1,2,\cdots,n_j$,β^* 为回归系数,u^* 为水平 2 的随机变量,e_{0ij} 为水平 1 随机变量,或称残差,heigh 为身高(厘米),age 为年龄(年)。应用 MLwiN,模型参数估计如下:

$$\text{height}_{ij} \sim N(XB, \Omega)$$

$$\text{height}_{ij} = \beta_{0ij} + \beta_{1j}\text{age}_{ij} + \beta_{2j}\ln(\text{age})_{ij} + \beta_{3j}(1/\text{age})_{ij}$$

$$\beta_{0ij} = 69.930 \times 0.265 + u_{0j} + e_{0ij}$$

$$\beta_{1j} = 5.030 \times 0.109 + u_{1j}$$

$$\beta_{2j} = 8.819 \times 0.384 + u_{2j}$$

$$\beta_{3j} = 0.807 \times 0.168 + u_{3j}$$

$$\begin{bmatrix} u_{0j} \\ u_{1j} \\ u_{2j} \\ u_{3j} \end{bmatrix} \sim N(0, \Omega_u),$$

$$\Omega_u = \begin{bmatrix} 6.566(1.004) & & & \\ 0.680(0.304) & 0.864(0.170) & & \\ -2.403(1.073) & -2.317(0.539) & 11.437(2.094) & \\ -1.603(0.495) & -0.810(0.223) & 4.580(0.892) & 2.070(0.401) \end{bmatrix}$$

$$(e_{0ij}) \sim N(0, \Omega_e), \Omega_e = (0.364(0.018))$$

水平 1 随机变量 e_{0ij} 的方差估计为 0.365,即 e_{0ij} 的标准差约 0.6 厘米,合理地接近身高的测量误差。利用回归系数可以得出平均生长曲线(图 1)。利用回归系数和水平 2 随机变量的估计值可得出每个个体的生长曲线(图 2)

当生长数据包含有青春期的测量值,那么生长轨迹可能出现青春期峰波,需考虑非线性函数或应用样条函数。最常用且比较灵活的函数是三次样条函数,可写成:

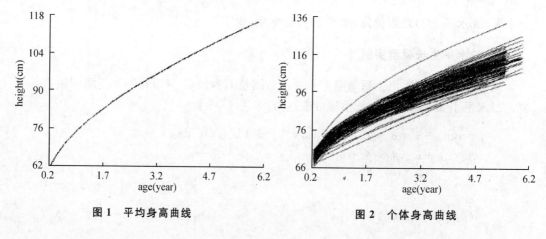

图1 平均身高曲线　　　　　　图2 个体身高曲线

$$\text{height}_{ij} = \beta_0 + \beta_{ij}\,\text{age}_{ij} + \beta_{2j}\,\text{age}_{ij}^2 + \beta_{3j}\,\text{age}_{ij}^3 + \beta_{3j}\,\text{age}_{+ij}^3 + e_{oij}$$

c 为给定的契点或称连结点，$(\text{age}-c)_{+ij}^3 = \begin{cases} (\text{age}-c)_{ij}^3 & \text{if age}>c \\ 0 & \text{if age}\leqslant c \end{cases}$，在上式中还可加入倒数项或对数项，如 $(1/\text{age})_{ij}$ 或 $\ln(\text{age})_{ij}$ 为扩展了的样条函数。

2 多元多水平生长模型（Multivariate Repented Measurement Model）

当分析两个或两个以上的生长测量值，研究生长曲线之间的关系，如坐高与腿长度；或观察一种生长测量值与另一个变量的关系，可用多水平联合模型。Goldstein and Kounali (2009)给出一个实例，分析儿童 0～10 岁体重生长与成人体质指数（BMI）以及血糖关系。

3 自相关模型（autocorrelation structure at levell）

如果采取观察值的时间间隙很短，如小于 3 个月或更短，那么个体内测量值之间可能会有明显的相关性（autocorrelation）。也就是说 $e_{0ij} \sim N(0,\sigma_e^2)$ 的假定不再成立。需考虑水平 1 的自相关结构。若 e_t, e_{t-s} 表达在时间 t 及 $t-s$ 时刻的水平 1 随机变量，那么它们之间的协方差可以写成：

$$Cov(e_t, e_{t-s}) = \sigma_e^2 f(s)$$

其中 s 为测量时间的间隙，$f(s)$ 还可包含时间，或有关因素。最简单的 $f(s)$ 是一阶自相关 $Cov(e_t, e_{t-s}) = \sigma_e^2 \exp(-\alpha s)$，$\alpha$ 为估计参数。

参考文献

[1] Pan H, Goldstein H. Multi-level repeated measures growth modeling using extended spline functions. Stat Med 1998,7:2755－2770.

[2] Goldstein H and Kounali D. Multilevel multivariate modeling of childhood growth, numbers of growth measurements and adult characterics. J. R. Statist. Soc. A 2009,172：599－613.

[3] Goldstein H. (2003) Multilevel Statistical Models, 3rd edn. London：Arnold.

（潘蕙琦）

多水平 logistic 模型

在观察性研究与实验性研究中,对分类资料通常采用两样本或多个样本比较的 u 检验或 χ^2 检验进行比较,从而评价暴露因素或试验因素;如果需要进一步控制混杂因素,常采用多因素的 logistic 回归(logistic regression)等方法。

然而,实际收集的数据可能具有某种层次结构。这种结构可以是自然的,亦可以是人为形成的。例如,在致畸试验中,常用孕鼠作为试验对象,将其随机分为两组,分别给予可疑致畸物及对照处理,待分娩后,观察和比较两组孕鼠所产子代中畸形发生的情况。这类资料就存在明显的层次结构,即"孕鼠——仔鼠",又称为"窝别效应",即同窝别的仔鼠所受到的遗传、妊期长短、致畸物的代谢环境等因素的影响均相同。因此,同一窝别的仔鼠发生畸形的概率趋于相同,而不同窝别的仔鼠发生畸形的概率则趋于不同,这意味着试验中各个仔鼠发生畸形的概率不是完全独立的。

在调查研究中也存在着这样的情况。例如调查某省农村居民的卫生服务情况,随机抽取 30 个乡镇,每个乡镇分别抽取 2 个行政村,每个村再随机抽取 33 户(家庭),对每个家庭的常住人口进行问卷调查。该资料具有明显的层次结构(乡镇→行政村→户→个体),每个乡镇或者村、户的居民在经济水平、生活方式、饮食习惯上都具有某种程度上的相似性(similarity)或聚集性(clustering),也就是说每个个体的数据是非独立的(non-independent)。

对于上述类型的资料,当观察结局为分类变量时(阳性或阴性,发生或不发生),使用传统的统计方法会忽略数据本身的层次结构特征,从而低估两个或多个率差别的标准误,增大犯 I 型错误的概率,即将本来无差别的两个或多个率判为有差别。为克服这一缺陷,多水平 logistic 回归模型(multilevel logistic regression model)应运而生。多水平 logistic 回归模型可将传统模型中的随机误差项分解到与数据层次结构相对应的水平上,使得个体的随机误差更纯,同时提供了进一步拟合研究水平上复杂误差结构的可能性。

1 基本原理与方法

假定在某试验中对某事件的测量为发生或不发生,若将其作为反应变量,则在多水平框架内,处理这类资料的统计模型一般称为多水平广义线性模型(multilevel generalised linear model)。如前所述,当反应变量为比数(率),一般采用二项分布(binomial distribution)。标准二项分布假定的比数(率):

$$y_{ij} \sim \mathrm{Bin}(\pi_{ij}, n_{ij})$$

这里，i 指示水平 1 单位，j 指示水平 2 单位，n_{ij} 为比数（率）的分母，在未分组数据的情况下，$n_{ij}=1$。

1.1 两水平 logistic 回归模型的基本形式

两水平 logistic 模型的基本形式为：

$$\text{logit}(P_{ij})=(\beta_0+u_{0j})+\beta_1 x_{ij} \tag{1}$$

$$u_{0j}=\beta_{0j}-\beta_0$$

$$u_{0j}\sim N(0,\sigma_{u_0}^2),Var(P_{ij})=\delta\pi_{ij}(1-\pi_{ij})/n_{ij} \tag{2}$$

其中，β_1 为处理因素的效应参数，又称固定效应（fixed effect）参数。u_{0j} 为水平 2 单位的 logit 均值 β_{0j} 与总均值 β_0 之差，又称为随机效应（random effect）或高水平的残差，其方差 $\sigma_{u_0}^2$ 又称为随机参数（random coefficient），反映了高水平单位间的比数（率）的差别。$\sigma_{u_0}^2$ 越大说明数据在高水平单位内的聚集性越强。$\sigma_{u_0}^2$ 为 0 时，该模型变为单水平 logistic 回归模型。

模型中需要估计的随机参数仅有 $\sigma_{u_0}^2$，这种只有截距为随机效应的模型称为方差成分模型（variance component model）。

1.2 尺度参数 δ

式（2）中 δ 为尺度参数（scale parameter）。若确定反应变量服从二项分布，则尺度参数 δ 应该为 1 或接近 1。

拟合模型时，若假设二项方差（binomial variance）成立，则设置尺度参数 δ 为 1；否则可允许 δ 为待估参数，进一步对水平 1 方差是否为"超二项变异"（extra binomial variation）进行检验，考察水平 1 方差是否满足二项分布的假定，即对估计的尺度参数值 $\hat{\delta}$ 和 1.0 的差值与 $\hat{\delta}$ 的估计标准误之比作正态性 Z 检验。

1.3 高水平效应的判定

在实际拟合模型时，究竟是否存在高水平的效应，一方面应该密切结合专业知识和具体情况进行判断，并对随机参数的估计值 $\sigma_{u_0}^2$ 做检验；另一方面可以用 VPC（variance partition coefficient）来进行度量，它表示高水平的方差占总方差的比例。当应变量为连续型变量时，VPC 等价于组内相关系数（intra-unit correlation，ICC）。以两水平的方差成分模型为例，它表示水平 2 的方差占总方差的比例，$\sigma_{u_0}^2/(\sigma_{u_0}^2+\sigma_{e0}^2)$。但当应变量为离散型变量时，两者不等价，以二项分布的资料为例，水平 1 的方差 σ_{e0}^2 依赖于模型中解释变量的值，因此没有一个简单的方法来计算 VPC。Goldstein 等（2002b）提出了几种估计应变量为离散型变量资料的 VPC 的方法，包括模型直线化法（model linearization）、模拟法（simulation）、二项线性模型法（a binary linear model）和潜变量法（a latent variable approach）。对于二项分布资料，两水平随机截距模型的水平 1 方差 $\sigma_{e0}^2\approx\pi^2/3$；而随机斜率模型的 VPC 估计较为复杂，具体计算方法可参见相关文献。

2 参数估计方法

由于极大似然法未考虑固定参数的抽样变异，对随机参数会产生有偏估计，因此多水平模型中的参数估计采用"迭代广义最小二乘法"（iterative generalized least squares，

IGLS）（Goldstein H,1991,1986)或者"限制性迭代广义最小二乘法"（restricted Iterative generalized least squares,RIGLS)（Goldstein H，1989)。当模型的随机变量在每个水平上均服从多变量正态分布,则 IGLS 等价于最大似然估计,RIGLS 等价于限制性极大似然估计（restricted maximum likelihood,REML)。此外还有一些其他的参数估计方法,如 Longford 1987 年提出的基于"费歇尔得分"的算法,Raudenbush 1994 年证明它等价于 IGLS;Zeger 和 Liang 1986 年提出的广义估计方程（generalized estimating equations, GEE)等。随着"马尔科夫链-蒙特卡罗"（Markov Chain-Monte Carlo,MCMC)方法,尤其是吉布斯抽样（Gibbs Sampling)的发展,使完全贝叶斯技术在计算上变得更为可行,进而完善了小样本的参数估计方法。

在参数估计中,由于不知道 π_{ij} 的真实值,于是利用每次迭代中参数的当前估计值 $\hat{\beta}$ 来预测 $\hat{\pi}_{ij}$,再计算 $\hat{\pi}_{ij}(1-\hat{\pi}_{ij})/n_{ij}$ 的值,由于迭代中仅用到二项分布的均值和方差进行估计,所以这种估计方法称为"拟似然法"（quasi-likelihood)。

为了建立一个线性化模型,在形成泰勒级数展开时,一种算法是将当时的水平 2 残差估计值加到非线性函数的新型成分中,即"预测性拟似然法"（predictive quasi-likelihood,PQL)（Breslow NE&Clayton DG,1993);另一种算法则不纳入这些估计值,称为"边际拟似然法"（marginal quasi-likelihood,MQL)。在实际应用中,MQL 方法计算速度较快,但只考虑了固定效应,当高水平单位具有较大方差且其低水平单位数较小的时候,该法趋向于低估固定和随机参数的值;而 PQL 方法同时利用了水平 2 的残差,计算具有较小的偏性,但 PQL 算法不稳定,在某些情况下不容易收敛,且如果水平 2 内包含的水平 1 单位数偏少时,PQL 估计的固定效应虽然无误,但水平 2 变异的估计值却可能是有偏的。因此建议 PQL 结果不满意时,还要追查原因,也可参考 MQL 估计的结果。此外,与基于泰勒级数展开第一项的一阶近似比较而言,采用二阶近似（second-order approximation)可提高估计的精确性。

3 实例

下面以卫生服务调查数据为例,进一步说明二分类的多水平 logistic 回归模型在实际研究中的应用。使用软件为 MLwiN2.02。

例 某省进行了农村老年人口的家庭卫生服务调查。共调查了 30 个乡镇,60 个行政村,602 户家庭,共计 802 名 60 岁及以上老人。

现拟探讨该省老年人口卫生服务需要的影响因素。以半年内是否患慢性病作为应变量。结合资料的层次结构特点,采用二分类多水平 logistic 回归模型。

自评健康状况得分以连续性变量形式中心化后纳入模型。有序多分类变量年龄、文化程度是以分组线性变量或哑变量的形式纳入,需依据似然比检验结果加以判断。即将这些变量以分组线性变量和哑元形式分别拟合模型Ⅰ和模型Ⅱ,计算两个模型对数似然函数的负二倍值（$-2\ln L$)之差,根据此两模型拟合优度提高的似然比统计量 G（近似服从 $\nu=p_2-p_1$ 的 χ^2 分布,p_1、p_2 分别是模型Ⅰ和模型Ⅱ的自变量个数)是否有统计学意义判断变量纳入模型的形式:无统计学意义时以分组线性变量的形式纳入,否则以哑变量形式纳入;由此,本例中年龄和文化程度均以分组线性变量形式纳入。需要说明的是,若还存在无序多分类变量,则必须以哑变量形式纳入。变量的赋值情况详见表1。

表 1　变量赋值表

变量名称	定义及赋值
应变量	
半年内患慢性病　chronic	0 否　　　1 是
自变量	
人口学特征	
性别 gender	0 男　　　1 女
年龄(岁) age	0　60~　　1　65~　　2　70~　　3　≥75
婚姻状况 marriage	0 在婚　　　1 离婚/丧偶
文化程度 edu	0 文盲半文盲　1 小学　2 初中及以上
健康相关因素	
自评健康状况得分 hea_stat	连续性变量
吸烟 smoke	0 否　　　1 是
家庭一般情况	
子女外出务工	0 否　　　1 是
居住方式	0 不与任何子女共居　　　1 与子女共居
低收入家庭	0 否　　　1 是
乡镇特征	
个体水平 id	水平 1
户水平 family	水平 2
乡镇水平 rural	水平 3

以户作为高水平即水平 2,个体作为低水平即水平 1,采用 2 阶 PQL 算法(Goldstein H & Rasbash J,1996)拟合两水平 logistic 方差成分模型,固定尺度参数 δ 为 1,结果见表 2 (表中仅列出具有统计学意义的因素)。

表 2　慢性病患病情况影响因素的两水平 logistic 方差成分模型

参数	估计值	标准误	χ^2 值	P 值
固定部分				
截距	−3.851	0.866	19.758	<0.001
性别	0.435	0.221	3.870	0.049
自评健康状况得分	−0.034	0.006	35.482	<0.001
子女外出务工	3.259	0.841	15.023	<0.001
居住方式	3.374	0.839	16.179	<0.001
子女外出务工×居住方式	−3.551	0.876	16.419	<0.001
随机部分				
水平 2 $\sigma_{u_0}^2$	0.611	0.249	5.996	0.014
水平 1 尺度参数	1.000	0.000	—	—

表 2 显示,模型的水平 2 方差具有统计学意义,数据在高水平上存在聚集性,其层次结构不能忽略。影响农村老年人口半年内慢性病患病情况的主要因素为性别、自评健康状况得分、子女是否外出务工、居住方式。在控制其他因素不变的情况下,女性半年内患慢性病的可能性高于男性。自评健康状况得分越低,半年内患慢性病的可能性越高。子女是否外出务工与老人的居住方式存在交互作用,在不与任何子女共居的家庭(空巢或隔代家庭)中,有外出务工子女的老人半年内患慢性病的可能性较高;在与子女共居的家庭中,有外出务工子女的老人半年内患慢性病的可能性越低。

由于本资料尚具有更高层次结构(即"乡镇"水平),读者可进一步考虑构造三水平模型。

需要说明的是,以上模型估计的协变量的系数均为固定的,若在考虑这些协变量系数的固定效应的同时考虑其随机效应,即协变量对反应变量的效应在不同的高水平单位间是不同的,此时的模型即为随机系数模型(random coefficient model)。现以两水平为例,说明随机系数模型的基本结构及其假设。

$$\text{logit}(P_{ij}) = (\beta_0 + u_{0j}) + (\beta_1 + u_{1j})x_{ij} = \beta_{0j} + \beta_{1j}x_{ij} \tag{4}$$

$$\begin{bmatrix} u_{0j} \\ u_{1j} \end{bmatrix} \sim MN(0, \Omega_u), \Omega_u = \begin{bmatrix} \sigma_{u_0}^2 & \\ \sigma_{u_{01}} & \sigma_{u_1}^2 \end{bmatrix}$$

由式(4)可见,随机系数模型与方差成分模型的区别在于 β_{1j}。方差成分模型中 x_{ij} 的系数固定为 β_1。随机系数模型中假定 x_{ij} 的效应 β_1 在水平 2 单位间随机变化,且服从均数为 β_1,方差为 $\sigma_{u_1}^2$ 的边际正态分布。β_1 的随机效应 u_{1j} 与截距 β_0 的随机效应 u_{0j} 存在协变异时,用 $\sigma_{u_{01}}$ 来衡量。

模型随机部分的解释变量可以是固定部分的一个子集,也可以不是,即可以在模型的固定部分或随机部分纳入任何水平上测量的解释变量。

参考文献

[1] 杨珉,李晓松. 医学和公共卫生研究常用多水平统计模型. 北京:北京大学医学出版社,2007.

[2] Goldstein H. 多水平统计模型. 李晓松,译. 2 版. 成都:四川科学技术出版社,1999.

[3] Goldstein H, Browne W, Rasbash J. 2002b. Partitioning variation in multilevel models. Understanding Statistic,2002,1(4):223—231.

[4] Goldstein H. Nonlinear multilevel models with an application to discrete response data. Biometrika, 1991,78: 45—51.

[5] Goldstein H. Multilevel mixed linear model analysis using iterative generalized least square. Biometrika, 1986, 73: 43—56.

[6] Goldstein H. Restricted unbiased iterative generalized least squares estimation. Biometrika, 1989, 76: 622—623.

(张菊英)

多水平 Poisson 回归模型

生物医学研究中,单位时间、空间中罕见事件的发生数服从于 Poisson 分布,如研究每升水中大肠菌群数的分布,粉尘在单位容积内计数的分布,放射性物质在单位时间(1分种)内放射出质点数的分布,每平方公里内某些野生动物或昆虫数的分布,某地每天交通事故发生数的分布,以及一定人群中某种患病率很低的非传染性疾病发病数或死亡数的分布等。如果某事件的发生是完全随机的,则单位时间或单位空间内,某事件发生 0 次、1 次、2 次的概率为:

$$P(X) = e^{-\lambda} \frac{\lambda^x}{X!} \quad X = 0, 1, 2, \cdots \tag{1}$$

称该事件的发生服从参数为 λ 的 Poisson 分布,记为 $X \sim \text{Poisson}(\lambda)$。其中,$X$ 为单位时间或空间内某事件的发生数,$P(X)$ 是事件数为 X 时的概率,e 为自然对数的底,$X!$ 是 X 的阶乘。Poisson 分布的方差等于均数 λ:

$$Var(X) = E(X) = \lambda \tag{2}$$

对单位时间、面积、空间内某事件发生数(count)的影响因素的分析,可采用 Poisson 回归模型(Poisson regression model)。设因变量或响应变量(response variable) y 服从参数为 λ 的 Poisson 分布,影响 λ 的因素为 $x_1, x_2, \cdots, x_m$,则相应的 Poisson 回归模型为:

$$\ln \hat{\lambda} = \ln E_i + \beta_0 + \beta_1 x_{1i} + \beta_2 x_{2i} + \cdots + \beta_m x_{mi} \quad i = 1, 2, \cdots, n \tag{3}$$

模型中 E_i 为第 i 个观察值 Y_i 对应的观察单位数,可以理解为 Y_i 所来自的空间或时间相对于单位空间或时间的大小,$\ln E_i$ 称为偏移校正量(offset)。如果各 E_i 相等,则模型中 offset 可以省略。

1 二水平 Poisson 回归模型

从多水平模型的角度看,上文所述的 Poisson 回归模型可以认为是一个"一水平"模型,即所有的观察值都位于同一水平上。但在医学研究中,计数资料也经常存在着层次结构,此时可以用多水平 Poisson 回归模型进行分析。一般的两水平 Poisson 模型可以定义为:

$$
\begin{aligned}
\ln \lambda_{ij} &= \ln \text{offset}_{ij} + \beta_{0j} + \beta_1 x_{i1} \\
\beta_{0j} &= \beta_0 + u_{0j} \\
u_{0j} &\sim N(0, \sigma_{u0}^2)
\end{aligned} \tag{4}
$$

其中 i 和 j 分别用以代表第一水平和第二水平单位。β_0 表示平均截距,而 u_{0j} 代表第二水平单位偏离平均截距的离差,反映了第二水平单位间的变异,可以假设其服从于一个正态分布 $N(0,\sigma_{u0}^2)$。可以通过对 σ_{u0}^2 的检验来说明二水平变异是否存在。

例　本资料来自于一项以安慰剂为对照,研究某药物缓解化疗致呕吐的疗效的 3 期临床试验。入组患者共 480 人,来自于 20 个医院,受试者以 3:1 的比例随机分为两组。在化疗当日分别在化疗前使用试验药(A)或安慰剂(B)两种药物,使用后进行化疗,观察当天呕吐次数。研究中,22 位受试者因各种原因脱落或被剔除,最后分析数据集中共有 458 人。

表 1　止吐药临床试验资料数据库变量编码

变量	变量含义	变量取值
ID	受试者编号	ID=1～480
HOP	医院编号	HOP=1～20
GROUP	分组	GROUP=A,B
Y	化疗后一天内呕吐次数	

首先对数据进行统计描述,结果见表 2。

表 2　止吐药临床试验中平均呕吐次数情况

医院	A 药组			B 药组			合　计		
	n	$\bar{x}\pm s$	$M\pm QR$	n	$\bar{x}\pm s$	$M\pm QR$	n	$\bar{x}\pm s$	$M\pm QR$
1	24	7.33±2.62	7.00±4.00	9	8.22±2.86	8.00±2.00	33	7.58±2.67	8.00±3.00
2	9	2.22±1.72	2.00±3.00	3	1.00±0.00	1.00±0.00	12	1.92±1.56	1.00±2.00
3	17	9.53±2.74	9.00±3.00	5	10.80±2.59	10.00±1.00	22	9.82±2.70	9.50±3.00
4	12	2.25±1.36	2.00±2.50	3	3.33±2.08	4.00±4.00	15	2.47±1.51	2.00±3.00
5	26	1.04±0.72	1.00±1.00	8	2.13±2.10	2.00±1.00	34	1.29±1.24	1.00±1.00
6	26	1.69±1.35	1.00±2.00	9	2.56±1.81	2.00±3.00	35	1.91±1.50	1.00±2.00
7	9	3.44±1.67	4.00±2.00	3	3.67±1.53	4.00±3.00	12	3.50±1.57	4.00±2.50
8	18	1.22±1.22	1.00±1.00	5	0.40±0.55	0.00±1.00	23	1.04±1.15	1.00±1.00
9	17	2.53±1.46	2.00±1.00	6	2.40±1.14	2.00±2.00	23	2.50±1.37	2.00±1.00
10	27	1.30±1.23	1.00±2.00	9	3.78±2.05	4.00±2.00	36	1.92±1.81	1.00±2.00
11	18	4.17±1.79	4.00±3.00	6	9.00±2.45	8.00±4.00	24	5.38±2.87	4.50±4.00
12	17	1.65±1.11	1.00±1.00	6	6.33±2.16	5.50±4.00	23	2.87±2.53	2.00±3.00
13	17	1.71±1.26	2.00±1.00	5	2.00±1.41	2.00±2.00	22	1.77±1.27	2.00±1.00
14	24	3.13±1.98	3.00±2.50	7	6.14±2.67	6.00±4.00	31	3.81±2.47	3.00±4.00
15	9	1.22±1.20	1.00±0.00	6	9.00±2.65	8.00±5.00	15	3.17±3.83	1.00±4.50
16	26	2.04±1.66	2.00±2.00	7	2.57±1.40	2.00±2.00	33	2.15±1.60	2.00±2.00
17	18	2.39±1.29	2.00±2.00	6	3.33±1.21	3.50±2.00	24	2.63±1.31	2.50±2.50
18	17	3.47±2.50	3.00±2.00	5	4.20±2.77	4.00±1.00	22	3.64±2.52	3.00±2.00
19	11	4.09±1.87	4.00±4.00	4	5.75±2.50	5.50±3.50	15	4.53±2.10	4.00±3.00
20	6	3.83±2.64	4.00±4.00	2	2.00±0.00	2.00±0.00	8	3.38±2.39	3.00±3.00
合计	348	2.95±2.74	2.00±3.00	110	4.53±3.39	4.00±5.00	458	3.33±2.98	2.50±3.00

由表 2 可见,两组化疗后呕吐次数平均相差 1.58 次,试验药 A 好于安慰剂 B。值得注意的是,各中心间平均呕吐次数相差较大,提示中心间可能存在异质性。

首先建立一水平 Poisson 回归模型,模型中仅考虑分组变量。由于观察时间均为 1 天,故模型中略去了偏移量 offset。模型为

$$y_i \sim \text{Poisson}(\pi_i)$$
$$\ln \pi_i = \beta_0 \text{cons} + \beta_1 \text{group\_1}_i$$
$$Var(y_i | \pi_i) = \pi_i$$

对模型进行拟合,$\hat{\beta}_1 = -0.427$,其标准误为 0.055。对回归系数进行 Wald 检验,结果为

$$z = -0.427/0.055 = -7.763 < -u_{0.01}$$

理论上,Poisson 分布的方差 $Var(Y)$ 应等于其期望 $E(Y)$。利用多水平模型专用软件 MLwiN 可以验证该假设是否成立。设定模型为超 Poisson 模型(extra - Poisson mode)后,模型为

$$y_i \sim \text{Poisson}(\pi_i)$$
$$\ln \pi_i = \beta_0 \text{cons} + \beta_1 \text{group\_1}_i$$
$$Var(y_i | \pi_i) = \alpha \pi_i$$

估计得其方差膨胀因子 α 为 2.542,标准误为 0.168。Poisson 模型预测的方差大于其期望,这称为超 Poisson 方差(extra-Poisson dispersion)模型,又称为超离散(over-dispersion)模型。说明数据中仍有模型未能解释的变异,或者说,平均呕吐次数存在着聚集性。

考虑到各中心间平均呕吐次数存在较大差异,尝试在模型中引入将医院作为哑变量引入。

$$y_i \sim \text{Poisson}(\pi_i)$$
$$\ln \pi_i = \beta_0 \text{cons} + \beta_1 \text{group\_1}_i + \beta_2 \text{hop\_2}_i + \beta_3 \text{hop\_3}_i + \beta_4 \text{hop\_4}_i + \beta_5 \text{hop\_5}_i + \beta_6 \text{hop\_6}_i$$
$$+ \beta_7 \text{hop\_7}_i + \beta_8 \text{hop\_8}_i + \beta_9 \text{hop\_9}_i + \beta_{10} \text{hop\_10}_i + \beta_{11} \text{hop\_11}_i + \beta_{12} \text{hop\_12}_i$$
$$+ \beta_{13} \text{hop\_13}_i + \beta_{14} \text{hop\_14}_i + \beta_{15} \text{hop\_15}_i + \beta_{16} \text{hop\_16}_i + \beta_{17} \text{hop\_17}_i + \beta_{18} \text{hop\_18}_i$$
$$+ \beta_{19} \text{hop\_19}_i + \beta_{20} \text{hop\_20}_i$$
$$Var(y_i | \pi_i) = \alpha \pi_i$$

拟合结果可见,分组变量的回归系数 $\hat{\beta}_1$ 为 -0.409,标准误为 0.058,与原结果变化不大。但方差膨胀因子变为 1.172,标准误为 0.077,说明资料中的变异较前相比,得到了更好的解释。

但增加过多的哑变量会导致误差自由度的下降,常会造成无法预料的后果,如检验效能下降、结果不稳定等。下面将阐述如何采用多水平 Poisson 回归模型来进行分析。

在本例中,以医院作为二水平单位,建立二水平 Poisson 回归模型,指定模型估计参数为 2 阶惩戒拟似然(penalized quasi-likelihood,PQL),拟合结果为:

$$y_{ij} \sim \text{Poisson}(\pi_{ij})$$

$$\ln \pi_{ij} = \beta_{0j} \text{cons} + -0.410(0.060) \text{group\_1}_{ij}$$

$$\beta_{0j} = 1.351(0.131) + u_{0j}$$

$$(u_{0j}) \sim N(0, \Omega_u), \Omega_u = (0.290(0.099))$$

$$Var(y_{ij} \mid \pi_{ij}) = 1.172(0.079)\pi_{ij}$$

对药物效应的检验结果与前类似。可以利用 Wald 检验对二水平方差进行检验，

$$z = 0.290/0.099 = 2.929 > u_{0.01}$$

说明医院间平均呕吐次数的差异有统计学意义。

2　二水平随机系数 Poisson 回归模型

尽管拟合二水平模型较好地解释了资料中的变异。但膨胀系数(1.172)与 1 的差异仍然大于 2 倍的标准误，说明仍有超方差现象。对表 2 进一步分析可见，各医院的组间差异也有明显不同，说明疗效(A 药与 B 药之差)可能存在医院间异质性。若指定医院为随机效应，可以拟合随机系数 Poisson 回归模型(random coefficient Poisson regression model)。

$$\ln \lambda_{ij} = \beta_{0j} + \beta_{1j} x_{i1}$$

$$\beta_{0j} = \beta_0 + u_{0j}, \quad \beta_{1i} = \beta_1 + u_{1j} \tag{5}$$

$$(u_{0j}, u_{1j})' \sim N\left[0, \begin{pmatrix} \sigma_{u0}^2 & \\ \sigma_{u01} & \sigma_{u1}^2 \end{pmatrix} \right]$$

模型中，β_0 和 u_{0j} 的意义和(4)中相同。但在随机系数模型中，协变量的回归系数 β_{1j} 由两部分构成，β_1 反映了回归系数的平均水平，而 u_{1j} 反映了回归系数在各二水平单位间的变异。一般可以假设 u_{0j} 和 u_{1j} 服从一个二元正态分布。

利用 MLwiN，对止吐药临床试验资料拟合随机系数 Poisson 回归模型，结果为

$$y_{ij} \sim \text{Poisson}(\pi_{ij})$$

$$\ln \pi_{ij} = \beta_{0j} \text{cons} + \beta_{1j} \text{group\_1}_{ij}$$

$$\beta_{0j} = 1.306(0.154) + u_{0j}, \quad \beta_{1j} = -0.395(0.131) + u_{1j}$$

$$\begin{pmatrix} u_{0j} \\ u_{1j} \end{pmatrix} \sim N(0, \Omega_u), \ \Omega_u = \begin{pmatrix} 0.406(0.149) & \\ -0.166(0.102) & 0.252(0.107) \end{pmatrix}$$

$$Var(y_{ij} \mid \pi_{ij}) = 1.034(0.071)\pi_{ij}$$

可见，除了 A 药与 B 药的平均差异(-0.395)有统计学意义外，二水平随机系数的方差(0.252)也有统计学意义，可以认为药物疗效在各医院间存在差异，也可理解为药物和医院间存在交互作用。

随机系数模型中，方差膨胀因子(1.034)已非常接近 1，说明资料中未被解释的变异已非常小，模型已较为满意，此时可限制方差膨胀因子为 1 重新进行估计得到一般的多水平随机系数 Poisson 回归模型。但有时即便纳入了较多的解释变量和高水平单位，方

差膨胀系数仍较大,说明仍有未能解释的高水平变异存在,此时也可考虑拟合多水平负二项分布模型。

(赵　杨)

多水平多项分类 logistic 回归模型

多项分类回归模型用于结果变量含有两个以上属性或类别资料的相关因素分析。医学卫生研究中常见多类别/属性结果如(1)某病原菌型构成有 A 型、B 型和 C 型;(2)疾病诊断结果为无病、可疑和确诊;(3)药物治疗效果表为无效、短效、中效或长效等。各属性相互独立结果如例(1)(2),通常用多项分类 logistic 回归模型处理。属性间具有等级关联如例(3),实际研究中多用有序分类 logistic 回归模型处理。无论对哪些变量,通常意义下的多项分类回归模型均假设这些变量在个体间具有独立性。而现实中该独立性的假设常不成立。例如多中心临床试验的病人结果常有中心聚集趋势;病原菌分布在地区间有很大的差异但在地区内很相似。将临床试验中心和地区视为水平二单位,病人或受试者为水平一单位,可获得两水平的数据结构。回归模型的总方差则可分解到不同水平以便更准确地估计和解释回归模型。多水平多项分类回归模型则是一般多项分类回归模型的扩展,特别用于分析具有层次或水平结构的多属性分类数据的相关因素。根据属性的特征,可以有两水平(或多水平)的多项分类或有序分类回归。根据线性联结函数的选择,可以有两水平(或多水平)的多项分类 logistic 或 probit 或有序分类的 logistic 或 probit 回归。本条目仅介绍多水平多项分类的 logistic 回归模型及分析。

1　两水平模型基本公式

设 i 个病人(水平 1 单位,$i=1,\cdots,N$)来自 j 个诊所(水平 2 单位,$j=1,\cdots,n_j$),其结果变量 y_{ij} 为 C 类独立无序的类别属性($c=1,\cdots,C$)。病人结果归属于某类别的概率为 $p_{ij}^{(c)}$,且 $\sum_c P_{ij}^{(c)}=1$。基于两分类变量 logistic 回归模型的思想,确定任意类别为参考组 S,其余 $C-1$ 类别与 S 类别的 logit 由下式表达:

$$\ln\frac{p_{ij}^{(c)}}{p_{ij}^{(s)}}=X_{ij}'\beta^{(c)}+U_j^{(c)}\quad c=2,3,\cdots,C \tag{1}$$

式中 X 为协变量矩阵,β 为偏回归系数向量或称为 X 的固定效应系数。U_j 为随机效应,反映水平 2 单位间的变异或水平 1 单位的聚集性,通常假设为多元正态变量。

$$\begin{bmatrix} u_j^2 \\ \vdots \\ u_j^{(c)} \end{bmatrix} \sim MVN(0,\Omega), \quad \Omega = \begin{bmatrix} \sigma^{2(2)} & & \\ \vdots & \ddots & \\ \sigma^{(\alpha')} & \cdots & \sigma^{2(c)} \end{bmatrix} \quad c \neq c' \tag{2}$$

式(2)中的方差－协方差元素有随机系数之称。

由式(1)可得到某病人归于 c 类的概率：

$$P_{ij}^{(c)} = P(Y_{ij} = c | \beta, \Omega) = \frac{\exp(x_{ij}'\beta^{(c)} + U_j^{(c)})}{1 + \sum\limits_{h=2}^{c} \exp(x_{ij}'\beta^{(h)} + U_j^{(h)})} \tag{3}$$

而归属于参考类别 s 的概率为：

$$P_{ij}^{(s)} = P(Y_{ij} = s | \beta, \Omega) = 1 - \sum\limits_{h=2}^{c} \exp(x_{ij}'\beta^{(h)} + U_j^{(h)}) \tag{4}$$

式(1)中回归系数 β 的意义和解释与两分类 logistic 回归模型相同。随机效应阵 U 由 $C-1$ 个未知变量或潜变量 $U_j^{(c)}$ 组成,为 logit 尺量下的多元正态变量。

2　三水平模型

如果数据出现多于两水平结构,例如 i 个病人接受 j 个医生治疗,而 j 个医生分别在 k 个医疗中心工作,这时结果变量将有三个随机误差来源：病人－医生－医院。对此现象,可将式(1)扩展至三个水平,在模型中增加一随机效应项 $V_k^{(c)}$

$$\ln \frac{p_{ijk}^{(c)}}{p_{ijk}^{(s)}} = X_{ijk}'\beta^{(c)} + U_{jk}^{(c)} + V_k^{(c)} \qquad c = 2, 3, \cdots, C \tag{5}$$

这里 $U_{jk}^{(c)}$ 为水平 2 单位医生间差别,$V_k^{(c)}$ 为水平 3 单位医疗中心间差别。模型假设：

$$U_{jk}^{(c)} \sim MVN(0, \Omega_U), \quad V_k^{(c)} \sim MVN(0, \Omega_V)$$

$$\Omega_U = \begin{bmatrix} \sigma_U^{2(2)} & & \\ \vdots & \ddots & \\ \sigma_U^{(\alpha l)} & \cdots & \sigma_U^{2(c)} \end{bmatrix}, \quad \Omega_V = \begin{bmatrix} \sigma_V^{2(2)} & & \\ \vdots & \ddots & \\ \sigma_V^{(\alpha l)} & \cdots & \sigma_V^{2(c)} \end{bmatrix}$$

$$Cov(\Omega_U, \Omega_V) = 0$$

3　参数估计

多水平多项分类模型要估计的参数包含固定效应系数 β,随机效应系数即 Ω 阵中的各元素和随机效应 U 或 U, V 本身。

两水平模型下第 j 个水平 2 单位中全部水平 1 单位对结果变量 的最大似然函数为

$$l(y_i | \beta, U) = \int_{-\infty}^{\infty} \left(\prod_{i=1}^{n_j} \left[\frac{\exp(x_{ij}'\beta^{(c)} + u_j^{(c)})}{\sum\limits_{h=z}^{c} \exp(x_{ij}'\beta^{(h)} + u_j^{(h)})} \right]^{l(Y_{ij}=c)} \right) g(u_j, \Omega) du \tag{6}$$

总的最大似然函数则是 J 个水平 2 单位的最大似然函数(6)的乘积。式(6)中 I 为类别指示函数，g 为随机效应的多元正态密度函数。显而易见，这样复杂的函数不可能有直接求解参数的简单算法。指数函数要涉及非线性模型的近似计算；固定参数和随机参数要涉及条件概率迭代计算等。目前主要有三种算法在不同统计软件中实现。

迭代广义最小二乘法(IGLE)应用广义线性模型原理和基于1阶或2阶泰勒展开式对回归系数 β 或者对 β 和随机效应 U 都作近似估计。仅对回归系数 β 作近似估计的方法又称为边际拟似然估计(MQL)，可选用1阶(MQL1)或2阶近似(MQL2)。同时对 β 和 U 都作近似估计的方法是预测拟似然估计(PQL)，也有1阶和2阶(PQL1，PQL2)之分。通常情况下 MQL 方法低估参数值。MLwiN 提供 MQL 和 PQL 估计值。另一种算法针对边际似然函数，用数值积合法，将式(6)连续正态随机效应 U_j 的分布切割为若干个独立离散区间以便求解随机系数。在此基础上进而根据条件边际密度函数求解回归系数 β。其典型算法有 Gauss-Hermite Quadrature（Hedeker，2003）。Stata 和 MIXREG/MIXOR 程序应用该算法。第三种方法则是贝叶斯准则下的 Gibbs 和 MCMC 算法。这类算法基本模拟抽样获得各参数估计值的分布及核心统计量。WinBug 和 MLwiN 软件提供该算法估计值。各种算法均涉及迭代求解到收敛的过程。不同算法收敛后的回归系数估计值通常很相近。但当数据的随机效应或方差成分很大时，随机效应系数的估计值可能在不同算法间有差别。

4 假设检验

对固定效应系数的假设检验，不论是哪种参数估计算法获得，均可采用传统意义下的 Z 计分或 Wald 卡方统计量进行。详细检验方法参见相关条目。

对随机效应系数或水平2的方差-协方差估计值：拟似然估计的 PQL 算法宜采用广义 Wald 卡方检验。数值积分法估计值则可采用似然比离差统计量(deviance statistic)或广义 Wald 卡方统计量做假设检验。这是因为拟似然估计法的参数求解是在广义最小二乘函数上近似值，收敛后的参数估计值不一定是最大似然函数上的解，因此也无法获得有效的最大似然函数估计值。而 Gauss-Hermite Quadrature 算法对 Y 和随机效应 U 的边际密度函数求最大似然函数下的近似解，参数估计值收敛于最大似然解，同时也获得模型的最大似然估计值。贝叶斯准则下的算法则给出各随机效应系数估计值的分布及置信区间。评价模型优度和参数估计值的假设检验常用 Akaike 信息准则(AIC)或离差信息准则(DIC)。

5 实例

人格障碍的诊断可以是两分类，有或无障碍；也可以是按严重程度分类，如无障碍、困难人格、单纯性障碍、复合障碍到严重障碍。前一种诊断在临床广泛应用。后一种方法则基于人格障碍是一个逐进发展过程的假设。如果此假设成立，伴随此过程将会观察到其他相关精神疾病的患病率的增加。为检验此假设，采用英国国家统计局2001年全国精神疾患抽样调查数据，样本含8390个16～74岁社区成人，他们随机抽自438个邮政投递区。人格障碍按五级分类有如下分布：

表1　人格障碍严重度的分布

人格障碍测量(类别)	男	女	合计
	例数(百分比)	例数(百分比)	例数(百分比)
无障碍(1)	956(22.6)	977(23.2)	1933(23.0)
困难人格(2)	1944(46.6)	2111(50.1)	4055(48.3)
单纯性障碍(3)	954(22.9)	838(19.1)	1792(21.4)
复合障碍(4)	242(5.8)	258(6.1)	500(6.0)
严重障碍(5)	78(1.9)	32(0.8)	110(1.3)
合　计	4175(100.0)	4216(100.0)	8390(100.0)

　　初步分析发现年龄、性别和职业与结果变量的分布有关系,且人格障碍测量的分布在各地区间有变异。为检查其他精神疾患如可疑精神分裂症、神经症及酒精毒品依赖症与人格障碍程度的关系,采用二水平多项分类 Logistic 回归模型,以地区为水平2单位,个人为水平1单位。取无障碍类别为参考组。模型固定效应部分对年龄、性别和职业进行校正,同时包含上述四种精神疾患。用 MLwiN 拟合模型(1)结果如表2、表3和表4。

表2　人格障碍严重度与人口特征关系——固定参数估计值

变量	困难人格	单纯性障碍	复合障碍	严重障碍
	$\hat{\beta}^{(2)}(SE)$	$\hat{\beta}^{(3)}(SE)$	$\hat{\beta}^{(4)}(SE)$	$\hat{\beta}^{(5)}(SE)$
截距	0.478(0.067)***	−0.523(0.086)***	−1.153(0.131)***	−2.942(0.320)***
年龄	0.008(0.002)***	0.004(0.002)*	−0.011(0.003)***	−0.040(0.006)***
男性(参照女性)	−0.060(0.046)	0.203(0.056)***	0.036(0.095)	1.011(0.210)***
半工作(参照全日工作)	0.134(0.065)*	0.170(0.083)*	−0.153(0.136)	0.169(0.335)
失业	0.330(0.137)*	0.712(0.161)***	0.992(0.223)***	1.036(0.494)*
尚无力工作	0.098(0.067)	0.500(0.085)***	0.545(0.133)***	1.156(0.337)***

　　注:Wald 检验结果:* $P \leq 0.05$;** $P \leq 0.01$;*** $P \leq 0.001$。

表3　人格障碍严重度与人口特征关系模型——随机效应系数估计值

人格障碍程度	困难人格	单纯性障碍	复合障碍	严重障碍
	估计值(SE)	估计值(SE)	估计值(SE)	估计值(SE)
困难人格	0.026(0.015)			
单纯性障碍	−0.009(0.015)	0.051(0.024)*		
复合障碍	0.009(0.022)	0.023(0.027)	0.062(0.062)	
严重障碍	−0.049(0.048)	0.052(0.058)	0.191(0.094)	0.379(0.282)

　　注:Wald 检验结果* $P \leq 0.05$。

　　表2结果显示年龄、性别和工作状态与人格障碍的关系有统计学意义,因此在进一步分析人格障碍与轴Ⅰ精神疾患模型中应对这些变量做校正。

　　表3为式(2)Ω中各元素的估计值。对角线元素为相应于结果变量各类别的随机效应的方差。方差越大说明结果变量在水平2中的聚集性越强而认可拟合多水平模型的必要性。用MLwiN的广义Wald统计量联合检验四个对角线元素与0的差别得到$\chi_4^2 = 8.653$,$P=0.070$。结果表明该结果变量在地区间的随机效应可以忽略。当进一步在人口特征模型中加入轴Ⅰ精神疾患变量后,Ω中的各估计值趋近于0。

表4　人格障碍严重度与轴Ⅰ精神疾患关系
——校正人口特征变量后固定参数估计值

变量	困难人格	单纯性障碍	复合障碍	严重障碍
	$\hat{\beta}^{(2)}(SE)$	$\hat{\beta}^{(3)}(SE)$	$\hat{\beta}^{(4)}(SE)$	$\hat{\beta}^{(5)}(SE)$
可疑精分症	无数据	1.102(0.274)	1.899(0.282)	2.537(0.235)
神经症	1.213(0.064)	2.039(0.070)	3.161(0.101)	3.878(0.163)
毒品依赖	0.626(0.140)	0.875(0.166)	1.051(0.199)	3.241(0.172)
酒精依赖	0.423(0.098)	0.863(0.110)	1.366(0.127)	1.889(0.129)

　　注:Wald检验结果显示所有估价值与0的差别在$P<0.001$水平有显著性。

　　该研究的主要目的是要证实人格障碍的发展是个连续的病理过程,会相伴于其他精神疾患的发展而加重。表4估计值的目测可初步判定四种疾患的相对危险度随人格障碍严重程度增加而加大的趋势。需要对类别估计值间的差别进一步做比较以判断相关度的变化趋势。

　　方法一:用OR值及置信区间比较。如果各置信区间不重合,则可认为有证据接受研究的假设。以神经症为例,从表4估计值可得到以下OR值及置信区间:

表5　不同人格障碍程度的OR值比较

人格障碍程度	OR值(95%置信区间)
困难人格	3.36(2.97~3.81)
单纯性障碍	7.68(6.70~8.81)
复合障碍	23.59(19.36~28.76)
严重障碍	48.33(35.11~66.53)

　　方法二:用Wald检验做两两比较,其显著性水平用Bonferroni校正后的值。本例需做6次比较,校正后显著性水平为0.0083。详细方法参见“单变量推断统计分册——多个样本率的两两比较”条目。Wald检验χ^2值见表6。

表 6 Wald 检验两两比较 χ^2 值

人格障碍程度	困难人格	单纯性障碍	复合障碍
单纯性障碍	48.42		
复合障碍	212.96	67.35	
严重障碍	233.44	100.24	12.14

  结果表明,在自由度为 1 条件下,所有两两比较在 $P < 0.0083$ 水平下拒绝无效假设。可认为神经症的相关危险度随人格障碍严重程度逐渐加大。

  用方法一和方法二对可疑精分症、毒品和酒精依赖做分析,发现酒精依赖的相对危险度在人格障碍严重度的各级别间有显著性差异,即有明显随人格障碍加重而危险度增加趋势。其余两种精神疾患的危险度增加的程度在人格障碍较轻级别下不易分辨,但在严重障碍级别有明显增加。

参考文献

[1] Breslow NE, Clayton DG. Approximate inference in generalized linear mixed model. Journal of the American Statistical Association, 1993, 88: 9—25.

[2] Goldstein H. Multilevel Statistical Models. 3rd ed. London: Arnold, 2003.

[3] Hedeker D. A mixed-effects multinomial logistic regression model. Statistics in Medicine, 2003, 22: 1433—1446.

[4] Yang M. Multinomial Regression//Leyland AH, Goldstein H. Multilevel Modelling of Health Statistics. England: John Wiley & Sons, 2001.

[5] Yang M, Coid J, Tyrer P. Personality pathology recorded by severity: national survey. British Journal of Psychiatry, 2010, 197: 193—199.

(杨 珉)

多水平有序分类 logistic 回归模型

  有关多水平多项分类 logistic 回归模型的数据结构及应用条件均适用于本条目涉及的模型。其主要区别仅在于前者分析的结果变量为多类别无序状态,例如肝炎甲、乙、丙型,或医生处方行为几种类别,这些类别可以相互交换。在多项分类回归分析中可选用任意一类别作为参考类拟合 logistic 回归模型。

  有序分类模型用于分析结果变量含有两个以上的有序属性分类,例如测量疼痛的级别可以由低到高(＋,＋＋,＋＋＋,＋＋＋＋)分四级,卒中失能治疗后康复程度可有轻度改善、中度改善、极大改善、完全正常等。为有效利用数据的顺序特征,有序分类回归分析关注的是结果变量的累积分布以及相关因素对累积分布的可能影响。多水平有序分类回归分析则在此基础上引入方差成分以反映数据的层次结构或变量间的随机聚集效应。

1 基本公式——两水平模型

设 i 个个体($i = 1, \cdots, N$)来自 j 个水平 2 单位($j = 1, \cdots, n_j$),结果变量 y_{ij} 为 C 类有序类别($c = 1, \cdots, C$)累积概率为

$$P(Y_{ij} \leqslant C) = P_{ij}^{(1)} + \cdots + P_{ij}^{(c)}$$

或者

$$E(Y_{ij}^{(c)}) = \sum_c P_{ij}^{(c)} = Y_{ij}^{(c)} \quad c = 1, \cdots, C-1 \tag{1}$$

累积 logit 为

$$\ln \frac{y_{ij}^{(c)}}{1 - Y_{ij}^c} = \alpha^{(c)} - (X'\beta + \mu_j) \quad \alpha^{(1)} \leqslant \alpha^{(2)} \cdots \leqslant \alpha^{(c-1)} \tag{2}$$

其中 X 为协变量矩阵,β 为偏回归系数或与 X 相关的固定效应系数向量,μ_j 为水平 2 单位随机效应或正态随机变量。

$$\mu_j \sim N(0, \sigma_\mu^2)$$

对式(2)取反自然对数得到累积比数

$$odds(Y_{ij}^{(c)}) = \exp(\alpha^{(c)}) \exp(\beta_1 X_{1ij} + \cdots + \beta_m X_{mij} + \mu_j) \quad c = 1, \cdots, C-1 \tag{3}$$

可见该模型假设协变量的作用在结果变量累积分布的各类别间相同,而各类别门槛(thresholds)$\alpha^{(c)}$ 随累积分布分割点的变化而呈比例变化,故有比例比数(proportional odds)模型之称。

这里需要估计的模型参数包括固定效应系数 $\beta_1 \sim \beta_m$,累积概率门槛值或与分布分割点相关的截距 $\alpha^{(1)} \sim \alpha^{(C-1)}$,水平 2 单位随机效应的方差 σ^2。进而可估计随机效应 μ_j,又称累积 logit 水平 2 单位的条件均数。

式(2)中当 β 估计值为负数时,$\alpha^{(c)}$ 向序列累积分布的高端方向移动,表明协变量 X 的正向作用。相反 β 估计正值时,$\alpha^{(c)}$ 向序列累积分布的低端方向移动,表明协变量 X 的负作用。

2 参数估计和假设检验

见"多水平多项分类 logistic 回归模型"条目。

3 三水平模型

如果数据呈现三水平层次结构,如 i 个病人来自 j 个医院,j 个医院又抽自 k 个地区,模型(2)可直接推广到(4):

$$\ln \frac{Y_{ijk}^{(c)}}{1 - Y_{ijk}^{(c)}} = \alpha^{(c)} - (X'\beta + \mu_{jk} + \nu_k) \quad \alpha^{(1)} \leqslant \alpha^{(2)} \cdots \leqslant \alpha^{(C-1)} \tag{4}$$

$$\mu_{jk} \sim N(0, \sigma_\mu^2) \quad \nu_k \sim N(0, \sigma_\nu^2) \quad Cov(\mu_{jk}, \nu_k) = 0$$

其中 μ_{jk} 和 ν_k 分别为水平 2 单位和水平 3 单位间的随机效应变量,它们之间相互独立。其方差 σ_μ^2 和 σ_ν^2 反映相应随机效应的大小。

4 实例

为帮助青少年戒烟或减少吸烟,美国 Los Angeles 和 San Diego 部分学校开展了现场试验评价两种教育方法的效果。方法一为课堂教学干预(有 $=1$,无 $=0$),方法二为传媒电视干预(有 $=1$,无 $=0$)。两种方法合并的 2×2 析因设计得到四个比较组:无教育,方法一(X_1),方法二(X_2),方法一和方法二(X_3)。结果变量是烟草和健康知识评分,分两次测量:干预前和干预后。干预前的评分($0\sim 7$)作为协变量(X_4),干预后的评分有四个等级:$0-1$ 分 $=1$ 级,2 分 $=2$ 级,3 分 $=3$ 级,$4\sim 7$ 分 $=4$ 级。

表 1 给出 1600 个学生的干预后评分分布。这些学生来自 28 所学校的 135 个班级。

表 1   干预后烟草和健康知识评分的分布及累积分布

等级序列(C)	频数分布(P)	累积频率(Y)
1	$0.222(P^{(1)})$	$0.222(Y^{(1)})$
2	$0.249(P^{(2)})$	$0.471(Y^{(2)})$
3	$0.250(P^{(3)})$	$0.721(Y^{(3)})$
4	$0.279(P^{(4)})$	$1.000(Y^{(4)})$
总计	1.000	

本例为典型三水平层次结构数据,拟合三水平有序 logistic 回归模型为 $\ln \dfrac{Y_{ijk}^{(c)}}{1-Y_{ijk}^{(c)}} = (\alpha^{(1)}+\alpha^{(2)}+\alpha^{(3)}) - (\beta_1 X_{1ijk}+\beta_2 X_{2ijk}+\beta_3 X_{3ijk}+\beta_4 X_{4ijk}+\mu_{jk}+\nu_k)$。

用 MLwiN 软件拟合模型得到结果如表 2 第 3 列。其中回归系数 β 估计值乘 -1 以便直观解释与结果变量的关系。

表 2   多水平比例比数模型估计值及其标准误

变量	参数	三水平模型 MLwiN(PQL)	三水平模型	
			MLwiN(PQL)	MIXOR
固定效应				
门槛值(截距)	$\alpha^{(1)}$	$-0.11(0.17)$	$-0.09(0.15)$	$0.08(0.15)$
	$\alpha^{(2)}$	$1.20(0.17)$	$1.21(0.15)$	$1.27(0.06)$
	$\alpha^{(3)}$	$2.44(0.18)$	$2.44(0.16)$	$2.48(0.08)$
干预方法一	β_1	$0.90(0.21)$	$0.87(0.18)$	$0.86(0.19)$
干预方法二	β_2	$0.24(0.21)$	$0.21(0.17)$	$0.21(0.19)$
方法一×二	β_3	$-0.37(0.30)$	$-0.30(0.25)$	$-0.30(0.25)$
基线评分	β_4	$0.42(0.40)$	$0.42(0.04)$	$0.42(0.04)$
随机效应				
学校间	σ_ν^2	$0.05(0.04)$	—	—
班级间	σ_μ^2	$0.16(0.06)$	$0.20(0.06)$	$0.19(0.08)$

Wald 检验随机效应参数估计值

学校间：$\chi_1^2 = \left(\dfrac{0.05}{0.04}\right)^2 = 1.562, \quad P = 0.211$

班级间：$\chi_1^2 = \left(\dfrac{0.16}{0.06}\right)^2 = 7.111, \quad P = 0.008$

提示学校间随机效应可以忽略，而班级间随机效应有统计学意义，两水平模型适合该资料。进一步用 Z 统计量检验干预方法的效果，发现只有方法一即课堂教学干预方法有效（$Z=4.29, P<0.001$）。基线评分与干预后评分有正相关关系（$Z=10.50, P<0.001$）。

表 2 第 4、5 列分别列出广义迭代最小二乘估计（MLwiN）和边际最大似然估计（MIXOR）的两水平有序 logistic 模型结果。两种算法估计的 β 值很相近，但截距和随机效应参数估计值的标准误有较大差别。

参考文献

[1] Goldstein H. Multilevel Statistical Models. 3rd ed. London：Amold，2003.

[2] Hedeker D, Gibbons RD. MIXOR. A computer program for mixed-effects ordinal probit and logistic regression analysis. Computer Methods and Programs in Biomedicine，1996，49：157－176.

[3] Yang M. Multinomial Regression//Leyland AH，Goldstein H. Multilevel Modelling of Health Statistics. England：John Wiley & Sons，2001.

（杨　珉）

多元多水平回归模型

在医学研究中常需对多个结果变量进行同时分析，如多元 T 检验、多元方差分析（MANOVA）等。现介绍在多水平模型的框架下，利用多元多水平模型（multivariate multilevel model）进行多个结果变量资料的影响因素分析。

1 多元多水平模型

例　在一项研究高血压患者是否能从健康宣教中获益的社区干预研究中，400 名高血压患者被随机分为两组：干预组和对照组。其中干预组受试者在研究的第一个月接受高血压病因、预防和治疗相关的健康知识教育。两组受试者均于入组时、3 个月、6 个月、9 个月和 12 个月时进行体格检查，并记录血压情况。表 1 为前若干名受试者的数据列表，各组各次随访的血压平均水平见表 2。

表1　高血压健康教育研究资料(部分)

编号	年龄	性别	分组	收缩压(SBP，mmHg)					舒张压(DBP，mmHg)				
(ID)	(age)	(sex)	(group)	入组	3月	6月	9月	12月	入组	3月	6月	9月	12月
1	57	1	A	146	137	133	133	122	99	87	94	80	77
2	79	2	A	149	151	119	131	120	110	93	70	82	84
3	69	1	A	138	138	124	125	130	93	93	77	81	73
4	41	1	B	135	144	125	126	117	107	103	93	92	92
5	48	1	B	151	141	138	138	118	95	86	93	84	71
…													

性别:1＝男,2＝女;分组:A＝干预,B＝对照。

表2　各随访时间点两组的收缩压和舒张压平均水平

随访	收缩压(mmHg)		舒张压(mmHg)	
	干预组(A组)	对照组(B组)	干预组(A组)	对照组(B组)
入组	145.55±8.14	145.22±8.98	102.00±10.60	102.00±10.56
3个月	141.06±9.06	141.61±9.37	96.87±10.26	96.20±10.42
6个月	130.36±9.21	135.27±9.72	91.61±11.06	95.74±10.49
9个月	126.12±8.27	130.77±8.93	88.57±12.00	90.22±10.92
12个月	121.59±9.66	126.24±10.09	83.48±11.37	84.99±11.74

　　首先对资料进行单因变量的多水平模型分析,分别以收缩压和舒张压为因变量,建立2个二水平模型。模型中包括分组和时间,并针对年龄和性别进行调整。模型中也包括了时间和分组的交互作用,以分别考察收缩压和舒张压随着时间的变化趋势在两组间是否有差异。故拟合的模型为

$$SBP_{ij} \sim N(XB, \Omega)$$
$$SBP_{ij} = \beta_{0ij} \, cons + \beta_1 \, age_j + \beta_2 \, sex\_2_j + \beta_3 \, group\_1_j + \beta_4 \, time_{ij} + \beta_5 \, group\_1 \cdot time_{ij}$$
$$\beta_{0ij} = \beta_0 + u_{0j} + e_{0ij}$$
$$(u_{0j}) \sim N(0, \Omega_u), \Omega_u = (\sigma_{u0}^2)$$
$$(e_{0ij}) \sim N(0, \Omega_e), \Omega_e = (\sigma_{e0}^2)$$

$$DBP_{ij} \sim N(XB, \Omega)$$
$$DBP_{ij} \sim \beta_{0ij} \, cons + \beta_1 \, age_j + \beta_2 \, sex\_2_j + \beta_3 \, group\_1_j + \beta_4 \, time_{ij} + \beta_5 \, group\_1 \cdot time_{ij}$$
$$\beta_{0ij} = \beta_0 + u_{0j} + e_{0ij}$$
$$(u_{0j}) \sim N(0, \Omega_u), \Omega_u = (\sigma_{u0}^2)$$
$$(e_{0ij}) \sim N(0, \Omega_e), \Omega_e = (\sigma_{e0}^2)$$

　　模拟的拟合结果见表3。由结果中分组和时间的交互作用项可见,收缩压和舒张压随时间的变化趋势在两组间均不相同,干预组快于对照组,即健康宣教有助于降低高血压患者的血压。

表 3 单因变量的多水平模型估计情况

因素		收缩压		舒张压	
		估计值	标准误	估计值	标准误
固定效应					
分组	B−A	−1.278	0.941	−0.197	0.115
时间		−6.287	0.148	−4.535	0.151
分组×时间		1.405	0.209	0.534	0.214
年龄		0.069	0.030	0.074	0.038
性别	女−男	−0.836	0.710	−0.341	0.922
随机效应					
二水平方差		40.391	3.487	73.778	5.872

　　本资料也可以使用多元多水平模型来分析。多元多水平模型是同时对多个结果变量进行分析的多水平模型。其基本原理是将来自同一个第一水平单位的多个因变量综合为一个因变量,看成同一水平上的"重复测量",作为虚拟的一水平单位。而原来的第一水平单位将变为第二水平单位,第二水平单位将变为第三水平单位,依次类推。对于本节中的例子,每次随访的收缩压和舒张压将被视为虚拟的第一水平单位,而原先作为第一水平的随访将变成第二水平,原先作为第二水平的个体将变为第三水平。由于虚拟的一水平单位上的收缩压和舒张压的尺度不同,解释变量对其的影响方式也不同,故最终的模型中需要对收缩压和舒张压分别估计回归系数,即

$$y_{ijk} = \beta_{0j}^{(1)} + \beta_{0jk}^{(2)} + \beta_1^{(1)} \text{age}^{(1)} + \beta_1^{(2)} \text{age}^{(2)} + \beta_2^{(1)} \text{sex}^{(1)} + \beta_2^{(2)} \text{sex}^{(2)} + \beta_3^{(1)} \text{group}^{(1)}$$
$$+ \beta_3^{(2)} \text{group}^{(2)} + \beta_4^{(1)} \text{time}^{(1)} + \beta_4^{(2)} \text{time}^{(2)} + \beta_5^{(1)} \text{time}^{(1)} \cdot \text{group}^{(1)}$$
$$+ \beta_5^{(2)} \text{time}^{(2)} \cdot \text{group}^{(2)}$$

其中,y 为合并的因变量,$i=1,2$,分别代表收缩压和舒张压,j 和 k 分别用以代表随访和个体。模型中上标中括号内的数字若为 1,则代表相应的回归系数和解释变量对应于收缩压,否则对应于舒张压。同时,规定每个解释变量的取值在上标所对应的因变量上取原始值,而在其他因变量上取 0。例如,模型中常数项系数分别为 $\beta_0^{(1)}$ 和 $\beta_0^{(2)}$,分别是收缩压和舒张压的常数项系数。当 1 水平上实际因变量为收缩压时,则该记录中 $\beta_0^{(1)}$ 对应的常数项取 1,而 $\beta_0^{(2)}$ 对应的常数项取 0;当 1 水平上实际因变量为舒张压时,则该记录中 $\beta_0^{(1)}$ 对应的常数项取 0,而 $\beta_0^{(2)}$ 对应的常数项取 1。又如,模型中年龄的系数分别为 $\beta_1^{(1)}$ 和 $\beta_1^{(2)}$,当 1 水平上实际因变量为收缩压时,则该记录中 $\beta_1^{(1)}$ 对应的年龄取实际年龄,而 $\beta_1^{(2)}$ 对应的年龄取 0;当 1 水平上实际因变量为舒张压时,则该记录中 $\beta_1^{(1)}$ 对应的年龄取 0,而 $\beta_1^{(2)}$ 对应的年龄取实际年龄。因此,当因变量为收缩压时,模型变为:

$$y_{1jk} = \beta_{0jk}^{(1)} + \beta_1^{(1)} \text{age}^{(1)} + \beta_2^{(1)} \text{sex}^{(1)} + \beta_3^{(1)} \text{group}^{(1)} + \beta_4^{(1)} \text{time}^{(1)} + \beta_5^{(1)} \text{time}^{(1)} \cdot \text{group}^{(1)}$$

类似的,当因变量为舒张压时,模型为

$$y_{2jk} = \beta_{0jk}^{(2)} + \beta_1^{(2)} \text{age}^{(2)} + \beta_2^{(2)} \text{sex}^{(2)} + \beta_3^{(2)} \text{group}^{(2)} + \beta_4^{(2)} \text{time}^{(2)} + \beta_5^{(2)} \text{time}^{(2)} \cdot \text{group}^{(2)}$$

为此,数据库需要被重新整理为表 4 的形式。此时的数据库中样本量是原数据库的 2 倍。

表 4　模型中各系数对应的解释变量的取值患者

患者编号 (ID)	随访时间 (time)	指标	常数项 (cons)		年龄 (age)		性别 (sex)		组别 (group)		时间 (time)		结果 (Y)
			$\beta_0^{(1)}$	$\beta_0^{(2)}$	$\beta_1^{(1)}$	$\beta_1^{(2)}$	$\beta_2^{(1)}$	$\beta_2^{(2)}$	$\beta_3^{(1)}$	$\beta_3^{(2)}$	$\beta_4^{(1)}$	$\beta_4^{(2)}$	
1	入组	SBP	1	0	57	0	1	0	1	0	1	0	146
1	入组	DBP	0	1	0	57	0	1	0	1	0	1	99
1	3 个月	SBP	1	0	57	0	1	0	1	0	2	0	137
1	3 个月	DBP	0	1	0	57	0	1	0	1	0	2	87
1	6 个月	SBP	1	0	57	0	1	0	1	0	3	0	133
1	6 个月	DBP	0	1	0	57	0	1	0	1	0	3	94
1	9 个月	SBP	1	0	57	0	1	0	1	0	4	0	133
1	9 个月	DBP	0	1	0	57	0	1	0	1	0	4	80
1	12 个月	SBP	1	0	57	0	1	0	1	0	5	0	122
1	12 个月	DBP	0	1	0	57	0	1	0	1	0	5	77
2	入组	SBP	1	0	79	0	2	0	1	0	1	0	149
2	入组	DBP	0	1	0	79	0	2	0	1	0	1	110
2	3 个月	SBP	1	0	79	0	2	0	1	0	2	0	151
2	3 个月	DBP	0	1	0	79	0	2	0	1	0	2	93
2	6 个月	SBP	1	0	79	0	2	0	1	0	3	0	119
2	6 个月	DBP	0	1	0	79	0	2	0	1	0	3	70
2	9 个月	SBP	1	0	79	0	2	0	1	0	4	0	131
2	9 个月	DBP	0	1	0	79	0	2	0	1	0	4	82
2	12 个月	SBP	1	0	79	0	2	0	1	0	5	0	120
2	12 个月	DBP	0	1	0	79	0	2	0	1	0	5	84
...													

利用多水平模型专用软件 MLwiN,并设定因变量同时为收缩压和舒张压,可自动完成数据库整理和添加虚拟一水平的过程。在 MLwiN 中设定模型为

$$\text{SBP}_{jk} = \beta_{0jk}^{(1)} + \beta_1^{(1)}\text{age} + \beta_2^{(1)}\text{sex} + \beta_3^{(1)}\text{group} + \beta_4^{(1)}\text{time} + \beta_5^{(1)}\text{group} \cdot \text{time}$$

$$\text{DBP}_{jk} = \beta_{0jk}^{(2)} + \beta_1^{(2)}\text{age} + \beta_2^{(2)}\text{sex} + \beta_3^{(2)}\text{group} + \beta_4^{(2)}\text{time} + \beta_5^{(2)}\text{group} \cdot \text{time}$$

$$\beta_{0jk}^{(1)} = \beta_0^{(1)} + v_k^{(1)} + u_{jk}^{(1)}$$

$$\beta_{0jk}^{(2)} = \beta_0^{(2)} + v_k^{(2)} + u_{jk}^{(2)}$$

$$\begin{bmatrix} u_{jk}^{(1)} \\ u_{jk}^{(2)} \end{bmatrix} \sim N \left(\begin{bmatrix} 0 \\ 0 \end{bmatrix}, \begin{bmatrix} \sigma_{u1}^2 \\ \sigma_{u12} & \sigma_{u2}^2 \end{bmatrix} \right), \begin{bmatrix} v_k^{(1)} \\ v_k^{(2)} \end{bmatrix} \sim N \left(\begin{bmatrix} 0 \\ 0 \end{bmatrix}, \begin{bmatrix} \sigma_{v1}^2 \\ \sigma_{v12} & \sigma_{v2}^2 \end{bmatrix} \right)$$

模型中,常数项系数包括固定效应与随机效应,假设不同水平的随机变量服从二元正态分布,且不同水平的变量间相互独立。估计结果见表 5。

表 5　多元多水平模型估计结果

因素		收缩压			舒张压	
		估计值	标准误		估计值	标准误
固定效应						
分组（B－A）	$\beta_3^{(1)}$	－1.278	0.941	$\beta_3^{(2)}$	－0.197	0.115
时间	$\beta_4^{(1)}$	－6.287	0.148	$\beta_4^{(2)}$	－4.535	0.151
分组×时间	$\beta_5^{(1)}$	1.405	0.209	$\beta_5^{(2)}$	0.534	0.214
年龄（女－男）	$\beta_1^{(1)}$	0.069	0.030	$\beta_1^{(2)}$	0.074	0.038
性别（女－男）	$\beta_2^{(1)}$	－0.836	0.710	$\beta_2^{(2)}$	－0.341	0.922
随机效应						
三水平方差	$\Omega_v = \begin{pmatrix} 40.391(3.487) & \\ 11.845(3.301) & 73.778(5.872) \end{pmatrix}$					
二水平方差	$\Omega_u = \begin{pmatrix} 43.622(1.542) & \\ 21.569(1.239) & 45.683(1.615) \end{pmatrix}$					

2　多元多水平模型的应用价值

由表 5 可见,对于血压资料的分析,固定效应部分的估计结果几乎完全相同,但是多元多水平模型能够提供更多的信息,主要表现为:

1)当某次测量的因变量之一存在缺失时,可以更充分利用资料的信息。例如,在本节的例子中,若某次随访的收缩压缺失,单因变量的模型只能利用其他随访的收缩压来填补缺失信息,而多因变量的多水平模型则能同时利用其他随访的收缩压和本次随访的舒张压来填补信息。

2)利用多元多水平模型,可以在各个水平上估计因变量间的相关性。对于本节的例子,重复测量水平上收缩压和舒张压的相关系数为

$$r_{REP} = \frac{\sigma_{u12}}{\sqrt{\sigma_{u1}^2 \sigma_{u2}^2}} = \frac{21.569}{\sqrt{43.622 \times 45.683}} = 0.483$$

而个体水平上两者的相关系数为

$$r_{ID} = \frac{\sigma_{v12}}{\sqrt{\sigma_{v1}^2 \sigma_{v2}^2}} = \frac{11.845}{\sqrt{40.391 \times 73.778}} = 0.217$$

3)利用多元多水平模型,可以比较每个模型中固定部分的某解释变量的系数是否相同,从而可以比较解释变量对不同因变量的影响是否相同。

4)在多元多水平模型中,每个因变量都可以估计相应的回归系数。因此,允许采用不同的协变量针对不同的因变量进行建模。例如,在某些问卷较为复杂的调查中,研究者可以先将问卷分为几部分,其中有一个"核心"部分,所有的受访者必须都回答该部分的内容。对于其余的部分,每个受试者可以随机抽取其中的若干部分进行回答。这种设计称为"旋转"设计(rotate design)。对于这种资料,可以将每个部分的结果看成第一水平上的重复测量,受试者作为第二水平,建立多元多水平模型。由于受试者并未回答所

有部分的问题,未回答的部分在此受试者上将被视为随机缺失。此时可以针对不同的问卷部分指定不同的自变量。该模型既可以考察各水平上问卷结果间的相关性,也能在考虑了指标间相关性后,考察不同协变量对相应问卷结果的影响。

3　多元多水平模型的拓展

可以在多元多水平模型中解释变量的系数部分添加随机效应,得到多元随机系数模型。例如,可以在时间上添加个体水平的随机效应,以考察血压的变化趋势是否与个体有关。

本条目中介绍的多元多水平模型均假设其因变量服从于正态分布。MLwiN 软件也可拟合其他分布类型的模型,如多元多水平 logistic 回归模型、多元多水平 Poisson 回归模型等。此外,MLwiN 也可拟合指定类型的混合多元多水平模型,如正态分布因变量和二项分布因变量、正态分布因变量和 Poisson 分布因变量等。

参考文献

[1]　Goldstein H. Browne W, Rasbash J. Multilevel modelling of medical data. Stat Med,2002,21 (21):3291−315.

(赵　杨)

多水平 Meta 分析模型——已知均数和标准差

2000 年 Goldstein、Yang 等以及 Tuner、Omar 等首次提出了针对不同数据类型的多水平 Meta 分析模型。

1　基本模型

Meta 分析时,以各研究为高水平单位,各研究中研究对象为低水平单位,资料表现为两水平层次结构特征。虽然可将数据看成具有两个水平的层次结构,但实际上通常难以获得水平 1 原始个体数据,更多的资料类型是水平 2 单位的聚集数据(aggregated data);因此,多水平 Meta 分析时反应变量不是个体水平数据,而是各研究个体水平数据的均数,即 $y_{\cdot j} = \sum y_{ij}/n_j$,因此两水平模型则可表达为:

$$y._j = \beta_0 + u._j + \sum_{h=1}^{k} \beta_h x_{h.j} + e._j$$

$$u._j \sim N(0, \sigma_u^2)$$ \hfill (1)

$$Var(e._j) = Var(e_{ij}/n_j) = Var(e_{ij})/n_j = \sigma_e^2/n_j$$

模型中 $y._j$ 为第 j 项研究观察到的均数，也可以是效应尺度，如 Cohen d_j；β_0 为各研究协变量取值为零或基线值时合并效应尺度；$x_{h.j}$ 为引入的协变量或交互项，β_h 为其系数；$u._j$ 为第 j 项研究的随机效应，反映各研究效应尺度与合并效应尺度之差，其方差为 σ_u^2；水平 1 随机效应方差 $Var(e._j) = \sigma_e^2/n_j$，$n_j$ 为第 j 项研究的样本含量。

拟合模型时限定式(1)中 σ_e^2 为 1，则 $Var(e._j) = 1/n_j$，为了方便模型构造，分别为水平 2 和水平 1 随机部分设置权重因子(weighting factor) z_0、z_{1j}，令 $z_0 = 1$，$z_{1j} = 1/\sqrt{n_j}$，则式(1)改写为式(2)：

$$y._j = \beta_0 + \sum_{h=1}^{k} \beta_h x_{h.j} + u._j z_0 + e_{ij} z_{1j}$$ \hfill (2)

对式(1)中随机系数 σ_u^2 做假设检验可判断各研究效应尺度 $\beta_0 + u._j$ 间是否方差不齐或是否有随机效应。对 σ_u^2 的检验类似于传统 Meta 分析中，假设每项子研究总体效应尺度 $\theta_j \sim N(\theta, \tau^2)$ 时，对 τ^2 是否为零检验进行假设检验。若 $\tau^2 = 0$ 时，表明 θ_j 没有变异，即各项研究总体效应相同，可用固定效应模型计算综合效应尺度。若 $\tau^2 \neq 0$，表明各研究总体效应 θ_j 间具异质性(heterogeneity)，应采用 D−L 随机效应模型估计综合效应尺度。多水平 Meta 分析模型中，若存在异质性，且能提炼出导致异质性的相关因素，即可作为协变量引入模型，但进一步估计协变量在不同研究水平间的变异，获得不同协变量的随机效应值 $\sigma_{ku}^2(k=1,2,\cdots)$，更好地校正综合效应尺度。此时，传统 D−L 随机效应模型则只能通过 τ^2 的变化来了解协变量解释了多少变异。

如果以研究为水平 2 单位，协变量 $x._j$ 的斜率在研究间可能随机变异，这时可将模型进一步改写为式(3)：

$$y._j = \beta_0 + u_{0j} + (\beta_1 + u_{1j}) x._j + e_{ij} z_{1j}$$ \hfill (3)

$$\begin{pmatrix} u_{0j} \\ u_{1j} \end{pmatrix} \sim MVN(0, \Omega), \quad \Omega = \begin{bmatrix} \sigma_{u0}^2 & \\ \sigma_{u01} & \sigma_{u1}^2 \end{bmatrix}$$

$$Var(e_{ij} z_{1j}) = \frac{\sigma_e^2}{n_j}, Var(u_{0j} + u_{1j} x._j) = \sigma_{u0}^2 + 2\sigma_{u01} x._j + \sigma_{u1}^2 x._j^2$$

可获得超出聚集水平方差的额外贡献：

$$\sigma_{u1}^2 x._j^2, 2\sigma_{u01} x._j$$

2 基于 Cohen d_j 的 Meta 分析模型

定量资料两独立样本均数比较时，效应尺度常用 1988 年 Cohen 提出的 d_j 度量，即所谓 Cohen d_j，定义为两均数之差除以总体标准差，在实际应用中，总体标准差用两样本

合并方差 s_j 替代,表示为 $d_j=(\bar{x}_{处理j}-\bar{x}_{对照j})/s_j$。

Meta 分析时,若 Cohen d_j 为效应尺度,可用两种方式构造模型:(1) 以 Cohen d_j 作应变量构建多水平模型,即 $y_{.j}=d_j=(\bar{x}_{处理j}-\bar{x}_{对照j})/s_j$,根据式(2)拟合两水平线性模型,模型中水平 1 方差权重因子 z_{1j} 为 $1/\sqrt{n_{2j}+n_{1j}}$。(2) 将 Cohen d_j 变为处理组标化均数 ($d_{处理j}$) 和对照组标化均数 ($d_{对照j}$) 之差,即 $d_j=\bar{x}_{处理j}/s_j-\bar{x}_{对照j}/s_j=d_{处理j}-d_{对照j}$,以 d_{gj} 为反应变量构造模型。设置指示变量"group"区分组别(0 为对照,1 为处理),获得新数据结构如下:

$$\begin{bmatrix} 研究\,j & 组别\,group & 反应变量\,d_{gj} & 样本含量\,n_{gj} \\ 1 & 0 & d_{01} & n_{01} \\ 1 & 1 & d_{11} & n_{11} \\ \vdots & \vdots & \vdots & \vdots \\ J & 0 & d_{0J} & n_{0J} \\ J & 1 & d_{1J} & n_{1J} \end{bmatrix}$$

构造两水平模型如式(4):

$$y_{.j}=\beta_{0j}+\beta_{1j}\,group+e_{ij}/n_{gj} \tag{4}$$
$$\beta_{0j}=\beta_0+u_{0j},\ \beta_{1j}=\beta_1+u_{1j}$$
$$u_{0j}\sim N(0,\sigma_{u0}^2),\ u_{1j}\sim N(0,\sigma_{u1}^2),\ Var(e_{ij})=\sigma_e^2/n_j=1/n_j\,(限制\,\sigma_e^2=1)$$

与式(1)中不同的是,模型(4)中组别变量(group)的系数 β_1 即综合效应尺度估计值,相应的 σ_{u1}^2 为 β_1 在研究间随机效应的方差。这里 β_0 为对照组标准化均数的综合值,σ_{u0}^2 为其随机效应的方差。

对比上述两模型可知,方法(1)更简单,但当具有协变量需进行调整时,方法(1)估计的综合效应尺度易出现偏差,方法(2)体现出了其优势;且方法(2)构造模型时将实验组和对照组视为一个研究中的两个数据观察点,增大了数据量,减少了估计误差,提高了估计的精度,方法(2)估计的综合效应尺度及标准误与传统方法更相近。

3　实例

例　一项关于氟含量 FI 与儿童骨生长的医学文献系统综述中,搜集了 11 项以连续性变量掌骨皮层厚度为结果变量的调查研究数据,见表1。表中第 j 项研究中合适氟含量区域和高氟含量区域的均数、方差和样本含量分别用 $\bar{x}_{1j}$,$\bar{x}_{2j}$,s_{1j}^2,s_{2j}^2,n_{1j} 和 n_{2j},两组合并方差为 s_j^2,其分布范围为 $0.32\sim0.51$。

下面同时报告 Cohen d_j 两种形式构造的模型结果:

1) 以 d_j 为应变量

拟合结果见表2,模型中综合效应尺度估计值即 β_0,为 -0.532,对水平 2 随机项方差 σ_u^2 的假设检验相当于传统 Meta 分析中的异质性检验,这里 Wald 检验结果 $P=0.0827$,可认为各研究效应尺度不具有异质性。

传统 Meta 分析中,首先进行异质性检验 $\chi^2=9.24$,$\nu=10$,$P>0.50$,得出不拒绝

表 1 11 项研究中儿童掌骨 II 皮层厚度*

研究编号	高 FI 区域			合适 FI 区域			合并 s_j	效应尺度 d_j
	n_{2j}	$\bar{x}_{2j}$	s_{2j}^2	n_{1j}	$\bar{x}_{1j}$	s_{1j}^2		
	(1)	(2)	(3)	(4)	(5)	(6)	(7)	(8)
1	26	2.26	0.32	42	2.33	0.33	0.326	−0.215
2	55	2.39	0.31	40	2.49	0.32	0.314	−0.318
3	46	2.50	0.30	50	2.67	0.35	0.327	−0.520
4	45	2.64	0.26	50	2.90	0.45	0.372	−0.699
5	45	2.81	0.35	45	2.93	0.36	0.355	−0.338
6	52	2.95	0.46	55	3.27	0.37	0.416	−0.769
7	46	3.15	0.39	42	3.48	0.48	0.435	−0.759
8	45	3.47	0.46	51	3.73	0.54	0.504	−0.516
9	45	3.63	0.38	45	3.81	0.40	0.390	−0.462
10	42	3.81	0.41	45	4.16	0.42	0.415	−0.843
11	44	3.99	0.56	25	4.18	0.41	0.511	−0.372

* 摘自方积乾主编（2005）"Medical Statistics and Computer Experiments"。

H_0 的结论，可选择固定效应模型计算加权综合效应尺度 $\bar{d}=0.541$，综合效应尺度的标准误 $s_d=0.065$，研究间总方差 $s_d^2=0.0390$，效应尺度 95％置信区间为−0.67～−0.41，结果与表 2 接近。

表 2 以效应尺度 d_j 为应变量的模型拟合结果（MLwiN）

	估计值	标准误	χ^2 值	P
固定参数				
β_0	−0.532	0.063	70.000	0.0000
随机参数				
σ_u^2（水平 2）	0.032	0.019	3.012	0.0827
σ_e^2（水平 1）	1.000	0.000	—	—

2）以各组别 $\bar{x}_{gj}/s_j$ 为因变量

以 d_{gj} 为反应变量的模型估计结果如表 3，与传统方法估计结果及（1）中结果相似。

表 3 以 $\bar{x}_{gj}/s_j$ 为应变量的模型拟合结果（MLwiN）

	估计值	标准误	χ^2 值	P
固定参数				
β_0	8.238	0.262	31.443	0.000
β_1	−0.543	0.064	71.395	0.000
随机参数				
σ_{u0}^2（水平 2）	0.733	0.316	5.400	0.020
σ_{u1}^2（水平 2）	0.000	0.000	0.000	0.000
σ_e^2（水平 1）	1.000	0.000		

多水平统计模型不仅能代替传统 Meta 分析方法给出固定效应或随机效应模型下综合效应尺度的估计值，而且能计算协变量变化时的调整的综合效应尺度，但依然没能解决 Meta 分析固有的缺陷，信息偏倚、发表偏倚、agenda-driven 偏倚的控制仍是难题。

参考文献

[1] Goldstein H. Multilevel statistical models. 3rd ed. London：Arnold，2003.

[2] Turnerl RM, Omar RZ, Yang M, et al. A multilevel model framework for meta-analysis of clinical trials with binary outcomes. Statistics in Medicine，2000，19(24)：3417－3432.

[3] Goldstein H, Yang M, Omar R, et al. Meta-analysis using multilevel models with an application to the study of class size effects. Applied Statistics, 2000,49(3)：399－412

[4] 陈峰. 医用多元统计分析方法. 北京：中国统计出版社，2001.

[5] 沈福民. 流行病学原理与方法. 上海：复旦大学出版社，2001.

[6] 杨珉. 医学和公共卫生中的多水平统计模型简介. 北京：北京大学出版社，2008.

（朱彩蓉　刘巧兰）

多水平 Meta 分析模型——以 OR 为效应尺度

研究结果为分类变量时，往往以比值比（odds ratio，OR）、相对危险度（risk ratio，RR）、风险比（hazard ratio，HR）为效应尺度。现介绍以 OR 和 RR 为效应尺度的多水平 Meta 分析模型。

1　基本原理

比值比（OR）是流行病学病例对照研究（case-control study）资料用来测量疾病与暴露因素之间关联强度的指标。Meta 分析时，病例对照研究资料常见数据形式有三种；数据形式不同，多水平 Meta 分析模型的构建也略有不同。

（1）个体数据已知，假设能收集到 J 项研究的全部个体数据集，包括它们的协变量。此数据结构类似于多中心研究数据，呈典型两水平 logistic 回归及 Poisson 回归模型的层次结构，分析方法参见本书多水平 logistic 和 Poisson 模型一节。

（2）获得暴露比值比 OR（或 $\ln OR$）及总样本含量，数据形式如下数据阵所示：

$$\begin{pmatrix}
\text{研究} & \text{样本含量} & OR \\
1 & n_1 & OR_1 \\
2 & n_2 & OR_2 \\
\vdots & \vdots & \vdots \\
j & n_j & OR_j \\
\vdots & \vdots & \vdots \\
J & n_J & OR_J
\end{pmatrix}$$

以 OR 值的对数 $\ln OR_j$ 为效应尺度,假设总体 $\ln OR$ 服从正态分布,采用上节中模型 1 计算综合效应尺度,模型中因变量为 $\ln OR_j$。这种数据形式很常见,但信息不充分,结果较粗略,解释结果时应慎重。

(3) 获得病例对照研究四格表数据,同时获得暴露比值比 OR 和暴露率,数据形式如下:

研究 j	组别	样本含量	暴露率	协变量
1	1	n_{11}	π_{11}	w_{11}
1	0	n_{10}	π_{10}	w_{10}
2	1	n_{21}	π_{21}	w_{21}
2	0	n_{20}	π_{20}	w_{20}
⋮	⋮	⋮	⋮	⋮
j	1	n_{j1}	π_{j1}	w_{j1}
j	0	n_{j0}	π_{j0}	w_{j0}
⋮	⋮	⋮	⋮	⋮
J	1	n_{J1}	π_{J1}	w_{J1}
J	0	n_{J0}	π_{J0}	w_{J0}

组别中 1 代表病例,0 代表对照。这种数据形式允许协变量在病例组和对照组取值不同,如病例组和对照组的平均年龄可能不同。根据此数据特点,可采用多水平 logistic 模型原理和方法来构建 Meta 分析模型,如式(1)所示:

$$\text{logit}(\pi_{ij}) = (\beta_0 + u_{0j}) + (\beta_1 + u_{1j})\text{group} + \sum \beta_k w_{j,k} \tag{1}$$

$$u_{0j} \sim N(0, \sigma_{u0}^2), \; u_{1j} \sim N(0, \sigma_{u1}^2)$$

π_{ij} 表示第 j 项研究的暴露率;$group$ 为 0/1 变量,指示病例组与对照组;$w_{j,k}$ 为其他协变量;对固定效应系数 β_1 取反对数则获得综合效应尺度 OR 值。模型中引入反映各研究特征的协变量,可以校正的综合效应尺度估计值。第 3 种数据形式包含较多各研究的信息,且允许病例组和对照组协变量取值不同,相比之下,第 3 种数据形式的结果更稳定合理。

此外,对于以相对危险度(RR)为效应尺度的流行病学队列研究,与上述病例对照研究多水平 meta 分析模型类似,根据所收集数据形式不同有 3 种计算合并效应尺度的模型。前两种数据形式只要将效应尺度改为 RR 或 $\ln RR$ 即可;当能收集到四格表数据,即所谓分暴露组和非暴露组的观察结果时,可分为 3 种情况考虑:①直接拟合对数发病率的线性模型,除了应变量为 $\ln \pi_j$ 外,其他同"多水平 Meta 分析模型——已知均数和标准差"条目中模型(4)。②在研究数不够多或对 $\ln \pi_j$ 的正态假设不能成立的情况下,可拟合发病率的 logistic 模型,此时模型与式(1)相似,不过,这里的综合 OR 只是对 RR 的近似值。③若上述 logistic 模型对 RR 的近似程度不满意,可尝试拟合如式(2)的 Poisson 模型。

$$y_j = \ln(n_j \pi_j) = \text{offset} + (\beta_0 + u_{0j}) + (\beta_1 + u_{1j})\text{group} \tag{2}$$

$$u_{0j} \sim N(0, \sigma_{u_0}^2), \; u_{1j} \sim N(0, \sigma_{u_1}^2), \; Cov(u_{0j}, u_{1j}) = \sigma_{u_{01}}$$

$$\text{offset} = \ln n_j$$

模型(2)中反应变量为观察死亡数或 $n_j \pi_j$,模型右边的 offset 与左边的 $\ln n_j$ 相减,则获得因变量为发病率。

2 实例

例 吸烟和肺癌关系的研究中某研究者在 1998 年采用光盘检索 1990 年至 1996 年 MEDLINE 以及 1984 年至 1996 年"中国生物医学"(CBM)收录的有关文献,再根据检索到的文献追踪同类文献至 70 年代,共搜集吸烟和肺癌关系研究的文献 49 篇。各项研究独立且研究假设相同,得到的数据包括各项研究的 OR 值($\ln OR$ 值)及其标准误、研究水平的协变量包括样本含量、设计类型等,数据见表 1。

表 1　49 篇吸烟与肺癌关系研究的数据形式*

研究	a**	b	c	d	OR	$\ln OR$	国别	设计类型
1	67	224	4	303	22.66	3.12	外国	病例研究
2	102	6333	14	4255	4.90	1.59	中国	队列研究
⋮	⋮	⋮	⋮	⋮	⋮	⋮	⋮	⋮
49	101	104	12	9	0.73	−0.32	外国	病例研究

*:数据来自刘巧兰 1999 年华西医科大学硕士学位论文;

**:a、b、c、d 是四格表中的频数,频数为 0 时,四个格子均加 0.5,再计算 OR 值。

采用 MLwiN2.0 分别拟合以 $\ln OR$ 和暴露率(吸烟率)为应变量的无协变量和引入多个协变量的两水平模型,结果见表 2、表 3。

表 2　吸烟与肺癌关系研究资料拟合两水平无协变量模型估计值(标准误)

	应变量为 $\ln OR$	应变量为吸烟率
固定参数		
β_0*(截距)	1.407(0.105)	0.499(0.115)
β_1(组别)		1.441(0.101)
随机参数		
σ_u^2(水平 2)	0.539(0.109)	0.414(0.098)
σ_e^2(水平 1)	1.000(0.000)	1.000(0.000)

*:经过 Wald 检验,固定参数 β_0 和随机参数 σ_u^2 均有统计学意义。

表 3　吸烟与肺癌关系研究资料拟合两水平含协变量模型的估计值(标准误)

	应变量为 $\ln OR$	应变量为吸烟率
固定参数		
β_0(截距)	1.077(0.265)	0.512(0.287)
β_1(组别)		1.428(0.103)
国别	0.637(0.196)	0.804(0.205)
设计	−0.028(0.323)	−0.791(0.344)
年龄配比	−0.114(0.235)	−0.299(0.244)
随机参数		
σ_u^2(水平 2)	0.443(0.090)	0.550(0.114)
σ_e^2(水平 1)	1.000(0.000)	1.000(0.000)

*:经过 Wald 检验,固定参数 β_0、β_1 和随机参数 σ_u^2 均有统计学意义;

**:栏(1)协变量国别有统计学意义,栏(2)协变量国别与设计有统计学意义。

以 lnOR 为因变量时,没引入协变量的模型中综合 lnOR 为 1.407(标准误为 0.105),与传统随机效应模型 D-L 法所获得综合 lnOR 为 1.434(标准误为 0.106),τ^2 为 0.460,结果接近;当引入协变量后,综合 lnOR 估计值为 1.077,与没有引入协变量的零模型结果及 D-L 法结果差别均很大,这是由于此处综合 lnOR 估计值只代表协变量国别、设计及年龄配比均取值为 0 时的情况。

以暴露率为应变量时,在没有引入协变量的模型中,综合 lnOR 为 1.441(标准误为 0.101),与传统 D-L 法结果相近。当引入协变量后,综合 lnOR 与以 lnOR 为应变量的结果有差别,以应变量为暴露率时的结果更稳定合理。

参考文献

[1] Goldstein H. Multilevel statistical models. 3rd ed. London:Arnold,2003.

[2] Goldstein H, Rasbash J. Improved approximations for multilevel models with binary responses. Journal of the Royal Statistical Society,1996,159:505—513.

[3] 沈福民. 流行病学原理与方法. 上海:复旦大学出版社,2001.

[4] 杨珉. 医学和公共卫生中的多水平统计模型简介. 北京:北京大学出版社,2008.

[5] Turner RM, Omar RZ, Yang M, et al. A multilevel model framework for meta-analysis of clinical trials with binary outcomes. Statistics in Medicine, 2000:19(24):3417—3432.

[6] Goldstein M, Yang M, Omar R, et al. Meta-analysis using multilevel models with an application to the study of class ize effects. Applied Statistics,2000,49(3):399—412.

（朱彩蓉　刘巧兰）

交叉分类数据模型

典型的多水平数据特指 n_j 个水平一个体值在第 j 个水平二单位中聚集,个体观察值的误差来源可直接归于个体内和个体间。而交叉分类数据是非典型的层次结构,比如同一病人在一定治疗期间可能到不同地区不同医院接受治疗。表 1 显示典型两水平层次结构,表 2 则显示病人在不同医院和地区的交叉分类结果。

表 1　单纯两水平层次结构

医院 1	医院 2	医院 3	
病人 1	病人 4	病人 7	病人 10
病人 2	病人 5	病人 8	病人 11
病人 3	病人 6	病人 9	

表 2　病人在水平 2 上交叉分类结构

	医院 1	医院 2	医院 3
地区 1	病人 1、2	病人 3	病人 4—6
地区 2	病人 7	病人 8、9	病人 10、11

表 1 数据用简单两水平模型可分解总方差为医院内和医院间随机效应两部分。而表 2 显示总方差应分解为三部分：医院间、地区间和病人间。医院和地区为水平二上的两项交叉分类。类似例子还可出现在病人重复观察点如表 3 的病人和医生/护士的交叉分类。

表 3　重复测量数据时病人与医生的交叉分类结构

	医生 1	医生 2	医生 3
病人 1	t_1	t_2, t_3	
病人 2	t_1	t_2	t_3
病人 3	t_1		t_2, t_3

1　基本模型——两水平交叉分类

考虑表 2 例子，$i(i=1, \cdots, n)$ 指示病人（水平 1 单位），$j_1(j_1=1, \cdots, p_1)$ 和 $j_2(j_2=1, \cdots, p_2)$ 分别指示医院和地区（水平二两类单位），X 为协变量，u 为医院间随机效应，u_2 为地区间随机效应，e 水平一残差，其模型为

$$y_{i(j_1 j_2)} = X_{i(j_1 j_2)}\beta + u_{1 j_1} + u_{2 j_2} + e_{i(j_1 j_2)} \tag{1}$$

水平 2 协方差结构为如下形式：

$$
\begin{aligned}
& e_{i(j_1 j_2)} \sim N(0, \sigma_e^2) \\
& Cov(y_{i(j_1 j_2)} y_{i'(j_1 j_2')}) = \sigma_{u_1}^2, \quad Cov(y_{i(j_1 j_2)} y_{i'(j_1' j_2)}) = \sigma_{u_2}^2 \\
& Var(y_{i(j_1 j_2)}) = Cov(y_{i(j_1 j_2)} y_{i'(j_1 j_2)}) = \sigma_{u_1}^2 + \sigma_{u_2}^2 \\
& u_{1 j_1} \sim N(0, \sigma_{u_1}^2), \quad u_{2 j_2} \sim N(0, \sigma_{u_2}^2)
\end{aligned} \tag{2}
$$

式（2）显示水平 2 方差是两类别分别方差之和。在同一类别下两水平一单位的协方差为该类别的方差，即 i 和 i' 两个体在同一医院的协变异期望值为医院随机效应方差 $\sigma_{u_1}^2$，在同一地区的协变异期望值为地区随机效应方差 $\sigma_{u_2}^2$。两个不同属任何一类别的水平一单位的协变异值为 0。两类别的方差具可加性。

2　模型估计方法

EM 算法和 IGLS 算法均可以有效地估计随机交叉分类模型的参数。

以表 2 数据模型（1）为例，用 IGLS 算法的原理如下：

已知固定参数 β，可获得总残差，期望总方差为水平二方差 V_2 和水平一方差 V_1 之和。

$$\tilde{y} = Y - X\hat{\beta}$$

$$E(\tilde{Y}\tilde{Y}^T) = V_1 + V_2 \tag{3}$$

$$V_2 = z_1 \Omega_{(1)2} z_1^T + z_2 \Omega_{(2)2} z_2^T \tag{4}$$

式(4)表示水平二单位间的总方差是由两部分构成:归因于分类1(如医院)和归因于分类2(如地区)分别的方差协方差成分。在最简单的方差成分模型下,分类1的协方差 $\Omega_{(1)2} = \sigma_{(1)2}^2$,分类2的协方差 $\Omega_{(2)2} = \sigma_{(2)2}^2$。

$$V_2 = z_1 (\sigma_{(1)2}^2 I_{(1)}) z_1^T + z_2 (\sigma_{(2)2}^2 I_{(2)}) z_2^T \tag{5}$$

z_1 为分类 $1(n \times p_1)$ 维的设计矩阵(n 为水平1单位数,p_1 为分类1的类别数)。z_2 为分类2的设计矩阵,其维度为 $n \times p_2$(p_2 为分类2的类别数)。$I_{(1)}$、$I_{(2)}$ 分别为两类别的单位向量。

如果将分类1(医院)视为水平2单位,对数据整理排序,式(5)中的第一部分则代表归于医院随机效应的方差部分,简化为

$$z_1 (\sigma_{(1)2}^2 I_{(1)}) z_1^T = J \sigma_{(1)2}^2 J^T$$

J 是 $n \times 1$ 维单位向量。而式(5)中第二部分归于分类2(地区)的随机效应方差则作为独立成分被放在一虚拟水平(水平三)。该水平有 p_2 个对角块阵。每个块阵对应于分类2一单位,且在估计中加限制条件以满足假设。

$$Var(u_{(2)1}) = Var(u_{(2)2}) = \cdots = Var(u_{(2)p_2}) = \sigma_{(2)2}^2$$

IGLS算法将两水平两交叉分类模型处理成三水平模型,在虚拟的三水平上构造对角块阵估计非水平2单位的类别的随机效应的方差。在水平二上估计另一类别随机效应的方差。而水平一随机效应方差形式与通常两水平模型一样。该算法允许两交叉分类的任意一类在水平二和三上交换。以表2为例,可将数据按医院为水平二整理,将地区作为水平三单位;也可将地区为水平二整理,将医院作为水平三单位。从计算速度上考虑,取单位数较少的一类作为水平三单位更合适。

3 实例

教育研究中,学校教学成就通常用学生考试成绩在学校间的变异及随机效应评价。多水平模型分析为必须手段,正确评估学校间变异度尤其重要。现有3435名苏格兰中学生毕业于19所中学时的考试成绩。这19所中学接收的学生来自148所小学。中学和小学间不是单纯的层次结构,而是交叉分类结构。其中一协变量为小学毕业时的考试成绩作为基线变量。

设小学为水平二单位,学生为水平一单位,整理数据是两水平结构。并产生19个指示变量对应19所中学,将中学作为水平三单位拟合模型(1),同时拟合单纯两水平模型作比较。结果如表4:

表 4 两水平两交叉分类模型估计值

参数		单纯两水平模型	交叉分类模型
		估计值（标准误）	估计值（标准误）
固定效应			
截距	β_0	5.99	5.99
基线成绩	β_1	0.16(0.003)*	0.16(0.003)***
随机效应			
中学间	$\sigma^2_{u_2}$	0.28(0.06)*	0.011(0.021)
小学间	$\sigma^2_{u_1}$		0.27(0.06)***
学生间	σ^2_e	4.26(0.10)*	4.25(0.10)***

*：$P<0.001$（Wald 检验）。

　　随机效应分析结果显示，如忽略小学教育对这些中学生的随机效应，仅就中学随机效应进行分析的单纯两水平模型得到的结论是中学间有显著意义的变异或教学成就在中学间有显著区别。而交叉分类模型正确地估计了总变异中归属于小学和中学各自分别的部分，从而得到完全不同的结论：中学间的教学成就没有差别，而小学间的教学成就的差别有显著性意义。

参考文献

[1] Goldstein H. Multilevel Statistical Models. 4th ed. Wiley：Singapore，2010.
[2] Rasbash J，Goldstein HH. Efficient analysis of mixed hierarchical and cross classified random structures using a multilevel model. Journal of Educational and Behavioural Statistics，1994，19：337—350.

（Harvey Goldstein　杨　珉注译）

判别分析

　　判别分析（discriminant analysis）是判别个体所属类别的一种多元统计分析方法，是根据已知分类的数据建立由数值指标构成的分类规则应用于未知分类个体中进行分类的方法。它在医学领域有着广泛的应用。主要应用于疾病诊断、疾病预报、预后估计、环境污染程度的鉴定及环保、劳保措施的效果估计和病因学分析等。例如，根据病人的各种症状判别病人患的是哪一种疾病；根据病人的各种症状的严重程度预测病人的预后；

根据细菌的形态及生化特性判别属于何种菌种;根据骨科 X 线片子的各种形态特征判别属于何种骨瘤;根据心电图各种波形特点识别心脏病等。

在判别分析中,因判别准则的不同,判别分析方法也不同。常用的有 Fisher 法,Bayes 法,似然判别法,二次型判别法,序贯判别法,离散变量判别法等。近十多年来,线性判别法以其计算简便的优势也开始应用于判别分析中。

判别分析的步骤以诊断疾病为例说明如下:

1)收集一批已确诊患有 G 类疾病的病人(或健康人与病人)的各种特征(与疾病诊断有关的症状、体征、化验结果以及年龄、性别等)资料,以 m 种特征为自变量 $(X_1, X_2, \cdots, X_m)$,以诊断结果为因变量 $(Y_1, Y_2, \cdots, Y_G)$。

2)按照某一判别准则,求得 G 个线性(或非线性)判别式(判别函数)。

3)对判别式作回代考核,评价判别效果。

4)应用时,将待判别病人的各种特征值代入判别式,根据计算所得的 $Y_k(k=1, 2, \cdots, G)$ 值即可判断病人患何种疾病。

由以上步骤可知,判别分析的目的就是要根据已知类别(如有 G 类)的一批样本找出一个将这 G 类事物区分开来的方法。

1 Fisher 判别准则

Fisher 判别准则是寻找一组线性函数将多维变量投影到一维变量上,并要求该一维变量类间的变异尽可能地大,而类内的变异尽可能地小,即类间的方差与类内的方差之比达到最大。

设有 G 个类 $\pi_1, \pi_2, \cdots, \pi_G$。从第 k 个类 π_k 中独立随机地抽取含量为 n_k 的样本,总样本量 $n = n_1 + n_2 + \cdots + n_G$。设从类 π_k 中抽取的第 i 个观察值向量为 $X_i^{(k)} = (x_{i1}^{(k)}, x_{i2}^{(k)}, \cdots, x_{im}^{(k)})'$,则线性判别函数为:

$$u(X) = c_1 x_1 + c_2 x_2 + \cdots + c_m x_m = C'X \qquad C = (c_1, c_2, \cdots c_m)' \tag{1}$$

记 $\overline{X}^{(k)}$ 及 $S^{(k)}$ 为从类 π_k 中抽取样本的样本均数向量及样本协方差阵,记 $\overline{X}$ 为总均数向量。类 π_k 中 $u(X)$ 的样本均数 $\bar{u}_k$ 及样本方差 σ_k^2 为:

$$\bar{u}_k = C'\overline{X}^{(k)}, \quad \sigma_k^2 = C'S^{(k)}C \qquad k = 1, 2, \cdots, G$$

n 个样本的 $u(X)$ 的总均数记为 $\bar{u}$:

$$\bar{u} = \frac{1}{n} \sum_{k=1}^{G} n_k \bar{u}_k = C'\overline{X}$$

Fisher 线性判别函数中求参数 C 的思想是:不同类的判别值 u 要尽可能地分开,而同一类内的判别值 u 又应尽可能地接近,即理想的 C 应使下式中的 λ 值为最大。

$$\lambda = \sum_{k=1}^{G} n_k (\bar{u}_k - \bar{u})^2 \Big/ \sum_{k=1}^{G} q_k \sigma_k^2 \tag{2}$$

式(2)中的分子部分反映了类间的离差,设 $B = \sum_{k=1}^{G} n_k (\overline{X}_k - \overline{X})(\overline{X}_k - \overline{X})'$。

式(2)中的分母部分中 q_k 是人为预先给定的权重($q_k \geqslant 0$),可根据先验概率确定这权重。如取 $q_k = n_k - 1$,则 $S = \sum\limits_{k=1}^{G} q_k S^{(k)}$ 为总的类内离差阵 W。将 B 和 S 代入(2)式,得 $\lambda = C'BC/C'SC$。令 $\partial \lambda / \partial C = 0$,得 $(B - \lambda S)C = 0$。

显然,λ 是 B 及 S 矩阵的广义特征根,C 是相应特征根 λ 的特征向量。由于 B 和 S 的对称性,其 λ 必为实数,且任一特征根是非负的。特征根 λ 的大小反映了对应判别函数的综合分辨能力,将 λ 按由大到小排列:

$$\lambda_1 > \lambda_2 > \cdots > \lambda_p > 0$$
$$p \leqslant \min\{G-1, m\}$$

p 个 λ 为非零特征根,对应的特征向量记为 $C^{(1)}$,$C^{(2)}$,$\cdots$,$C^{(p)}$,分量形式为 $C^{(k)} = (c_{1k}, c_{2k}, \cdots, c_{mk})''$,对应每一个特征向量 C 就可构造一个判别函数,p 个判别函数为

$$u(l)(x) = c(l)'x = c_{1l}x_1 + c_{2l}x_2 + \cdots + c_{ml}x_m \qquad l = 1, 2, \cdots, p$$

其中 $u(l)$ 是具有最大分辨能力 λ_l 的综合得分。由于正特征根的判别函数的个数 p 不大于 G,Fisher 判别函数可以使用较少的判别函数,不同判别函数的分类能力常计算成百分比,记 $p_l = \lambda_l \big/ \sum\limits_{i=1}^{p} \lambda_i$,$l = 1, 2, \cdots, p$ 为第 l 个判别函数 $u(l)$ 的判别贡献率,记 $SP_{m_0} = \sum\limits_{l=1}^{m_0} \lambda_l \big/ \sum\limits_{i=1}^{p} \lambda_i$ 为头 m_0 个判别函数的累积判别率。参考 SPm_0 来决定应取 n 个判别函数。例如,当 $SP_2 \geqslant 70\%$ 时,则可以认为取 2 个判别函数。

决定应取几个判别函数的另外更好的指标是计算 m 个变量与 G 个类间的总相关系数即典型相关系数 ρ:$\rho = \sqrt{\lambda_i / (1 + \lambda_i)}$。取使 ρ 明显不为零的个数作为判别函数的个数。

Fisher 判别函数本身并没有确定判别规则,即确定分界点的规定。因此使用者需根据实际情况选择判别分类规则。判别待判别样品 X 的类别有两种处理:

1)当仅取一个判别函数时($m_0 = 1$),可用下式之一作分类。

① 不加权法

若 $|u(X) - \bar{u}_k| = \min\limits_{j=1,G} |u(X) - \bar{u}_j|$ 则将 X 分为类 π_k。

② 加权法

将 $\bar{u}_1, \bar{u}_2, \cdots, \bar{u}_G$ 按由小到大排列:$\bar{u}_{(1)} < \bar{u}_{(2)} < \cdots < \bar{u}_{(G)}$

对应的判别函数标准差 σ_k 也相应记为 $\sigma_{(k)}$,令 $d_{k,k+1} = (\sigma_{(k+1)}\bar{u}_{(k)} + \sigma_{(k)}\bar{u}_{(k+1)})/(\sigma_{(k+1)}\sigma_{(k)})$,$k = 1, 2, \cdots, G-1$。$d_{k,k+1}$ 就是类 π_k 与类 π_{k+1} 的分界点。

2)当取 m_0 个判别函数时($m_0 > 1$),可用下面的加权及不加权公式。

① 不加权法

记 $\bar{u}_l^{(k)} = C_l'\bar{X}^{(k)}$,$i = 1, 2, \cdots, G$;$l = 1, 2, \cdots, m_0$,为类 k 的样本在第 l 个判别函数 $u_l(x)$ 上的均值。对于一个待判别样本,$X = (x_1, x_2, \cdots, x_m)'$ 计算 $u_l(X) = C_l'X$,$l = 1, 2, \cdots, m_0$ 及 $D_k^2 = \sum\limits_{l=1}^{m_0} [u_l(X) - \bar{u}_l^{(k)}]^2$,$k = 1, 2, \cdots, G$。$D_k^2$ 是判别函数值向量 $[u_1(X), u_2(X), \cdots, u_{m0}(X)]$ 与第 k 个类的中心点 $(\bar{u}_k^1, \bar{u}_k^2, \cdots, \bar{u}_k^{m_0})$ 的平方距离。当 $D_k^2 = \min\limits_{j=1,2,\cdots,G} D_j^2$,

$k=1,2,\cdots,G$,则判 X 为 π_k 总体。

②加权法

将判别能力 λ 考虑进去,有 $D_k^2 = \sum_{l=1}^{m_0} \lambda_l [u_l(X) - \bar{u}_l^{(k)}]^2$, $k=1,2,\cdots,G$。

当 $D_k^2 = \min_{j=1,2,\cdots,G} D_j^2$,$k=1,2,\cdots,G$,则判 X 为 π_k 总体。

检验判别函数的实际判别分类效果主要有 3 种:回代检验,交叉检验,刀切法检验。

例 1 医院工作效率和医疗质量的评定是医院管理的一个基本课题,常要寻求用少数几项指标对整个医院工作作出快速可靠的评定。某单位曾对工作质量好、中、差的三类医院的治愈率、病死率、治愈者平均住院天数、临床初步诊断符合率等 24 项指标作了调查,现从中抽出质量优的(A 类)及差的(B 类)共 20 家医院的三项指标:X_1 床位使用率,X_2 治愈率,X_3 诊断指数进行研究,欲由这三项指标判别医院工作质量高低[3]。

表 1　两类医院的原始观察值

| 编号 | A类(优) | | | 编号 | B类(差) | | |
	X_1	X_2	X_3		X_1	X_2	X_3
1	98.82	85.49	93.18	12	72.48	78.12	82.38
2	85.37	79.10	99.65	13	58.81	86.20	73.46
3	89.64	80.64	96.94	14	72.48	84.87	74.09
4	73.08	86.82	98.70	15	90.56	82.07	77.15
5	78.73	80.44	97.61	16	73.73	66.63	93.98
6	103.44	80.40	93.75	17	72.79	87.59	77.15
7	91.99	80.77	93.93	18	74.27	63.91	85.54
8	87.50	82.50	84.10	19	93.62	85.89	79.80
9	81.82	88.45	97.90	20	78.69	77.01	86.79
10	73.13	82.94	92.12				
11	86.19	83.55	93.90				

用 SAS 统计软件作判别分析,由表 1 资料得线性判别函数如下:

$$u(1) = -692.31640 + 1.20181 X_1 + 6.54918 X_2 + 7.79687 X_3$$
$$u(2) = -558.11635 + 1.06789 X_1 + 5.96577 X_2 + 6.93189 X_3$$

回代结果见表 2。

表 2　判别分析与原分类结果符合情况

| 原分类 | 判别结果 | | 合计 |
	A类(优)	B类(差)	
A类(优)	10	1	11
B类(差)	0	9	9
合　计	10	10	20

本例 A 类 11 家医院中,判对 10 家,错判 1 家,正确判别率为 90.9%,错误判别率为 9.1%;B 类 9 家,判对 9 家,错判 0 家,正确判别率为 100.0%,错误判别率为 0.0%。

2　Bayes 判别准则

Bayes 判别准则是以个体归属某类的概率(或某类的判别函数值)最大或错分总平均损失最小为标准。

设有 G 个类 $\pi_1, \pi_2, \cdots, \pi_G$,各类总体中的每个个体观察了 m 个指标,$X = (X_1, X_2, \cdots, X_m)'$,各类总体的 m 项指标服从多元正态分布。设有某个体来自第 k 类,按某分类规则将其分类,难免会发生错分现象。用 $L(j \mid k)$ 表示把实属 k 类总体的个体错分入 j 类总体的"错分损失",相应的错分概率记为 $P(j \mid k)$。那么按此分类规则将实属 k 类的个体错分到其他各类的"错分平均损失"为:

$$\sum_{j=1}^{G} L(j \mid k) P(j \mid k) \quad j=1,2,\cdots,G; k=1,2,\cdots,G \tag{3}$$

设第 k 类个体出现的概率(即先验概率)为 $P(\pi_k)$,那么按该分类规则各类互相错分的总平均损失为

$$\sum_{k=1}^{G} P_k \left[\sum_{\substack{j=1 \\ j \neq k}}^{G} P(j \mid k) L(j \mid k) \right] \quad k=1,2,\cdots,G; k \neq j; j=l,2,\cdots,G$$

由于错分损失 $L(j \mid k)$ 的实际值很难确定,如果认为任何错分的损失都相同,则可定 $L(j \mid k) = 1 (j \neq k)$。这时错分平均损失就等于错分概率。设各类总体都服从多元正态分布,且各类总体的协方差矩阵相同。则第 k 类总体的正态分布概率密度函数近似表示为:

$$f(X \mid \pi_k) = (2\pi)^{-\frac{m}{2}} |V|^{-\frac{1}{2}} \exp\left[-\frac{1}{2} (X - \overline{X}_k)' V^{-1} (X - \overline{X}_k) \right]$$

将密度函数取对数,去掉常数项得:

$$Y_k = \ln P(\pi_k) + \overline{X}_k' V^{-1} X - \frac{1}{2} \overline{X}_k' V^{-1} \overline{X}_k \tag{4}$$

其中 Y_k 称为第 k 类总体的分类函数,显然(4)式是 X 的线性函数,记为:

$$Y_k = \ln p_k + c_{0k} + c_{lk} x_1 + c_{2k} x_2 + \cdots + c_{mk} x_m$$

设 $C_k = (c_{1k}, c_{2k}, \cdots, c_{mk})'$,则有 $C_k = \overline{X}_k V^{-1}$,$c_{0k} = \frac{1}{2} C_k' \overline{X}_k$。这样推导出 G 类中各类的判别函数为

$$Y_1 = \ln p_1 + c_{01} + c_{l1} x_1 + c_{21} x_2 + \cdots + c_{m1} x_m$$
$$Y_2 = \ln p_2 + c_{02} + c_{l2} x_1 + c_{22} x_2 + \cdots + c_{m2} x_m$$
$$\cdots\cdots \tag{5}$$
$$Y_G = \ln p_G + c_{0G} + c_{lG} x_1 + c_{2G} x_2 + \cdots + c_{mG} x_m$$

对于任一待判个体,只要把其观测值 X 代入(5)式即可求得各类的 Y 值,哪个 Y 值最大,就判断该个体属于哪类。当(5)式中的先验概率相等时,(5)式中的 $\ln P_k$ 可全部删去而不影响判断结果。若 P_k 不知时,可由各类的频率估计之。

例2 如果在例1中除 A、B 两类医院外,再加上工作质量中等的医院10家,观察值见表3。

表3 三类医院的原始观察值

A类(优)				B类(差)				C类(中)			
编号	X_1	X_2	X_3	编号	X_1	X_2	X_3	编号	X_1	X_2	X_3
1	98.82	85.49	93.18	12	72.48	78.12	82.38	21	80.83	80.69	85.05
2	85.37	79.10	99.65	13	58.81	86.20	73.46	22	72.21	80.95	85.40
3	89.64	80.64	96.94	14	72.48	84.87	74.09	23	70.84	83.67	90.85
4	73.08	86.82	98.70	15	90.56	82.07	77.15	24	77.32	79.64	89.72
5	78.73	80.44	97.61	16	73.73	66.63	93.98	25	68.87	82.81	92.75
6	103.44	80.40	93.75	17	72.79	87.59	77.15	26	88.00	80.96	79.32
7	91.99	80.77	93.93	18	74.27	63.91	85.54	27	73.79	71.40	92.54
8	87.50	82.50	84.10	19	93.62	85.89	79.80	28	80.13	87.65	85.10
9	81.82	88.45	97.90	20	78.69	77.01	86.79	29	76.22	80.82	86.61
10	73.13	82.94	92.12					30	80.74	80.14	92.34
11	86.19	83.55	93.90								

用 SAS 统计软件作判别分析,由表3资料得线性判别函数如下:

$$Y(A) = -770.82951 + 1.99428 X_1 + 7.01900 X_2 + 8.32158 X_3$$

$$Y(B) = -620.87872 + 1.76892 X_1 + 6.41017 X_2 + 7.38548 X_3$$

$$Y(C) = -685.00211 + 1.82105 X_1 + 6.69535 X_2 + 7.82674 X_3$$

在 SAS 统计结果中给出了回代判别错误的各观察对象及错判类别;给出了模型中所有观察对象回代结果;并给出了回代分类错误数的估计。结果见表4。

表4 分入各组的观察数及百分比

原分类	判别结果			合计
	A类(优)	B类(差)	C类(中)	
A类(优)	9	0	2	11
	81.82	0.00	18.18	100.00
B类(差)	0	6	3	9
	0.00	66.67	33.33	100.00
C类(中)	0	1	9	10
	0.00	10.00	90.00	100.00
合计	9	7	14	30
	30.00	23.33	46.67	100.00

表5　各组分类正确与错误率的估计

	A 类(优)	B 类(差)	C 类(中)
正确率(%)	81.82	66.67	90.00
错误率(%)	18.18	33.33	10.00

由表 5 可以看出,该判别模型对 A 类、B 类、C 类三类医院的判别正确率以 C 类医院最好,A 类次之,而 B 类最差,说明该模型对工作质量中等的医院判别效果较好,对优的医院判别效果有一定的参考价值规律;而对差的医院判别效果不太理想。

据此判别函数,就可以对各待判医院进行其所属类别的判定。例如,测得某医院的各指标值为:

$$
\begin{array}{ccc}
X_1 & X_2 & X_3 \\
80.68 & 83.80 & 86.96
\end{array}
$$

将其代人上述判别函数,得:

$$Y(A) = -770.82951 + 1.99428 \times 80.68 + 7.01900 \times 83.80 + 8.32158 \times 86.96 = 701.7864$$

$$Y(B) = -620.87872 + 1.76892 \times 80.68 + 6.41017 \times 83.80 + 7.38548 \times 86.96 = 21.3905$$

$$Y(C) = -685.00211 + 1.82105 \times 80.68 + 6.69535 \times 83.80 + 7.82674 \times 86.96 = -4.3923$$

在算得的各 Y 值中以 $Y(A) = 701.7864$ 为最大,故判该医院为质量优的 A 类医院。

Bayes 判别法理论上要求多个总体是多元正态分布,且具有等协方差阵。Fisher 判别法对总体的分布及协方差矩阵没有任何要求。当做两类判别时,两种方法的判别效果是等价的。

3　最大似然判别准则

对于离散变量(独立性变量)采用此法。

设有 G 类总体,m 个变量 $X = (x_1, x_2, \cdots, x_m)'$,每个变量都是只有有限个取值的离散变量,如"性别",男取值为 1,女取值为 2。"文化程度"的文盲、小学、初中、高中和大学分别取值为 0、1、2、3、4 等。假设 m 个变量间相互独立,虽然该假设不一定严格要求满足。记 $P(x_j | \pi_k)$ 为 π_k 总体中出现 x_j 的概率,$j = 1, 2, \cdots, m$。记 $P(X | \pi_k)$ 是 π_k 总体中出现 X 的概率,则

$$L_k(X) = P(X | \pi_k) = P(x_1 | \pi_k) P(x_2 | \pi_k) \cdots P(x_m | \pi_k) \quad k = 1, 2, \cdots, G \quad (6)$$

如果每个 x_j 都只取 0 或 1 两值,记 π_k 总体中 $x_j = 1$ 的样本数为 n_{jk},记,$n_k = n_{k1} + n_{k2} + \cdots + n_{km}$,$k = 1, 2, \cdots, G$,则(6)式中每一项可用下式估计:

$$\hat{P}(x_j | \pi_k) = (n_{jk}/n_k)^{x_j} (1 - n_{jk}/n_k)^{1-x_j}$$

代入(6)式即得 $P(x_j | \pi_k)$ 的估计值为:

$$\hat{P}(X | \pi_k) = \prod_{j=1}^{m} n_{jk}^{x_j} (n_k - n_{jk})^{1-x_j} / n_k \quad k = 1, 2, \cdots, G$$

当观察到 X 后,判断它属于 π_k 总体的概率为:

$$P(\pi_k \mid X) = \frac{q_k P(X \mid \pi_k)}{\sum\limits_{j=1}^{G} q_j P(X \mid \pi_j)} \quad k=1,2,\cdots,G \tag{7}$$

其中 q_k 为先验概率。如 $P(X|\pi_k)=\max\limits_{j} P(X|\pi_j)$,$j=1,2,\cdots,G$,则判 X 为 π_k 总体。实际判别时,将条件概率简化为指数

$$L_k = 10(1+\lg q_k) + \sum_{j=1}^{m} 10[1+\lg P(x_j \mid \pi_k)] \quad k=1,2,\cdots,G$$

比较 $L_1,L_2,\cdots,L_G$ 的大小与比较(7)式中 G 个值是等价的。如果 X 能使 $L_k = \max(L_1,L_2,\cdots,L_G)$,则判 X 属类 π_k 总体。

例3 某医院曾尝试用下列 11 项指标,即 X_1 性别,X_2 年龄,X_3 吸烟史,X_4 起病方式,X_5 咳嗽,X_6 咯痰,X_7 痰量,X_8 咯血,X_9 发热,X_{10} 白细胞数,X_{11} 多核白细胞(%)。对下列三类疾病作出判断:A_1 肺癌,A_2 肺结核,A_3 肺部炎症。

为此,收集了 100 例肺癌患者,57 例肺结核患者,56 例肺炎患者的病史资料。用这 11 项指标值进行判别分析。算得三类疾病的症状发生频率列于表 6。如肺癌患者共 100 例,其中男 73,女 27,故得肺癌男性发生频率为 73/100=73%,女性为 27/100=27%。又如年龄一栏,肺癌患者中有 99 例原始资料中有记录,故计算时为 99 例(另一例病史中无记录,又无法补得),其中不足 20 岁者无,20～40 岁者 11 例,40 岁及以上者 88 例,故发生频率分别为 0/99=0%,11/99≈11% 及 88/99≈89%,其余各发生频率的算法类同。

表 6　肺癌、肺结核、肺炎的症状发生频率

变量	指标	级别	频率(%)		
			肺癌(Y_1)	肺结核(Y_2)	肺炎(Y_3)
X_1	性别	男	73	67	73
		女	27	33	27
X_2	年龄	< 20	0	4	12
		20～	11	49	25
		40～	89	47	63
X_3**	吸烟史	不吸	25	70	41
		< 10 支/日	6	9	3
		10 支/日～	51	21	47
		20 支/日～	18	0	9
		< 15 年	18	66	11
		15 年～	23	17	11
		30 年～	59	17	78
X_4	起病方式	缓起	93	82	19
		急起	7	18	81
X_5	咳嗽	干咳	23	28	15
		咯痰	52	59	76
		咯血	25	13	9

续表

变量	指标	级别	频率(%)		
			肺癌(Y_1)	肺结核(Y_2)	肺炎(Y_3)
X_6	咯痰	粘痰	33	37	38
		脓痰	7	18	40
		血痰	60	45	22
X_7	痰量(ml)	无	3	0	0
		< 20	69	46	73
		20~	28	54	27
X_8	咯血(ml)*	无	21	4	0
		< 200	64	68	75
		200~	14	28	25
X_9	发热(℃)	无	26	24	7
		< 38	51	67	20
		38~	16	5	36
		39~	7	4	37
X_{10}	白细胞计数	< 8000	60	58	7
		8000~	21	21	15
		10000~	19	21	78
X_{11}	多核白细胞(%)	< 75	57	79	19
		75~	43	21	81

注：* 咯血一行中,肺部炎症一栏的频率值为0,实际计算时用0.01代替。其余0值仿此。

** 指标 X_3 实际上可看作是吸烟量和吸烟年数这二个指标的综合,故求 L 时,X_3 由两个频率相乘。

根据表6的资料,即可根据其他患者的各项观测结果作出鉴别诊断。

现有某患者甲,其病史如下:男性,60岁,吸烟30年,15支/日,6个月前出现咳嗽,初为干咳,逐渐出现痰带血丝,痰量少,每日仅数口,无咯血,体温37℃,白细胞计数 $7600/mm^3$,多核白细胞70%。要求对该患者作鉴别诊断。

据上述病史,从表中可查得各发生频率(作为条件概率的近似值),代入(6)式即可得算得各 $L_k(X)$ 的值,从而作出判断。如该患者为男性,则

$$P(X_1|Y_1)=0.73 \quad P(X_1|Y_2)=0.67 \quad P(X_1|Y_3)=0.73$$

又因年龄>40岁,则

$$P(X_2|Y_1)=0.89 \quad P(X_2|Y_2)=0.47 \quad P(X_2|Y_3)=0.63$$

……

等等,于是得

$$L_1=0.73\times0.89\times0.51\times0.59\times0.93\times0.23\times0.60\times0.69\times0.21\times0.26\times0.60\times$$
$$0.57=3.23\times10^{-4}$$

$L_2 = 0.67 \times 0.47 \times 0.21 \times 0.17 \times 0.82 \times 0.28 \times 0.45 \times 0.46 \times 0.04 \times 0.24 \times 0.58 \times 0.79 = 2.35 \times 10^{-6}$

$L_3 = 0.73 \times 0.63 \times 0.47 \times 0.78 \times 0.19 \times 0.15 \times 0.22 \times 0.73 \times 0.01 \times 0.07 \times 0.07 \times 0.19 = 7.18 \times 10^{-9}$

其中以 L_1 最大，故诊断该患者为肺癌。且事实上该病例经右上淋巴结穿刺诊断为肺癌（未分化型），故本法所作判断与实际相符。

最大似然判别法在理论上虽然有不合理之处，但其结果与很多理论合理的方法结果相比，亦不差。

参考文献

[1] 黄正南. 医用多因素分析. 长沙：湖南科学技术出版社，1995：84—155.

[2] 郭祖超. 医用数理统计方法. 3 版. 北京：人民卫生出版社，1988：459—461，476—477.

[3] 张尧庭，方开泰. 多元统计分析引论. 北京：科学出版社，1982：194—253.

[4] 孙尚拱. 实用多变量统计与计算程序. 北京：科学出版社，1994：69—108.

[5] 杨树勤. 中国医学百科全书·医学统计学. 上海：上海科学技术出版社，1982：182—185.

[6] Sam Kash Kachigan. Multivariate statistical analysis. Second edition，1991：216—235.

（林爱华　于克倩）

二次型判别

Bayes 判别要求各类总体服从多元正态分布，并要求各类总体协方差阵相等。如果各类总体协方差阵不等，此时二次型判别法优于线性判别法。

设 G 类总体 $\pi_1, \pi_2, \cdots, \pi_G$，观察变量 $X = (x_1, x_2, \cdots, x_m)'$。在 π_k 中变量的分布服从多元正态分布 $N_k(\mu_{(k)}, V_k)$，其密度函数为：

$$f(X \mid \pi_k) = (2\pi)^{-\frac{m}{2}} |V_k|^{-\frac{1}{2}} \exp\left[-\frac{1}{2}(X - \mu_k)' V_k^{-1}(X - \mu_k)\right] \quad k = 1, 2, \cdots, G$$

对于任意抽取的 X，它是属于 π_k 总体的条件概率为

$$P(\pi_k \mid X) = q_k f(X \mid \pi_k) \Big/ \sum_{j=1}^{G} q_j f(X \mid \pi_j)$$

其中 q_k 为 π_k 的先验概率。比较 $P(\pi_1 \mid X)$，$P(\pi_2 \mid X)$，$\cdots$，$P(\pi_G \mid X)$ 的大小，等价于下面分类法：

$$q_k f(X|\pi_k) = \max_j \{q_j f(X|\pi_j)\} \qquad j=1,2,\cdots,G \tag{1}$$

则分 X 为 π_k 总体。令

$$u_k(X) = (X-\mu_k)'V_k^{-1}(X-\mu_k) + \ln|V_k| - 2\ln q_k \tag{2}$$

与分类式(1)等价的判别分类法为:若 $u_k(X) = \min_j u_j(X), j=1,2,\cdots,G$,则判断 X 属 π_k。

$u_k(X)$ 称为二次型判别函数。实际使用时,由于参数未知,用样本均值 $\overline{X}_k$ 及样本协方差矩阵 S_k 代替 μ_k 及 V_k,于是(2)式变为:

$$\hat{u}_k(X) = (X-\overline{X}_k)'S_k^{-1}(X-\overline{X}_k) + \ln|S_k| - 2\ln q_k \quad k=1,2,\cdots,G$$

$\hat{u}_k$ 称为样本二次型判别函数。

求出 $\hat{u}_k$ 后可用下式求出判别 X 属于 π_k 类总体的概率:

$$P(\pi_k \mid X) = \exp(-\frac{1}{2}\hat{u}_k) \Big/ \sum_{j=1}^{G} \exp(-\frac{1}{2}\hat{u}_j) \tag{3}$$

若以基本无偏估计判别函数 $V_k(X)$ 代入上式的 $\hat{u}_k$,(10)式就是无偏二次型函数的后验概率,其中 $V_k(X)$ 为:

$$V_k(X) = \frac{n_k-m-2}{n_k-1}\hat{u}_k(X) + \frac{m+1}{n_k-1}\ln|S_k| - \frac{2(m+1)}{n_k-1}\ln q_k$$

例 胃癌的鉴别。从某医院消化内科的病人中,抽取 140 例病人做五项生化指标的检测,其中经临床确诊为胃癌者 46 例,为非胃癌者(包括萎缩性胃炎病人)94 例,数据见表 1。表中数据对应 6 个变量:分类变量 illness(1=非胃癌,2=胃癌);5 个解释变量:water(水试验);purple(蓝色反应);copper(血清铜兰蛋白含量);indole(吲哚乙酸);sulfo(中性硫化物);为了考察这些生化指标是否对胃癌有鉴别能力,利用判别分析建立诊断胃癌的判别函数,并分析其效果。

表 1 非胃癌与胃癌患者的 5 项生化指标

Illness	water	purple	copper	indole	sulfo
1	0.0	100	175	0.190	0.180
2	2.0	112	150	0.110	0.090
2	4.0	290	250	0.600	1.000
1	1.0	100	205	0.140	0.380
2	2.0	150	260	0.500	0.230
2	2.5	135	200	0.140	0.250
1	0.0	100	130	0.250	0.140
1	0.0	115	250	0.120	0.600

用 SAS 统计软件作判别分析,由表 1 资料得线性判别函数如下:

$$u_1 = -17.2486 - 3.14798W + 0.13297P + 0.05903C + 7.1279I + 0.1229S$$
$$- 0.9096W^2 + 0.007W \cdot P + 0.00441W \cdot C + 0.7761W \cdot I - 0.1231W \cdot S$$
$$- 0.00097P^2 + 0.00019P \cdot C + 0.0394P \cdot I + 0.0066P \cdot S - 0.00027C^2$$
$$- 0.0151C \cdot I + 0.007C \cdot S - 28.3189I^2 + 4.5916I \cdot S - 11.970S^2$$

$$u_2 = -18.1810 + 1.9428W + 0.0698P + 0.0283C + 9.2259I - 0.1754S - 0.4494W^2$$
$$+ 0.0035W \cdot P - 0.0013W \cdot C + 0.0901W \cdot I + 0.1628W \cdot S - 0.0005P^2$$
$$+ 0.0001P \cdot C + 0.005P \cdot I + 0.004P \cdot S - 0.0002C^2 - 0.0002C \cdot I + 0.0066C$$
$$\cdot S - 16.589I^2 + 2.9652I \cdot S - 8.8862S^2$$

回代结果见表 2。

在 94 个非胃癌患者中判为胃癌的 9 人,正确判别率为 90.43%,错误判别率为 9.57%;胃癌患者 46 人中判为非胃癌患者的 3 人,正确判别率为 93.48%,错误判别率为 6.52%。从结果看出判别结果还是不错的。

表 2　5 个指标二类判别效果

计算机诊断	病理诊断		
	非癌	癌	合计
非癌	85	9	94
癌	3	43	46
合计	88	52	140

参考文献

[1] 黄正南．医用多因素分析．长沙:湖南科学技术出版社,1995:84−155.
[2] 张尧庭,方开泰．多元统计分析引论．北京:科学出版社,1982:194−253.
[3] 孙尚拱.实用多变量统计与计算程序．北京:科学出版社,1994：69−108.
[4] 杨树勤,中国医学百科全书·医学统计学.上海:上海科学技术出版社,1982:182−185.
[5] Sam Kash Kachigan. Multivariate statistical analysis. Second edition,1991:216−235.

(林爱华　于克倩)

逐步判别

在判别分析中,判别函数中的自变量并非越多越好。判别函数中特异性强的变量越多,判别函数的判别能力就越强。当然,这种变量越多越好,相反,如果判别函数中不重要的变量越多,判别函数就越不稳定,同时增加了搜集数据和处理数据的工作量,而且还可能削弱判别效果。因此,在建立判别函数时,既不要遗漏有统计学意义的判别能力的变量,也不要引入无统计学意义的变量。逐步判别分析与逐步回归分析一样,可对变量逐步进行筛选,逐步引入变量,直到判别函数中的所有变量都有统计学意义,而函数外的变量均无统计学意义时,建立判别函数,提高其判别效果。

与逐步回归一样,逐步判别法中每一步选一个判别能力最强,即 P 值有统计学意义且最小的指标(变量)进入判别函数,在每次选指标前,先要对已经进入判别函数的各指标逐步检验其是否有统计学意义。判别函数内的指标是否有重要作用可用 F 检验,检验的假设是:设变量对判别的贡献为零。若拒绝零假设,则认为该指标(变量)的贡献具有统计学意义。这样一步步进行下去,直至判别函数中所有指标的判别能力都具有统计学意义,而函数外的所有指标都无统计学意义为止。由此得到的判别函数是局部最优的。

变量筛选方式可分为前进法及后退法,此处介绍后退法计算步骤(Wilks 检验法)。其基本思想及步骤与回归分析中的选取变量方式完全相同。

设有 m 个指标(变量),G 个类别。以 $X_1,X_2,\cdots,X_m$ 表示这 m 个指标,以 $A_1,A_2,\cdots,A_G$ 表示 G 个类别,各类别中分别有 $n_1,n_2,\cdots,n_G$ 个样本,现在要从这 m 个指标中选 l 个有显著性判别能力的指标 $X'_1,X'_2,\cdots,X'_l$ 来建立如下的判别函数:

$$Y(A_1)=C_0(A_1)+C_1(A_1)X'_1+\cdots+C_l(A_1)X'_l+\lg q(A_1)$$
$$Y(A_2)=C_0(A_2)+C_1(A_2)X'_1+\cdots+C_l(A_2)X'_l+\lg q(A_2) \quad (1)$$
$$\cdots$$
$$Y(A_g)=C_0(A_g)+C_1(A_g)X'_1+\cdots+C_l(A_g)X'_l+\lg q(A_g)$$

式(1)中 $q(A_1),q(A_2),\cdots,q(A_G)$ 分别为 $A_1,A_2,\cdots,A_G$ 类的先验概率。若 $q(A_1)=q(A_2)=\cdots=q(A_G)$ 时,则式中的各 $\ln q(A_k)$ 可全部删去而不影响判别结果;若各 $q(A_k)$ 未知时,可由各类的频率估计之。

建立判别函数以后,将待判样品的有关指标代入判别函数,求得与之对应的各 $Y(A_1),Y(A_2),\cdots,Y(A_G)$ 值,选出其中最大者,如 $Y(A_k)$,则将该样品归入 A_k 类。

具体步骤如下:

第一步:计算全体变量的判别能力

计算总离差阵 T,类内离差阵 W,T^{-1},W^{-1},行列式 $|T|$、$|W|$,及 Wilks 统计量 U

$$U_{(m)}=|W|/|T|$$

用 U 表示这些指标判别 G 个类的能力。U 越小,判别能力越强。这是因为若 U 小,则 $|W|$ 相对也小,即类间离差(等于总离差减去类内离差)相对地大,意味着这些指标将各类区别开的能力强。

第二步:逐步剔除无统计学意义的指标(变量)

不论剔除 X_i 或选入 X_i,W 阵和 T 阵都要以 (i,j) 为轴作消去变换。如第一步,用 (i,j) 为轴对 W 阵、T 阵作消去变换,按下式进行:

$$\omega_{fh}^{(l+1)} = \begin{cases} 1/\omega_{ii}^{(l)} & f=i, h=i \\ \omega_{ih}^{(l)}/\omega_{ii}^{(l)} & f=i, h\neq i \\ -\omega_{fi}^{(l)}/\omega_{ii}^{(l)} & f\neq i, h=i \\ \omega_{fh}^{(l)} - \dfrac{\omega_{fi}^{(l)}\omega_{ih}^{(l)}}{\omega_{ii}^{(l)}} & f\neq i, h\neq i \end{cases}$$

$$t_{fh}^{(l+1)} = \begin{cases} 1/t_{ii}^{(l)} & f=i, h=i \\ t_{ih}^{(l)}/t_{ii}^{(l)} & f=i, h\neq i \\ -t_{fi}^{(l)}/t_{ii}^{(l)} & f\neq i, h=i \\ t_{fh}^{(l)} - \dfrac{t_{fi}^{(l)}t_{ih}^{(l)}}{t_{ii}^{(l)}} & f\neq i, h\neq i \end{cases}$$

对某个指标 X_i 的判别能力可用 U_i 表示。设目前有 $X'_1, X'_2, \cdots, X'_l$，共 l 个指标选入判别函数。对矩阵 W、T 已作了 L 次变换（l 可以与 L 相同，也可以不同），则对于未选入的指标 X_i 有

$$U_{i|1,2,\cdots,l} = \omega_{ii}^{(L)}/t_{ii}^{(L)} \tag{2}$$

这个 $U_{i|1,2,\cdots,l}$ 越小，表示 X_i 的判别能力越强。

U_i 的假设检验可用 F 检验：

$$F = \frac{1-U_i}{U_i}\frac{n-G-l}{G-1} \tag{3}$$
$$\nu_l = G-1, \quad \nu_2 = n-G-l$$

其中 n 为总样本数，G 为类别数，l 为已选入判别函数的指标数。

当 $F > F_\alpha(G-1, n-G-l)$ 时，认为 X_i 的判别能力（在已选入的 $X'_1, X'_2, \cdots, X'_l$ 的情况下）在 α 的水平上有统计学意义，即可引入判别函数。对于已选入函数的指标 X_i，其 U_i 为

$$U_{i|1,2,\cdots,l-1} = t_{ii}^{(L)}/\omega_{ii}^{(L)}$$

该 $U_{i|1,2,\cdots,l-1}$ 值越大，其判别能力越差。其假设检验用（3）式。

第三步：建立判别函教

1）计算判别系数

设最后保留下来的指标为 $X'_1, X'_2, \cdots, X'_l$，则 A_G 类的判别系数为

$$C_h(A_G) = (n-G)\sum_{j=1}^{l}\omega_{hj}^{(L)}X_j(A_G)$$

$$C_0(A_G) = -\frac{1}{2}\sum_{j=1}^{l}C_j(A_G)X_j(A_G)$$

其中 h, j 均为已选入的指标号。

2）判别效果的衡量

判别效果可从两个方面进行衡量：

筛选出来的各指标的判别能力可用 U 值衡量,并对它进行检验。$U_{(L)}$ 用下式计算:

$$U_{(L)} = U_{(L-1)} \omega_{ii}^{(L)} / t_{ii}^{(L)}$$

其假设检验用

$$\chi^2 = -[n-1-(l+G)/2]\ln U_{(L)}, \quad \nu = l(G-1)$$

而对任意两类如 A_e 类与 A_f 类之间判别函数的判别效果可用距离统计量 D^2 来衡量:

$$D^2(A_e, A_f) = \sum_{j=1}^{l} [C_j(A_e) - C_j(A_f)][X_j(A_e) - X_j(A_f)]$$

其假设检验用 F 检验:

$$F(A_e, A_f) = \frac{(n-G-l+1)n_e n_f}{l(n-G)(n_e + n_f)} D^2(A_e, A_f)$$

$$\nu_l = G-1, \quad \nu_2 = n-G-(l-1)$$

式中 j 为已选入的指标号,$f < e = 2, 3, \cdots, G$。

第四步:判别分类

对待判的每一个样品,将其指标值 $X_1', X_2', \cdots, X_l'$ 代入判别函数(11),求得 $Y(A_1)$,$Y(A_2), \cdots, Y(A_G)$,找出其中最大的,例如为 $Y(A_f)$,则该样品划入 A_f 类。其后验概率为

$$P(A_f | X_1' X_2' \cdots X_l') = \frac{e^{Y(A_f)}}{e^{Y(A_1)} + e^{Y(A_2)} + \cdots + e^{Y(A_G)}}$$

例 为了从病人心电图的许多指标中找出区分健康人、主动脉硬化症患者和冠心病患者,观察 23 例五个指标的三类病例得表 1,试用逐步判别分析法建立判别函数(用样本构成比代替事前概率)。

表 1　23 例受检者的心电图观察值

编号	X_1	X_2	X_3	X_4	X_5	原分类(A)
1	6.80	308.90	15.11	5.52	8.49	2
2	8.11	261.01	13.23	5.46	7.36	1
3	9.36	185.39	9.02	5.66	5.99	1
4	5.22	330.34	18.19	4.96	9.61	3
5	8.68	258.69	14.02	4.79	7.16	2
6	9.85	249.58	15.61	6.06	6.11	1
7	2.55	137.13	9.21	6.11	4.35	1
8	5.67	355.54	15.13	4.97	9.43	2
9	6.01	231.34	14.27	5.21	8.79	1
10	4.71	331.47	21.26	4.30	13.72	1
11	9.64	231.38	13.03	4.88	8.53	1
12	4.11	260.25	14.72	5.36	10.02	1
13	4.71	352.50	20.79	5.07	11.00	3

续表

编号	X_1	X_2	X_3	X_4	X_5	原分类(A)
14	8.10	476.69	7.38	5.32	11.32	2
15	8.90	259.51	14.16	4.91	9.79	1
16	3.71	316.12	17.12	6.04	8.17	2
17	3.36	347.31	17.90	4.65	11.19	3
18	7.71	273.84	16.01	5.15	8.79	1
19	5.37	274.57	16.75	4.98	9.67	2
20	8.27	189.56	12.74	5.46	6.94	3
21	7.51	303.59	19.14	5.70	8.53	1
22	9.89	409.42	19.47	5.19	10.49	2
23	8.06	231.03	14.41	5.72	6.15	1

用 SAS 统计软件作判别分析,在逐步筛选过程中,变量 X_2、X_5 依次被选入判别函数,而 X_1、X_3、X_4 被剔除。由表 1 资料得线性判别函数如下:

$$Y(A_1) = -9.29630 + 0.03075 X_2 + 1.46689 X_5$$

$$Y(A_2) = -16.44670 + 0.06937 X_2 + 0.98527 X_5$$

$$Y(A_3) = -16.78321 + 0.03276 X_2 + 2.23068 X_5$$

在 SAS 统计结果中给出了回代判别错误的各个体号及错判类别,给出了模型中所有个体的回代结果,并且给出了回代分类错误数的估计。回代结果见表 2 和表 3。

表 2 分入各组的例数及百分比

原分类	判别结果			合计
	A_1	A_2	A_3	
A_1	8	1	2	11
	72.73	9.09	18.18	100.00
A_2	1	5	1	7
	14.29	71.43	14.29	100.00
A_3	1	1	3	5
	20.00	20.00	60.00	100.00
合计	10	7	6	23
	43.48	30.43	26.09	100.00

表 3 各组分类正确与错误百分比的估计

	A_1	A_2	A_3
正确率(%)	72.73	71.43	60.00
错误率(%)	27.27	28.57	40.00

从表 3 的判别结果来看,第 1、2 组的正确判别率较高,而第 3 组的正确判别率较低。总的正确判别率为 69.57%,错误判别率为 30.43%,判别效果一般。

在判别分析中,因所取资料(样本)的属性及判别准则的不同,应在上述的各种方法中采用相应的判别分析法。

参考文献

[1] 黄正南.医用多因素分析,长沙:湖南科学技术出版社.1995:84－155.

[2] 张尧庭,方开泰.多元统计分析引论,北京:科学出版社,1982:194－253.

[3] 孙尚拱.实用多变量统计与计算程序.北京:科学出版社,1994:69－108.

[4] 杨树勤.中国医学百科全书·医学统计学.上海:上海科学技术出版社,1982:182－185.

[5] Sarn Kash Kachigan. Multivariate statistical analysis. Second edition,1991:216－235.

[6] 郭祖超.医用数理统计方法.3版.北京:人民卫生出版社,1988:499－500.

（林爱华　于克倩）

聚类分析

和判别分析一样,聚类分析也是研究事物分类的一种方法,即对一组已知的样品数据进行分类、判类的一种多元统计分析方法。它根据样品数据间的亲疏关系来进行分类、判类。将性质或位置相近的样品分为一类,而将性质不相近的样品分为另一类。从空间几何的角度看,是将多维空间中的点划分为互不重叠的集合:使同一集合内的点之间的差别较小,而不同集合之间的点差别较大。聚类分析是从二十世纪五十年代末及六十年代初为 Fisher,Ward 与 Macquitty 等学者提出,以后众多的学者对此进行了广泛、深入的讨论与研究,并由此提出了大量的聚类方法与理论。聚类分析作为一门新兴的方法学仍在不断地完善与发展。

聚类分析与判别分析有很大的不同。在判别分析中,分类的结果是已知的(已知总体类别),目的是识别新样品的归属(判类);而在聚类分析中,未知总体类别,即不知样品数据的客观分类,要根据这些样品数据的特征将他们分为不同的类。

用以判别样品或类间亲疏关系的统计指标称为聚类统计量。聚类统计量可分为两大类,即相似系数和距离两类。

根据研究的目的不同,聚类分析可分为两类,一是指标聚类,根据样本的测量值,基于指标间的相关,在每类指标中选择一个代表性较好的指标,以便于精选指标,也称为变量聚类或 R 型聚类分析;二是样本聚类,根据测量指标,基于样本间的距离将样本进行分类,也称为 Q 型聚类分析。

（林爱华　曾　庆）

聚类分析的常用统计量

设有 n 个观察单位(样品),测量了 p 个指标,获得原始数据见表1。

表1　样品数据矩阵

样品 i	观察指标 X_1			
	X_1	X_2	$\cdots$	X_P
1	X_{11}	X_{12}	$\cdots$	X_{1P}
2	X_{21}	X_{22}	$\cdots$	X_{2P}
$\vdots$	$\vdots$	$\vdots$		$\vdots$
N	X_{n1}	X_{n2}	$\cdots$	X_{nP}

根据测得的各指标值经过适当的运算后,获得聚类分析用的统计量,根据统计量的大小将观察单位分为若干类,相近似的为一类,使同一类内的差别较小,类与类之间的差别较大。这就是聚类分析的实质。

1　距离

如果每一观察样品有 p 个指标,可将每一观察样品数据看作 p 维空间的一个点。距离指标用来衡量样品(类)间在 p 维空间中的位置远近,距离大,彼此位置相距远,样品间差异大;反之,距离近,彼此位置相近,样品间差异小。有时也称距离为不相似系数,距离指标一般用于 Q 型聚类,记样品 i 与样品 j 的距离为 D_{ij}。一个用来计算距离的距离函数满足下列条件:

$D_{ij} \geqslant 0$,即距离值不为负值;

$D_{ij} = 0$,即自身间的距离为零;

$D_{ij} = D_{ji}$,即两点间的距离与方向无关;

$D_{im} + D_{jm} \geqslant D_{ij}$ 即直线距离最近,m 为第三个样品标号。

如果最后一个条件不能满足,那么称该距离为广义距离。由于对空间位置的不同考虑,形成了多种距离定义。

1)绝对值距离

$$D_{ij} = \sum_{m=1}^{p} |X_{im} - X_{jm}| \tag{1}$$

2)欧几里德距离(欧氏距离)

$$D_{ij} = \sqrt{\sum_{m=1}^{p}(X_{im} - X_{jm})^2} \tag{2}$$

3)平方欧几里德距离(平方欧氏距离)

$$D_{ij} = \sum_{m=1}^{p}(X_{im} - X_{jm})^2 \tag{3}$$

4)明考夫斯基距离(明氏距离)

$$D_{ij} = \Big[\sum_{m=1}^{p}(X_{im} - X_{jm})^2\Big]^{\frac{1}{2}} \tag{4}$$

5)切比雪夫距离

$$D_{ij} = \max_{1 \leqslant m \leqslant p} |X_{im} - X_{jm}| \tag{5}$$

6)兰诺距离(兰氏距离)

$$D_{ij} = \sum_{m=1}^{p} \frac{|X_{im} - X_{jm}|}{X_{im} - X_{jm}} \tag{6}$$

7)马哈来诺比距离(马氏距离)

$$D_{ij} = (X_i - X_j)' \sum{}^{-1} (X_i - X_j) \tag{7}$$

式中 $\sum^{-1}$ 为样品数据阵的方差协方差阵的逆阵，X_i 为样品 i 向量。

2　相似系数

指标间性质相似的程度也可用相似系数表示，指标间性质越相近，他们之间的相似系数越大。相似系数一般用于 R 型聚类，记指标 x_i 与指标 x_j 的相似系数为 S_{ij}。相似系数应满足下列条件：$|S_{ij}| \leqslant 1$，即相似系数的大小在 -1 与 1 之间。

$S_{ij} = S_{ji}$，即相似系数的大小与方向无关。

$S_{ij} = \pm 1 \Leftrightarrow x_i = ax_j, a \neq 0$。即相似系数为 1，则两指标成比例关系。

S_{ij} 越接近 1，指标 x_i 与指标 x_i 的关系越密切，性质越相近。

常用的相似系数有如下几种：

1)相关系数

$$r_{ij} = \frac{\sum_{m=1}^{p}(X_{im} - \overline{X}_{im})(X_{jm} - \overline{X}_{jm})}{\sqrt{\sum_{m=1}^{p}(X_{im} - \overline{X}_{im})^2 \sum_{m=1}^{p}(X_{jm} - \overline{X}_{jm})^2}} \tag{8}$$

2)夹角余弦

$$S_{ij} = \frac{\sum_{m=1}^{p} X_{im} X_{jm}}{\sqrt{\sum_{m=1}^{p} (X_{im})^2 \sum_{m=1}^{p} (X_{jm})^2}} \tag{9}$$

3)指数相似系数

$$S_{ij} = \frac{1}{p} \sum_{m=1}^{p} e^{-3(X_{im}-X_{jm})^2/S_m^2} \tag{10}$$

其中 S_m^2 为第 m 个指标的方差。

对于离散型配对设计,即对同一样品作多种方法的检测,观察结果是二值结果时,其结果数据整理为表 2 形式:

表 2　二值结果的离散型数据的 2×2 整理表

		甲法结果		合　计
		阳性结果	阴性结果	
乙法结果	阳性结果	a	b	$a+b$
	阴性结果	c	d	$c+d$
	合　计	$a+c$	$b+d$	n

而对观察结果为非二值结果时,整理为双向序的列联表的形式。R 行 C 列的列联表如表 3。

表 3　双向有序列联表的结果整理表

		甲法结果				合　计
		结果 1	结果 2	…	结果 m	
乙法结果	结果 1	…	…	…	…	…
	结果 2	…	…	…	…	…
	…	…	…	…	…	…
	结果 t	…	…	…	…	…
	合　计	…	…	…	…	n

4)关联系数

按两种结果有无关联的 χ^2 检验,计算出 χ^2 值,则:

$$\chi^2 = (ad-bc)^{n_2}/(a+b)(c+d)(a+c)(b+d)$$

$$\varphi = (ad-bc)/\sqrt{(a+b)(c+d)(a+c)(b+d)} \tag{11}$$

对 2×2 表,$\varphi = \sqrt{\chi^2/n}$。

5)列联系数

对于表 3 形式的双向有序列联表数据，按双向有序列联表的关联分析方法，计算出 χ^2，则列联系数 φ 为：

$$\varphi=\sqrt{\chi^2/(\chi^2+n)} \tag{12}$$

6）Cramer's V

对表 3 形式的双向有序列联表，按双向有序列联表的关联分析方法，计算出 χ^2，则 Cramer's V 为：

$$V=\sqrt{(\chi^2/n)/\min(R-1,C-1)} \tag{13}$$

3　计算聚类统计量时的要点

1）观察指标的量纲对计算距离的计算结果有影响

计算距离时，因观察的指标常常是不同的量纲单位，而不同的量纲单位又对距离的计算有影响，所以为了除去量纲单位对聚类结果的影响，可以首先对观察的指标作标准化。标准化时可以用两种方法，即

正态标准化：$\qquad X=(X-\overline{X})/S$

其中 X 为原始数据，$\overline{X}$ 为该指标的均值，S 为标准差。

极差法标准化：$\qquad X=(X-X_{\min})/(X-X_{\max})$

其中 X 为原始数据，$X_{\min}$，$X_{\max}$ 分别为观察样本中该指标的最小、最大值。多数情况下用第一种方法，但当数据波动较大时以极差化法为优。

2）聚类统计量的选择

从众多的聚类统计量间选择相应的方法是困难的。一般而言，对于 R 型聚类习惯上常用相似系数，而对 Q 型聚类常用距离系数，其原因在于相似系数的性质表明，当相似系数为 1 时，两者间为比例关系，这对于有这种关系的指标而言，将他们聚成一类是适当的。对离散型的数据尤其是有序分类的数据，在指标聚类时，聚类的指标是离散型的而选用离散型数据的相似系数是最自然不过的了。在有关的距离统计量中，欧氏距离与平方欧氏距离是最常用的，而大多数的聚类方法也支持他们，所以距离统计量的选择还要与所用的聚类方法相配合。

（林爱华　曾　庆）

系统聚类法

聚类的方法有系统聚类法、逐步聚类法及有序样品最优分割法等方法。系统聚类法是其中一种常用的聚类方法，它是在计算出聚类统计量的基础上开始聚类过程的，先将

待聚类的 N 个样品各自视为一类，即有 N 类，聚类时首先将样品中距离最小（或相似系数最大）的两样品聚成一类，而后计算该新类与其他类（或样品）的距离，再将类间距离最近的两类合并；如此反复进行，每聚一次减少一类，直到所有的样品最后都归入同一类为止。

1 系统聚类法的特点

1）聚类初始，共有 N 类，聚类结束时仅有一类。

2）聚类总步数为 $N-1$ 步，每一步总类数减少一类，且仅减少一类，第 K 步共有 $N-K$ 类。

3）每一样品加入到一个新类中，该样品就不能再从该类中退出，直到聚类结束。

4）在每一步中，各类的包含样品不重叠；在第 K 步中的每一类在第 $K+1$ 步时，如果不是另一新类的子类，就是它自成一类。

为讨论方便计，定义下列记号

C_L 聚类形成的第 L 类，其中所含个体为 $\{1,2,\cdots,n\}$；

N_L 第 L 类的样品例数；

$\overline{X}_L$ 第 L 类的均值向量；

D_{KL} 第 K 类与第 L 类间的距离（任意不相似系数）；

d_{ij} 第 i 个样品与第 j 个样品间的距离（任意不相似系数）；

C_M C_L 与 C_K 聚类形成的新类。

2 类间合并递推公式

类间合并递推公式指新类 C_M 与另一类 C_J 间的类间距离计算的快速公式。

1）最短距离法两类间的距离定义为

$$D_{KL} = \min_{i \in c_K} \min_{j \in c_L} d(x_i, x_j) \tag{1}$$

类间距离合并公式

$$D_{JM} = \min\{D_{JK}, D_{JL}\} \tag{2}$$

2）最长距离法两类间的距离定义为

$$D_{KL} = \max_{i \in c_K} \max_{j \in c_L} d(x_i, x_j) \tag{3}$$

类间距离合并公式

$$D_{JM} = \max\{D_{JK}, D_{JL}\} \tag{4}$$

3）平均距离法
两类间的距离定义为

$$D_{KL} = \sum_{i \in c_k} \sum_{j \in c_L} d(x_i, x_j) / N_K N_L \tag{5}$$

类间距离合并公式

$$D_{JM} = (N_K D_{JK} + N_L D_{JL}) / N_M \tag{6}$$

4）重心法

两类间距离定义为

$$D_{KL} = \left[\sum (X'_{Ki} - X'_{Li})^2 \right]^{\frac{1}{2}} \tag{7}$$

其中 X'_K 和 X'_L 为两类各自的类均向量或类中心。

如果样品间距离定义为平方欧氏距离

$$d_{ij} = \sum_{l=1}^{p} (x_{il} - x_{jl})^2 \tag{8}$$

则类间距离合并递推公式为

$$D_{JM} = \frac{N_K D_{JK} + N_L D_{JL}}{N_M} - \frac{N_K N_L D_{KL}}{N_M^2} \tag{9}$$

5）中间距离法（中位数法）

类间距离定义为平方欧氏距离

$$D_{KL} = \left[\sum_{i=1}^{p} (X'_{Ki} - X'_{Li})^2 \right]^{\frac{1}{2}} \tag{10}$$

其中 X'_K 和 X'_L 为两类各自的类均向量或类中心。则类间距离合并公式为

$$D_{JM} = \frac{D_{JK} + D_{JL}}{2} - \frac{D_{KL}}{4} \tag{11}$$

6）类平均法

两类间距离定义为两类间所有元素两两之间的平均欧氏平方距离

$$D_{KL} = \frac{1}{N_K N_L} \sum_{i \in c_K j \in c_L} (x_{Ki} - x_{Lj})^2 \tag{12}$$

类间距离合并计算公式为

$$D_{JM} = \frac{N_K}{N_M} D_{JK}^2 + \frac{N_L}{N_M} D_{JL}^2 \tag{13}$$

7）可变类平均法

两类间距离定义如类平均法，但类间距离合并公式改为

$$D_{JM} = \frac{N_K}{N_M}(1-\beta)D_{JK}^2 + \frac{N_L}{N_M}(1-\beta)D_{JL}^2 + \beta D_{KL}^2 \tag{14}$$

式中 $\beta<1$，取值的大小由分析者自定。

8）可变类平均法

两类间距离定义如类平均法，但类间距离合并公式改为

$$D_{JM} = \frac{1-\beta}{2}(D_{JK}^2 + D_{JL}^2) + \beta D_{KL}^2 \tag{15}$$

式中 $\beta<1$，取值的大小由分析者自定。

9）离差平方和法（Ward 最小离差法）

两类间距离定义为

$$D_{KL} = (\frac{1}{N_K} + \frac{1}{N_L}) \sum_{i=1}^{p} (X'_K i - X'_L i) \tag{16}$$

其中 X'_K 和 X'_L 为两类各自的类均向量或类中心。如果两样品间的距离定义为

$$d_{ij} = \sum_{i=1}^{p} (x_{il} - x_{jl})^2 / 2$$

则类间距离合递推公式为

$$D_{JM} = [(N_J + N_K)D_{JK} + (N_J + N_L)D_{JL} - N_J D_{KL}] / (N_J + N_M) \tag{17}$$

3 使用系统聚类法中方法的选择

不同的聚类方法有不同的结果,所以在聚类分析时可以多用几种方法进行分析,再结合专业上的情况才能确定哪一种方法较优,鉴于此,有统计学者将聚类分析列为探索性数据分析的一种。

例1 为研究弥漫性大 B 细胞淋巴瘤(DLBCL)的基因表达谱,利用基因芯片进行实验获得 DNA 微阵列基因表达数据,数据集来自于 Nature 杂志网站(http://www. nature. com)。实验共分析了 12069 个基因,包括 DLBCL、滤泡性淋巴瘤(FL)、慢性淋巴细胞性白血病(CLL),以及正常扁桃体和淋巴结总共 96 个样本。通过实验探索 DLBCL 亚分类与正常 B 淋巴细胞分化和激活的关系,以两种细胞的基因表达谱进行比对,分析其异同。这里以 16 份 B 淋巴细胞样本的 62 个基因表达谱为例进行聚类分析。见表1。

表 1   16 个 B 淋巴细胞样本的基因对数表达比($\log_2$(ratio))

样本号	基因						
	spi-1 (1)G_1	CD86 (2)G_2	RAD50 (3)G_3	...	ID2 (60)G_{60}	NET Trk (61)G_{61}	IL-2 (62)G_{62}
S_1	-0.89	-1.42	-0.54	...	-0.92	-0.12	-0.74
S_2	0.15	0.00	-0.04	...	-1.82	-0.56	-1.12
S_3	-0.25	-0.53	0.04	...	-1.49	0.10	-0.48
S_4	-1.03	-0.81	-0.15	...	-1.43	-0.56	-1.16
S_5	0.19	-0.66	-0.20	...	-0.40	-1.21	-1.63
S_6	0.15	0.00	-0.16	...	0.02	-0.56	-1.12
S_7	2.43	2.27	-0.62	...	-0.15	-0.87	-0.91
S_8	1.74	2.12	0.19	...	-0.81	-0.56	-1.10
S_9	-0.42	-0.42	-0.42	...	-0.75	-0.74	-1.12
S_{10}	0.69	-0.23	0.48	...	-0.40	0.02	-1.36
S_{11}	0.60	0.62	-0.04	...	0.00	-0.29	-1.12
S_{12}	-0.83	-0.43	0.05	...	-0.42	-1.04	-1.38
S_{13}	-0.06	2.28	0.07	...	-0.83	-0.97	1.01
S_{14}	0.11	0.24	-0.36	...	-0.60	-0.77	0.45
S_{15}	0.48	0.55	0.37	...	-0.72	-0.43	-1.34
S_{16}	0.45	0.74	-0.02	...	-0.44	-0.53	-1.82

本例根据观察样本的各基因表达量对其进行聚类(即纵向将各样本归类),为 Q 型聚类分析,选聚类统计量为平方欧氏距离,聚类的方法为系统聚类法,类间距离计算规则为离差平方和法(Ward 最小离差法)。

聚类时首先是视 16 个样本为 16 类,采用公式(3)计算出各样本间的平方欧氏距离共 120 个(见表 2)。

表 2　16 个样本(B 淋巴细胞)两两间的欧氏距离阵

	S_1	S_2	S_3	S_4	S_5	S_6	S_7	S_8	S_9	S_{10}	S_{11}	S_{12}	S_{13}	S_{14}	S_{15}
S_2	31.51														
S_3	28.45	28.95													
S_4	23.24	35.97	27.07												
S_5	74.57	82.97	105.21	111.94											
S_6	60.27	71.10	84.02	96.50	37.67										
S_7	103.70	116.22	132.66	148.63	60.34	63.80									
S_8	108.16	110.98	112.08	144.81	101.56	47.89	80.68								
S_9	40.67	46.55	54.59	68.14	47.43	34.19	69.23	75.34							
S_{10}	67.62	77.99	76.90	96.14	72.50	29.91	79.84	57.37	27.37						
S_{11}	72.18	84.50	95.00	95.14	66.38	48.16	53.98	77.91	33.06	33.47					
S_{12}	81.60	96.38	96.56	121.88	80.04	40.03	86.07	73.31	36.81	25.33	42.90				
S_{13}	68.72	74.20	73.57	93.32	91.39	72.12	84.07	125.80	42.38	57.20	47.87	58.15			
S_{14}	51.13	57.84	57.89	78.01	71.42	58.46	79.03	108.21	30.36	43.96	39.20	43.03	11.73		
S_{15}	159.89	156.28	81.82	128.49	257.39	241.33	285.07	242.69	188.62	197.62	218.03	232.84	195.31	178.74	
S_{16}	196.23	193.24	106.27	154.34	311.28	289.57	336.91	286.72	235.20	245.20	267.31	281.71	236.61	218.03	12.03

从表 2 的 120 个聚类间平方欧氏距离间搜索出最短距离的两类,可发现 $D_{13,14}=11.73$ 为最小,故将 S_{13} 与 S_{14} 合并为一新类,命名为 CL_{15}。按公式(16)计算出新类 CL_{15} 与各类的距离,而其他聚类间的距离相互关系不变,将表 2 中 12、13 行删除,同时加入新类 CL_{15},构成新的两两间距离阵。对新的距离阵重复上述类似的过程,这样一直重复聚类下去,直到最后只剩一类为止。

将聚类间距离作纵轴,待聚类的样本为横轴,以离差平方和法绘制聚类图(见图 1)。聚类图的结果显示,样本聚成 3 类或 2 类,各聚类间有着相对较大的相对距离,因此数据分成 3 类或 2 类都是合理的,但在实际应用中,类数太小没有多大的实际意义。根据经验并结合专业情况,这里将 B 细胞分为 3 个亚型:$S_1 \sim S_4$ 为第一类,命名为"静息 B 细胞"亚型;$S_5 \sim S_{14}$ 为第二类,"生发中心 B 细胞"亚型;S_{15}、S_{16} 为第三类,"活化 B 细胞"亚型。

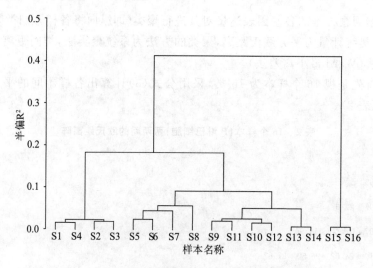

图1 16个B淋巴细胞样本基因表达谱的聚类图

例2 要研究环境变化对血压等的长期影响,对39名年龄均在21岁以上的从安第斯山脉移居到海拔相对较低的大城镇的秘鲁男性进行调查研究,共调查10个项目:年龄(y)、移居年数(y)、体重(kg)、海拔高度(m)、下颚皮褶(mm)、前臂皮褶(mm)、小腿皮褶(mm)、脉搏(p/min)、收缩压(mmHg)、舒张压(mmHg),收集的数据见表3。试将这10个项目分类,以便通过合并类似性质的项目来减少变量的数目。

表3 移居的秘鲁男性身体指标数据表

序号	年龄	移居年数	体重	海拔高度	下颚皮褶	前臂皮褶	小腿皮褶	脉搏	收缩压	舒张压
1	21	1	71.0	1629	8.0	7.0	12.7	88	170	76
2	22	6	56.5	1569	3.3	5.0	8.0	64	120	60
3	24	5	56.0	1561	3.3	1.3	4.3	68	125	75
4	24	1	61.0	1619	3.7	3.0	4.3	52	148	120
5	25	1	65.0	1566	9.0	12.7	20.7	72	140	78
6	27	19	62.0	1639	3.0	3.3	5.7	72	106	72
7	28	5	53.0	1494	7.3	4.7	8.0	64	120	76
8	28	25	53.0	1568	3.7	4.3	0.0	80	108	62
9	31	6	65.0	1540	10.3	9.0	10.0	76	124	70
10	32	13	57.0	1530	5.7	4.0	6.0	60	134	64
11	33	13	66.5	1622	6.0	5.7	8.3	68	116	76
12	33	10	59.1	1486	6.7	5.3	10.3	72	114	74
13	34	15	64.0	1578	3.3	5.3	7.0	88	130	80
14	35	18	69.5	1645	9.3	5.0	7.0	60	118	68
15	35	2	64.0	1648	3.0	3.7	6.7	60	138	78
16	36	12	56.5	1521	3.3	5.0	11.7	72	134	86

续表

序号	年龄	移居年数	体重	海拔高度	下颚皮褶	前臂皮褶	小腿皮褶	脉搏	收缩压	舒张压
17	36	15	57.0	1547	3.0	3.0	6.0	84	120	70
18	37	16	55.0	1505	4.3	5.0	7.0	64	120	76
19	37	17	57.0	1473	6.0	5.3	11.7	72	114	80
20	38	10	58.0	1538	8.7	6.0	13.0	64	124	64
21	38	18	59.5	1513	5.3	4.0	7.7	80	114	66
22	38	11	61.0	1653	4.0	3.3	4.0	76	136	78
23	38	11	57.0	1566	3.0	3.0	3.0	60	126	72
24	39	21	57.5	1580	4.0	3.0	5.0	64	124	62
25	39	24	74.0	1647	7.3	6.3	15.7	64	128	84
26	39	14	72.0	1620	6.3	7.7	13.3	68	134	92
27	41	25	62.5	1637	6.0	5.3	8.0	76	112	80
28	41	32	68.0	1528	10.0	5.0	11.3	60	128	82
29	41	5	63.4	1647	5.3	4.3	13.7	76	134	92
30	42	12	68.0	1605	11.0	7.0	10.7	88	128	90
31	43	25	69.0	1625	5.0	3.0	6.0	72	140	72
32	43	26	73.0	1615	12.0	4.0	5.7	68	138	74
33	43	10	64.0	1640	5.7	3.0	7.0	60	118	66
34	44	19	65.0	1610	8.0	6.7	7.7	74	110	70
35	44	18	71.0	1572	3.0	4.7	4.3	72	142	84
36	45	10	60.2	1534	3.0	3.0	3.3	56	134	70
37	47	1	55.0	1536	3.0	3.0	4.0	64	116	54
38	50	43	70.0	1630	4.0	6.0	11.7	72	132	90
39	54	40	87.0	1542	11.3	11.7	11.3	92	152	88

本例拟对各指标聚类,为 R 型聚类分析,聚类统计量用相关系数,采用系统聚类法,聚类间距离计算规则为最长距离法。首先将该资料中 10 项指标视为 10 例,计算各类间的相关系数 r_{ij} 共 45 个,得相关系数阵如表 4。

表 4　10 类时的相关系数 r_{ij} 阵

	G_1	G_2	G_3	G_4	G_5	G_6	G_7	G_8	G_9
G_2	0.588								
G_3	0.432	0.481							
G_4	0.056	0.073	0.450						
G_5	0.158	0.222	0.562	−0.008					
G_6	0.055	0.143	0.544	−0.069	0.638				
G_7	−0.005	0.001	0.392	−0.003	0.516	0.736			
G_8	0.091	0.237	0.312	0.008	0.223	0.422	0.209		
G_9	0.006	−0.087	0.521	0.219	0.170	0.272	0.251	0.135	
G_{10}	0.039	0.076	0.394	0.253	0.089	0.212	0.306	0.060	0.475

从 45 个相关系数中看出,第 6 类 G_6 与第 7 类 G_7 相关系数 r_{67} 最大,说明这两类最相似,便将第 6 类与第 7 类合并成为一个新类 CL_9。

计算各类与新类的相关系数,类和类间合并相关系数采用"最大相关系数值"法(即为最长距离法)。类间合并公式用式(4)来确定,不同的是公式中为距离,本例中为相关系数。则 G_1 与新类 CL_9 的相关系数应为:

$$r_{1\,CL9} = \max\{r_{16},\ r_{17}\} = \max\{0.055, -0.005\} = 0.055$$

余类推,同时在表 4 中,除去原来的第 6,7 类,增添新类 CL_9,这样获得表 5 的相关系数阵。

表 5　9 类时的相关系数 r_{ij} 阵

	G_1	G_2	G_3	G_4	G_5	G_8	G_9	G_{10}
G_2	0.588							
G_3	0.432	0.481						
G_4	0.056	0.073	0.450					
G_5	0.158	0.222	0.562	−0.008				
G_8	0.091	0.237	0.312	0.008	0.223			
G_9	0.006	0.087	0.521	0.219	0.170	0.135		
G_{10}	0.039	0.076	0.394	0.253	0.089	0.060	0.475	
CL_9	0.055	0.143	0.544	−0.003	0.638	0.422	0.272	0.306

对新获得的相关系数阵,重复以上步骤,直到合并为一类为止。上述聚类过程可总结为下表 6。

表 6　10 项指标的聚类过程

步	合并类别	相关系数	新类命名	类内指标
1	G_6 , G_7	0.736	CL_9	6,7
2	G_1 , G_2	0.588	CL_8	1,2
3	G_3 , G_5	0.562	CL_7	3,5
4	G_9 , G_{10}	0.475	CL_6	9,10
5	CL_7 , CL_9	0.392	CL_5	3,5,6,7
6	G_4 , CL_6	0.219	CL_4	4,9,10
7	CL_5 , G_8	0.209	CL_3	3,5,6,7,8
8	CL_8 , CL_3	−0.005	CL_2	1,2,3,5,6,7,8
9	CL_2 , CL_4	−0.087	CL_1	1,2,3,4,5,6,7,8,9,10

以该聚类过程绘制冰柱图和树状图(见图 2、3)。从 10 项指标的聚类树状图看和专业知识分析,10 项指标聚为 5 大类比较合适。5 类分别是,Ⅰ类:年龄、移居年数,为生理时间指标;Ⅱ类:体重、下颚皮褶、前臂皮褶、小腿皮褶,为体格指标;Ⅲ类:海拔高度,为环

境指标；Ⅳ类：脉搏，为心功能指标；Ⅴ类：收缩压、舒张压，为循环系统功能指标。

聚类数	舒张压		收缩压		海拔高度		脉搏		小腿皮褶		前臂皮褶		下颚皮褶		体重		移居年数		年龄
1	X	X	X	X	X	X	X	X	X	X	X	X	X	X	X	X	X	X	X
2	X	X	X	X	X		X	X	X	X	X	X	X	X	X	X	X	X	X
3	X	X	X	X	X		X	X	X	X	X	X	X	X	X		X	X	X
4	X	X	X	X	X		X		X	X	X	X	X	X	X		X	X	X
5	X	X	X		X		X		X	X	X	X	X	X	X		X	X	X
6	X	X	X		X		X		X	X	X		X	X	X		X	X	X
7	X		X		X		X		X	X	X		X	X	X		X	X	X
8	X		X		X		X		X	X	X		X		X		X	X	X
9	X		X		X		X		X	X	X		X		X		X		X

图 2　10 项指标聚类结果的冰柱图

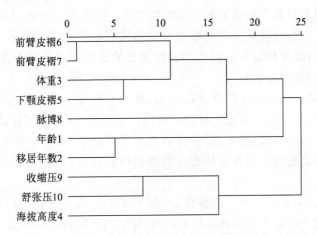

图 3　10 项指标聚类结果的树状图

（林爱华　曾　庆）

逐步聚类法（动态聚类法）

先对要聚类的样品定出最终要形成的类数量，进行初始分类；然后按照某种原则对这

一初始分类进行逐步修改,直到分类的结果比较合理(稳定)为止。逐步聚类法的步骤为:

1)聚类初始,确定出一定数量的"凝聚点",按确定的"凝聚点"确定出一定数量的初始类,而不是像系统聚类法那样将所有的样品各自视为一类,一般地,这个初始类的数量常常是远远小于样品数量。

2)聚类修改过程中,每一步都要修改每一类的"凝聚点",重新扫描待分类的全部样品,这样每一样品不再惟一归属于聚类过程中形成的某一临时的类(中间类),反之,每一中间类也不再拥有固定不变的样品,每一样品在每一步均可按某种原则出入每一中间类,这样每一中间类的样品在每一步都是可变的、动态的,从这个意义上称逐步聚类法为动态聚类法。

3)逐步聚类在每一类均稳定时,即"凝聚点"不再发生变化时,聚类过程结束。

逐步聚类法由于计算量远小于系统聚类法,所以常用于大样本数据的聚类分析。

1 凝聚点的选择

凝聚点也就是在每一类中有代表性的点(或从空间中看这有代表性的位置),从通常意义上看,凝聚点也就是要形成的每一类的类中心。逐步聚类法中对每一样品按所确定的聚凝聚点形成新类,而将原来是松散的样品组成以凝聚点为中心的一定数量的类团,所以这些代表点有凝聚相似样品的作用。凝聚点的选择对逐步聚类法结果的好坏有直接作用。凝聚点的选择方法有:

1)经验选择法 按对待聚类样品的了解,从专业经验上将该样品数据先主观分类,然后计算出各类的类中心作为逐步聚类分析的初始凝聚点;或者从各类中挑选出主观认为有代表性的样品作为初始凝聚点,在计算机上操作计算时,可以按先确定的大致要形成的类数量,从样品数据中任意选择相应数量的样品作为初始凝聚点,这种选法为任意选择法。

2)密度法 先主观确定两个正整数 D_1 和 D_2(其中 $D_2 > D_1$),然后以每一样品分别为中心,计算出各个样品与其他各样品的距离,称它与其他各样品距离小于 D_1 的样品数为这个样品点的密度。从中选取密度最大的样品点为第一个凝聚点,再取密度较大与第一个凝聚点距离大于 $2D_1$ 样品点为第二凝聚点。第三个凝聚点要求与第一第二凝聚点的距离均大于 $2D_1$,如此反复,可以取得数个凝聚点。

2 逐步聚类法的方法

1)按批修改法

该法按下列步骤进行:

①选择类(样品)间距离的表示方法和相应的计算公式。

②用相应的凝聚点确定方法确定初始凝聚点。

③进行第一次初步聚类,将每一样品分入相应的类中。

④重新计算每一类的类重心,以该重心为新的凝聚点,进行一次聚类。

⑤比较该次聚类的结果与上一次聚类的结果有无差别,如果有差别再重复进行 4 步骤,否则聚类过程结束。

该法的主要特点是每一次类重心的计算均是在所有的类已形成后,即类重心的调整是新类后进行的,是一次调整完所有的类的重心,故称按批修改法。

2)逐个修改法(K-MEANS 法):

该法第一、二步骤与按批修改法相同,即

①选择类(样品)间距离的表示方法和相应的计算公式。

②用相应的凝聚点确定方法确定初始凝聚点。

③逐一计算每一样品与各个凝聚点的距离,将该样品分入距离最近的类中;每一类每接纳一个的样品,即立即重新计算该类的类重心。

④比较该次聚类的结果与上一次聚类的结果有无差别,如果有差别再重复进行步骤3,否则聚过程结束。

该法的主要特点是每一次类重心的计算均是在类的形成中进行,即类重心的调整是与新类形成同时进行的,故称逐个修改法。

例　现收集了 31 个省(直辖市)第四次全国碘缺乏病监测的合格碘盐食用率(X_1)、学生尿碘中位数(X_2)和学生触诊甲状腺肿率(X_3)的情况,数据见表1。根据摸底调查情况拟将这些省份分成 6 类防治水平不同的地区,以便结合各类地区的特点为建立防治工作策略提供依据,试进行聚类分析。(资料引自"2002 年中国碘缺乏病监测报告"。)

表 1　2002 年全国第四次碘缺乏病监测结果

省份	合格碘盐食用率(%)	学生尿碘中位数(μg/L)	学生触诊甲状腺肿率(%)	省份	合格碘盐食用率(%)	学生尿碘中位数(μg/L)	学生触诊甲状腺肿率(%)
1.河北	92.2	246.2	4.7	17.浙江	94.1	250.8	5.2
2.吉林	94.0	245.7	1.2	18.江苏	92.0	262.6	1.4
3.广西	89.5	251.6	3.1	19.宁夏	84.8	263.9	3.2
4.安徽	94.9	313.0	5.8	20.河南	95.1	297.2	4.5
5.内蒙古	95.6	258.5	6.5	21.山西	93.1	275.4	3.0
6.江西	90.9	235.2	6.8	22.黑龙江	92.1	274.8	8.1
7.陕西	87.7	269.9	10.2	23.湖南	92.2	323.4	5.2
8.云南	84.1	263.0	6.1	24.山东	87.0	200.0	5.2
9.广东	86.2	184.5	4.7	25.福建	88.6	173.4	3.7
10.湖北	91.8	197.0	4.1	26.上海	91.8	173.3	5.2
11.北京	85.5	195.5	7.1	27.甘肃	83.9	219.2	9.4
12.天津	95.5	208.6	2.6	28.辽宁	95.4	165.1	8.3
13.海南	65.6	131.1	8.2	29.青海	72.8	146.4	6.7
14.四川	74.0	198.3	5.8	30.重庆	84.2	238.8	13.5
15.新疆	72.3	194.7	11.7	31.贵州	87.0	340.4	10.5
16.西藏	29.6	93.7	13.8				

聚类分析前先对资料进行标准化变换(均数＝0、标准差＝1)。根据 31 个省(直辖市)的三个评价指标,计算出各省(直辖市)间的欧氏距离值 d_{ij} 见表2。

表2 各省(直辖市)间的欧氏距离 d_{ij}

	1	2	3	4	5	6	7	8	9	10	11	12	13	14	15	16	17	18	19	20	21	22	23	24	25	26	27	28	29	30
2	1.1																													
3	0.5	0.7																												
4	1.2	1.8	1.4																											
5	0.6	1.6	1.2	1.0																										
6	0.7	1.7	1.2	1.4	0.6																									
7	1.8	2.8	2.2	1.6	1.3	1.2																								
8	0.8	1.7	1.0	1.2	0.9	0.7	1.3																							
9	1.2	1.6	1.3	2.4	1.6	1.2	2.3	1.5																						
10	0.9	1.2	1.0	2.1	1.3	1.1	2.3	1.4	0.5																					
11	1.3	2.1	1.6	2.2	1.4	1.3	1.6	1.2	0.8	1.0																				
12	1.0	0.8	0.9	2.1	1.5	1.4	2.6	1.7	1.1	0.6	1.6																			
13	3.1	3.7	3.2	4.0	3.3	2.7	3.0	2.8	2.7	2.7	1.9	3.2																		
14	1.7	2.3	1.7	2.6	2.0	1.5	2.1	1.4	1.5	1.5	1.0	1.9	1.5																	
15	2.8	3.7	3.1	3.3	2.7	2.2	1.8	2.3	2.4	2.8	1.7	3.3	1.6	1.8																
16	6.2	6.8	6.3	6.8	6.3	5.8	5.6	5.7	5.4	5.9	5.1	6.5	3.3	4.6	3.8															
17	0.2	1.2	0.7	1.1	0.4	0.6	1.6	0.8	1.3	1.0	1.3	1.1	1.6	1.8	2.8	6.3														
18	1.1	0.3	0.6	0.6	1.6	1.6	2.7	1.6	1.8	1.4	2.2	1.0	3.7	2.2	6.8	1.2														
19	0.8	1.0	0.4	1.4	1.4	1.3	2.2	1.5	1.5	1.3	1.7	1.3	3.2	1.6	6.1	1.0	0.8													
20	0.9	1.4	1.0	0.5	0.9	1.3	1.9	1.4	2.1	1.8	2.1	1.7	3.9	2.4	6.8	0.8	1.2	1.1												
21	0.7	0.8	0.5	1.1	1.1	0.6	2.4	0.8	1.2	1.4	2.0	1.7	3.7	2.2	6.7	0.8	0.5	0.7	0.6											
22	1.2	2.2	2.2	0.6	1.1	0.8	2.0	0.7	1.2	1.8	2.2	1.2	3.3	2.1	6.0	1.0	2.1	1.6	1.2	0.8										
23	1.4	1.5	1.6	1.5	1.3	1.5	2.4	1.5	2.5	2.2	2.6	2.0	4.2	2.7	7.1	1.4	1.4	1.2	1.6	0.8	1.7									
24	0.9	1.8	1.3	1.0	0.8	0.8	2.0	1.2	0.3	0.5	0.6	0.6	2.2	2.2	5.5	2.0	1.6	1.6	1.8	1.6	1.6	2.3								
25	1.3	1.5	1.1	2.1	1.5	2.0	2.6	1.8	0.4	0.7	1.1	1.0	2.2	2.4	5.7	2.6	2.2	2.2	2.2	1.8	2.2	2.6	0.7							
26	1.6	1.8	1.4	2.6	1.6	1.4	2.5	1.7	0.5	0.5	0.9	2.3	2.3	1.4	5.7	2.7	1.9	2.2	2.6	2.7	2.7	2.6	0.6	1.6						
27	1.8	2.7	2.1	2.5	1.9	1.0	1.3	1.3	1.6	1.8	1.0	1.0	2.1	1.5	4.9	1.4	2.0	1.8	2.0	1.2	2.0	1.4	1.3	1.0	1.5	1.6				
28	2.4	2.6	2.4	2.7	2.6	1.4	2.0	2.0	1.4	1.4	1.4	1.3	2.4	1.9	5.5	1.0	2.6	2.4	2.5	1.9	2.3	1.9	1.5	1.6	1.6	1.0	1.3			
29	2.8	2.9	2.9	3.4	2.3	2.1	2.7	2.7	1.9	1.9	2.3	2.3	0.8	1.0	4.1	2.7	2.7	2.5	2.5	2.7	2.7	3.5	1.5	1.6	1.6	2.9	1.7	1.8		
30	2.8	3.8	3.2	2.8	2.8	2.3	1.9	2.3	2.9	3.0	3.5	3.4	2.9	2.6	1.3	1.9	3.8	3.2	3.2	3.1	3.4	1.9	2.6	3.2	3.2	2.9	1.3	2.2	2.8	
31	2.5	3.3	2.8	1.6	2.0	1.3	1.3	1.9	3.3	3.2	2.7	3.4	4.1	3.1	2.8	1.4	3.1	2.6	2.6	2.1	2.6	1.4	2.9	3.6	3.6	3.4	2.2	3.2	3.8	2.0

按密度法决定初始类中心的原则,先人为地规定 2 个较为适当的正数 d_1, d_2,表 2 的距离结果,选择较为居中者,现定 $d_1 = 1.0, d_2 = 2.0 (d_2 = 2d_1)$。然后根据表 2 数据,计算出各地区与其他地区的距离中 $d_{ij} < d_1$ 的个数。即为该样品的密度,按大小排列于表 3 中。

表 3　样品的密度

样品	1	17	21	3	5	6	19	24	8	10	11	20	22	2	9	12
密度	11	9	8	7	7	7	7	7	6	6	6	6	5	5	5	5
样品	25	26	4	18	23	7	14	27	29	13	15	16	28	30	31	
密度	5	5	4	4	3	2	2	2	2	1	0	0	0	0	0	

按表 3 的样品次序选取凝聚点,以最大密度点的"1. 河北"为第 I 凝聚点;然后再选第 II 凝聚点,考虑第 I 凝聚点以外的最大密度点,应与第 I 凝聚点的距离 $> d_2$ 为标准,现"13. 海南"的欧氏距离 $d_{1\ 13} = 3.1 > 2.0$,则定为第 II 凝聚点;再挑选出"16. 西藏"的 $d_{16\ 1} = 6.2$、$d_{16\ 13} = 3.3$ 均大于 2.0,故定"16. 西藏"为第 III 凝聚点。根据上述标准依次再进行挑选,"30. 重庆"、"31. 贵州"分别为第 IV、V 凝聚点。至此,全部凝聚点确定完毕。这样初始类中心为:I 类为"1. 河北"(0.5, 0.3, −0.5);II 类为"13. 海南"(−1.6, −1.7, 0.6);III 类为"16. 西藏"(−4.4, −2.4, 2.3);IV 类为"30. 重庆"(−0.1, 0.2, 2.2);V 类为"31. 贵州"(0.1, 2.0, 1.3)。

按照选定的初始凝聚点对各样品进行初始分类。计算每一样品与各初始凝聚点的欧氏距离,如"2. 吉林"与各初始凝聚点的距离按下式计算。

$$D_{2\text{I}} = [(0.6-0.5)^2 + (0.3-0.3)^2 + (-1.5+0.5)^2]^{1/2} = 1.1$$
$$D_{2\text{II}} = [(0.6+1.6)^2 + (0.3+1.7)^2 + (-1.5-0.6)^2]^{1/2} = 3.7$$
$$D_{2\text{III}} = [(0.6+4.4)^2 + (0.3+2.4)^2 + (-1.5-2.3)^2]^{1/2} = 6.8$$
$$D_{2\text{IV}} = [(0.6+0.1)^2 + (0.3-0.2)^2 + (-1.5-2.2)^2]^{1/2} = 3.8$$
$$D_{2\text{V}} = [(0.6-0.1)^2 + (0.3-2.0)^2 + (-1.5-1.3)^2]^{1/2} = 3.3$$

这样算出全部样品与各初始类中心的距离,并将样品按距离最近的凝聚点归类。如"2. 吉林"与 I 类的距离为 1.1,与第 II 类的距离为 3.7,与第 III 类的距离为 6.8,与第 IV 类的距离为 3.8,与第 V 类的距离为 3.3,它与第 I 类的距离最近,所以归入第 I 类。由此所得结果见表 4。

表 4　选定凝聚点($d_1 = 1.0, d_2 = 2.0$)的初始分类

样本号 (地区)	与各凝聚点的距离					凝聚点	归类
	I	II	III	IV	V		
1.河北	0	3.1	6.2	2.8	2.5	I	I
2.吉林	1.1	3.7	6.8	3.8	3.3		I
3.广西	0.5	3.2	6.3	3.2	2.8		I
4.安徽	1.2	4.0	6.8	2.8	1.6		I

续表

样本号 （地区）	与各凝聚点的距离					凝聚点	归类
	Ⅰ	Ⅱ	Ⅲ	Ⅳ	Ⅴ		
5. 内蒙古	0.6	3.3	6.3	2.3	2.0		Ⅰ
6. 江西	0.7	2.7	5.8	2.1	2.2		Ⅰ
7. 陕西	1.8	3.0	5.6	1.2	1.3		Ⅳ
8. 云南	0.8	2.8	5.7	2.3	1.9		Ⅰ
9. 广东	1.2	2.1	5.4	2.9	3.3		Ⅰ
10. 湖北	0.9	2.7	5.9	3.0	3.2		Ⅰ
11. 北京	1.3	1.9	5.1	2.1	2.7		Ⅰ
12. 天津	1.0	3.2	6.5	3.5	3.4		Ⅰ
13. 海南	3.1	0	3.3	2.9	4.1	Ⅱ	Ⅱ
14. 四川	1.7	1.5	4.6	2.6	3.1		Ⅱ
15. 新疆	2.8	1.6	3.8	1.3	2.8		Ⅳ
16. 西藏	6.2	3.3	0	4.9	6.3	Ⅲ	Ⅲ
17. 浙江	0.2	3.2	6.3	2.7	2.3		Ⅰ
18. 江苏	1.1	3.7	6.8	3.8	3.1		Ⅰ
19. 宁夏	0.8	3.2	6.1	3.2	2.6		Ⅰ
20. 河南	0.9	3.9	6.8	3.1	2.1		Ⅰ
21. 山西	0.7	3.7	6.7	3.4	2.6		Ⅰ
22. 黑龙江	1.2	3.3	6.0	1.9	1.4		Ⅰ
23. 湖南	1.4	4.2	7.1	3.5	2.3		Ⅰ
24. 山东	0.9	2.2	5.5	2.6	2.9		Ⅰ
25. 福建	1.3	2.4	5.7	3.2	3.6		Ⅰ
26. 上海	1.3	2.3	5.7	2.9	3.4		Ⅰ
27. 甘肃	1.6	2.1	4.9	1.3	2.2		Ⅳ
28. 辽宁	1.8	2.4	5.5	2.2	3.2		Ⅰ
29. 青海	2.4	0.8	4.1	2.8	3.8		Ⅱ
30. 重庆	2.8	2.9	4.9	0	2.0	Ⅳ	Ⅳ
31. 贵州	2.5	4.1	6.3	2.0	0	Ⅴ	Ⅴ

初始分类结果是：Ⅰ类包括1,2,3,4,5,6,8,9,10,11,12,17,18,19,20,21,22,23,24,25,26,28共22个样品；Ⅱ类包括13,14,29号共3个样品；Ⅲ类为16号1个样品；Ⅳ类包括7,15,27,30号共4个样品；Ⅴ类为31号1个样品。

重新计算各类的类中心。如第Ⅰ类按初始分类有第1,2,3,4,5,6,8,9,10,11,12,17,18,19,20,21,22,23,24,25,26,28号样品。计算各指标的平均数。

$x_1 = (0.5+0.6+0.3+0.7+0.7+0.4-0.1+0+0.5+0+0.7+0.6+0.5-0.1+$
$\quad 0.7+0.6+0.5+0.5+0.1+0.2+0.5+0.7)/22 = 0.4$

$x_2 = (0.3+0.3+0.4+1.5+0.5+0.1+0.6-0.8-0.6-0.6-0.4+0.4+0.6+$
$\quad 0.6+1.2+0.8+0.8+1.7-0.5-1.0-1.0-1.1)/22 = 0.2$

$x_3 = (-0.5-1.5-1.0-0.1+0.1+0.2+0-0.5-0.7+0.3-1.1-0.3-1.5-$
$\quad 0.9-0.5-1.0+0.6-0.9-0.3-0.8-0.3+0.6)/22 = -0.5$

这样经初始类中心的修改第Ⅰ类类中心为(0.4,0.2,-0.5)。

相似地可获其他两类的类中心:Ⅱ类为(-1.2,-1.2,0.2);Ⅲ类为(-4.4,-2.4,2.3);Ⅳ类为(-0.3,0,1.5);Ⅴ类为"31.贵州"(0.1,2.0,1.3)。

将初始分类的重心作为新的凝聚点,重新计算各样品与新凝聚点的距离,将各样本逐一按最接近的凝聚点的原则重新判类。当全部判定结束后,算出各一类新的重心,若与上一轮重心完全相同,则不必调整分类;如果不完全一致,则重新以新的凝聚点对每一样品作新一轮判断归类,直到新的重心与前一轮重心一致为止。本例按初始的重心计算结果见表5。如"1.河北"与五类类中心间的距离为:

$$D_{1Ⅰ} = [(0.5-0.4)^2+(0.3-0.2)^2+(-0.5+0.5)^2]^{1/2} = 0.1$$
$$D_{1Ⅱ} = [(0.5+1.2)^2+(0.3+1.2)^2+(-0.5-0.2)^2]^{1/2} = 2.4$$
$$D_{1Ⅲ} = [(0.5+4.4)^2+(0.3+2.4)^2+(-0.5-2.3)^2]^{1/2} = 6.2$$
$$D_{1Ⅳ} = [(0.5+0.3)^2+(0.3-0)^2+(-0.5-1.5)^2]^{1/2} = 2.2$$
$$D_{1Ⅴ} = [(0.5-0.1)^2+(0.3-2.0)^2+(-0.5-1.3)^2]^{1/2} = 2.5$$

"1.河北"与第Ⅰ类的距离最小,归入第Ⅰ类。

表5　第一轮修改后结果样本号

样本号（地区）	与各凝聚点的距离					归类
	Ⅰ	Ⅱ	Ⅲ	Ⅳ	Ⅴ	
1.河北	0.1	2.4	6.2	2.2	2.5	Ⅰ
2.吉林	1.1	2.9	6.8	3.2	3.3	Ⅰ
3.广西	0.6	2.5	6.3	2.6	2.8	Ⅰ
4.安徽	1.4	3.3	6.8	2.4	1.6	Ⅰ
5.内蒙古	0.7	2.6	6.3	1.8	2.0	Ⅰ
6.江西	0.6	2.1	5.8	1.5	2.2	Ⅰ
7.陕西	1.8	2.6	5.6	0.9	1.2	Ⅳ
8.云南	0.8	2.1	5.7	1.7	1.9	Ⅰ
9.广东	1.0	1.4	5.4	2.2	3.3	Ⅰ
10.湖北	0.8	2.0	5.9	2.4	3.2	Ⅰ
11.北京	1.1	1.3	5.1	1.4	2.7	Ⅰ
12.天津	0.9	2.5	6.5	2.9	3.4	Ⅰ

续表

| 样本号
（地区） | 与各凝聚点的距离 | | | | | 归类 |
	I	II	III	IV	V	
13.海 南	2.9	0.7	3.3	2.3	4.1	II
14.四 川	1.5	0.8	4.6	1.9	3.1	II
15.新 疆	2.7	1.6	3.8	1.0	2.8	IV
16.西 藏	6.1	4.0	0	4.8	6.3	III
17.浙 江	0.3	2.5	6.3	2.1	2.3	I
18.江 苏	1.1	3.0	6.8	3.2	3.1	I
19.宁 夏	0.8	2.4	6.1	2.5	2.6	I
20.河 南	1.1	3.2	6.8	2.6	2.1	I
21.山 西	0.8	2.9	6.7	2.8	2.6	I
22.黑龙江	1.2	2.6	6.0	1.5	1.4	I
23.湖 南	1.6	3.5	7.1	3.0	2.3	I
24.山 东	0.8	1.5	5.5	2.0	2.9	I
25.福 建	1.2	1.7	5.7	2.6	3.6	I
26.上 海	1.2	1.7	5.7	2.2	3.4	I
27.甘 肃	1.6	1.7	4.9	0.6	2.2	IV
28.辽 宁	1.7	2.0	5.5	1.8	3.2	I
29.青 海	2.2	0.3	4.1	2.1	3.8	II
30.重 庆	2.7	2.7	4.9	0.7	2.0	IV
31.贵 州	2.5	3.6	6.3	2.0	0	V

从表5中看出，第一轮修改后的归类结果与前一轮完全一致，不需要再作修改，逐步聚类过程就此结束。下面按欧氏距离计算公式（2）（见"聚类分析的常用统计量"条目）可计算各类间的类间平均距离 D，结果见表6。

表6　各聚类间平均距离 D

	I	II	III	IV
II	2.2			
III	6.1	4.0		
IV	2.1	2.0	4.8	
V	2.5	3.6	6.3	2.0

经逐步聚类法最终的分类结果为：I类包括1,2,3,4,5,6,8,9,10,11,12,17,18,19,20,21,22,23,24,25,26,28号共22个样品，特点为合格碘盐食用率和尿碘含量高，甲状腺肿大率低，属碘缺乏病防治良好地区；II类包括13,14,29号共3个样品，合格碘盐食

用率和尿碘含量较低,甲状腺肿大率中等;Ⅲ类为 16 号 1 个样品,三项指标均为最差,碘缺乏病流行最为严重;Ⅳ类包括 7,15,27,30 号共 4 个样品,合格碘盐食用率及尿碘含量中等,碘缺乏病流行较严重;Ⅴ类为 31 号 1 个样品,尿碘含量最高,碘缺乏病流行较严重。

(林爱华　曾　庆)

有序样品最优分割法

当样品数据资料在时间或空间等发展过程中有序排列的,称这样的样品为有序样品,如不同年龄儿童的身体发育资料、临床的疾病的不同进程阶段等就是这种情况,而所需分类又是在时间、空间上的划分阶段,受有序排列限制,划分时就不能更改这种自然的时间、空间关系或顺序,相应地称这种对有序样品的划分的方法为有序样品聚类法。这样分类是对时间、空间等的有顺序指标的一个最好的划分(目标函数值最小),即一个最优的分段方法,故而又称为最优分割法。前面所介绍的多种聚类方法,在聚类的时候并未考虑样品间的这种有序的关系,故而在聚类时可以任意交换样品间的顺序,聚类的结果也是可以在样品间任意的组合而不需照顾原样品间的自然顺序,显然这对一个有序样品而言是不合宜的。

1　最优分割法的统计量

如要对样品总数为 n 的有序样品按其时间、空间顺序分为 m 段,则可能的分法有 R 种,$R=\binom{n-1}{m-1}=\dfrac{(n-1)!}{(m-1)!\ (n-m)!}$。一般地,分段的多少即 m 的大小按专业的要求来确定。在每一段中计算出各自的段内平均及段内直径,这样共有 m 个段内直径。将 m 个段的段内直径求和,称之为目标函数或总离差平方和。最优分割法是指在这 R 种的分法中找到一个使各段的离均差平方之和最小的一种分法。

设有 p 维的有序样品,记为 $X_1,X_2,X_3,\cdots,X_n$。要将这 n 个样品分为 m 段,记为 $x_{11},x_{12},\cdots,x_{1n_1},x_{21},x_{22},\cdots,x_{2n_2},\cdots,x_{m1},x_{m2},\cdots,x_{mn_m}$,每一段内的样品数为 $n_1,n_2,\cdots,n_m$。

计算每一段的重心即段平均值,第 i 段的段平均值为

$$\overline{X}_i=\frac{1}{n_i}\sum_{g=1}^{n_i}X_{ig} \tag{1}$$

其中 n_i 为第 i 段的样品数。

计算每一段的段内直径,第 i 段的段内直径 D_i 为

$$D_i = \sum_{g=1}^{n_i} (X_{ig} - \overline{X}_i)'(X_{ig} - \overline{X}_i) \tag{2}$$

计算目标函数:合并离差平方和,为各段段内直径之和。即

$$SS = \sum_{i=1}^{m} D_i \tag{3}$$

在 $R = \binom{n-1}{m-1} = \dfrac{(n-1)!}{(m-1)!\,(n-m)!}$ 种分法中找到使目标函数(合并离差平方和)SS 最小化的分法即为所要找的最优分割法。

2 最优分割法的计算步骤

设有 p 维的有序样品,记为 X_1,X_2,X_3,$\cdots$,X_n。要将这 n 个样品分为 2 至 $n-1$ 段。

计算时从分为 2 段时分起,由有序聚类法的基本思想可知,有 n 个有序样品分为 2 段时的合并离差平方和 $SS^{(2)}$ 应为:

$$SS_n^{(2)} = \min_{2 \leqslant t \leqslant n} \{D(1, t-1) + D(t, n)\} \tag{4}$$

其中 t 为有序样品序号。

从分为 3 段起就可利用下面的递推公式进行计算

$$SS_n^m = \min_{m \leqslant k \leqslant n} \{SS_{k-1}^{m-1} + D(k, n)\} \tag{5}$$

其中,n 代表样品数,而 m 代表分段数,k 为有序样品序号。

例 为对女性青少年的生长发育分期,调查了 7~16 岁的女学生身高平均增长量,资料列于表 1。

表 1 7~16 岁女学生的身高平均增长量

年龄(岁)	7	8	9	10	11	12	13	14	15	16
样品序号	1	2	3	4	5	6	7	8	9	10
身高增长量(cm)	3.19	5.36	4.58	5.39	4.97	4.93	4.67	2.41	1.64	0.35

本例的资料是人体的生长过程,分类时不能将这一过程自然的顺序打乱,所以为有序样品的分类。

先从分 2 段开始($m=2$),则共有 $R = \binom{9}{1} = 9$ 种分法。即分段的年龄可以分别为 7,8,9,$\cdots$,16 岁 10 个年龄点。

首先按公式(3)计算每一可能的年龄分段时期内的段内直径 $D(i, j)$,结果列为表 2。

这步计算又是分两步完成:先计算段内各指标的平均,再计算段内的距离之和。

表 2　各样品点与其他各样品点间的直径 $D(i,j)$

样品号	1	2	3	4	5	6	7	8	9	10
1	0.00	2.35	2.42	3.19	3.28	3.32	3.33	8.03	14.98	27.82
2	2.35	0.00	0.30	0.42	0.44	0.45	0.57	6.25	14.00	27.47
3	2.42	0.30	0.00	0.33	0.33	0.33	0.40	5.60	12.57	24.77
4	3.19	0.42	0.33	0.00	0.09	0.13	0.27	5.59	12.28	23.71
5	3.28	0.44	0.33	0.09	0.00	0.00	0.05	4.54	9.97	19.46
6	3.32	0.45	0.33	0.13	0.00	0.00	0.03	3.84	8.03	15.53
7	3.33	0.57	0.40	0.27	0.05	0.03	0.00	2.55	4.96	9.86
8	8.03	6.25	5.60	5.59	4.54	3.84	2.55	0.00	0.30	2.17
9	14.98	14.00	12.57	12.28	9.97	8.03	4.96	0.30	0.00	0.83
10	27.82	27.47	24.77	23.71	19.46	15.53	9.86	2.17	0.83	0.00

以年龄 7 岁（样品 1）为例，它与其他样品可能的形成的段为 7～8,7～9,7～10 段，分别计算出可能形成段的段内直径。如由年龄 7 岁与 8 岁（样品 1 与 2）所构成的段内直径计算：

$$\overline{X}_{12}=(3.19+5.36)/2=4.275$$
$$D_{12}=(3.19-4.275)^2+(5.36-4.275)^2=2.35$$

再如由年龄 7 岁与 9 岁所构成的段内距离按下式计算：

$$\overline{X}_{13}=(3.19+5.36+4.58)/3=4.377$$
$$D_{13}=(3.19-4.377)^2+(5.36-4.377)^2+(4.58-4.377)^2=2.42$$

由此，计算出任意两样品间所包含样品的段内直径。

从表 2 出发，开始分段，先分 2 段，按公式（4）有

$$SS_{10}^{(2)}=\min_{2\leqslant t\leqslant 10}\{D(1,t-1)+D(t,n)\}$$
$$=\min\{D(1,1)+D(2,10),\ D(1,2)+D(3,10),\cdots,\ D(1,9)+D(10,10)\}$$
$$=\min\{27.47,\ 27.13,\ 26.13,\cdots,\ 14.98\}=D(1,7)+D(8,10)=5.49$$

可知分两段的最优的分法为 $\{7,13\}$ 岁与 $\{14,16\}$ 岁，其目标函数最小，为 5.49。

再分三段，由公式（5）可知分段时的目标函数为

$$SS_{10}^3=\min_{3\leqslant t\leqslant 10}\{SS_t^2+D(t,10)\}$$
$$=\min_{3\leqslant t\leqslant 10}\{[SS_3^2+D(3,10)],[SS_4^2+D(4,10)],\cdots,[SS_{10}^2+D(10,10)]\}$$
$$=\min_{3\leqslant t\leqslant 10}\{[\min_{2\leqslant v\leqslant 3}\{D(1,v-1)+D(v,3)\}+D(3,10)],[\min_{2\leqslant v\leqslant 4}\{D(1,v-1)+D(v,4)\}+D(4,10)],\cdots,[\min_{2\leqslant v\leqslant 10}\{D(1,v-1)+D(v,10)\}+D(10,10)]\}$$
$$=\min_{3\leqslant t\leqslant 10}\{[\min_{2\leqslant v\leqslant 3}\{[D(1,1)+D(2,3)],[D(1,2)+D(3,3)]\}+D(3,10)],[\min_{2\leqslant v\leqslant 4}\{[D(1,1)+D(2,4)],[D(1,2)+D(3,4)],[D(1,3)+D(4,4)]\}+D(4,10)],\cdots,[\min_{2\leqslant v\leqslant 10}\{[D(1,1)+D(2,10)],[D(1,2)+D(3,10)],\cdots,$$

$$[D(1,9)+D(10,10)]\}+D(10,10)]\}$$

$$=\min_{3\leqslant t\leqslant10}\{[\min_{2\leqslant\tau\leqslant3}\{[0+0.30],[2.35+0]\}+24.77],[\min_{2\leqslant\tau\leqslant4}\{[0+0.42],[2.35+0.33],$$

$$[2.42+0]\}+23.71],\cdots,\min_{2\leqslant\tau\leqslant10}\{[0+27.47],[2.35+24.77],\cdots,[14.98+0]\}+0]\}$$

$$=\min_{3\leqslant t\leqslant10}\{[0.30+24.77],[0.42+23.71],\cdots,[3.62+0]\}$$

$$=SS_7^2+D(8,10)=[D(1,1)+D(2,7)]+D(8,10)=(0+0.57+2.17)=2.74$$

上面的结果表示,要对 10 个样品分为三段,则先将 10 个样品以样品 8 为界,分为 $\{1,7\}$ 及 $\{8,10\}$ 两段,然后再将前 7 个样品分为两段,即 $\{1\}$ 与 $\{2,7\}$ 两段,这样分出三段 $\{1\}$,$\{2,7\}$,$\{8,10\}$。类似地,利用公式(5)可以计算出分 4~9 段时的目标函数及相应的分法。结果见表3。为了便于计算与查检,可以计算出样品数<10 时,分段数为 2 到 9 段时的所有最优分法,结果列为表4、表5的形式。

表3　10 样品分 2~9 段时的最优目标函数值

分段数	目标函数值	前后两段间的差值	前后两段间的相差百分比(%)
2	5.49	2.76	200.68
3	2.74	1.87	315.59
4	0.87	0.30	151.91
5	0.57	0.17	142.47
6	0.40	0.13	150.48
7	0.27	0.21	502.01
8	0.05	0.05	6633.33
9	0.00		

表4　将 1 到 n 个 $(n\leqslant10)$ 有序样品分为 2~9 段时的分段表

终止样品号	分段数							
	2	3	4	5	6	7	8	9
2	2							
3	2	3						
4	2	4	4					
5	2	4	4	5				
6	2	4	4	5	6			
7	2	4	4	5	7	7		
8	8	8	8	8	8	8	8	
9	2	8	8	9	9	9	9	9
10	8	8	10	10	10	10	10	10

表 5　将 1 到 n 个 $(n \leqslant 10)$ 有序样品分为 2~n 段时的目标函数值

终止样品号	分段数								
	2	3	4	5	6	7	8	9	10
2	0.000								
3	0.304	0.000							
4	0.422	0.304	0.000						
5	0.437	0.328	0.088	0.000					
6	0.453	0.330	0.130	0.001	0.000				
7	0.571	0.401	0.266	0.053	0.001	0.000			
8	3.328	0.571	0.401	0.266	0.053	0.001	0.000		
9	3.624	0.868	0.571	0.401	0.266	0.053	0.001	0.000	
10	5.495	2.783	0.868	0.571	0.401	0.266	0.053	0.001	0.000

由以上两表(表 4,5)可以方便地查检 10 个样品的最优分段法与相应的目标函数。如 10 个样品分为 4 段,由表 5 可知最优目标函数为 0.868。由表 4 知,10 个样品分 4 段可先分出样品 10 为一段,即形成{1,9},{10};剩余 9 个样品分 3 段可先分出{8,9};最后余下 7 个样品为 2 段,分为{1},{2,7},即按年龄分为{7},{8,13},{14,15},{16}岁 4 段(表中数值为最后一类开始点)。

参考文献

[1]　丁士晟.多元分析方法及其应用.长春:吉林人民出版社,1981.

[2]　Eeritt,BS. Cluster Analysis. 2nd ed. London:Heineman Educational Pooks Ltd,1980.

[3]　Alizadeh AA, Eisen MB, Davis RE, et al. Distinct types of diffuse large B-cell lymphoma identified by gene expression profiling. Nature,2000,403(6769):503—511.

[4]　马逢时.基于 MINITAB 的现代实用统计.北京:中国人民大学出版社,2009:97—98.

(林爱华　曾　庆)

附录一　统计用表

附表1　正态分布表

（说明：表中 P 为正态分布下左侧面积，表中数字为该 P 值所对应的标准正态离差即 u 值）

P	0.000	0.001	0.002	0.003	0.004	0.005	0.006	0.007	0.008	0.009
0.00		−3.0902	−2.8782	−2.7478	−2.6521	−2.5758	−2.5121	−2.4573	−2.4089	−2.3656
0.01	−2.3263	−2.2904	−2.2571	−2.2262	−2.1973	−2.1701	−2.1444	−2.1201	−2.0969	−2.0749
0.02	−2.0537	−2.0335	−2.0141	−1.9954	−1.9774	−1.9600	−1.9431	−1.9268	−1.9110	−1.8957
0.03	−1.8808	−1.8663	−1.8522	−1.8384	−1.8250	−1.8119	−1.7991	−1.7866	−1.7744	−1.7624
0.04	−1.7507	−1.7392	−1.7279	−1.7169	−1.7060	−1.6954	−1.6849	−1.6747	−1.6646	−1.6546
0.05	−1.6449	−1.6352	−1.6258	−1.6164	−1.6072	−1.5982	−1.5893	−1.5805	−1.5718	−1.5632
0.06	−1.5548	−1.5464	−1.5382	−1.5301	−1.5220	−1.5141	−1.5063	−1.4985	−1.4909	−1.4833
0.07	−1.4758	−1.4684	−1.4611	−1.4538	−1.4466	−1.4395	−1.4325	−1.4255	−1.4187	−1.4118
0.08	−1.4051	−1.3984	−1.3917	−1.3852	−1.3787	−1.3722	−1.3658	−1.3595	−1.3532	−1.3469
0.09	−1.3408	−1.3346	−1.3285	−1.3225	−1.3165	−1.3106	−1.3047	−1.2988	−1.2930	−1.2873
0.10	−1.2816	−1.2759	−1.2702	−1.2646	−1.2591	−1.2536	−1.2481	−1.2426	−1.2372	−1.2319
0.11	−1.2265	−1.2212	−1.2160	−1.2107	−1.2055	−1.2004	−1.1952	−1.1901	−1.1850	−1.1800
0.12	−1.1750	−1.1700	−1.1650	−1.1601	−1.1552	−1.1503	−1.1455	−1.1407	−1.1359	−1.1311
0.13	−1.1264	−1.1217	−1.1170	−1.1123	−1.1077	−1.1031	−1.0985	−1.0939	−1.0893	−1.0848
0.14	−1.0803	−1.0758	−1.0714	−1.0669	−1.0625	−1.0581	−1.0537	−1.0494	−1.0450	−1.0407
0.15	−1.0364	−1.0322	−1.0279	−1.0237	−1.0194	−1.0152	−1.0110	−1.0069	−1.0027	−0.9986
0.16	−0.9945	−0.9904	−0.9863	−0.9822	−0.9782	−0.9741	−0.9701	−0.9661	−0.9621	−0.9581
0.17	−0.9542	−0.9502	−0.9463	−0.9424	−0.9385	−0.9346	−0.9307	−0.9269	−0.9230	−0.9192
0.18	−0.9154	−0.9116	−0.9078	−0.9040	−0.9002	−0.8965	−0.8927	−0.8890	−0.8853	−0.8816
0.19	−0.8779	−0.8742	−0.8705	−0.8669	−0.8633	−0.8596	−0.8560	−0.8524	−0.8488	−0.8452
0.20	−0.8416	−0.8381	−0.8345	−0.8310	−0.8274	−0.8239	−0.8204	−0.8169	−0.8134	−0.8099
0.21	−0.8064	−0.8030	−0.7995	−0.7961	−0.7926	−0.7892	−0.7858	−0.7824	−0.7790	−0.7756
0.22	−0.7722	−0.7688	−0.7655	−0.7621	−0.7588	−0.7554	−0.7521	−0.7488	−0.7454	−0.7421
0.23	−0.7388	−0.7356	−0.7323	−0.7290	−0.7257	−0.7225	−0.7192	−0.7160	−0.7128	−0.7095
0.24	−0.7063	−0.7031	−0.6999	−0.6967	−0.6935	−0.6903	−0.6871	−0.6840	−0.6808	−0.6776
0.25	−0.6745	−0.6713	−0.6682	−0.6651	−0.6620	−0.6588	−0.6557	−0.6526	−0.6495	−0.6464
0.26	−0.6433	−0.6403	−0.6372	−0.6341	−0.6311	−0.6280	−0.6250	−0.6219	−0.6189	−0.6158
0.27	−0.6128	−0.6098	−0.6068	−0.6038	−0.6008	−0.5978	−0.5948	−0.5918	−0.5888	−0.5858
0.28	−0.5828	−0.5799	−0.5769	−0.5740	−0.5710	−0.5681	−0.5651	−0.5622	−0.5592	−0.5563
0.29	−0.5534	−0.5505	−0.5476	−0.5446	−0.5417	−0.5388	−0.5359	−0.5330	−0.5302	−0.5273
0.30	−0.5244	−0.5215	−0.5187	−0.5158	−0.5129	−0.5101	−0.5072	−0.5044	−0.5015	−0.4987
0.31	−0.4959	−0.4930	−0.4902	−0.4874	−0.4845	−0.4817	−0.4789	−0.4761	−0.4733	−0.4705

续附表 1　正态分布表

（说明：表中 P 为正态分布下左侧面积，表中数字为该 P 值所对应的标准正态离差即 u 值）

P	0.000	0.001	0.002	0.003	0.004	0.005	0.006	0.007	0.008	0.009
0.32	−0.4677	−0.4649	−0.4621	−0.4593	−0.4565	−0.4538	−0.4510	−0.4482	−0.4454	−0.4427
0.33	−0.4399	−0.4372	−0.4344	−0.4316	−0.4289	−0.4261	−0.4234	−0.4207	−0.4179	−0.4152
0.34	−0.4125	−0.4097	−0.4070	−0.4043	−0.4016	−0.3989	−0.3961	−0.3934	−0.3907	−0.3880
0.35	−0.3853	−0.3826	−0.3799	−0.3772	−0.3745	−0.3719	−0.3692	−0.3665	−0.3638	−0.3611
0.36	−0.3585	−0.3558	−0.3531	−0.3505	−0.3478	−0.3451	−0.3425	−0.3398	−0.3372	−0.3345
0.37	−0.3319	−0.3292	−0.3266	−0.3239	−0.3213	−0.3186	−0.3160	−0.3134	−0.3107	−0.3081
0.38	−0.3055	−0.3029	−0.3002	−0.2976	−0.2950	−0.2924	−0.2898	−0.2871	−0.2845	−0.2819
0.39	−0.2793	−0.2767	−0.2741	−0.2715	−0.2689	−0.2663	−0.2637	−0.2611	−0.2585	−0.2559
0.40	−0.2533	−0.2508	−0.2482	−0.2456	−0.2430	−0.2404	−0.2378	−0.2353	−0.2327	−0.2301
0.41	−0.2275	−0.2250	−0.2224	−0.2198	−0.2173	−0.2147	−0.2121	−0.2096	−0.2070	−0.2045
0.42	−0.2019	−0.1993	−0.1968	−0.1942	−0.1917	−0.1891	−0.1866	−0.1840	−0.1815	−0.1789
0.43	−0.1764	−0.1738	−0.1713	−0.1687	−0.1662	−0.1637	−0.1611	−0.1586	−0.1560	−0.1535
0.44	−0.1510	−0.1484	−0.1459	−0.1434	−0.1408	−0.1383	−0.1358	−0.1332	−0.1307	−0.1282
0.45	−0.1257	−0.1231	−0.1206	−0.1181	−0.1156	−0.1130	−0.1105	−0.1080	−0.1055	−0.1030
0.46	−0.1004	−0.0979	−0.0954	−0.0929	−0.0904	−0.0878	−0.0853	−0.0828	−0.0803	−0.0778
0.47	−0.0753	−0.0728	−0.0702	−0.0677	−0.0652	−0.0627	−0.0602	−0.0577	−0.0552	−0.0527
0.48	−0.0502	−0.0476	−0.0451	−0.0426	−0.0401	−0.0376	−0.0351	−0.0326	−0.0301	−0.0276
0.49	−0.0251	−0.0226	−0.0201	−0.0175	−0.0150	−0.0125	−0.0100	−0.0075	−0.0050	−0.0025
0.50	0.0000	0.0025	0.0050	0.0075	0.0100	0.0125	0.0150	0.0175	0.0201	0.0226
0.51	0.0251	0.0276	0.0301	0.0326	0.0351	0.0376	0.0401	0.0426	0.0451	0.0476
0.52	0.0502	0.0527	0.0552	0.0577	0.0602	0.0627	0.0652	0.0677	0.0702	0.0728
0.53	0.0753	0.0778	0.0803	0.0828	0.0853	0.0878	0.0904	0.0929	0.0954	0.0979
0.54	0.1004	0.1030	0.1055	0.1080	0.1105	0.1130	0.1156	0.1181	0.1206	0.1231
0.55	0.1257	0.1282	0.1307	0.1332	0.1358	0.1383	0.1408	0.1434	0.1459	0.1484
0.56	0.1510	0.1535	0.1560	0.1586	0.1611	0.1637	0.1662	0.1687	0.1713	0.1738
0.57	0.1764	0.1789	0.1815	0.1840	0.1866	0.1891	0.1917	0.1942	0.1968	0.1993
0.58	0.2019	0.2045	0.2070	0.2096	0.2121	0.2147	0.2173	0.2198	0.2224	0.2250
0.59	0.2275	0.2301	0.2327	0.2353	0.2378	0.2404	0.2430	0.2456	0.2482	0.2508
0.60	0.2533	0.2559	0.2585	0.2611	0.2637	0.2663	0.2689	0.2715	0.2741	0.2767
0.61	0.2793	0.2819	0.2845	0.2871	0.2898	0.2924	0.2950	0.2976	0.3002	0.3029
0.62	0.3055	0.3081	0.3107	0.3134	0.3160	0.3186	0.3213	0.3239	0.3266	0.3292
0.63	0.3319	0.3345	0.3372	0.3398	0.3425	0.3451	0.3478	0.3505	0.3531	0.3558
0.64	0.3585	0.3611	0.3638	0.3665	0.3692	0.3719	0.3745	0.3772	0.3799	0.3826
0.65	0.3853	0.3880	0.3907	0.3934	0.3961	0.3989	0.4016	0.4043	0.4070	0.4097

续附表 1　正态分布表

（说明：表中 P 为正态分布下左侧面积，表中数字为该 P 值所对应的标准正态离差即 u 值）

P	0.000	0.001	0.002	0.003	0.004	0.005	0.006	0.007	0.008	0.009
0.66	0.4125	0.4152	0.4179	0.4207	0.4234	0.4261	0.4289	0.4316	0.4344	0.4372
0.67	0.4399	0.4427	0.4454	0.4482	0.4510	0.4538	0.4565	0.4593	0.4621	0.4649
0.68	0.4677	0.4705	0.4733	0.4761	0.4789	0.4817	0.4845	0.4874	0.4902	0.4930
0.69	0.4959	0.4987	0.5015	0.5044	0.5072	0.5101	0.5129	0.5158	0.5187	0.5215
0.70	0.5244	0.5273	0.5302	0.5330	0.5359	0.5388	0.5417	0.5446	0.5476	0.5505
0.71	0.5534	0.5563	0.5592	0.5622	0.5651	0.5681	0.5710	0.5740	0.5769	0.5799
0.72	0.5828	0.5858	0.5888	0.5918	0.5948	0.5978	0.6008	0.6038	0.6068	0.6098
0.73	0.6128	0.6158	0.6189	0.6219	0.6250	0.6280	0.6311	0.6341	0.6372	0.6403
0.74	0.6433	0.6464	0.6495	0.6526	0.6557	0.6588	0.6620	0.6651	0.6682	0.6713
0.75	0.6745	0.6776	0.6808	0.6840	0.6871	0.6903	0.6935	0.6967	0.6999	0.7031
0.76	0.7063	0.7095	0.7128	0.7160	0.7192	0.7225	0.7257	0.7290	0.7323	0.7356
0.77	0.7388	0.7421	0.7454	0.7488	0.7521	0.7554	0.7588	0.7621	0.7655	0.7688
0.78	0.7722	0.7756	0.7790	0.7824	0.7858	0.7892	0.7926	0.7961	0.7995	0.8030
0.79	0.8064	0.8099	0.8134	0.8169	0.8204	0.8239	0.8274	0.8310	0.8345	0.8381
0.80	0.8416	0.8452	0.8488	0.8524	0.8560	0.8596	0.8633	0.8669	0.8705	0.8742
0.81	0.8779	0.8816	0.8853	0.8890	0.8927	0.8965	0.9002	0.9040	0.9078	0.9116
0.82	0.9154	0.9192	0.9230	0.9269	0.9307	0.9346	0.9385	0.9424	0.9463	0.9502
0.83	0.9542	0.9581	0.9621	0.9661	0.9701	0.9741	0.9782	0.9822	0.9863	0.9904
0.84	0.9945	0.9986	1.0027	1.0069	1.0110	1.0152	1.0194	1.0237	1.0279	1.0322
0.85	1.0364	1.0407	1.0450	1.0494	1.0537	1.0581	1.0625	1.0669	1.0714	1.0758
0.86	1.0803	1.0848	1.0893	1.0939	1.0985	1.1031	1.1077	1.1123	1.1170	1.1217
0.87	1.1264	1.1311	1.1359	1.1407	1.1455	1.1503	1.1552	1.1601	1.1650	1.1700
0.88	1.1750	1.1800	1.1850	1.1901	1.1952	1.2004	1.2055	1.2107	1.2160	1.2212
0.89	1.2265	1.2319	1.2372	1.2426	1.2481	1.2536	1.2591	1.2646	1.2702	1.2759
0.90	1.2816	1.2873	1.2930	1.2988	1.3047	1.3106	1.3165	1.3225	1.3285	1.3346
0.91	1.3408	1.3469	1.3532	1.3595	1.3658	1.3722	1.3787	1.3852	1.3917	1.3984
0.92	1.4051	1.4118	1.4187	1.4255	1.4325	1.4395	1.4466	1.4538	1.4611	1.4684
0.93	1.4758	1.4833	1.4909	1.4985	1.5063	1.5141	1.5220	1.5301	1.5382	1.5464
0.94	1.5548	1.5632	1.5718	1.5805	1.5893	1.5982	1.6072	1.6164	1.6258	1.6352
0.95	1.6449	1.6546	1.6646	1.6747	1.6849	1.6954	1.7060	1.7169	1.7279	1.7392
0.96	1.7507	1.7624	1.7744	1.7866	1.7991	1.8119	1.8250	1.8384	1.8522	1.8663
0.97	1.8808	1.8957	1.9110	1.9268	1.9431	1.9600	1.9774	1.9954	2.0141	2.0335
0.98	2.0537	2.0749	2.0969	2.1201	2.1444	2.1701	2.1973	2.2262	2.2571	2.2904
0.99	2.3263	2.3656	2.4089	2.4573	2.5121	2.5758	2.6521	2.7478	2.8782	3.0902

附表 2 *t* 分布界值表

自由度		概 率 *P*									
	单侧	0.25	0.20	0.10	0.05	0.025	0.010	0.005	0.0025	0.001	0.0005
ν	双侧	0.50	0.40	0.20	0.10	0.050	0.020	0.010	0.0050	0.002	0.0010
1		1.00000	1.37638	3.07768	6.31375	12.70620	31.82052	63.65674	127.32134	318.30884	636.61925
2		0.81650	1.06066	1.88562	2.91999	4.30265	6.96456	9.92484	14.08905	22.32712	31.59905
3		0.76489	0.97847	1.63774	2.35336	3.18245	4.54070	5.84091	7.45332	10.21453	12.92398
4		0.74070	0.94096	1.53321	2.13185	2.77645	3.74695	4.60409	5.59757	7.17318	8.61030
5		0.72669	0.91954	1.47588	2.01505	2.57058	3.36493	4.03214	4.77334	5.89343	6.86883
6		0.71756	0.90570	1.43976	1.94318	2.44691	3.14267	3.70743	4.31683	5.20763	5.95882
7		0.71114	0.89603	1.41492	1.89458	2.36462	2.99795	3.49948	4.02934	4.78529	5.40788
8		0.70639	0.88889	1.39682	1.85955	2.30600	2.89646	3.35539	3.83252	4.50079	5.04131
9		0.70272	0.88340	1.38303	1.83311	2.26216	2.82144	3.24984	3.68966	4.29681	4.78091
10		0.69981	0.87906	1.37218	1.81246	2.22814	2.76377	3.16927	3.58141	4.14370	4.58689
11		0.69745	0.87553	1.36343	1.79588	2.20099	2.71808	3.10581	3.49661	4.02470	4.43698
12		0.69548	0.87261	1.35622	1.78229	2.17881	2.68100	3.05454	3.42844	3.92963	4.31779
13		0.69383	0.87015	1.35017	1.77093	2.16037	2.65031	3.01228	3.37247	3.85198	4.22083
14		0.69242	0.86805	1.34503	1.76131	2.14479	2.62449	2.97684	3.32570	3.78739	4.14045
15		0.69120	0.86624	1.34061	1.75305	2.13145	2.60248	2.94671	3.28604	3.73283	4.07277
16		0.69013	0.86467	1.33676	1.74588	2.11991	2.58349	2.92078	3.25199	3.68615	4.01500
17		0.68920	0.86328	1.33338	1.73961	2.10982	2.56693	2.89823	3.22245	3.64577	3.96513
18		0.68836	0.86205	1.33039	1.73406	2.10092	2.55238	2.87844	3.19657	3.61048	3.92165
19		0.68762	0.86095	1.32773	1.72913	2.09302	2.53948	2.86093	3.17372	3.57940	3.88341
20		0.68695	0.85996	1.32534	1.72472	2.08596	2.52798	2.84534	3.15340	3.55181	3.84952
21		0.68635	0.85907	1.32319	1.72074	2.07961	2.51765	2.83136	3.13521	3.52715	3.81928
22		0.68581	0.85827	1.32124	1.71714	2.07387	2.50832	2.81876	3.11882	3.50499	3.79213
23		0.68531	0.85753	1.31946	1.71387	2.06866	2.49987	2.80734	3.10400	3.48496	3.76763
24		0.68485	0.85686	1.31784	1.71088	2.06390	2.49216	2.79694	3.09051	3.46678	3.74540
25		0.68443	0.85624	1.31635	1.70814	2.05954	2.48511	2.78744	3.07820	3.45019	3.72514
26		0.68404	0.85567	1.31497	1.70562	2.05553	2.47863	2.77871	3.06691	3.43500	3.70661
27		0.68368	0.85514	1.31370	1.70329	2.05183	2.47266	2.77068	3.05652	3.42103	3.68959
28		0.68335	0.85465	1.31253	1.70113	2.04841	2.46714	2.76326	3.04693	3.40816	3.67391
29		0.68304	0.85419	1.31143	1.69913	2.04523	2.46202	2.75639	3.03805	3.39624	3.65941
30		0.68276	0.85377	1.31042	1.69726	2.04227	2.45726	2.75000	3.02980	3.38518	3.64596
31		0.68249	0.85337	1.30946	1.69552	2.03951	2.45282	2.74404	3.02212	3.37490	3.63346
32		0.68223	0.85300	1.30857	1.69389	2.03693	2.44868	2.73848	3.01495	3.36531	3.62180
33		0.68200	0.85265	1.30774	1.69236	2.03452	2.44479	2.73328	3.00824	3.35634	3.61091
34		0.68177	0.85232	1.30695	1.69092	2.03224	2.44115	2.72839	3.00195	3.34793	3.60072

续附表 2   t 分布界值表

自由度 ν	概 率 P									
单侧	0.25	0.20	0.10	0.05	0.025	0.010	0.005	0.0025	0.001	0.0005
双侧	0.50	0.40	0.20	0.10	0.050	0.020	0.010	0.0050	0.002	0.0010
35	0.68156	0.85201	1.30621	1.68957	2.03011	2.43772	2.72381	2.99605	3.34005	3.59115
36	0.68137	0.85172	1.30551	1.68830	2.02809	2.43449	2.71948	2.99049	3.33262	3.58215
37	0.68118	0.85144	1.30485	1.68709	2.02619	2.43145	2.71541	2.98524	3.32563	3.57367
38	0.68100	0.85118	1.30423	1.68595	2.02439	2.42857	2.71156	2.98029	3.31903	3.56568
39	0.68083	0.85094	1.30364	1.68488	2.02269	2.42584	2.70791	2.97561	3.31279	3.55812
40	0.68067	0.85070	1.30308	1.68385	2.02108	2.42326	2.70446	2.97117	3.30688	3.55097
41	0.68052	0.85048	1.30254	1.68288	2.01954	2.42080	2.70118	2.96696	3.30127	3.54418
42	0.68038	0.85026	1.30204	1.68195	2.01808	2.41847	2.69807	2.96296	3.29595	3.53775
43	0.68024	0.85006	1.30155	1.68107	2.01669	2.41625	2.69510	2.95916	3.29089	3.53163
44	0.68011	0.84987	1.30109	1.68023	2.01537	2.41413	2.69228	2.95553	3.28607	3.52580
45	0.67998	0.84968	1.30065	1.67943	2.01410	2.41212	2.68959	2.95208	3.28148	3.52025
46	0.67986	0.84951	1.30023	1.67866	2.01290	2.41019	2.68701	2.94878	3.27710	3.51496
47	0.67975	0.84934	1.29982	1.67793	2.01174	2.40835	2.68456	2.94563	3.27291	3.50990
48	0.67964	0.84917	1.29944	1.67722	2.01063	2.40658	2.68220	2.94262	3.26891	3.50507
49	0.67953	0.84902	1.29907	1.67655	2.00958	2.40489	2.67995	2.93973	3.26508	3.50044
50	0.67943	0.84887	1.29871	1.67591	2.00856	2.40327	2.67779	2.93696	3.26141	3.49601
60	0.67860	0.84765	1.29582	1.67065	2.00030	2.39012	2.66028	2.91455	3.23171	3.46020
70	0.67801	0.84679	1.29376	1.66691	1.99444	2.38081	2.64790	2.89873	3.21079	3.43501
80	0.67757	0.84614	1.29222	1.66412	1.99006	2.37387	2.63869	2.88697	3.19526	3.41634
90	0.67723	0.84563	1.29103	1.66196	1.98667	2.36850	2.63157	2.87788	3.18327	3.40194
100	0.67695	0.84523	1.29007	1.66023	1.98397	2.36422	2.62589	2.87065	3.17374	3.39049
120	0.67654	0.84463	1.28865	1.65765	1.97993	2.35782	2.61742	2.85986	3.15954	3.37345
140	0.67625	0.84420	1.28763	1.65581	1.97705	2.35328	2.61140	2.85221	3.14947	3.36138
160	0.67603	0.84387	1.28687	1.65443	1.97490	2.34988	2.60691	2.84649	3.14195	3.35237
180	0.67586	0.84362	1.28627	1.65336	1.97323	2.34724	2.60342	2.84205	3.13612	3.34540
200	0.67572	0.84342	1.28580	1.65251	1.97190	2.34514	2.60063	2.83851	3.13148	3.33984
220	0.67561	0.84326	1.28541	1.65181	1.97081	2.34342	2.59836	2.83562	3.12769	3.33530
240	0.67551	0.84312	1.28509	1.65123	1.96990	2.34199	2.59647	2.83322	3.12454	3.33152
260	0.67543	0.84301	1.28482	1.65074	1.96913	2.34078	2.59487	2.83119	3.12187	3.32834
280	0.67537	0.84291	1.28458	1.65031	1.96847	2.33974	2.59350	2.82945	3.11959	3.32561
300	0.67531	0.84282	1.28438	1.64995	1.96790	2.33884	2.59232	2.82795	3.11762	3.32325
500	0.67498	0.84234	1.28325	1.64791	1.96472	2.33383	2.58570	2.81955	3.10661	3.31009
1000	0.67474	0.84198	1.28240	1.64638	1.96234	2.33008	2.58075	2.81328	3.09840	3.30028
∞	0.67449	0.84163	1.28157	1.64488	1.96001	2.32642	2.57593	2.80716	3.09040	3.29072

附表 3 χ² 分布界值表

自由度	概　率　P												
ν	0.995	0.990	0.975	0.950	0.900	0.750	0.500	0.250	0.100	0.050	0.025	0.010	0.005
1	0.000	0.000	0.001	0.004	0.016	0.102	0.455	1.323	2.706	3.841	5.024	6.635	7.879
2	0.010	0.020	0.051	0.103	0.211	0.575	1.386	2.773	4.605	5.991	7.378	9.210	10.597
3	0.072	0.115	0.216	0.352	0.584	1.213	2.366	4.108	6.251	7.815	9.348	11.345	12.838
4	0.207	0.297	0.484	0.711	1.064	1.923	3.357	5.385	7.779	9.488	11.143	13.277	14.860
5	0.412	0.554	0.831	1.145	1.610	2.675	4.351	6.626	9.236	11.070	12.833	15.086	16.750
6	0.676	0.872	1.237	1.635	2.204	3.455	5.348	7.841	10.645	12.592	14.449	16.812	18.548
7	0.989	1.239	1.690	2.167	2.833	4.255	6.346	9.037	12.017	14.067	16.013	18.475	20.278
8	1.344	1.646	2.180	2.733	3.490	5.071	7.344	10.219	13.362	15.507	17.535	20.090	21.955
9	1.735	2.088	2.700	3.325	4.168	5.899	8.343	11.389	14.684	16.919	19.023	21.666	23.589
10	2.156	2.558	3.247	3.940	4.865	6.737	9.342	12.549	15.987	18.307	20.483	23.209	25.188
11	2.603	3.053	3.816	4.575	5.578	7.584	10.341	13.701	17.275	19.675	21.920	24.725	26.757
12	3.074	3.571	4.404	5.226	6.304	8.438	11.340	14.845	18.549	21.026	23.337	26.217	28.300
13	3.565	4.107	5.009	5.892	7.042	9.299	12.340	15.984	19.812	22.362	24.736	27.688	29.819
14	4.075	4.660	5.629	6.571	7.790	10.165	13.339	17.117	21.064	23.685	26.119	29.141	31.319
15	4.601	5.229	6.262	7.261	8.547	11.037	14.339	18.245	22.307	24.996	27.488	30.578	32.801
16	5.142	5.812	6.908	7.962	9.312	11.912	15.338	19.369	23.542	26.296	28.845	32.000	34.267
17	5.697	6.408	7.564	8.672	10.085	12.792	16.338	20.489	24.769	27.587	30.191	33.409	35.718
18	6.265	7.015	8.231	9.390	10.865	13.675	17.338	21.605	25.989	28.869	31.526	34.805	37.156
19	6.844	7.633	8.907	10.117	11.651	14.562	18.338	22.718	27.204	30.144	32.852	36.191	38.582
20	7.434	8.260	9.591	10.851	12.443	15.452	19.337	23.828	28.412	31.410	34.170	37.566	39.997
21	8.034	8.897	10.283	11.591	13.240	16.344	20.337	24.935	29.615	32.671	35.479	38.932	41.401
22	8.643	9.542	10.982	12.338	14.041	17.240	21.337	26.039	30.813	33.924	36.781	40.289	42.796
23	9.260	10.196	11.689	13.091	14.848	18.137	22.337	27.141	32.007	35.172	38.076	41.638	44.181
24	9.886	10.856	12.401	13.848	15.659	19.037	23.337	28.241	33.196	36.415	39.364	42.980	45.559
25	10.520	11.524	13.120	14.611	16.473	19.939	24.337	29.339	34.382	37.652	40.646	44.314	46.928
26	11.160	12.198	13.844	15.379	17.292	20.843	25.336	30.435	35.563	38.885	41.923	45.642	48.290
27	11.808	12.879	14.573	16.151	18.114	21.749	26.336	31.528	36.741	40.113	43.195	46.963	49.645
28	12.461	13.565	15.308	16.928	18.939	22.657	27.336	32.620	37.916	41.337	44.461	48.278	50.993
29	13.121	14.256	16.047	17.708	19.768	23.567	28.336	33.711	39.087	42.557	45.722	49.588	52.336
30	13.787	14.953	16.791	18.493	20.599	24.478	29.336	34.800	40.256	43.773	46.979	50.892	53.672
31	14.458	15.655	17.539	19.281	21.434	25.390	30.336	35.887	41.422	44.985	48.232	52.191	55.003
32	15.134	16.362	18.291	20.072	22.271	26.304	31.336	36.973	42.585	46.194	49.480	53.486	56.328
33	15.815	17.074	19.047	20.867	23.110	27.219	32.336	38.058	43.745	47.400	50.725	54.776	57.648
34	16.501	17.789	19.806	21.664	23.952	28.136	33.336	39.141	44.903	48.602	51.966	56.061	58.964

续附表3 χ^2 分布界值表

自由度 ν	\multicolumn{13}{c}{概　率　P}

自由度 ν	0.995	0.990	0.975	0.950	0.900	0.750	0.500	0.250	0.100	0.050	0.025	0.010	0.005
35	17.192	18.509	20.569	22.465	24.797	29.054	34.336	40.223	46.059	49.802	53.203	57.342	60.275
36	17.887	19.233	21.336	23.269	25.643	29.973	35.336	41.304	47.212	50.998	54.437	58.619	61.581
37	18.586	19.960	22.106	24.075	26.492	30.893	36.336	42.383	48.363	52.192	55.668	59.893	62.883
38	19.289	20.691	22.878	24.884	27.343	31.815	37.335	43.462	49.513	53.384	56.896	61.162	64.181
39	19.996	21.426	23.654	25.695	28.196	32.737	38.335	44.539	50.660	54.572	58.120	62.428	65.476
40	20.707	22.164	24.433	26.509	29.051	33.660	39.335	45.616	51.805	55.758	59.342	63.691	66.766
41	21.421	22.906	25.215	27.326	29.907	34.585	40.335	46.692	52.949	56.942	60.561	64.950	68.053
42	22.138	23.650	25.999	28.144	30.765	35.510	41.335	47.766	54.090	58.124	61.777	66.206	69.336
43	22.859	24.398	26.785	28.965	31.625	36.436	42.335	48.840	55.230	59.304	62.990	67.459	70.616
44	23.584	25.148	27.575	29.787	32.487	37.363	43.335	49.913	56.369	60.481	64.201	68.710	71.893
45	24.311	25.901	28.366	30.612	33.350	38.291	44.335	50.985	57.505	61.656	65.410	69.957	73.166
46	25.041	26.657	29.160	31.439	34.215	39.220	45.335	52.056	58.641	62.830	66.617	71.201	74.437
47	25.775	27.416	29.956	32.268	35.081	40.149	46.335	53.127	59.774	64.001	67.821	72.443	75.704
48	26.511	28.177	30.755	33.098	35.949	41.079	47.335	54.196	60.907	65.171	69.023	73.683	76.969
49	27.249	28.941	31.555	33.930	36.818	42.010	48.335	55.265	62.038	66.339	70.222	74.919	78.231
50	27.991	29.707	32.357	34.764	37.689	42.942	49.335	56.334	63.167	67.505	71.420	76.154	79.490
51	28.735	30.475	33.162	35.600	38.560	43.874	50.335	57.401	64.295	68.669	72.616	77.386	80.747
52	29.481	31.246	33.968	36.437	39.433	44.808	51.335	58.468	65.422	69.832	73.810	78.616	82.001
53	30.230	32.018	34.776	37.276	40.308	45.741	52.335	59.534	66.548	70.993	75.002	79.843	83.253
54	30.981	32.793	35.586	38.116	41.183	46.676	53.335	60.600	67.673	72.153	76.192	81.069	84.502
55	31.735	33.570	36.398	38.958	42.060	47.610	54.335	61.665	68.796	73.311	77.380	82.292	85.749
56	32.490	34.350	37.212	39.801	42.937	48.546	55.335	62.729	69.919	74.468	78.567	83.513	86.994
57	33.248	35.131	38.027	40.646	43.816	49.482	56.335	63.793	71.040	75.624	79.752	84.733	88.236
58	34.008	35.913	38.844	41.492	44.696	50.419	57.335	64.857	72.160	76.778	80.936	85.950	89.477
59	34.770	36.698	39.662	42.339	45.577	51.356	58.335	65.919	73.279	77.931	82.117	87.166	90.715
60	35.534	37.485	40.482	43.188	46.459	52.294	59.335	66.981	74.397	79.082	83.298	88.379	91.952
61	36.301	38.273	41.303	44.038	47.342	53.232	60.335	68.043	75.514	80.232	84.476	89.591	93.186
62	37.068	39.063	42.126	44.889	48.226	54.171	61.335	69.104	76.630	81.381	85.654	90.802	94.419
63	37.838	39.855	42.950	45.741	49.111	55.110	62.335	70.165	77.745	82.529	86.830	92.010	95.649
64	38.610	40.649	43.776	46.595	49.996	56.050	63.335	71.225	78.860	83.675	88.004	93.217	96.878
65	39.383	41.444	44.603	47.450	50.883	56.990	64.335	72.285	79.973	84.821	89.177	94.422	98.105
66	40.158	42.240	45.431	48.305	51.770	57.931	65.335	73.344	81.085	85.965	90.349	95.626	99.330
67	40.935	43.038	46.261	49.162	52.659	58.872	66.335	74.403	82.197	87.108	91.519	96.828	100.554
68	41.713	43.838	47.092	50.020	53.548	59.814	67.335	75.461	83.308	88.250	92.689	98.028	101.776

续附表3　χ^2 分布界值表

自由度	概率 P												
ν	0.995	0.990	0.975	0.950	0.900	0.750	0.500	0.250	0.100	0.050	0.025	0.010	0.005
69	42.494	44.639	47.924	50.879	54.438	60.756	68.334	76.519	84.418	89.391	93.856	99.228	102.996
70	43.275	45.442	48.758	51.739	55.329	61.698	69.334	77.577	85.527	90.531	95.023	100.425	104.215
71	44.058	46.246	49.592	52.600	56.221	62.641	70.334	78.634	86.635	91.670	96.189	101.621	105.432
72	44.843	47.051	50.428	53.462	57.113	63.585	71.334	79.690	87.743	92.808	97.353	102.816	106.648
73	45.629	47.858	51.265	54.325	58.006	64.528	72.334	80.747	88.850	93.945	98.516	104.010	107.862
74	46.417	48.666	52.103	55.189	58.900	65.472	73.334	81.803	89.956	95.081	99.678	105.202	109.074
75	47.206	49.475	52.942	56.054	59.795	66.417	74.334	82.858	91.061	96.217	100.839	106.393	110.286
76	47.997	50.286	53.782	56.920	60.690	67.362	75.334	83.913	92.166	97.351	101.999	107.583	111.495
77	48.788	51.097	54.623	57.786	61.586	68.307	76.334	84.968	93.270	98.484	103.158	108.771	112.704
78	49.582	51.910	55.466	58.654	62.483	69.252	77.334	86.022	94.374	99.617	104.316	109.958	113.911
79	50.376	52.725	56.309	59.522	63.380	70.198	78.334	87.077	95.476	100.749	105.473	111.144	115.117
80	51.172	53.540	57.153	60.391	64.278	71.145	79.334	88.130	96.578	101.879	106.629	112.329	116.321
81	51.969	54.357	57.998	61.261	65.176	72.091	80.334	89.184	97.680	103.010	107.783	113.512	117.524
82	52.767	55.174	58.845	62.132	66.076	73.038	81.334	90.237	98.780	104.139	108.937	114.695	118.726
83	53.567	55.993	59.692	63.004	66.976	73.985	82.334	91.289	99.880	105.267	110.090	115.876	119.927
84	54.368	56.813	60.540	63.876	67.876	74.933	83.334	92.342	100.980	106.395	111.242	117.057	121.126
85	55.170	57.634	61.389	64.749	68.777	75.881	84.334	93.394	102.079	107.522	112.393	118.236	122.325
86	55.973	58.456	62.239	65.623	69.679	76.829	85.334	94.446	103.177	108.648	113.544	119.414	123.522
87	56.777	59.279	63.089	66.498	70.581	77.777	86.334	95.497	104.275	109.773	114.693	120.591	124.718
88	57.582	60.103	63.941	67.373	71.484	78.726	87.334	96.548	105.372	110.898	115.841	121.767	125.913
89	58.389	60.928	64.793	68.249	72.387	79.675	88.334	97.599	106.469	112.022	116.989	122.942	127.106
90	59.196	61.754	65.647	69.126	73.291	80.625	89.334	98.650	107.565	113.145	118.136	124.116	128.299
91	60.005	62.581	66.501	70.003	74.196	81.574	90.334	99.700	108.661	114.268	119.282	125.289	129.491
92	60.815	63.409	67.356	70.882	75.100	82.524	91.334	100.750	109.756	115.390	120.427	126.462	130.681
93	61.625	64.238	68.211	71.760	76.006	83.474	92.334	101.800	110.850	116.511	121.571	127.633	131.871
94	62.437	65.068	69.068	72.640	76.912	84.425	93.334	102.850	111.944	117.632	122.715	128.803	133.059
95	63.250	65.898	69.925	73.520	77.818	85.376	94.334	103.899	113.038	118.752	123.858	129.973	134.247
96	64.063	66.730	70.783	74.401	78.725	86.327	95.334	104.948	114.131	119.871	125.000	131.141	135.433
97	64.878	67.562	71.642	75.282	79.633	87.278	96.334	105.997	115.223	120.990	126.141	132.309	136.619
98	65.694	68.396	72.501	76.164	80.541	88.229	97.334	107.045	116.315	122.108	127.282	133.476	137.803
99	66.510	69.230	73.361	77.046	81.449	89.181	98.334	108.093	117.407	123.225	128.422	134.642	138.987
100	67.328	70.065	74.222	77.929	82.358	90.133	99.334	109.141	118.498	124.342	129.561	135.807	140.169

附表 4-1　F 分布界值表（方差分析用，$P=0.05$）

分母的自由度 n_2	分子的自由度，n_1											
	1	2	3	4	5	6	7	8	9	10	11	12
1	161.4476	199.5000	215.7073	224.5832	230.1619	233.9860	236.7684	238.8827	240.5433	241.8817	242.9835	243.9060
2	18.5128	19.0000	19.1643	19.2468	19.2964	19.3295	19.3532	19.3710	19.3848	19.3959	19.4050	19.4125
3	10.1280	9.5521	9.2766	9.1172	9.0135	8.9406	8.8867	8.8452	8.8123	8.7855	8.7633	8.7446
4	7.7086	6.9443	6.5914	6.3882	6.2561	6.1631	6.0942	6.0410	5.9988	5.9644	5.9358	5.9117
5	6.6079	5.7861	5.4095	5.1922	5.0503	4.9503	4.8759	4.8183	4.7725	4.7351	4.7040	4.6777
6	5.9874	5.1433	4.7571	4.5337	4.3874	4.2839	4.2067	4.1468	4.0990	4.0600	4.0274	3.9999
7	5.5914	4.7374	4.3468	4.1203	3.9715	3.8660	3.7870	3.7257	3.6767	3.6365	3.6030	3.5747
8	5.3177	4.4590	4.0662	3.8379	3.6875	3.5806	3.5005	3.4381	3.3881	3.3472	3.3130	3.2839
9	5.1174	4.2565	3.8625	3.6331	3.4817	3.3738	3.2927	3.2296	3.1789	3.1373	3.1025	3.0729
10	4.9646	4.1028	3.7083	3.4780	3.3258	3.2172	3.1355	3.0717	3.0204	2.9782	2.9430	2.9130
11	4.8443	3.9823	3.5874	3.3567	3.2039	3.0946	3.0123	2.9480	2.8962	2.8536	2.8179	2.7876
12	4.7472	3.8853	3.4903	3.2592	3.1059	2.9961	2.9134	2.8486	2.7964	2.7534	2.7173	2.6866
13	4.6672	3.8056	3.4105	3.1791	3.0254	2.9153	2.8321	2.7669	2.7144	2.6710	2.6347	2.6037
14	4.6001	3.7389	3.3439	3.1122	2.9582	2.8477	2.7642	2.6987	2.6458	2.6022	2.5655	2.5342
15	4.5431	3.6823	3.2874	3.0556	2.9013	2.7905	2.7066	2.6408	2.5876	2.5437	2.5068	2.4753
16	4.4940	3.6337	3.2389	3.0069	2.8524	2.7413	2.6572	2.5911	2.5377	2.4935	2.4564	2.4247
17	4.4513	3.5915	3.1968	2.9647	2.8100	2.6987	2.6143	2.5480	2.4943	2.4499	2.4126	2.3807
18	4.4139	3.5546	3.1599	2.9277	2.7729	2.6613	2.5767	2.5102	2.4563	2.4117	2.3742	2.3421
19	4.3807	3.5219	3.1274	2.8951	2.7401	2.6283	2.5435	2.4768	2.4227	2.3779	2.3402	2.3080
20	4.3512	3.4928	3.0984	2.8661	2.7109	2.5990	2.5140	2.4471	2.3928	2.3479	2.3100	2.2776
21	4.3248	3.4668	3.0725	2.8401	2.6848	2.5727	2.4876	2.4205	2.3660	2.3210	2.2829	2.2504
22	4.3009	3.4434	3.0491	2.8167	2.6613	2.5491	2.4638	2.3965	2.3419	2.2967	2.2585	2.2258
23	4.2793	3.4221	3.0280	2.7955	2.6400	2.5277	2.4422	2.3748	2.3201	2.2747	2.2364	2.2036
24	4.2597	3.4028	3.0088	2.7763	2.6207	2.5082	2.4226	2.3551	2.3002	2.2547	2.2163	2.1834
25	4.2417	3.3852	2.9912	2.7587	2.6030	2.4904	2.4047	2.3371	2.2821	2.2365	2.1979	2.1649
26	4.2252	3.3690	2.9752	2.7426	2.5868	2.4741	2.3883	2.3205	2.2655	2.2197	2.1811	2.1479
27	4.2100	3.3541	2.9604	2.7278	2.5719	2.4591	2.3732	2.3053	2.2501	2.2043	2.1655	2.1323
28	4.1960	3.3404	2.9467	2.7141	2.5581	2.4453	2.3593	2.2913	2.2360	2.1900	2.1512	2.1179
29	4.1830	3.3277	2.9340	2.7014	2.5454	2.4324	2.3463	2.2783	2.2229	2.1768	2.1379	2.1045
30	4.1709	3.3158	2.9223	2.6896	2.5336	2.4205	2.3343	2.2662	2.2107	2.1646	2.1256	2.0921
31	4.1596	3.3048	2.9113	2.6787	2.5225	2.4094	2.3232	2.2549	2.1994	2.1532	2.1141	2.0805
32	4.1491	3.2945	2.9011	2.6684	2.5123	2.3991	2.3127	2.2444	2.1888	2.1425	2.1033	2.0697
33	4.1393	3.2849	2.8916	2.6589	2.5026	2.3894	2.3030	2.2346	2.1789	2.1325	2.0933	2.0595
34	4.1300	3.2759	2.8826	2.6499	2.4936	2.3803	2.2938	2.2253	2.1696	2.1231	2.0838	2.0500
35	4.1213	3.2674	2.8742	2.6415	2.4851	2.3718	2.2852	2.2167	2.1608	2.1143	2.0750	2.0411
36	4.1132	3.2594	2.8663	2.6335	2.4772	2.3638	2.2771	2.2085	2.1526	2.1061	2.0666	2.0327
37	4.1055	3.2519	2.8588	2.6261	2.4696	2.3562	2.2695	2.2008	2.1449	2.0982	2.0587	2.0248
38	4.0982	3.2448	2.8517	2.6190	2.4625	2.3490	2.2623	2.1936	2.1375	2.0909	2.0513	2.0173
39	4.0913	3.2381	2.8451	2.6123	2.4558	2.3423	2.2555	2.1867	2.1306	2.0839	2.0443	2.0102
40	4.0847	3.2317	2.8387	2.6060	2.4495	2.3359	2.2490	2.1802	2.1240	2.0772	2.0376	2.0035
42	4.0727	3.2199	2.8270	2.5943	2.4377	2.3240	2.2371	2.1681	2.1119	2.0650	2.0252	1.9910
44	4.0617	3.2093	2.8165	2.5837	2.4270	2.3133	2.2263	2.1572	2.1009	2.0539	2.0140	1.9797
46	4.0517	3.1996	2.8068	2.5740	2.4174	2.3035	2.2164	2.1473	2.0909	2.0438	2.0039	1.9695
48	4.0427	3.1907	2.7981	2.5652	2.4085	2.2946	2.2074	2.1382	2.0817	2.0346	1.9946	1.9601
50	4.0343	3.1826	2.7900	2.5572	2.4004	2.2864	2.1992	2.1299	2.0734	2.0261	1.9861	1.9515

续附表 4−1　F 分布界值表（方差分析用，$P=0.05$）

分母的自由度 n_2	分子的自由度，n_1											
	14	16	20	24	30	40	50	75	100	200	500	∞
1	245.3640	246.4639	248.0131	249.0518	250.0951	251.1432	251.7742	252.6180	253.0411	253.6770	254.0593	254.3132
2	19.4244	19.4333	19.4458	19.4541	19.4624	19.4707	19.4757	19.4824	19.4857	19.4907	19.4937	19.4957
3	8.7149	8.6923	8.6602	8.6385	8.6166	8.5944	8.5810	8.5630	8.5539	8.5402	8.5320	8.5265
4	5.8733	5.8441	5.8025	5.7744	5.7459	5.7170	5.6995	5.6759	5.6641	5.6461	5.6353	5.6281
5	4.6358	4.6038	4.5581	4.5272	4.4957	4.4638	4.4444	4.4183	4.4051	4.3851	4.3731	4.3650
6	3.9559	3.9223	3.8742	3.8415	3.8082	3.7743	3.7537	3.7258	3.7117	3.6904	3.6775	3.6689
7	3.5292	3.4944	3.4445	3.4105	3.3758	3.3404	3.3189	3.2897	3.2749	3.2525	3.2389	3.2298
8	3.2374	3.2016	3.1503	3.1152	3.0794	3.0428	3.0204	2.9901	2.9747	2.9513	2.9371	2.9276
9	3.0255	2.9890	2.9365	2.9005	2.8637	2.8259	2.8028	2.7715	2.7556	2.7313	2.7166	2.7067
10	2.8647	2.8276	2.7740	2.7372	2.6996	2.6609	2.6371	2.6048	2.5884	2.5634	2.5481	2.5379
11	2.7386	2.7009	2.6464	2.6090	2.5705	2.5309	2.5066	2.4734	2.4566	2.4308	2.4151	2.4045
12	2.6371	2.5989	2.5436	2.5055	2.4663	2.4259	2.4010	2.3671	2.3498	2.3233	2.3071	2.2963
13	2.5536	2.5149	2.4589	2.4202	2.3803	2.3392	2.3138	2.2791	2.2614	2.2343	2.2176	2.2065
14	2.4837	2.4446	2.3879	2.3487	2.3082	2.2664	2.2405	2.2051	2.1870	2.1592	2.1422	2.1308
15	2.4244	2.3849	2.3275	2.2878	2.2468	2.2043	2.1780	2.1419	2.1234	2.0950	2.0776	2.0659
16	2.3733	2.3335	2.2756	2.2354	2.1938	2.1507	2.1240	2.0873	2.0685	2.0395	2.0217	2.0097
17	2.3290	2.2888	2.2304	2.1898	2.1477	2.1040	2.0769	2.0396	2.0204	1.9909	1.9727	1.9604
18	2.2900	2.2496	2.1906	2.1497	2.1071	2.0629	2.0354	1.9975	1.9780	1.9479	1.9294	1.9169
19	2.2556	2.2149	2.1555	2.1141	2.0712	2.0264	1.9986	1.9601	1.9403	1.9097	1.8909	1.8781
20	2.2250	2.1840	2.1242	2.0825	2.0391	1.9938	1.9656	1.9267	1.9066	1.8755	1.8562	1.8432
21	2.1975	2.1563	2.0960	2.0540	2.0102	1.9645	1.9360	1.8965	1.8761	1.8446	1.8250	1.8118
22	2.1727	2.1313	2.0707	2.0283	1.9842	1.9380	1.9092	1.8692	1.8486	1.8165	1.7966	1.7832
23	2.1502	2.1086	2.0476	2.0050	1.9605	1.9139	1.8848	1.8444	1.8234	1.7909	1.7708	1.7571
24	2.1298	2.0880	2.0267	1.9838	1.9390	1.8920	1.8625	1.8217	1.8005	1.7675	1.7470	1.7331
25	2.1111	2.0691	2.0075	1.9643	1.9192	1.8718	1.8421	1.8008	1.7794	1.7460	1.7252	1.7111
26	2.0939	2.0518	1.9898	1.9464	1.9010	1.8533	1.8233	1.7816	1.7599	1.7261	1.7050	1.6907
27	2.0781	2.0358	1.9736	1.9299	1.8842	1.8361	1.8059	1.7638	1.7419	1.7077	1.6863	1.6718
28	2.0635	2.0210	1.9586	1.9147	1.8687	1.8203	1.7898	1.7473	1.7251	1.6905	1.6689	1.6542
29	2.0500	2.0073	1.9446	1.9005	1.8543	1.8055	1.7748	1.7320	1.7096	1.6746	1.6527	1.6377
30	2.0374	1.9946	1.9317	1.8874	1.8409	1.7918	1.7609	1.7176	1.6950	1.6597	1.6375	1.6223
31	2.0257	1.9828	1.9196	1.8751	1.8283	1.7790	1.7478	1.7043	1.6814	1.6457	1.6233	1.6079
32	2.0147	1.9717	1.9083	1.8636	1.8166	1.7670	1.7356	1.6917	1.6687	1.6326	1.6099	1.5943
33	2.0045	1.9613	1.8977	1.8528	1.8056	1.7557	1.7241	1.6799	1.6567	1.6202	1.5973	1.5816
34	1.9949	1.9516	1.8877	1.8427	1.7953	1.7451	1.7134	1.6688	1.6454	1.6086	1.5854	1.5695
35	1.9858	1.9424	1.8784	1.8332	1.7856	1.7351	1.7032	1.6583	1.6347	1.5976	1.5742	1.5581
36	1.9773	1.9338	1.8696	1.8242	1.7764	1.7257	1.6936	1.6484	1.6246	1.5872	1.5635	1.5472
37	1.9692	1.9256	1.8612	1.8157	1.7678	1.7168	1.6845	1.6390	1.6151	1.5773	1.5534	1.5370
38	1.9616	1.9179	1.8534	1.8077	1.7596	1.7084	1.6759	1.6301	1.6060	1.5679	1.5438	1.5272
39	1.9545	1.9107	1.8459	1.8001	1.7518	1.7004	1.6678	1.6217	1.5974	1.5590	1.5347	1.5179
40	1.9476	1.9037	1.8389	1.7929	1.7444	1.6928	1.6600	1.6137	1.5892	1.5505	1.5260	1.5090
42	1.9350	1.8910	1.8258	1.7796	1.7308	1.6787	1.6456	1.5988	1.5740	1.5347	1.5097	1.4924
44	1.9236	1.8794	1.8139	1.7675	1.7184	1.6659	1.6325	1.5852	1.5601	1.5203	1.4948	1.4772
46	1.9132	1.8688	1.8031	1.7564	1.7070	1.6542	1.6206	1.5728	1.5474	1.5070	1.4812	1.4632
48	1.9037	1.8592	1.7932	1.7464	1.6967	1.6435	1.6096	1.5614	1.5357	1.4948	1.4686	1.4503
50	1.8949	1.8503	1.7841	1.7371	1.6872	1.6337	1.5995	1.5508	1.5249	1.4835	1.4569	1.4384

续附表 4−1　F 分布界值表（方差分析用，P＝0.05）

分母的自由度 n_2	分子的自由度，n_1											
	1	2	3	4	5	6	7	8	9	10	11	12
60	4.0012	3.1504	2.7581	2.5252	2.3683	2.2541	2.1665	2.0970	2.0401	1.9926	1.9522	1.9174
70	3.9778	3.1277	2.7355	2.5027	2.3456	2.2312	2.1435	2.0737	2.0166	1.9689	1.9283	1.8932
80	3.9604	3.1108	2.7188	2.4859	2.3287	2.2142	2.1263	2.0564	1.9991	1.9512	1.9105	1.8753
90	3.9469	3.0977	2.7058	2.4729	2.3157	2.2011	2.1131	2.0430	1.9856	1.9376	1.8967	1.8613
100	3.9361	3.0873	2.6955	2.4626	2.3053	2.1906	2.1025	2.0323	1.9748	1.9267	1.8857	1.8503
110	3.9274	3.0788	2.6871	2.4542	2.2969	2.1821	2.0939	2.0236	1.9661	1.9178	1.8767	1.8412
120	3.9201	3.0718	2.6802	2.4472	2.2899	2.1750	2.0868	2.0164	1.9588	1.9105	1.8693	1.8337
130	3.9140	3.0658	2.6743	2.4414	2.2839	2.1690	2.0807	2.0103	1.9526	1.9042	1.8630	1.8273
140	3.9087	3.0608	2.6693	2.4363	2.2789	2.1639	2.0756	2.0051	1.9473	1.8989	1.8576	1.8219
150	3.9042	3.0564	2.6649	2.4320	2.2745	2.1595	2.0711	2.0006	1.9428	1.8943	1.8530	1.8172
160	3.9002	3.0525	2.6611	2.4282	2.2707	2.1557	2.0672	1.9967	1.9388	1.8903	1.8489	1.8131
170	3.8967	3.0491	2.6578	2.4248	2.2673	2.1523	2.0638	1.9932	1.9353	1.8868	1.8453	1.8095
180	3.8936	3.0461	2.6548	2.4218	2.2643	2.1492	2.0608	1.9901	1.9322	1.8836	1.8422	1.8063
190	3.8909	3.0435	2.6521	2.4192	2.2616	2.1466	2.0580	1.9874	1.9294	1.8808	1.8393	1.8034
200	3.8884	3.0411	2.6498	2.4168	2.2592	2.1441	2.0556	1.9849	1.9269	1.8783	1.8368	1.8008
210	3.8861	3.0389	2.6476	2.4146	2.2571	2.1419	2.0534	1.9827	1.9247	1.8760	1.8345	1.7985
220	3.8841	3.0369	2.6456	2.4127	2.2551	2.1400	2.0514	1.9807	1.9226	1.8739	1.8324	1.7964
230	3.8822	3.0351	2.6438	2.4109	2.2533	2.1381	2.0495	1.9788	1.9207	1.8720	1.8304	1.7944
240	3.8805	3.0334	2.6422	2.4093	2.2516	2.1365	2.0479	1.9771	1.9190	1.8703	1.8287	1.7927
250	3.8789	3.0319	2.6407	2.4078	2.2501	2.1350	2.0463	1.9756	1.9174	1.8687	1.8271	1.7910
260	3.8775	3.0305	2.6393	2.4064	2.2487	2.1335	2.0449	1.9741	1.9160	1.8672	1.8256	1.7895
270	3.8761	3.0292	2.6380	2.4051	2.2474	2.1322	2.0436	1.9728	1.9146	1.8659	1.8242	1.7881
280	3.8749	3.0280	2.6368	2.4039	2.2462	2.1310	2.0424	1.9715	1.9134	1.8646	1.8229	1.7869
290	3.8737	3.0269	2.6357	2.4028	2.2451	2.1299	2.0412	1.9704	1.9122	1.8634	1.8218	1.7857
300	3.8726	3.0258	2.6347	2.4017	2.2441	2.1289	2.0402	1.9693	1.9112	1.8623	1.8206	1.7845
310	3.8716	3.0249	2.6337	2.4008	2.2431	2.1279	2.0392	1.9683	1.9101	1.8613	1.8196	1.7835
320	3.8707	3.0240	2.6328	2.3999	2.2422	2.1269	2.0382	1.9674	1.9092	1.8603	1.8186	1.7825
330	3.8698	3.0231	2.6320	2.3990	2.2413	2.1261	2.0374	1.9665	1.9083	1.8594	1.8177	1.7816
340	3.8690	3.0223	2.6312	2.3982	2.2405	2.1253	2.0365	1.9657	1.9075	1.8586	1.8169	1.7807
350	3.8682	3.0215	2.6304	2.3975	2.2398	2.1245	2.0358	1.9649	1.9067	1.8578	1.8161	1.7799
360	3.8674	3.0208	2.6297	2.3967	2.2391	2.1238	2.0350	1.9641	1.9059	1.8570	1.8153	1.7791
370	3.8667	3.0201	2.6290	2.3961	2.2384	2.1231	2.0343	1.9634	1.9052	1.8563	1.8146	1.7784
380	3.8660	3.0195	2.6284	2.3954	2.2377	2.1224	2.0337	1.9628	1.9045	1.8556	1.8139	1.7777
390	3.8654	3.0189	2.6278	2.3948	2.2371	2.1218	2.0331	1.9622	1.9039	1.8550	1.8132	1.7770
400	3.8648	3.0183	2.6272	2.3942	2.2366	2.1212	2.0325	1.9616	1.9033	1.8544	1.8126	1.7764
420	3.8637	3.0172	2.6261	2.3932	2.2355	2.1202	2.0314	1.9605	1.9022	1.8533	1.8115	1.7753
440	3.8627	3.0162	2.6252	2.3922	2.2345	2.1192	2.0304	1.9594	1.9012	1.8522	1.8104	1.7742
460	3.8618	3.0153	2.6243	2.3913	2.2336	2.1183	2.0295	1.9585	1.9002	1.8513	1.8095	1.7732
480	3.8609	3.0145	2.6235	2.3905	2.2328	2.1175	2.0286	1.9577	1.8994	1.8504	1.8086	1.7724
500	3.8601	3.0138	2.6227	2.3898	2.2320	2.1167	2.0279	1.9569	1.8986	1.8496	1.8078	1.7715
600	3.8570	3.0107	2.6198	2.3868	2.2290	2.1137	2.0248	1.9538	1.8955	1.8465	1.8046	1.7683
700	3.8548	3.0086	2.6176	2.3847	2.2269	2.1115	2.0226	1.9516	1.8932	1.8442	1.8023	1.7660
800	3.8531	3.0070	2.6160	2.3831	2.2253	2.1099	2.0210	1.9500	1.8916	1.8425	1.8006	1.7643
900	3.8518	3.0057	2.6148	2.3818	2.2240	2.1086	2.0197	1.9487	1.8903	1.8412	1.7993	1.7629
1000	3.8508	3.0047	2.6138	2.3808	2.2231	2.1076	2.0187	1.9476	1.8892	1.8402	1.7982	1.7618
∞	3.8416	2.9958	2.6050	2.3720	2.2142	2.0987	2.0097	1.9385	1.8800	1.8308	1.7887	1.7523

续附表 4-1　F分布界值表（方差分析用，P＝0.05）

分母的自由度 n_2	分子的自由度，n_1											
	14	16	20	24	30	40	50	75	100	200	500	∞
60	1.8602	1.8151	1.7480	1.7001	1.6491	1.5943	1.5590	1.5085	1.4814	1.4377	1.4093	1.3894
70	1.8357	1.7902	1.7223	1.6738	1.6220	1.5661	1.5300	1.4779	1.4498	1.4042	1.3743	1.3530
80	1.8174	1.7716	1.7032	1.6542	1.6017	1.5449	1.5081	1.4548	1.4259	1.3786	1.3472	1.3248
90	1.8032	1.7571	1.6883	1.6389	1.5859	1.5284	1.4910	1.4366	1.4070	1.3582	1.3256	1.3021
100	1.7919	1.7456	1.6764	1.6267	1.5733	1.5151	1.4772	1.4220	1.3917	1.3416	1.3079	1.2833
110	1.7827	1.7363	1.6667	1.6167	1.5630	1.5043	1.4660	1.4099	1.3791	1.3279	1.2931	1.2675
120	1.7750	1.7285	1.6587	1.6084	1.5543	1.4952	1.4565	1.3998	1.3685	1.3162	1.2804	1.2540
130	1.7686	1.7219	1.6519	1.6014	1.5470	1.4875	1.4485	1.3912	1.3595	1.3062	1.2695	1.2422
140	1.7630	1.7162	1.6460	1.5954	1.5408	1.4809	1.4416	1.3838	1.3517	1.2975	1.2600	1.2319
150	1.7582	1.7113	1.6410	1.5902	1.5354	1.4752	1.4357	1.3773	1.3448	1.2899	1.2516	1.2227
160	1.7540	1.7071	1.6366	1.5856	1.5306	1.4702	1.4304	1.3716	1.3388	1.2832	1.2442	1.2145
170	1.7504	1.7033	1.6327	1.5816	1.5264	1.4657	1.4258	1.3666	1.3335	1.2772	1.2375	1.2071
180	1.7471	1.7000	1.6292	1.5780	1.5227	1.4618	1.4217	1.3621	1.3288	1.2718	1.2315	1.2004
190	1.7441	1.6970	1.6261	1.5748	1.5194	1.4583	1.4180	1.3581	1.3245	1.2670	1.2260	1.1943
200	1.7415	1.6943	1.6233	1.5720	1.5164	1.4551	1.4146	1.3545	1.3206	1.2626	1.2211	1.1887
210	1.7391	1.6919	1.6208	1.5694	1.5136	1.4522	1.4116	1.3512	1.3171	1.2586	1.2165	1.1835
220	1.7370	1.6897	1.6185	1.5670	1.5112	1.4496	1.4088	1.3482	1.3139	1.2549	1.2123	1.1787
230	1.7350	1.6876	1.6164	1.5648	1.5089	1.4472	1.4063	1.3454	1.3110	1.2515	1.2084	1.1743
240	1.7332	1.6858	1.6145	1.5628	1.5069	1.4450	1.4040	1.3429	1.3083	1.2484	1.2049	1.1701
250	1.7315	1.6841	1.6127	1.5610	1.5049	1.4430	1.4019	1.3405	1.3058	1.2456	1.2015	1.1663
260	1.7300	1.6825	1.6111	1.5593	1.5032	1.4411	1.3999	1.3384	1.3035	1.2429	1.1985	1.1627
270	1.7285	1.6811	1.6096	1.5578	1.5016	1.4394	1.3981	1.3364	1.3014	1.2404	1.1956	1.1593
280	1.7272	1.6797	1.6082	1.5563	1.5001	1.4378	1.3964	1.3345	1.2994	1.2381	1.1929	1.1561
290	1.7260	1.6785	1.6069	1.5550	1.4986	1.4363	1.3948	1.3328	1.2975	1.2359	1.1903	1.1530
300	1.7249	1.6773	1.6057	1.5537	1.4973	1.4349	1.3934	1.3312	1.2958	1.2339	1.1879	1.1502
310	1.7238	1.6762	1.6045	1.5526	1.4961	1.4336	1.3920	1.3296	1.2942	1.2320	1.1857	1.1475
320	1.7228	1.6752	1.6035	1.5515	1.4949	1.4323	1.3907	1.3282	1.2926	1.2302	1.1835	1.1449
330	1.7218	1.6742	1.6025	1.5504	1.4939	1.4312	1.3895	1.3269	1.2912	1.2285	1.1815	1.1424
340	1.7209	1.6733	1.6015	1.5494	1.4928	1.4301	1.3883	1.3256	1.2898	1.2269	1.1796	1.1401
350	1.7201	1.6725	1.6006	1.5485	1.4919	1.4291	1.3873	1.3244	1.2885	1.2254	1.1778	1.1379
360	1.7193	1.6717	1.5998	1.5477	1.4910	1.4281	1.3862	1.3233	1.2873	1.2239	1.1761	1.1358
370	1.7186	1.6709	1.5990	1.5468	1.4901	1.4272	1.3853	1.3222	1.2862	1.2226	1.1745	1.1337
380	1.7179	1.6702	1.5983	1.5461	1.4893	1.4263	1.3844	1.3212	1.2851	1.2213	1.1729	1.1318
390	1.7172	1.6695	1.5976	1.5453	1.4885	1.4255	1.3835	1.3202	1.2840	1.2200	1.1714	1.1299
400	1.7166	1.6688	1.5969	1.5446	1.4878	1.4247	1.3827	1.3193	1.2831	1.2189	1.1700	1.1281
420	1.7154	1.6676	1.5956	1.5433	1.4864	1.4232	1.3811	1.3176	1.2812	1.2167	1.1673	1.1248
440	1.7143	1.6665	1.5945	1.5421	1.4852	1.4219	1.3797	1.3161	1.2796	1.2147	1.1649	1.1216
460	1.7133	1.6655	1.5934	1.5411	1.4841	1.4207	1.3784	1.3147	1.2780	1.2128	1.1627	1.1187
480	1.7124	1.6646	1.5925	1.5401	1.4830	1.4196	1.3773	1.3134	1.2766	1.2111	1.1606	1.1160
500	1.7116	1.6638	1.5916	1.5392	1.4821	1.4186	1.3762	1.3122	1.2753	1.2096	1.1587	1.1135
600	1.7083	1.6604	1.5881	1.5355	1.4782	1.4145	1.3719	1.3073	1.2701	1.2033	1.1508	1.1029
700	1.7059	1.6580	1.5856	1.5329	1.4755	1.4116	1.3688	1.3039	1.2664	1.1987	1.1450	1.0947
800	1.7041	1.6562	1.5837	1.5310	1.4735	1.4094	1.3665	1.3013	1.2635	1.1953	1.1406	1.0882
900	1.7028	1.6548	1.5822	1.5294	1.4719	1.4077	1.3647	1.2993	1.2613	1.1925	1.1371	1.0829
1000	1.7017	1.6536	1.5811	1.5282	1.4706	1.4063	1.3632	1.2976	1.2596	1.1903	1.1342	1.0784
∞	1.6919	1.6436	1.5706	1.5174	1.4592	1.3941	1.3502	1.2830	1.2436	1.1702	1.1066	1.0105

附表 4-2 F 分布界值表（方差分析用，$P=0.01$）

分母的自由度 n_2	分子的自由度，n_1											
	1	2	3	4	5	6	7	8	9	10	11	12
1	4052.1807	4999.5000	5403.3520	5624.5833	5763.6496	5858.9861	5928.3557	5981.0703	6022.4732	6055.8467	6083.3168	6106.3207
2	98.5025	99.0000	99.1662	99.2494	99.2993	99.3326	99.3564	99.3742	99.3881	99.3992	99.4083	99.4159
3	34.1162	30.8165	29.4567	28.7099	28.2371	27.9107	27.6717	27.4892	27.3452	27.2287	27.1326	27.0518
4	21.1977	18.0000	16.6944	15.9770	15.5219	15.2069	14.9758	14.7989	14.6591	14.5459	14.4523	14.3736
5	16.2582	13.2739	12.0600	11.3919	10.9670	10.6723	10.4555	10.2893	10.1578	10.0510	9.9626	9.8883
6	13.7450	10.9248	9.7795	9.1483	8.7459	8.4661	8.2600	8.1017	7.9761	7.8741	7.7896	7.7183
7	12.2464	9.5466	8.4513	7.8466	7.4604	7.1914	6.9928	6.8400	6.7188	6.6201	6.5382	6.4691
8	11.2586	8.6491	7.5910	7.0061	6.6318	6.3707	6.1776	6.0289	5.9106	5.8143	5.7343	5.6667
9	10.5614	8.0215	6.9919	6.4221	6.0569	5.8018	5.6129	5.4671	5.3511	5.2565	5.1779	5.1114
10	10.0443	7.5594	6.5523	5.9943	5.6363	5.3858	5.2001	5.0567	4.9424	4.8491	4.7715	4.7059
11	9.6460	7.2057	6.2167	5.6683	5.3160	5.0692	4.8861	4.7445	4.6315	4.5393	4.4624	4.3974
12	9.3302	6.9266	5.9525	5.4120	5.0643	4.8206	4.6395	4.4994	4.3875	4.2961	4.2198	4.1553
13	9.0738	6.7010	5.7394	5.2053	4.8616	4.6204	4.4410	4.3021	4.1911	4.1003	4.0245	3.9603
14	8.8616	6.5149	5.5639	5.0354	4.6950	4.4558	4.2779	4.1399	4.0297	3.9394	3.8640	3.8001
15	8.6831	6.3589	5.4170	4.8932	4.5556	4.3183	4.1415	4.0045	3.8948	3.8049	3.7299	3.6662
16	8.5310	6.2262	5.2922	4.7726	4.4374	4.2016	4.0259	3.8896	3.7804	3.6909	3.6162	3.5527
17	8.3997	6.1121	5.1850	4.6690	4.3359	4.1015	3.9267	3.7910	3.6822	3.5931	3.5185	3.4552
18	8.2854	6.0129	5.0919	4.5790	4.2479	4.0146	3.8406	3.7054	3.5971	3.5082	3.4338	3.3706
19	8.1849	5.9259	5.0103	4.5003	4.1708	3.9386	3.7653	3.6305	3.5225	3.4338	3.3596	3.2965
20	8.0960	5.8489	4.9382	4.4307	4.1027	3.8714	3.6987	3.5644	3.4567	3.3682	3.2941	3.2311
21	8.0166	5.7804	4.8740	4.3688	4.0421	3.8117	3.6396	3.5056	3.3981	3.3098	3.2359	3.1730
22	7.9454	5.7190	4.8166	4.3134	3.9880	3.7583	3.5867	3.4530	3.3458	3.2576	3.1837	3.1209
23	7.8811	5.6637	4.7649	4.2636	3.9392	3.7102	3.5390	3.4057	3.2986	3.2106	3.1368	3.0740
24	7.8229	5.6136	4.7181	4.2184	3.8951	3.6667	3.4959	3.3629	3.2560	3.1681	3.0944	3.0316
25	7.7698	5.5680	4.6755	4.1774	3.8550	3.6272	3.4568	3.3239	3.2172	3.1294	3.0558	2.9931
26	7.7213	5.5263	4.6366	4.1400	3.8183	3.5911	3.4210	3.2884	3.1818	3.0941	3.0205	2.9578
27	7.6767	5.4881	4.6009	4.1056	3.7848	3.5580	3.3882	3.2558	3.1494	3.0618	2.9882	2.9256
28	7.6356	5.4529	4.5681	4.0740	3.7539	3.5276	3.3581	3.2259	3.1195	3.0320	2.9585	2.8959
29	7.5977	5.4204	4.5378	4.0449	3.7254	3.4995	3.3303	3.1982	3.0920	3.0045	2.9311	2.8685
30	7.5625	5.3903	4.5097	4.0179	3.6990	3.4735	3.3045	3.1726	3.0665	2.9791	2.9057	2.8431
31	7.5298	5.3624	4.4837	3.9928	3.6745	3.4493	3.2806	3.1489	3.0428	2.9555	2.8821	2.8195
32	7.4993	5.3363	4.4594	3.9695	3.6517	3.4269	3.2583	3.1267	3.0208	2.9335	2.8602	2.7976
33	7.4708	5.3120	4.4368	3.9477	3.6305	3.4059	3.2376	3.1061	3.0003	2.9130	2.8397	2.7771
34	7.4441	5.2893	4.4156	3.9273	3.6106	3.3863	3.2182	3.0868	2.9810	2.8938	2.8205	2.7580
35	7.4191	5.2679	4.3957	3.9082	3.5919	3.3679	3.2000	3.0687	2.9630	2.8758	2.8026	2.7400
36	7.3956	5.2479	4.3771	3.8903	3.5744	3.3507	3.1829	3.0517	2.9461	2.8589	2.7857	2.7232
37	7.3734	5.2290	4.3595	3.8734	3.5579	3.3344	3.1668	3.0357	2.9302	2.8431	2.7698	2.7073
38	7.3525	5.2112	4.3430	3.8575	3.5424	3.3191	3.1516	3.0207	2.9151	2.8281	2.7549	2.6923
39	7.3328	5.1944	4.3274	3.8425	3.5277	3.3047	3.1373	3.0064	2.9010	2.8139	2.7407	2.6782
40	7.3141	5.1785	4.3126	3.8283	3.5138	3.2910	3.1238	2.9930	2.8876	2.8005	2.7274	2.6648
42	7.2796	5.1491	4.2853	3.8021	3.4882	3.2658	3.0988	2.9681	2.8628	2.7758	2.7027	2.6402
44	7.2484	5.1226	4.2606	3.7784	3.4651	3.2430	3.0762	2.9457	2.8405	2.7536	2.6804	2.6179
46	7.2200	5.0986	4.2383	3.7570	3.4442	3.2224	3.0558	2.9254	2.8203	2.7334	2.6602	2.5977
48	7.1942	5.0767	4.2180	3.7374	3.4251	3.2036	3.0372	2.9069	2.8018	2.7150	2.6418	2.5793
50	7.1706	5.0566	4.1993	3.7195	3.4077	3.1864	3.0202	2.8900	2.7850	2.6981	2.6250	2.5625

续附表 4-2　F 分布界值表（方差分析用，$P=0.01$）

分母的自由度 n_2	分子的自由度，n_1											
	14	16	20	24	30	40	50	75	100	200	500	∞
1	6142.6740	6170.1012	6208.7302	6234.6309	6260.6486	6286.7821	6302.5172	6323.5610	6334.1100	6349.9672	6359.5007	6365.8326
2	99.4278	99.4367	99.4492	99.4575	99.4658	99.4742	99.4792	99.4858	99.4892	99.4942	99.4972	99.4992
3	26.9238	26.8269	26.6898	26.5975	26.5045	26.4108	26.3542	26.2784	26.2402	26.1828	26.1483	26.1253
4	14.2486	14.1539	14.0196	13.9291	13.8377	13.7454	13.6896	13.6147	13.5770	13.5202	13.4859	13.4632
5	9.7700	9.6802	9.5526	9.4665	9.3793	9.2912	9.2378	9.1660	9.1299	9.0754	9.0424	9.0205
6	7.6049	7.5186	7.3958	7.3127	7.2285	7.1432	7.0915	7.0218	6.9867	6.9336	6.9015	6.8801
7	6.3590	6.2750	6.1554	6.0743	5.9920	5.9084	5.8577	5.7892	5.7547	5.7024	5.6707	5.6496
8	5.5589	5.4766	5.3591	5.2793	5.1981	5.1156	5.0654	4.9976	4.9633	4.9114	4.8799	4.8589
9	5.0052	4.9240	4.8080	4.7290	4.6486	4.5666	4.5167	4.4492	4.4150	4.3631	4.3317	4.3107
10	4.6008	4.5204	4.4054	4.3269	4.2469	4.1653	4.1155	4.0479	4.0137	3.9617	3.9302	3.9091
11	4.2932	4.2134	4.0990	4.0209	3.9411	3.8596	3.8097	3.7421	3.7077	3.6555	3.6238	3.6025
12	4.0518	3.9724	3.8584	3.7805	3.7008	3.6192	3.5692	3.5014	3.4668	3.4143	3.3823	3.3609
13	3.8573	3.7783	3.6646	3.5868	3.5070	3.4253	3.3752	3.3070	3.2723	3.2194	3.1871	3.1655
14	3.6975	3.6187	3.5052	3.4274	3.3476	3.2656	3.2153	3.1468	3.1118	3.0585	3.0260	3.0041
15	3.5639	3.4852	3.3719	3.2940	3.2141	3.1319	3.0814	3.0124	2.9772	2.9235	2.8906	2.8685
16	3.4506	3.3720	3.2587	3.1808	3.1007	3.0182	2.9675	2.8981	2.8627	2.8084	2.7752	2.7529
17	3.3533	3.2748	3.1615	3.0835	3.0032	2.9205	2.8694	2.7996	2.7639	2.7092	2.6757	2.6531
18	3.2689	3.1904	3.0771	2.9990	2.9185	2.8354	2.7841	2.7139	2.6779	2.6227	2.5889	2.5661
19	3.1949	3.1165	3.0031	2.9249	2.8442	2.7608	2.7093	2.6386	2.6023	2.5467	2.5124	2.4894
20	3.1296	3.0512	2.9377	2.8594	2.7785	2.6947	2.6430	2.5718	2.5353	2.4792	2.4446	2.4213
21	3.0715	2.9931	2.8796	2.8010	2.7200	2.6359	2.5838	2.5123	2.4755	2.4189	2.3840	2.3604
22	3.0195	2.9411	2.8274	2.7488	2.6675	2.5831	2.5308	2.4588	2.4217	2.3646	2.3294	2.3056
23	2.9727	2.8943	2.7805	2.7017	2.6202	2.5355	2.4829	2.4105	2.3732	2.3156	2.2800	2.2560
24	2.9303	2.8519	2.7380	2.6591	2.5773	2.4923	2.4395	2.3667	2.3291	2.2710	2.2351	2.2108
25	2.8917	2.8133	2.6993	2.6203	2.5383	2.4530	2.3999	2.3267	2.2888	2.2303	2.1941	2.1695
26	2.8566	2.7781	2.6640	2.5848	2.5026	2.4170	2.3637	2.2900	2.2519	2.1930	2.1564	2.1316
27	2.8243	2.7458	2.6316	2.5522	2.4699	2.3840	2.3304	2.2564	2.2180	2.1586	2.1217	2.0966
28	2.7946	2.7160	2.6017	2.5223	2.4397	2.3535	2.2997	2.2253	2.1867	2.1268	2.0896	2.0643
29	2.7672	2.6886	2.5742	2.4946	2.4118	2.3253	2.2714	2.1965	2.1577	2.0974	2.0598	2.0343
30	2.7418	2.6632	2.5487	2.4689	2.3860	2.2992	2.2450	2.1698	2.1307	2.0700	2.0321	2.0064
31	2.7182	2.6396	2.5249	2.4451	2.3619	2.2749	2.2205	2.1449	2.1056	2.0444	2.0063	1.9803
32	2.6963	2.6176	2.5029	2.4229	2.3395	2.2523	2.1976	2.1217	2.0821	2.0206	1.9821	1.9559
33	2.6758	2.5971	2.4822	2.4021	2.3186	2.2311	2.1762	2.0999	2.0602	1.9982	1.9594	1.9330
34	2.6566	2.5779	2.4629	2.3827	2.2990	2.2112	2.1562	2.0795	2.0396	1.9772	1.9381	1.9114
35	2.6387	2.5599	2.4448	2.3645	2.2806	2.1926	2.1374	2.0604	2.0202	1.9574	1.9180	1.8911
36	2.6218	2.5430	2.4278	2.3473	2.2633	2.1751	2.1197	2.0423	2.0019	1.9387	1.8991	1.8720
37	2.6059	2.5270	2.4118	2.3312	2.2470	2.1585	2.1030	2.0253	1.9847	1.9211	1.8812	1.8538
38	2.5909	2.5120	2.3967	2.3160	2.2317	2.1430	2.0872	2.0092	1.9684	1.9045	1.8642	1.8366
39	2.5768	2.4978	2.3824	2.3016	2.2171	2.1282	2.0723	1.9940	1.9530	1.8887	1.8481	1.8203
40	2.5634	2.4844	2.3689	2.2880	2.2034	2.1142	2.0581	1.9795	1.9383	1.8737	1.8329	1.8048
42	2.5387	2.4596	2.3439	2.2629	2.1780	2.0884	2.0319	1.9528	1.9112	1.8458	1.8045	1.7760
44	2.5164	2.4373	2.3214	2.2401	2.1550	2.0650	2.0083	1.9285	1.8866	1.8205	1.7786	1.7498
46	2.4962	2.4170	2.3009	2.2195	2.1341	2.0438	1.9867	1.9065	1.8642	1.7974	1.7550	1.7258
48	2.4777	2.3985	2.2823	2.2007	2.1150	2.0244	1.9670	1.8862	1.8436	1.7762	1.7333	1.7037
50	2.4609	2.3816	2.2652	2.1835	2.0976	2.0066	1.9490	1.8677	1.8248	1.7567	1.7133	1.6833

续附表 4－2　　F 分布界值表（方差分析用, $P=0.01$）

分母的自由度 n_2	分子的自由度, n_1											
	1	2	3	4	5	6	7	8	9	10	11	12
60	7.0771	4.9774	4.1259	3.6490	3.3389	3.1187	2.9530	2.8233	2.7185	2.6318	2.5587	2.4961
70	7.0114	4.9219	4.0744	3.5996	3.2907	3.0712	2.9060	2.7765	2.6719	2.5852	2.5122	2.4496
80	6.9627	4.8807	4.0363	3.5631	3.2550	3.0361	2.8713	2.7420	2.6374	2.5508	2.4777	2.4151
90	6.9251	4.8491	4.0070	3.5350	3.2276	3.0091	2.8445	2.7154	2.6109	2.5243	2.4513	2.3886
100	6.8953	4.8239	3.9837	3.5127	3.2059	2.9877	2.8233	2.6943	2.5898	2.5033	2.4302	2.3676
110	6.8710	4.8035	3.9648	3.4946	3.1882	2.9703	2.8061	2.6771	2.5727	2.4862	2.4132	2.3505
120	6.8509	4.7865	3.9491	3.4795	3.1735	2.9559	2.7918	2.6629	2.5586	2.4721	2.3990	2.3363
130	6.8339	4.7722	3.9359	3.4669	3.1612	2.9437	2.7797	2.6509	2.5466	2.4602	2.3871	2.3244
140	6.8194	4.7600	3.9246	3.4561	3.1507	2.9333	2.7695	2.6407	2.5365	2.4500	2.3769	2.3142
150	6.8069	4.7495	3.9149	3.4467	3.1416	2.9244	2.7606	2.6319	2.5277	2.4412	2.3681	2.3053
160	6.7960	4.7403	3.9064	3.4386	3.1336	2.9166	2.7528	2.6242	2.5200	2.4335	2.3604	2.2977
170	6.7863	4.7322	3.8989	3.4314	3.1267	2.9097	2.7460	2.6174	2.5132	2.4268	2.3537	2.2909
180	6.7778	4.7250	3.8923	3.4251	3.1205	2.9036	2.7400	2.6114	2.5072	2.4208	2.3477	2.2849
190	6.7702	4.7186	3.8863	3.4194	3.1149	2.8982	2.7346	2.6061	2.5019	2.4154	2.3423	2.2795
200	6.7633	4.7129	3.8810	3.4143	3.1100	2.8933	2.7298	2.6012	2.4971	2.4106	2.3375	2.2747
210	6.7571	4.7077	3.8762	3.4097	3.1055	2.8888	2.7254	2.5969	2.4927	2.4063	2.3332	2.2704
220	6.7515	4.7029	3.8719	3.4055	3.1014	2.8848	2.7214	2.5929	2.4888	2.4023	2.3292	2.2664
230	6.7463	4.6986	3.8679	3.4017	3.0977	2.8812	2.7178	2.5893	2.4852	2.3988	2.3256	2.2628
240	6.7417	4.6947	3.8642	3.3982	3.0943	2.8778	2.7145	2.5860	2.4819	2.3955	2.3223	2.2595
250	6.7373	4.6911	3.8609	3.3950	3.0912	2.8748	2.7114	2.5830	2.4789	2.3925	2.3193	2.2565
260	6.7334	4.6877	3.8578	3.3921	3.0883	2.8719	2.7086	2.5802	2.4761	2.3897	2.3165	2.2537
270	6.7297	4.6846	3.8549	3.3893	3.0856	2.8693	2.7060	2.5776	2.4735	2.3871	2.3140	2.2511
280	6.7263	4.6817	3.8523	3.3868	3.0832	2.8669	2.7036	2.5752	2.4711	2.3847	2.3116	2.2487
290	6.7231	4.6791	3.8498	3.3845	3.0809	2.8646	2.7014	2.5730	2.4689	2.3825	2.3093	2.2465
300	6.7201	4.6766	3.8475	3.3823	3.0787	2.8625	2.6993	2.5709	2.4668	2.3804	2.3073	2.2444
310	6.7173	4.6743	3.8454	3.3802	3.0767	2.8605	2.6973	2.5690	2.4649	2.3785	2.3053	2.2425
320	6.7147	4.6721	3.8434	3.3783	3.0748	2.8587	2.6955	2.5671	2.4631	2.3766	2.3035	2.2407
330	6.7123	4.6700	3.8415	3.3765	3.0731	2.8569	2.6938	2.5654	2.4614	2.3749	2.3018	2.2389
340	6.7100	4.6681	3.8397	3.3748	3.0714	2.8553	2.6922	2.5638	2.4598	2.3733	2.3002	2.2373
350	6.7078	4.6663	3.8380	3.3732	3.0699	2.8538	2.6906	2.5623	2.4582	2.3718	2.2987	2.2358
360	6.7058	4.6646	3.8364	3.3716	3.0684	2.8523	2.6892	2.5609	2.4568	2.3704	2.2973	2.2344
370	6.7039	4.6630	3.8350	3.3702	3.0670	2.8509	2.6878	2.5595	2.4555	2.3690	2.2959	2.2330
380	6.7020	4.6614	3.8335	3.3689	3.0657	2.8496	2.6865	2.5582	2.4542	2.3678	2.2946	2.2318
390	6.7003	4.6600	3.8322	3.3676	3.0644	2.8484	2.6853	2.5570	2.4530	2.3666	2.2934	2.2305
400	6.6987	4.6586	3.8309	3.3664	3.0632	2.8472	2.6842	2.5559	2.4518	2.3654	2.2923	2.2294
420	6.6956	4.6560	3.8286	3.3641	3.0610	2.8451	2.6820	2.5537	2.4497	2.3633	2.2901	2.2272
440	6.6928	4.6537	3.8264	3.3620	3.0590	2.8431	2.6801	2.5518	2.4478	2.3613	2.2882	2.2253
460	6.6903	4.6516	3.8244	3.3602	3.0572	2.8413	2.6783	2.5500	2.4460	2.3596	2.2864	2.2235
480	6.6880	4.6496	3.8226	3.3584	3.0555	2.8396	2.6766	2.5484	2.4444	2.3579	2.2848	2.2219
500	6.6858	4.6478	3.8210	3.3569	3.0540	2.8381	2.6751	2.5469	2.4429	2.3565	2.2833	2.2204
600	6.6773	4.6407	3.8144	3.3505	3.0478	2.8321	2.6691	2.5409	2.4369	2.3505	2.2773	2.2144
700	6.6712	4.6356	3.8097	3.3460	3.0434	2.8277	2.6649	2.5367	2.4327	2.3463	2.2731	2.2102
800	6.6667	4.6318	3.8062	3.3427	3.0401	2.8245	2.6617	2.5335	2.4295	2.3431	2.2699	2.2070
900	6.6631	4.6288	3.8034	3.3400	3.0376	2.8220	2.6592	2.5310	2.4270	2.3406	2.2674	2.2045
1000	6.6603	4.6264	3.8012	3.3380	3.0355	2.8200	2.6572	2.5290	2.4250	2.3386	2.2655	2.2025
∞	6.6351	4.6054	3.7818	3.3194	3.0174	2.8022	2.6395	2.5115	2.4075	2.3211	2.2479	2.1849

续附表 4—2　**F 分布界值表**（方差分析用，$P=0.01$）

分母的自由度 n_2	分子的自由度，n_1											
	14	16	20	24	30	40	50	75	100	200	500	∞
60	2.3943	2.3148	2.1978	2.1154	2.0285	1.9360	1.8772	1.7937	1.7493	1.6784	1.6327	1.6008
70	2.3477	2.2679	2.1504	2.0674	1.9797	1.8861	1.8263	1.7410	1.6954	1.6220	1.5743	1.5406
80	2.3131	2.2332	2.1153	2.0318	1.9435	1.8489	1.7883	1.7015	1.6548	1.5792	1.5296	1.4944
90	2.2865	2.2064	2.0882	2.0044	1.9155	1.8201	1.7588	1.6707	1.6231	1.5456	1.4943	1.4576
100	2.2654	2.1852	2.0666	1.9826	1.8933	1.7972	1.7353	1.6461	1.5977	1.5184	1.4656	1.4274
110	2.2482	2.1679	2.0491	1.9648	1.8751	1.7784	1.7160	1.6258	1.5767	1.4960	1.4417	1.4022
120	2.2339	2.1536	2.0346	1.9500	1.8600	1.7628	1.7000	1.6090	1.5592	1.4770	1.4215	1.3807
130	2.2219	2.1415	2.0223	1.9376	1.8473	1.7497	1.6865	1.5946	1.5443	1.4609	1.4041	1.3622
140	2.2117	2.1312	2.0119	1.9269	1.8364	1.7384	1.6748	1.5823	1.5315	1.4469	1.3890	1.3459
150	2.2028	2.1223	2.0028	1.9177	1.8270	1.7286	1.6648	1.5716	1.5204	1.4347	1.3757	1.3316
160	2.1951	2.1145	1.9949	1.9097	1.8187	1.7201	1.6559	1.5623	1.5106	1.4240	1.3640	1.3188
170	2.1883	2.1076	1.9879	1.9026	1.8115	1.7125	1.6482	1.5540	1.5020	1.4144	1.3535	1.3073
180	2.1823	2.1016	1.9818	1.8963	1.8050	1.7059	1.6413	1.5466	1.4942	1.4059	1.3440	1.2969
190	2.1769	2.0961	1.9763	1.8907	1.7993	1.6999	1.6351	1.5400	1.4873	1.3982	1.3355	1.2874
200	2.1721	2.0913	1.9713	1.8857	1.7941	1.6945	1.6295	1.5341	1.4811	1.3912	1.3277	1.2788
210	2.1677	2.0869	1.9668	1.8811	1.7894	1.6896	1.6244	1.5287	1.4754	1.3848	1.3206	1.2709
220	2.1637	2.0829	1.9628	1.8770	1.7851	1.6852	1.6199	1.5238	1.4702	1.3790	1.3141	1.2636
230	2.1601	2.0792	1.9590	1.8732	1.7813	1.6811	1.6157	1.5193	1.4655	1.3737	1.3081	1.2567
240	2.1568	2.0759	1.9556	1.8697	1.7777	1.6774	1.6118	1.5151	1.4611	1.3688	1.3026	1.2504
250	2.1537	2.0728	1.9525	1.8665	1.7744	1.6740	1.6083	1.5113	1.4571	1.3643	1.2974	1.2445
260	2.1509	2.0700	1.9496	1.8636	1.7714	1.6709	1.6050	1.5078	1.4534	1.3601	1.2926	1.2390
270	2.1483	2.0674	1.9470	1.8609	1.7686	1.6680	1.6020	1.5046	1.4500	1.3562	1.2882	1.2338
280	2.1459	2.0649	1.9445	1.8584	1.7660	1.6653	1.5992	1.5016	1.4468	1.3525	1.2840	1.2289
290	2.1437	2.0627	1.9422	1.8560	1.7636	1.6627	1.5966	1.4987	1.4438	1.3491	1.2801	1.2243
300	2.1416	2.0606	1.9401	1.8538	1.7614	1.6604	1.5942	1.4961	1.4410	1.3459	1.2764	1.2200
310	2.1396	2.0586	1.9380	1.8518	1.7593	1.6582	1.5919	1.4936	1.4384	1.3430	1.2729	1.2159
320	2.1378	2.0567	1.9362	1.8499	1.7573	1.6561	1.5897	1.4913	1.4360	1.3401	1.2697	1.2120
330	2.1361	2.0550	1.9344	1.8481	1.7555	1.6542	1.5877	1.4892	1.4337	1.3375	1.2666	1.2083
340	2.1344	2.0534	1.9327	1.8464	1.7537	1.6524	1.5858	1.4871	1.4315	1.3350	1.2637	1.2048
350	2.1329	2.0518	1.9312	1.8448	1.7521	1.6507	1.5840	1.4852	1.4295	1.3326	1.2609	1.2014
360	2.1315	2.0504	1.9297	1.8433	1.7505	1.6490	1.5824	1.4834	1.4275	1.3304	1.2582	1.1982
370	2.1301	2.0490	1.9283	1.8419	1.7490	1.6475	1.5808	1.4816	1.4257	1.3283	1.2557	1.1952
380	2.1288	2.0477	1.9270	1.8405	1.7477	1.6461	1.5792	1.4800	1.4239	1.3262	1.2534	1.1923
390	2.1276	2.0465	1.9257	1.8392	1.7463	1.6447	1.5778	1.4784	1.4223	1.3243	1.2511	1.1895
400	2.1264	2.0453	1.9245	1.8380	1.7451	1.6434	1.5764	1.4770	1.4207	1.3225	1.2489	1.1868
420	2.1243	2.0431	1.9223	1.8358	1.7428	1.6409	1.5739	1.4742	1.4178	1.3191	1.2449	1.1817
440	2.1223	2.0412	1.9203	1.8337	1.7406	1.6387	1.5716	1.4717	1.4151	1.3160	1.2412	1.1770
460	2.1205	2.0394	1.9185	1.8318	1.7387	1.6367	1.5695	1.4694	1.4127	1.3131	1.2377	1.1727
480	2.1189	2.0377	1.9168	1.8301	1.7370	1.6349	1.5676	1.4673	1.4105	1.3105	1.2346	1.1687
500	2.1174	2.0362	1.9152	1.8285	1.7353	1.6332	1.5658	1.4654	1.4084	1.3081	1.2317	1.1649
600	2.1114	2.0301	1.9091	1.8222	1.7288	1.6263	1.5587	1.4577	1.4001	1.2983	1.2198	1.1491
700	2.1071	2.0258	1.9047	1.8177	1.7242	1.6215	1.5536	1.4521	1.3942	1.2913	1.2110	1.1370
800	2.1039	2.0226	1.9013	1.8144	1.7207	1.6178	1.5498	1.4480	1.3897	1.2860	1.2043	1.1274
900	2.1014	2.0201	1.8988	1.8117	1.7180	1.6150	1.5468	1.4447	1.3863	1.2818	1.1990	1.1196
1000	2.0994	2.0180	1.8967	1.8096	1.7158	1.6127	1.5445	1.4421	1.3835	1.2784	1.1947	1.1130
∞	2.0817	2.0002	1.8785	1.7910	1.6966	1.5925	1.5233	1.4188	1.3583	1.2475	1.1535	1.0148

附表 4-3 F 分布界值表（方差齐性检验用，双侧 $P=0.05$）

分子的自由度，n_1

分母的自由度 n_2	1	2	3	4	5	6	7	8	9	10	12	15	20	30	60	∞
1	647.7890	799.5000	864.1630	899.5833	921.8479	937.1111	948.2169	956.6562	963.2846	968.6274	976.7079	984.8668	993.1028	1001.4144	1009.8001	1018.2532
2	38.5063	39.0000	39.1655	39.2484	39.2982	39.3315	39.3552	39.3730	39.3869	39.3980	39.4146	39.4313	39.4479	39.4646	39.4812	39.4979
3	17.4434	16.0441	15.4392	15.1010	14.8848	14.7347	14.6244	14.5399	14.4731	14.4189	14.3366	14.2527	14.1674	14.0805	13.9921	13.9021
4	12.2179	10.6491	9.9792	9.6045	9.3645	9.1973	9.0741	8.9796	8.9047	8.8439	8.7512	8.6565	8.5599	8.4613	8.3604	8.2574
5	10.0070	8.4336	7.7636	7.3879	7.1464	6.9777	6.8531	6.7572	6.6811	6.6192	6.5245	6.4277	6.3286	6.2269	6.1225	6.0154
6	8.8131	7.2599	6.5988	6.2272	5.9876	5.8198	5.6955	5.5996	5.5234	5.4613	5.3662	5.2687	5.1684	5.0652	4.9589	4.8492
7	8.0727	6.5415	5.8898	5.5226	5.2852	5.1186	4.9949	4.8993	4.8232	4.7611	4.6658	4.5678	4.4667	4.3624	4.2544	4.1424
8	7.5709	6.0595	5.4160	5.0526	4.8173	4.6517	4.5286	4.4333	4.3572	4.2951	4.1997	4.1012	3.9995	3.8940	3.7844	3.6702
9	7.2093	5.7147	5.0781	4.7181	4.4844	4.3197	4.1970	4.1020	4.0260	3.9639	3.8682	3.7694	3.6669	3.5604	3.4493	3.3329
10	6.9367	5.4564	4.8256	4.4683	4.2361	4.0721	3.9498	3.8549	3.7790	3.7168	3.6209	3.5217	3.4185	3.3110	3.1984	3.0799
11	6.7241	5.2559	4.6300	4.2751	4.0440	3.8807	3.7586	3.6638	3.5879	3.5257	3.4296	3.3299	3.2261	3.1176	3.0035	2.8829
12	6.5538	5.0959	4.4742	4.1212	3.8911	3.7283	3.6065	3.5118	3.4358	3.3736	3.2773	3.1772	3.0728	2.9633	2.8478	2.7250
13	6.4143	4.9653	4.3472	3.9959	3.7667	3.6043	3.4827	3.3880	3.3120	3.2497	3.1532	3.0527	2.9477	2.8372	2.7204	2.5955
14	6.2979	4.8567	4.2417	3.8919	3.6634	3.5014	3.3799	3.2853	3.2093	3.1469	3.0502	2.9493	2.8437	2.7324	2.6142	2.4873
15	6.1995	4.7650	4.1528	3.8043	3.5764	3.4147	3.2934	3.1987	3.1227	3.0602	2.9633	2.8621	2.7559	2.6437	2.5242	2.3954
16	6.1151	4.6867	4.0768	3.7294	3.5021	3.3406	3.2194	3.1248	3.0488	2.9862	2.8890	2.7875	2.6808	2.5678	2.4471	2.3163
17	6.0420	4.6189	4.0112	3.6648	3.4379	3.2767	3.1556	3.0610	2.9849	2.9222	2.8249	2.7230	2.6158	2.5020	2.3801	2.2475

续附表 4—3　F 分布界值表（方差齐性检验用，双侧 P=0.05）

分母的自由度 n_2	分子的自由度, n_1															
	1	2	3	4	5	6	7	8	9	10	12	15	20	30	60	∞
18	5.9781	4.5597	3.9539	3.6083	3.3820	3.2209	3.0999	3.0053	2.9291	2.8664	2.7689	2.6667	2.5590	2.4445	2.3214	2.1870
19	5.9216	4.5075	3.9034	3.5587	3.3327	3.1718	3.0509	2.9563	2.8801	2.8172	2.7196	2.6171	2.5089	2.3937	2.2696	2.1334
20	5.8715	4.4613	3.8587	3.5147	3.2891	3.1283	3.0074	2.9128	2.8365	2.7737	2.6758	2.5731	2.4645	2.3486	2.2234	2.0854
21	5.8266	4.4199	3.8188	3.4754	3.2501	3.0895	2.9686	2.8740	2.7977	2.7348	2.6368	2.5338	2.4247	2.3082	2.1819	2.0423
22	5.7863	4.3828	3.7829	3.4401	3.2151	3.0546	2.9338	2.8392	2.7628	2.6998	2.6017	2.4984	2.3890	2.2718	2.1446	2.0033
23	5.7498	4.3492	3.7505	3.4083	3.1835	3.0232	2.9023	2.8077	2.7313	2.6682	2.5699	2.4665	2.3567	2.2389	2.1107	1.9678
24	5.7166	4.3187	3.7211	3.3794	3.1548	2.9946	2.8738	2.7791	2.7027	2.6396	2.5411	2.4374	2.3273	2.2090	2.0799	1.9354
25	5.6864	4.2909	3.6943	3.3530	3.1287	2.9685	2.8478	2.7531	2.6766	2.6135	2.5149	2.4110	2.3005	2.1816	2.0516	1.9056
26	5.6586	4.2655	3.6697	3.3289	3.1048	2.9447	2.8240	2.7293	2.6528	2.5896	2.4908	2.3867	2.2759	2.1565	2.0257	1.8782
27	5.6331	4.2421	3.6472	3.3067	3.0828	2.9228	2.8021	2.7074	2.6309	2.5676	2.4688	2.3644	2.2533	2.1334	2.0018	1.8528
28	5.6096	4.2205	3.6264	3.2863	3.0626	2.9027	2.7820	2.6872	2.6106	2.5473	2.4484	2.3438	2.2324	2.1121	1.9797	1.8292
29	5.5878	4.2006	3.6072	3.2674	3.0438	2.8840	2.7633	2.6686	2.5919	2.5286	2.4295	2.3248	2.2131	2.0923	1.9591	1.8073
30	5.5675	4.1821	3.5894	3.2499	3.0265	2.8667	2.7460	2.6513	2.5746	2.5112	2.4120	2.3072	2.1952	2.0739	1.9400	1.7868
40	5.4239	4.0510	3.4633	3.1261	2.9037	2.7444	2.6238	2.5289	2.4519	2.3882	2.2882	2.1819	2.0677	1.9429	1.8028	1.6372
60	5.2856	3.9253	3.3425	3.0077	2.7863	2.6274	2.5068	2.4117	2.3344	2.2702	2.1692	2.0613	1.9445	1.8152	1.6668	1.4823
120	5.1523	3.8046	3.2269	2.8943	2.6740	2.5154	2.3948	2.2994	2.2217	2.1570	2.0548	1.9450	1.8249	1.6899	1.5299	1.3106
∞	5.0240	3.6890	3.1163	2.7859	2.5666	2.4084	2.2877	2.1919	2.1138	2.0484	1.9449	1.8327	1.7086	1.5661	1.3885	1.0125

附表 5　相关系数 *r* 界值表

自由度	单侧	0.25	0.10	0.05	0.025	0.01	0.005	0.0025	0.001	0.0005
ν	双侧	0.50	0.20	0.10	0.05	0.02	0.01	0.005	0.002	0.001
1		0.707	0.951	0.988	0.997	1.000	1.000	1.000	1.000	1.000
2		0.500	0.800	0.900	0.950	0.980	0.990	0.995	0.998	0.999
3		0.404	0.687	0.805	0.878	0.934	0.959	0.974	0.986	0.991
4		0.347	0.603	0.729	0.811	0.882	0.917	0.942	0.963	0.974
5		0.309	0.551	0.669	0.755	0.833	0.875	0.906	0.935	0.951
6		0.281	0.507	0.621	0.707	0.789	0.834	0.870	0.905	0.925
7		0.260	0.472	0.582	0.666	0.750	0.798	0.836	0.875	0.898
8		0.242	0.443	0.549	0.632	0.715	0.765	0.805	0.847	0.872
9		0.228	0.419	0.521	0.602	0.685	0.735	0.776	0.820	0.847
10		0.216	0.398	0.497	0.576	0.658	0.708	0.750	0.795	0.823
11		0.206	0.380	0.476	0.553	0.634	0.684	0.726	0.772	0.801
12		0.197	0.365	0.457	0.532	0.612	0.661	0.703	0.750	0.780
13		0.189	0.351	0.441	0.514	0.592	0.641	0.683	0.730	0.760
14		0.182	0.338	0.426	0.497	0.574	0.623	0.664	0.711	0.742
15		0.176	0.327	0.412	0.482	0.558	0.606	0.647	0.694	0.725
16		0.170	0.317	0.400	0.468	0.542	0.590	0.631	0.678	0.708
17		0.165	0.308	0.389	0.456	0.529	0.575	0.616	0.622	0.693
18		0.160	0.299	0.378	0.444	0.515	0.561	0.602	0.648	0.679
19		0.156	0.291	0.369	0.433	0.503	0.549	0.589	0.635	0.665
20		0.152	0.284	0.360	0.423	0.492	0.537	0.576	0.622	0.652
21		0.148	0.277	0.352	0.413	0.482	0.526	0.565	0.610	0.640
22		0.145	0.271	0.344	0.404	0.472	0.515	0.554	0.599	0.629
23		0.141	0.265	0.337	0.396	0.462	0.505	0.543	0.588	0.618
24		0.138	0.260	0.330	0.388	0.453	0.496	0.534	0.578	0.607
25		0.136	0.255	0.323	0.381	0.445	0.487	0.524	0.568	0.597
26		0.133	0.250	0.317	0.374	0.437	0.479	0.515	0.559	0.588
27		0.131	0.245	0.311	0.367	0.430	0.471	0.507	0.550	0.579
28		0.128	0.241	0.306	0.361	0.423	0.463	0.499	0.541	0.570
29		0.126	0.237	0.301	0.355	0.416	0.456	0.491	0.533	0.562
30		0.124	0.233	0.296	0.349	0.409	0.449	0.484	0.526	0.554
31		0.122	0.229	0.291	0.344	0.403	0.442	0.477	0.518	0.546
32		0.120	0.226	0.287	0.339	0.397	0.436	0.470	0.511	0.539
33		0.118	0.222	0.283	0.334	0.392	0.430	0.464	0.504	0.532
34		0.116	0.219	0.279	0.329	0.386	0.424	0.458	0.498	0.525
35		0.115	0.216	0.275	0.325	0.381	0.418	0.452	0.492	0.519
36		0.113	0.213	0.271	0.320	0.376	0.413	0.446	0.486	0.513
37		0.111	0.210	0.267	0.316	0.371	0.408	0.441	0.480	0.507
38		0.110	0.207	0.264	0.312	0.367	0.403	0.435	0.474	0.501
39		0.108	0.204	0.261	0.308	0.362	0.398	0.430	0.469	0.495
40		0.107	0.202	0.257	0.304	0.358	0.393	0.425	0.463	0.490
41		0.106	0.199	0.254	0.301	0.354	0.389	0.420	0.458	0.484
42		0.104	0.197	0.251	0.297	0.350	0.384	0.416	0.453	0.479
43		0.103	0.195	0.248	0.294	0.346	0.380	0.411	0.449	0.474
44		0.102	0.192	0.246	0.291	0.342	0.376	0.407	0.444	0.469
45		0.101	0.190	0.243	0.288	0.338	0.372	0.403	0.439	0.465
46		0.100	0.188	0.240	0.285	0.335	0.368	0.399	0.435	0.460
47		0.099	0.186	0.238	0.282	0.331	0.365	0.395	0.431	0.456
48		0.098	0.184	0.235	0.270	0.328	0.361	0.391	0.427	0.451
49		0.097	0.182	0.233	0.276	0.325	0.358	0.387	0.423	0.447
50		0.096	0.181	0.231	0.273	0.322	0.354	0.384	0.419	0.443

附表 6　正交多项式系数表 $\left(\Phi_0 = 1, \lambda_0 = 1, \sum_{i=1}^{n}\Phi_i^2 \equiv n\right)$

n	系数	系数值									λ_k	$\sum_{i=1}^{n}\Phi_i^2$
3	Φ_1	−1	0	1							1	2
	Φ_2	1	−2	1							3	6
4	Φ_1	−3	−1	1	3						2	20
	Φ_2	1	−1	−1	1						1	4
	Φ_3	−1	3	−3	1						10/3	20
5	Φ_1	−2	−1	0	1	2					1	10
	Φ_2	2	−1	−2	−1	2					1	14
	Φ_3	−1	2	0	−2	1					5/6	10
	Φ_4	1	−4	6	−4	1					35/12	70
6	Φ_1	−5	−3	−1	1	3	5				2	70
	Φ_2	5	−1	−4	−4	−1	5				3/2	84
	Φ_3	−5	7	4	−4	−7	5				5/3	180
	Φ_4	1	−3	2	2	−3	1				7/12	28
	Φ_5	−1	5	−10	10	−5	1				21/10	252
7	Φ_1	−3	−2	−1	0	1	2	3			1	28
	Φ_2	5	0	−3	−4	−3	0	5			1	84
	Φ_3	−1	−1	1	0	−1	1	1			1/6	6
	Φ_4	3	−7	1	6	1	−7	3			7/12	154
	Φ_5	−1	4	−5	0	5	−4	1			7/20	84
8	Φ_1	−7	−5	−3	−1	1	3	5	7		2	168
	Φ_2	7	1	−3	−5	5	−3	1	7		1	168
	Φ_3	−7	5	7	3	−3	−7	−5	7		2/3	264
	Φ_4	7	−13	−3	9	9	−3	−13	7		7/12	616
	Φ_5	−7	23	−17	−15	15	17	23	7		7/10	2184
9	Φ_1	−4	−3	−2	−1	0	1	2	3	4	1	60
	Φ_2	28	7	−8	−17	−20	−17	−8	7	28	3	2772
	Φ_3	−14	7	13	9	0	−9	−13	−7	14	5/6	990
	Φ_4	14	−21	−11	9	18	9	−11	−21	14	7/12	2002
	Φ_5	−4	11	−4	−9	0	9	4	−11	4	3/20	468

续附表 6　正交多项式系数表 $(\Phi_0 = 1, \lambda_0 = 1, \sum_{i=1}^{n} \Phi_i^2 \equiv n)$

n	系数	系数值													λ_k	$\sum_{i=1}^{n} \Phi_i^2$
10	Φ_1	9	−7	−5	−3	−1	1	3	5	7	9				2	330
	Φ_2	6	2	−1	−3	−4	−4	−3	−1	2	6				1/2	132
	Φ_3	42	14	35	31	12	−12	−31	−35	−14	42				5/3	8580
	Φ_4	18	−22	−17	2	18	18	3	−17	−22	18				5/12	2860
	Φ_5	−6	−14	−1	−11	−6	6	11	1	14	6				1/10	780
11	Φ_1	−5	−4	−3	−2	−1	0	1	2	3	4	5			1	110
	Φ_2	15	6	−1	−6	−9	−10	−9	−6	−1	6	15			1	858
	Φ_3	−30	6	22	23	14	0	−14	−23	−22	−6	30			5/6	4290
	Φ_4	6	−6	−6	−1	4	6	4	−1	−6	−6	6			1/12	286
	Φ_5	−3	6	1	−4	−4	0	4	4	−1	−6	3			1/40	156
12	Φ_1	−11	−9	−7	−5	−3	−1	1	3	5	7	9	11		2	572
	Φ_2	55	25	1	−17	−29	−35	−35	−29	−17	1	25	55		3	12012
	Φ_3	−33	3	21	25	19	7	−7	−19	−25	−21	−3	33		2/3	5148
	Φ_4	33	−27	−33	−13	12	28	28	12	−13	−33	−27	33		7/24	8008
	Φ_5	−33	57	21	−29	−44	−20	20	44	29	−21	−57	33		3/20	15012
13	Φ_1	−6	−5	−4	−3	−2	−1	0	1	2	3	4	5	6	1	182
	Φ_2	22	11	2	−5	−10	−13	−14	−13	−10	−5	2	11	22	1	2002
	Φ_3	−11	0	6	8	7	4	0	−4	−7	−8	−6	0	11	1/6	572
	Φ_4	99	−66	−96	−54	11	64	84	64	11	−54	−96	−66	99	7/12	68068
	Φ_5	−22	33	18	−11	−26	20	0	20	26	11	−18	−33	22	7/120	6188

（高　永　王　彤）

附录二　英汉医学统计学词汇

Pearson 相关系数　Pearson correlation coefficient

四画

不可识别　under identification

分层　stratification

双变量正态分布　bivariate normal distribution

五画

主成分分析　principal component analysis

加权最小二乘法　weighted least squares, WLS

半偏相关系数　semipartial correlation coefficient

未加权最小二乘法　unweighted least squares, ULS

正交旋转　orthogonal rotation

正相关　positive correlation

六画

决定系数　coefficient of determination

协变量　covariates

回归平方和　regression sum of squares

回归调整　regression adjustment

多元偏相关系数　multiple partial correlation coefficient

多序列相关系数　polyserial correlation coefficient

多重线性相关系数　multiple correlation coefficient

多项相关系数　polychoric correlation coefficient

异常点　outlier

负相关　negative correlation

过度识别　over identification

七画

均值结构模型　mean structural model

完全相关　perfect correlation

八画

典型相关分析　canonical correlation analysis

非递归模型　nonrecursive model

九画

总效应　total effect

显变量　manifest variable

测量模型　measurement model

结构方程模型　structural equation modeling, SEM

结构模型　structural model

十画

倾向评分　propensity score

校正决定系数　adjusted coefficient of determination

特殊因子　nique factor

特殊因子方差　specific variance

离均差平方和　total sum of squares

积差相关系数　product moment correlation coefficient

递归模型　recursive model

通径分析　path analysis

通径系数　path coefficient

通径图　path diagram

通径模型 path modeling

配对 matching

十一画

偏相关系数 partial correlation coefficient

基线特征 background characteristics

斜交旋转 oblique rotation

十二画

剩余平方和;残差平方和 residual sum of squares

散点图 scatter plot

最大似然估计 maximum likelihood estimation,ML

量表 scale

十三画

简单相关系数 simple correlation coefficient

零相关 null correlation

十四画

模型正 model modification

模型估计 model estimation

模型评价 model evaluation

模型识别 model identification

模型的设定 model specification

模型修正 model modification

十五画

潜变量 latent variable

附录三 汉英医学统计学词汇

A

adjusted coefficient of determination 校正决定系数

B

background characteristics 基线特征

bivariate normal distribution 双变量正态分布

C

canonical correlation analysis 典型相关分析

coefficient of determination 决定系数

covariates 协变量

L

latent variable 潜变量

M

manifest variable 显变量

matching 配对

maximum likelihood estimation, ML 最大似然估计

mean structural model 均值结构模型

measurement model 测量模型

model estimation 模型估计

model evaluation 模型评价

model identification 模型识别

model modification 模型修正

model modification 模型正

model specification 模型的设定

multiple correlation coefficient 多重线性相关系数

multiple partial correlation coefficient 多元偏相关系数

N

negative correlation 负相关

nique factor 特殊因子

nonrecursive model 非递归模型

null correlation 零相关

O

oblique rotation 斜交旋转

orthogonal rotation 正交旋转

outlier 异常点

over identification 过度识别

P

partial correlation coefficient 偏相关系数

path analysis 通径分析

path coefficient 通径系数

path diagram 通径图

path modeling 通径模型

Pearson correlation coefficient Pearson 相关系数

perfect correlation 完全相关

polychoric correlation coefficient 多项相关系数

polyserial correlation coefficient 多序列相关系数

positive correlation 正相关

principal component analysis 主成分分析

product moment correlation coefficient 积差相关系数

propensity score 倾向评分

R

recursive model 递归模型

regression adjustment 回归调整

regression sum of squares 回归平方和

residual sum of squares 剩余平方和;残
差平方和

S

scale 量表

scatter plot 散点图

semipartial correlation coefficient 半偏
相关系数

simple correlation coefficient 简单相关
系数

specific variance 特殊因子方差

stratification 分层

structural equation modeling,SEM 结构
方程模型

structural model 结构模型

T

total effect 总效应

total sum of squares 离均差平方和

U

under identification 不可识别

unweighted least squares,ULS 未加权
最小二乘法

W

weighted least squares,WLS 加权最小
二乘法

本书词条索引